"十四五"国家重点图书出版规划项目

Innovative Medical Devices

智 能 医 疗 器 械 前 沿 研 究

总主编 **杨广中**
樊瑜波

组织工程与再生医学

Tissue Engineering
and Regenerative Medicine

曹谊林　金岩　等 编著

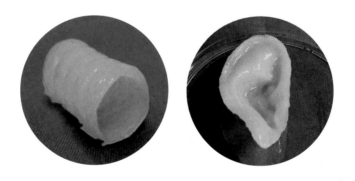

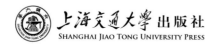

上海交通大学出版社
SHANGHAI JIAO TONG UNIVERSITY PRESS

内容提要

本书为"智能医疗器械前沿研究"丛书之一。本书首先介绍了组织工程与再生医学基础科学原理，其次在此基础上，系统地介绍了骨、软骨、皮肤等各类组织工程组织及相关技术（如细胞外囊泡、类器官、3D打印等）的国内外研究进展、临床及产业转化情况和未来发展趋势，最后从创新医疗器械评审及监管的角度梳理了组织工程相关产品的质量评价原则及未来监管趋势。

本书可作为具有一定组织工程与再生医学专业背景并从事相关领域工作的科研人员、临床医生及产品开发人员的参考书，也可作为相关领域研究生和高年级本科生的教材。

图书在版编目(CIP)数据

组织工程与再生医学/曹谊林等编著. —上海：
上海交通大学出版社,2023.4
（智能医疗器械前沿研究）
ISBN 978-7-313-27623-0

Ⅰ.①组… Ⅱ.①曹… Ⅲ.①人体组织学－研究②细胞－再生－生物工程－医学工程－研究 Ⅳ.①R329
②R318

中国国家版本馆CIP数据核字(2023)第030237号

组织工程与再生医学
ZUZHI GONGCHENG YU ZAISHENG YIXUE

编　　著:	曹谊林　金　岩　等			
出版发行:	上海交通大学出版社	地　　址:	上海市番禺路951号
邮政编码:	200030	电　　话:	021-64071208
印　　制:	苏州市越洋印刷有限公司	经　　销:	全国新华书店
开　　本:	787 mm×1092 mm　1/16	印　　张:	28.25
字　　数:	547千字		
版　　次:	2023年4月第1版	印　　次:	2023年4月第1次印刷
书　　号:	ISBN 978-7-313-27623-0		
定　　价:	268.00元		

顾问委员会

（按姓氏首字母排序）

编 委 会

总 主 编

杨广中（上海交通大学医疗机器人研究院创始院长，英国皇家工程院院士）

樊瑜波（北京航空航天大学医工交叉创新研究院院长，教授）

编 委

（按姓氏拼音排序）

白景峰（上海交通大学生物医学工程学院副院长，研究员）

曹谊林（上海交通大学医学院附属第九人民医院教授）

金　岩（中国人民解放军空军军医大学组织工程研发中心主任医师、教授）

李劲松（浙江大学生物医学工程与仪器科学学院教授，之江实验室健康医疗大数据研究中心主任）

王东梅（美国佐治亚理工学院和爱默蕾大学华莱士·H·库尔特杰出教授和佐治亚杰出癌症研究员、生物医学大数据主任）

王金武（上海交通大学医学院附属第九人民医院主任医师、教授）

王卫东（中国人民解放军总医院生物工程研究中心主任，研究员）

王　晶（西安交通大学机械学院教授）

魏勋斌（上海交通大学生物医学工程学院特聘教授）

张　斌（浙江大学机械工程学院研究员）

刘文博（国家药品监督管理局医疗器械技术审评中心副研究员）

孙　伟（清华大学机械工程系长聘教授）

田卫东（四川大学华西口腔医院口腔再生医学国家地方联合工程实验室
　　　暨口腔转化医学教育部工程研究中心主任，口腔颌面创伤与整形
　　　外科教授、主任医师）

王　斌（上海交通大学医学院附属第九人民医院主任医师）

王常勇（中国人民解放军军事科学院军事医学研究院军事认知与脑科学
　　　研究所研究员）

王春仁（中国食品药品检定研究院主任，研究员）

王巨才（海南省药品检验所副所长，主任技师）

王　恺（南开大学生命科学学院教授）

王雅慧（组织工程国家工程研究中心助理研究员）

解慧琪（四川大学华西医院生物治疗国家重点实验室干细胞与组织工程
　　　研究室主任，研究员）

熊　卓（清华大学机械系特别研究员、长聘副教授、博士生导师）

轩　昆［中国人民解放军空军军医大学第三附属医院（口腔医院）口腔预
　　　防科主任，教授、主任医师］

鄢和新（上海交通大学医学院附属仁济医院研究员）

杨宇民（南通大学副校长，教授）

张勇杰（陕西佰傲再生医学有限公司首席技术官，教授级高级工程师）

赵　鹏（国家药品监督管理局医疗器械技术审评中心审评三部部长）

赵亚红（南通大学组织工程技术产品研究与评价重点实验室副主任，研
　　　究员）

主编简介

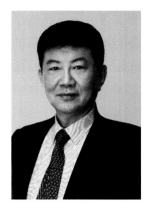

曹谊林,1954 年出生,现任上海交通大学医学院附属第九人民医院教授、主任医师、博士生导师,上海市组织工程研究重点实验室学科带头人,组织工程国家工程研究中心主任,上海整复外科研究所所长。长年从事整形修复重建外科工作,在组织器官重建与再生领域的基础和临床应用研究中做了大量开创性工作,是国际组织工程研究的早期参与者和中国组织工程研究的开创者之一。创建了中国最早的组织工程实验室和产业基地,组建了组织工程国家工程研究中心。担任 2 项国家"973 计划"项目首席科学家,入选教育部"长江学者奖励计划"特聘教授。获国家技术发明奖二等奖 1 项,上海市科技进步一等奖 2 项,其他各类省部级奖项 9 项。获国际整形外科学界至高荣誉"Maliniac Lecture-Excellent Honor Esteem"奖以及美国整形外科 James Barrett Brown 奖;获国家杰出青年科学基金、"求是杰出青年学者奖";获人事部"中青年有突出贡献专家"、中国科学技术协会"全国优秀科技工作者"、"全国杰出专业技术人才"、"全国归侨侨眷先进个人"、"上海市科技精英"等荣誉称号;获"留学回国人员成就奖"、全国侨界"十杰"提名奖、北京协和医学院教学名师奖;入选"北京市有突出贡献的科学、技术、管理人才"。兼任《组织工程》(*Tissue Engineering*)和《生物材料》(*Biomaterials*)的期刊副主编,《整形与修复重建外科》(*Plastic and Reconstructive Surgery*)等 10 余本国外 SCI 收录期刊和国内核心期刊的编委。发表 SCI 收录论文 300 余篇,累计影响因子达 1 500 以上;主编专著 4 部,参编专著 13 部(其中在国外参编 5 部),主译专著 1 部,参译专著 2 部。

主编简介

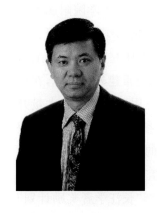

　　金　岩，1963 年出生，现任中国人民解放军空军军医大学组织工程研发中心主任医师、教授、博士生导师，是国际知名的组织工程与再生医学专家。长期从事干细胞与组织工程研究。创建了第四军医大学组织工程研发中心（现中国人民解放军空军军医大学组织工程研发中心）。成功研制出我国第一个组织工程产品——组织工程皮肤、国际上第一个生物工程角膜产品；在国际上首次实现了基于干细胞的临床全牙髓再生。入选教育部"长江学者奖励计划"特聘教授、国家杰出青年科学基金获得者、教育部"创新团队"牵头人、国家"973 计划"项目及国家重点研发计划项目首席科学家。获国家科技进步一等奖 1 项、省部级科技进步一等奖 5 项。获选"2015 中国科学年度新闻人物"、2016 年"全国优秀科技工作者"，获得第二届全国组织工程与再生医学杰出贡献奖（2019）。兼任中国生物医学工程学会组织工程与再生医学分会第二任主任委员、中华口腔医学会口腔生物医学分会第二任主任委员。以通信作者身份发表 SCI 收录论文 200 余篇（影响因子在 5 以上的论文为 70 篇），单篇影响因子最高为 25.8，累计影响因子约为 850；主编专著 6 部。

总　序

医疗器械是国之重器,是医疗服务和公共卫生体系建设的重要基础,是保障国民健康的战略支撑,在健康中国战略中的地位日益凸显。由于发展相对滞后、创新力量不强,产业基础薄弱,我国医疗器械创新和自主保障水平不高。经过多年的发展,尤其是"十三五"以来,我国重点加强了医疗器械领域的科技部署,把医疗器械领域列入我国科技发展的战略重点(科技部《"十三五"医疗器械科技创新专项规划》),我国医疗器械领域自主创新的内生动力、创新活力、产业实力显著增强。高端器械智能化是其重要特征,是现代生物医学前沿与工程科学前沿深度融合的产物,人工智能、虚拟现实、机器人、新传感、新材料、智能制造,以及干细胞、基因编辑、器官芯片等前沿技术无不体现,是医工交叉、多学科、跨层次的现代高技术的结晶,因而也是各科技大国、国际大型公司相互竞争的制高点。为了迎接新形势下对医疗器械理论、技术和临床应用等方面的需求和挑战,迫切需要及时总结智能医疗器械前沿领域的研究成果,编著一套以"智能医疗器械前沿研究"为主题的丛书,从而助力我国智能医疗器械领域的发展,带动医疗器械科学整体发展,并加快相关学科紧缺人才的培养和健康大产业的发展。

2020年1月,上海交通大学出版社以此为契机,启动了"智能医疗器械前沿研究"系列图书项目。这套丛书紧扣国家大健康事业发展战略,配合创新医疗器械发展的态势,拟出版一系列智能医疗器械前沿研究领域的专著,这是一项非常适合国家医疗器械发展时宜的事业。我们作为长期深耕医工交叉领域科研和人才培养、长期开展创新医疗器械战略研究的学者,很荣幸,欣然接受上海交通大学出版社的邀请担任该丛书的总主编,希望为我国智能医疗器械发展及医学发展出一份力。出版社同时也邀请了戴尅戎院士、卢秉恒院士、张兴栋院士、杨华勇院士、樊嘉院士、田伟院士、John A. Rogers 院士、梁志培院士、汪立宏院士、Peter Hunter 教授、Andrew Francis Laine 教授、Steffen Leonhardt 教授、李松教授、聂书明教授、王宝亭教授等智能医疗器械领域专家担任顾问委员会专家,邀请了白景峰教授、曹谊林教授、李劲松教授、王东梅教授、王金武教授、王卫东教授、魏勋斌教授等智能医疗器械领域专家撰写专著、承担审校等工作,邀请的编委和撰写专家均为活跃在智能医疗器械领域最前沿的、在各自领域有突出贡献的科学家、临床专家、生物信息学家,以确保这套"智能医疗器械前沿研究"丛书具有高品质和重大的社会价值,为我国智能医疗器械领域的发展提供参考和智力支持。

编著这套丛书,一是总结整理国内外智能医疗器械前沿研究领域的重要成果及宝贵经验;二是更新智能医疗器械领域的知识体系,为医疗器械领域科研与临床人员培养提供一套系统、全面的参考书,满足人才培养对教材的迫切需求;三是为智能医疗器械研究的规划和实施提供有利的理论和技术支撑;四是将许多专家、学者广博的学识见解和丰富的实践经验总结传承下来,旨在从系统性、完整性和实用性角度出发,把丰富的实践经验和实验室研究进一步理论化、科学化,形成具有我国特色的智能医疗器械理论与实践相结合的知识体系。

"智能医疗器械前沿研究"丛书是国内外第一套系统总结智能医疗器械前沿性研究成果的系列专著。从智能医疗器械覆盖的全产业链条考虑,这套丛书包括"医学影像""体外诊断""先进治疗""医疗康复""健康促进""生物医用材料"等内容,旨在服务于全生命周期、全人群、健康全过程的国家大健康战略。"智能医疗器械前沿研究"将紧密结合国家"十四五"重大战略规划,聚焦智能化目标,力求打造一个学术著作群,从而形成一个学术出版的高峰。

本套丛书得到国家出版基金资助,并入选了"十四五"国家重点图书出版规划项目,体现了国家对"智能医疗器械"项目以及"智能医疗器械前沿研究"这套丛书的高度重视。这套丛书承担着记载与弘扬科技成就、积累和传播科技知识的使命,凝结了国内外智能医疗器械领域专业认识的智慧和成果,具有较强的系统性、完整性、实用性和前瞻性,既可作为实际工作的指导用书,也可作为相关专业人员的学习参考用书。期望这套丛书能够有益于智能医疗器械领域人才的培养,有益于医疗器械的发展,有益于医学的发展。

希望这套丛书能为推动我国智能医疗器械的发展发挥重要的作用!

总主编

2023 年 4 月 26 日

前　言

《组织工程与再生医学》是"智能医疗器械前沿研究"丛书的一个分册，涵盖了组织工程与再生医学的学科历史和发展前景、基础理论和技术方法、临床应用及产业转化进展、存在问题和发展趋势，以及相关技术或产品的评价原则与监管方向。组织工程与再生医学是现代生物医学领域的前沿交叉学科，涉及发育生物学、细胞生物学、分子生物学、材料学、先进制造、临床医学、监管科学等各个专业分支。本书由上述各专业领域的权威专家共同撰著完成。希望本书可以让本领域及各分支专业的研究人员、临床医生以及产品开发相关人员更全面、更深入地了解本学科，共同促进本学科的发展，推动以"组织器官再生再造"为目标的新一代医疗革命浪潮，为全面提升人类健康、延长寿命、改善生活品质做出贡献。

本书分为三个部分，共计6章。第一部分为概述及基础理论，包括第1～2章，重点介绍组织工程与再生医学的基本概念、发展历程以及与再生、形态发生相关的生物学原理。第二部分侧重应用转化，包括第3～5章，主要介绍各类再生组织、器官以及相关衍生技术的研究进展及应用转化情况。第三部分侧重监管政策，为第6章，主要介绍与组织工程及再生医学相关技术或产品的评价原则及监管趋势。

组织工程学(tissue engineering)是一门多学科交叉产生的新兴学科，诞生于20世纪80年代。前期的研究重点是基础理念的探索及组织再生的可行性研究，大多以免疫功能缺陷的裸鼠作为动物模型。自21世纪初，研究人员开始探索在免疫功能健全的大型哺乳动物体内甚至人体内构建组织工程化组织、修复缺损、重建功能的可行性；现阶段的研究则侧重于探讨活体组织标准化、产业化制备及临床转化的可行性，这也是目前组织工程应用转化研究的热点和科技部重点支持的核心战略。基础理念的不断深入及各个相关学科的不断延伸贯穿组织工程与再生医学的整个发展史。基因编辑技术的完善、诱导多能干细胞(iPSC)的发现、先进材料的诞生及其制备技术(如3D打印等)的成熟，以及细胞与基因治疗的兴起，进一步促进了组织工程与再生医学理念及技术的不断更新与迅速迭代,推动着新一轮医疗革命。本书的撰写仅仅是在组织工程与再生医学领域的初步探索和尝试。我们希望通过理论和实际相结合的方法向读者介绍国际组织工程与再生医学的最新研究成果以及未来发展趋势,为从事组织工程与再生医学研究的科研人员、临床医生以及产品开发相关从业者提供参考。

本书由组织工程国家工程研究中心、上海交通大学医学院附属第九人民医院的曹谊林教授和中国人民解放军空军军医大学组织工程研发中心的金岩教授主持编著。编写工作得到诸多科研院所、高等院校和临床医院的大力支持和帮助。编写组由上海交通大学医学院附属第九人民医院、组织工程国家工程研究中心、中国人民解放军陆军军医大学、组织工程国家地方联合工程实验室、西北工业大学医学研究院、中国人民解放军军事科学院军事医学研究院、中国人民解放军空军军医大学第三附属医院(口腔医院)、西安交通大学第二附属医院、清华大学、南开大学、四川大学、南通大学、中国食品药品检定研究院、国家药品监督管理局医疗器械技术审评中心等单位的专家组成。其中第1章由周广东、曹谊林执笔,第2章由金岩、张立强、李丽雅、胡成虎执笔,第3章由张勇杰、董世武、李晓明、王雅慧、刘豫、周广东、曹谊林、王斌、方霞、刘伟、董显豪、智登科、闫泓雨、万烨、王恺、孔德领、杨宇民、赵亚红、刘世宇、王常勇、金岩执笔,第4章由鄢和新、刘文明、李清刚、轩昆、李蓓、谢慧琪、孙敏、王文哲、田卫东、陈金龙、胡成虎执笔,第5章由刘世宇、孙伟、熊卓执笔,第6章由王春仁、王巨才、史新立、赵鹏、刘文博执笔。

本书引用了一些作者的论著及研究成果,在此向他们表示衷心的感谢!

书中如有疏漏错谬或值得商榷之处恳请读者批评指正。

编著者

2023 年 4 月于北京

目 录

3 组织工程再生技术及其应用转化 ･･･････････････････ 046

1 组织工程与再生医学概述

组织、器官的缺损及功能障碍是危害人类健康的核心难题,目前的临床治疗通常采用外科手术修复、组织器官移植、人工假体植入、机械装置替代等方案,使患者不同程度地重建、恢复或代偿已失去的功能。对于严重的大范围组织器官缺损,目前只能采用自体或同种异体组织器官移植以及人工组织器官移植进行缺损修复或功能替代。这些治疗方法虽然可以使众多患者受益,但均存在致命的弱点:自体组织移植的供体组织来源极为有限、供区创伤大,属于"拆东墙补西墙"的治疗模式;同种异体组织器官移植的供体来源有限,且存在免疫排斥等系列问题;而人工组织器官则与人体不相容,无法建立人体活体组织器官的高级生理功能。随着细胞生物学、分子生物学、生物工程和生物材料科学的不断发展和进步,20 世纪 80 年代末到 90 年代初,"组织工程学"(tissue engineering)诞生了,它为组织工程与再生医学的崛起开辟了崭新的道路。

1.1 概念及基本原理

组织工程学是一门多学科交叉产生的新兴学科,它涉及材料学、工程学及生命科学等诸多领域,目前已成为生物医学工程学的重要组成部分。1987 年,美国科学基金会将组织工程定义为:应用生命科学和工程学的原理与技术,在正确认识哺乳动物正常及病理两种状态下的组织结构与功能关系的基础上,研究、开发用于修复、维护和促进人体各种组织或器官损伤后的功能和形态的生物替代物的学科[1]。

组织工程技术的基本原理是将体外培养扩增的、具有特定生物学功能的种子细胞(seed cell)与生物可降解材料(biodegradable material)相结合形成细胞材料复合物,在体外培养一定时间后将其植入体内,用以修复或替代病损组织或器官,随着种子细胞不断增殖并分泌细胞外基质,材料被逐渐降解吸收,最终形成与病损部位的形态和功能相近的组织或器官,从而达到修复病损和重建功能的目的[2]。依据组织工程的基本原理,种子细胞、生物材料、组织再生微环境是组织工程的核心三要素。其中,种子细胞是组织再生的核心物质基础和原动力;生物材料不仅为细胞获取营养、生长和代谢提供了有利的三维空间,也为细胞分泌细胞外基质并最终形成相应的组织或器官提供了三维形态模板和力学支撑;组织再生微环境是指组织培养体系或支架材料仿生修饰中有利于调控组织再生的各种生物、化学或物理的环境因素,包括调控干细胞定向分化或提升细胞活性和功能的各类生物活性物质(如生长因子、细胞因子、组织特异性细胞外基质或其他特殊营养物质)、模拟生物活性因子功能的小分子化合物或微量元素,以及能调控组织再生的各种物理刺激(包括力、光、热、声、电、磁等)。

从上述基本原理可以看出,组织工程技术是借助工程学方法,将大量扩增的活细胞与生物可降解材料结合构筑具有生命活性的人体组织,在真正意义上实现了"人体活组织再生和再造"。因此,组织工程技术的兴起不仅为组织器官缺损修复提供了新的治疗方法,更重要的是,它创立了"组织器官再生再造"的新理念,标志着"生物科技人体时代"的到来,开启了"再生医学新时代",成为医学发展史上的一个重要"里程碑"。由于组织工程与再生医学密不可分,"国际组织工程学会"在 2005 年上海交通大学医学院附属第九人民医院主办的第八届年会上正式更名为"国际组织工程与再生医学学会"(Tissue Engineering and Regenerative Medicine International Society,TERMIS);同样,由曹谊林教授牵头成立的中国生物医学工程学会"组织工程分会"也于 2013 年正式更名为"组织工程与再生医学分会"。

1.2　发展简史及目前进展

组织工程学产生的历史最早可追溯到 20 世纪 80 年代。1987 年,著名美籍华裔科学家冯元桢(Fung Y C)教授在美国国家科学基金会首次提出了"组织工程"这一术语。之后,美国哈佛大学 Vacanti 教授开始设想应用活体细胞来再造有功能组织器官的可能性。这个设想得到了美国麻省理工学院化学工程师 Langer 教授的大力支持,他建议 Vacanti 教授将细胞种植在生物可降解材料上尝试组织再生的可行性,该研究成为证实组织工程原理可行性的经典实验[3]。此后,组织工程技术在美国乃至全球迅速兴起并获得了长足的发展。

到目前为止,组织工程与再生医学主要经历了四个不同的发展阶段。第一阶段为 20 世纪 80 年代末至 90 年代初,主要进行基本原理可行性的初步探索。其中最具有代表性的研究是 1991 年 Vacanti 等用牛关节软骨细胞与可降解材料在裸鼠皮下成功构建出成熟的透明软骨样组织,这一研究结果证实利用组织工程技术原理能够再生出组织学形态及结构接近正常的成熟组织[4]。第二阶段自 20 世纪 90 年代中期开始,主要是在免疫功能缺陷的裸鼠体内构建各类工程化组织（如骨、软骨、皮肤、肌腱等），其中以曹谊林教授在裸鼠体内成功构建的具有精确人耳形态的软骨为主要标志，它证实利用组织工程技术可以构建具有复杂形态和结构的人体组织，向人们展示了组织工程与再生医学研究的广阔前景[5]。第三阶段自 21 世纪初开始，重点研究在具有完全免疫功能的哺乳动物甚至人体内构建组织工程化组织、修复缺损、重建功能的可行性。第四阶段约从 10 年前至今，重点探讨活体组织产业化制备及临床转化的可行性，这也是目前组织工程研究的热点和国家科技部支持的战略重点。

组织工程自其产生之日起就受到了国内外学者的极大关注。早期的组织工程研究（前两个阶段）主要集中在美国，但随着组织工程技术的迅猛发展，世界各国均越来越重视这一领域。目前，美、中、日、韩、英、德、澳、新等各国均设立了多个组织工程与再生医学研究中心，并展现了各自的优势。我国的组织工程与再生医学研究最早起源于 1997 年曹谊林教授在上海成立的上海市组织工程研究重点实验室，目前在上海、北京、西安、杭州、成都、广州等多省市均已具有相当的规模。近年来，国际组织工程研究已在诸多方面取得了突破性进展。各种结构相对简单的工程化组织如骨、软骨、皮肤、肌腱、角膜、血管、周围神经等的体内外构建及组织缺损修复研究几乎均已在高等哺乳动物中获得成功，许多研究成果已正式进入临床试验研究及产业转化阶段，甚至已有多家公司开发出多种组织工程软骨、皮肤、骨等产品。同时，一些结构和组成较为复杂的组织甚至器官（如心、肝、肾、肺等）的相关研究也取得了重大进展。我国的组织工程研究在组织构建技术、大动物缺损修复及工程化组织临床转化研究领域一直处于国际领先地位，目前组织工程骨、组织工程软骨、组织工程皮肤、组织工程角膜、组织工程周围神经等多种组织已进入临床转化及产业开发阶段。

1.3　技术优势及优先发展的迫切性

组织工程与再生医学技术作为生命科学发展史上一个新的里程碑，可以应用活体细胞复合生物支架材料构建具有生命力的人体活体组织，从而实现病损组织器官形态、结构和功能的永久性修复与重建，有望从根本上解决组织器官缺损修复中活体组织器官供体来源不足的国际难题。与传统组织缺损修复及治疗方式相比，组织工程与再生医学技术具有以下明显优势：① 可实现真正意义上的人体活体组织再生。组织工程与再生医学技术可以构建形态、结构、功能均接近正常的健康活体组织，是真正意义上的人体活体组织制造与再生，可以为组织缺损修复提供最理想的活体组织移植供体。② 可实现小创伤修复大缺损。组织工程与再生医学技术可以通过很小的创伤获取少量患者自体细胞，经体外大规模扩增获得足量细胞后，再进行大体积活体组织的构建与再生,用于修复大体积的组织缺损,实现小创伤修复大缺损。③ 可实现完美的形态修复。组织工程与再生医学技术可根据组织器官缺损情况,利用 3D 打印等先进技术构建与缺损的形态和结构完全一致的活体组织,从而实现完美的形态修复。④ 可实现永久性生理功能重建。应用患者自体细胞再生的活体组织类似于患者自体正常组织,植入体内后能与周围正常组织完美整合,不会被排斥且能对体内各种生物刺激产生应答,从而实现病损组织器官形态、结构和功能的永久性生理性重建。

随着组织工程与再生医学技术的不断发展成熟,其上述优越性也逐渐被人们所认识和接受,已有越来越多的组织器官缺损患者希望应用这一技术来改善和提高自己的生活质量,因此组织工程与再生医学技术的全面快速发展及临床转化推广应用需求极为迫切。我国人口基数大,医疗市场巨大,因此组织工程与再生医学技术的优先快速发展在我国显得尤为迫切。

1.4 主要研究内容及发展趋势

如前所述,种子细胞、生物支架材料、组织再生微环境是组织工程与再生医学的三个基本要素,因此组织工程与再生医学的主要研究内容也是围绕这三个基本要素而展开。需要特别强调的是,由于各种组织器官的结构和功能千差万别,因而每种组织器官再生所需的种子细胞、支架材料和再生微环境各不相同,而且,只有三个要素均达到基本要求并能有机整合才有可能实现组织器官结构和功能的成功再生。因此,任何类型组织器官再生研究均应综合考虑三个要素的特定要求,三者是相互关联、密不可分的整体,而不能孤立地只关注单一因素。随着研究的逐步深入,组织工程与再生医学的研究内容在上述三个要素的基础上已有了很大的拓展,研究的侧重点也在不断发生变化。例如,为适应产业化发展需求,能模拟生理力学刺激和物质交换功能、可调控体外特定类型组织再生的生物反应器已成为一个重要发展方向;而为解决再生组织形态精准个性化定制以及复杂组织器官的多细胞有序精准定位分布等难题,生物 3D 打印技术已成为组织工程与再生医学研究的一个新的热点。此外,为加速组织工程与再生医学技术与产品的临床及产业转化,组织再生相关的产品标准、技术标准、评价体系、生产质量管理体系以及临床治疗规范也成为目前研究的重要内容。

1.4.1 种子细胞研究

种子细胞是组织能够成功再生的首要物质基础。目前研究所用的种子细胞可以来源于自体、同种异体甚至异种组织[6-8]。同种异体细胞和异种细胞虽来源较为广泛,但因其存在免疫排斥反应和细胞功能差异等问题,目前尚无法用于病损组织的永久性修复,因此,真正用于修复组织缺损的种子细胞仍然主要来源于自体。一般来讲,用于组织再生的种子细胞必须能同时满足以下几点要求:① 来源广泛,数量充足;② 体外增殖能力强,能进行大规模扩增;③ 活力和功能良好,具备构建组织的特定生物学功能;④ 细胞纯度高,具备特定生物学功能的细胞占主体;⑤ 无免疫排斥反应。如果种子细胞不能同时满足上述要求,就很难保证再生的组织具备特定的形态、功能和对病损组织的永久性替代。

针对以上基本要求,早期的种子细胞研究主要集中在各类组织细胞的培养及大规模扩增技术方面。随着科学研究的飞速发展,经典的组织工程与再生医学概念和技术也不断地延伸,用于某一种组织构建的种子细胞的来源已不再局限于该组织,种子细胞的分类也越来越倾向于根据细胞分化程度进行划分。一般来说,按分化阶段不同可将种子细胞分为胚胎干细胞、成体多潜能干细胞、成体定向干细胞(祖细胞)及终末分化的组织细胞。它们的分化潜能从全能性(三胚层)分化潜能、多向分化潜能降低到定向分化潜能,最终到达终末分化。不同分化程度的细胞有各自的优缺点,研究的侧重点也不尽相同。对于成体定向干细胞及终末分化细胞,因其已具备形成特定组织的能力,研究目标是如何得到活力良好、功能正常的大量种子细胞,因此,研究侧重点主要集中在体外大规模扩增技术、延缓细胞功能老化及阻止细胞发生去分化等几个方面。而对于胚胎干细胞及成体多潜能干细胞,由于它们在体外扩增能力强,不容易发生老化,因此,研究侧重点是如何将这些细胞定向诱导分化为纯度较高的、具有特定生物学功能的终末分化组织细胞或其前体细胞。

干细胞相关研究已开展许多年,但直到近几年干细胞才逐渐应用到组织工程与再生医学研究领域并成为一种重要的种子细胞来源。目前的研究结果表明,几乎在各类组织中均存在干细胞,如骨髓中的骨髓间充质干细胞、造血干细胞,脂肪组织中的脂肪干细胞,角膜组织中的角膜缘干细胞等[9],在某些组织中甚至可同时存在多种干细胞(如仅在皮肤组织中就存在 6 种以上干细胞),因此对新型干细胞的研究开发及定向诱导分化越来越成为当前种子细胞研究的重点。

1.4.2 生物支架材料研究

生物支架材料是组织工程与再生医学研究的另一个基本要素。它是种子细胞在形成组织之前赖以生存和依附的三维支架,能将细胞固定在一定的位置,为细胞的生长、繁殖、物质交换、新陈代谢及细胞外基质分泌等生理活动提供空间场所,并能引导再生组织形成基本形状。用于组织工程与再生医学的生物材料必须满足以下几个基本要求:① 具有良好的生物相容性及组织相容性。它应有利于细胞的黏附与增殖,对细胞无毒性作用,对机体无明显的免疫原性,不易引起炎症反应等。② 具有生物可降解性。

它在生物体内可完全降解,降解产物对生物体无毒害作用,而且最好是降解速率可控,不同的组织要求有不同降解速率的支架材料。因为只有生物材料的降解速率与组织形成速率基本一致,它才能及时准确地为细胞外基质沉积及组织再生提供空间并引导再生组织的精确形状形成。③ 具有可塑性及一定的机械强度。它能够进行预塑形,能够维持一定的大小和形状,能满足组织移植与修复手术的可操作性要求。④ 具有一定的孔隙率及适当大小的孔径。其孔隙率一般要求在 90% 以上,孔径应均匀一致。根据接种的细胞不同,孔径一般应控制在 150～350 μm 之间,这样才能保证细胞均匀地分布于支架材料的表面及内部。⑤ 满足生物材料的一般要求,即无毒、无不良反应、来源充足、性质稳定、不同批号之间无明显差异、易贮存、易消毒等。

组织工程与再生医学研究和应用的生物材料种类繁多,一般根据其来源分为天然材料与人工合成材料两大类。两类材料有其各自的优缺点。天然材料,如胶原、壳聚糖、珊瑚、脱细胞基质等,具有较好的细胞亲和力和组织相容性,但性质不稳定,不同物种及个体来源的同一天然材料孔径、孔隙率、降解速率、力学强度等基本性质差别较大,较难形成标准化的产品。人工合成材料,如聚乳酸(PLA)、聚羟基乙酸(PGA)、前两者的复合物(PLGA)及聚己内酯(PCL)等,性质均一稳定,可塑性及重复性均良好,能形成标准化产品,但其细胞亲和力及组织相容性较差,植入体内容易引起严重的炎症反应。

在生物材料研制与开发过程中,应特别注重细胞与生物材料相互作用的研究,避免生物材料研究与种子细胞研究脱节。组织工程与再生医学用生物材料在满足上述基本要求的基础上,最好能同时具备多方面的生物活性和功能。因此,目前的生物材料研究主要集中在以下几个方面:① 复合型生物材料研究。目前研究较多的是天然材料与人工合成材料的复合物,其将两者的优点整合,实现优势互补,人工材料提供基本骨架及强度,天然材料调控细胞的黏附、增殖、迁移、分化等生物活动。② 活性生物材料研究。它使生物材料本身有一定的生物活性,能引起细胞的增殖、分化、细胞外基质分泌等生物活动,如生物材料的表面图案化、纳米级修饰等。③ 智能型生物材料研究。它使生物材料中含有各种生物信息,如将某种生长因子或特定细胞趋化因子整合到生物材料内,选择性地吸附、趋化特定类型细胞的迁移与定位,并能引起它们的增殖、分化成熟、基质分泌等一系列生物活动。

1.4.3　组织再生微环境研究

组织再生微环境研究也可以称为组织构建技术研究,是组织工程与再生医学研究的核心内容,也是组织工程与再生医学技术实现活体组织再生和再造的主要创新所在。其主要研究内容是通过各种手段为种子细胞构筑适合特定类型组织再生所需的特殊微环境。事实上,只有在充分理解和掌握种子细胞、生物材料以及两者之间相互关系的基础上，才能有的放矢地进行组织构建。由于各类组织的结构和功能差别很大，不同组织构建需要的种子细胞、生物材料及构建方法也有所不同。具体到某一特定组织构建时，必须对该组织的形态、结构、功能、生物组成、发育过程等相关内容有全面的了解，才能在选择种子细胞、生物材料及构建方法等方面有较为明确的依据和目标。

根据构建组织培育环境的不同，组织构建技术可分为体外构建和体内构建两大类。

1) 体外组织构建

体外组织构建的大致过程是将体外大量培养扩增的种子细胞接种在相应的支架材料上，经体外较长时间的培养，生物材料逐渐降解，细胞不断分泌特异性细胞外基质，最终形成接近成熟的特定组织后再植入体内，修复相应的组织缺损。这种方法的优点是大部分过程在体外进行，在植入体内前构建组织已具有良好的形态和生物学功能，便于观察和质量评价，相关的影响因素容易分析和控制，有利于实现产业化发展。但体外构建技术对培养条件要求较高，不同组织的形成和发育成熟需要不同的生长环境或生理刺激。例如：在体外构建皮肤组织时，除了要提供一个气-液界面培养环境外，还必须控制培养介质中的钙离子浓度，这样才能使再生的皮肤表皮逐渐成熟，形成特定的多层结构[10]；在体外构建肌腱的过程中，给予类似体内肌腱生理活动的牵拉力学刺激可加速肌腱成熟[11]；体外血管的再生和成熟需要一个脉冲性的张力刺激[12]；而体外软骨的再生和功能提升则需要机械应力训练或静水压力学刺激[13]。为精确模拟这些生理刺激和生长环境，研究者们已开发和研制了适合各类组织构建的生物反应器，该领域已成为组织工程与再生医学体外构建技术研究的生长点。

2) 体内组织构建

体内组织构建的大致过程是将体外大量扩增的细胞与生物材料混合后直接植入体内，或将细胞接种于生物支架材料后，经体外短时间培养，待细胞与生物材料充分黏附后即植入体内。随着生物材料被机体逐渐降解吸收，细胞不断分泌特异性细胞外基质，该复合物最终在体内环境中逐渐形成具有特定功能的组织。体内组织构建的优点是操作过程简单，体外培养周期短。但也需要特定的培养装置和培养环境，依赖于体外和体内环境的共同作用促进组织的再生和成熟。其主要缺点是体内组织形成过程不易观察，受个体差异及植入部位局部微环境的影响，组织再生结果差异较大，构建结果的稳定性和重复性较差。根据体内植入部位不同，体内组织构建可以分为异位组织构建和原位组织构建。异位组织构建是将细胞-材料复合物植入皮下或肌肉等非组织原有特定生理部位，其主要研究目的是验证组织再生的可行性，评价种子细胞的功能、分化潜能及组织再生能力，或评价生物材料的安全性、降解速率及组织相容性等。原位组织构建即组织缺损修复，是将细胞-生物材料复合物植入相应组织器官缺损部位，验证组织工程与再生医学技术修复组织器官缺损、重建其生理功能的可行性。由于组织器官缺损原位的组织特异性微环境有利于特定类型组织的再生和成熟,并对干细胞具有一定的定向诱导分化作用,因此,原位组织构建与缺损修复是体内组织构建研究及临床转化研究的主流方向。

各种组织的结构和功能差异很大,相应的组织构建技术也必须做相应调整。例如,软骨、肌腱、表皮、角膜等组织结构单一,基本无血管和神经组织分布,对营养成分的要求较低,在体外可相对容易地模拟出其体内生长环境,这些组织能够在体外生长并发育成熟,非常适合体外构建及产品开发,因此,构建这些类型的组织常以体外研究为主流方向。而骨、神经、肌肉、气管等血管化要求较高的组织或器官,对营养条件要求较高,代谢活跃,在体外较难模拟出其类似的体内环境,因此,构建这些组织则多以体内研究为主。随着生物 3D 打印、整体器官脱细胞技术、体外专用培养装置等系列先进技术的不断涌现,具有相对复杂结构的组织和器官如心肌、肝、肾、胰腺的体内外再生研究也取得了一定的进展,目前已逐渐成为组织工程与再生医学技术未来发展的一个重要方向。

1.5 小结

本章作为本书的第一章,从整体上系统、简要地概述了组织工程与再生医学的概念、基本原理、发展简史、目前进展、技术优势、优先发展的迫切性以及主要研究内容和发展趋势,希望能为广大读者从整体上了解组织工程与再生医学提供一个窗口。如前所述,组织工程与再生医学作为"革命性的国际前沿医学技术",目前已正式进入临床及产业转化的快速发展阶段。我国在该领域的整体水平及学术地位一直居于国际先进行列,优先大力推进这一领域的发展对于继续保持和提升我国在该领域的国际学术地位和影响力、全面提升我国医疗健康水平极为重要而迫切。为此,本书作为"智能医疗器械前沿研究"丛书之一,在后续的章节中将逐一为大家详细介绍我国在各种组织器官再生再造领域的最新研究进展及临床产业转化情况。

参考文献

[1] NEREM R M. The challenge of imitating nature, principles of tissue engineering[M]. 2nd ed. St. Louis:Academic Press,2000:9-15.

[2] SHARMA P,KUMAR P,SHARMA R. Tissue engineering:current status and futuristic scope [J]. J Med Life,2019,12(3):225-229.

[3] LANGER R,VACANTI J P. Tissue engineering[J]. Science,1993,260(5110):920-926.

[4] VACANTI C A,LANGER R,SCHLOO B,et al. Synthetic polymers seeded with chondrocytes provide a template for new cartilage formation[J]. Plast Reconstr Surg,1991,88(5):753-759.

［ 5 ］CAO Y，VACANTI J P，PAIGE K T，et al. Transplantation of chondrocytes utilizing a polymer-cell construct to produce tissue-engineered cartilage in the shape of a human ear［J］. Plast Reconstr Surg，1997，100(2)：297-302，303-304.

［ 6 ］SCHLUND M，NICOT R，DEPEYRE A，et al. Reconstruction of a large post-traumatic mandibular defect using bone tissue engineering with fresh-frozen humeral allograft seeded with autologous bone marrow aspirate and vascularized with a radial forearm flap［J］. J Craniofac Surg，2019，30(7)：2085-2087.

［ 7 ］EL SAYED K，MARZAHN U，JOHN T，et al. PGA-associated heterotopic chondrocyte cocultures：implications of nasoseptal and auricular chondrocytes in articular cartilage repair［J］. J Tissue Eng Regen Med，2013，7(1)：61-72.

［ 8 ］FARINELLI L，AQUILI A，MANZOTTI S，et al. Characterization of human costal cartilage：is it an adapt tissue as graft for articular cartilage repair［J］. J Biol Regul Homeost Agents，2019，33(2 Suppl. 1)：69-77.

［ 9 ］LAGARKOVA M A. Such various stem cells［J］. Biochemistry (Mosc)，2019，84(3)：187-189.

［10］SUN B K，SIPRASHVILI Z，KHAVARI P A. Advances in skin grafting and treatment of cutaneous wounds［J］. Science，2014，346(6212)：941-945.

［11］MACE J，WHEELTON A，KHAN W S，et al. The role of bioreactors in ligament and tendon tissue engineering［J］. Curr Stem Cell Res Ther，2016，11(1)：35-40.

［12］SONG H G，RUMMA R T，OZAKI C K，et al. Vascular tissue engineering：progress，challenges，and clinical promise［J］. Cell Stem Cell，2018，22(3)：340-354.

［13］CHEN J，YUAN Z Y，LIU Y，et al. Improvement of in vitro three-dimensional cartilage regeneration by a novel hydrostatic pressure bioreactor［J］. Stem Cells Transl Med，2017，6(3)：982-991.

2 组织再生基础科学问题

形态发生与再生是生命的一大表现,它从生命起源伊始就一直伴随着进化历程广泛存在于自然界中。形态发生与再生现象是组织工程与再生医学这一新兴前沿学科的启蒙,同时也不断地为这一领域科技创新提供着灵感源泉。深入探究再生的生物学原理、形态发生与组织再生之间的相互关系,以及再生中细胞与细胞外基质的相互作用等关键科学问题,有助于寻找有效的生物治疗方法,促进机体自我修复与再生,或构建新的组织与器官,以维持、修复、再生或改善损伤组织和器官的功能。

2.1 组织工程与再生医学基本原理

2.1.1 再生的基本概念、分类与机制

2.1.1.1 再生的基本概念

再生(regeneration)是指组织或器官失去或部分破坏后在剩余部分基础上又生长出形态与功能上相同的结构的修复过程。再生的本质是一种保守的无性生殖过程。干细胞是一种异质性的细胞群,主要有两种类型,即胚胎干细胞(embryonic stem cell, ESC)和非胚胎干细胞。胚胎干细胞来源于胚泡内细胞团,可分化为哺乳动物体内包括生殖细胞在内的所有三胚层细胞。非胚胎干细胞,主要是成体干细胞,已经有一定的特化,分化潜能有限。在这些干细胞中,诱导多能干细胞是通过强制表达特定的转录因子而产生的,诱导多能干细胞技术将体细胞重置为胚胎干细胞样的状态。目前,基于细胞薄片和细胞聚集体的组织工程技术已应用于角膜、心肌、牙周韧带、膀胱等多种组织的缺损治疗及骨组织的再生[1]。

不同物种、不同个体、同一个体的不同器官和不同发育水平的再生能力都有所不同,但几乎所有的生物体都有再生现象。再生也被认为是一种特殊的进化,拥有其独特的发育机制和进化方式。

2.1.1.2 再生的分类

再生可分为生理性再生（physiological regeneration）及修复性再生（reparative regeneration）。

生理性再生是指在生理情况下细胞和组织不断衰老、凋亡，由新生的同种细胞和组织不断补充，保持着原有的结构和功能，维持组织、器官和机体的完整与稳定。例如，表皮的复层扁平细胞脱落后基底细胞不断地增生、分化，以补充脱落的细胞；同时，消化道黏膜上皮细胞也不断更新等。

修复性再生是指组织器官缺损后发生的再生，如伤口愈合或骨折后重新接合的再生。从单个细胞到组织器官都有修复再生的现象。生物组织的再生发生在从分子水平到组织水平的各个层面，可被多种损伤激发。

2.1.1.3 再生的机制

脊椎动物组织水平的再生机制主要包括代偿性增生、成体干细胞（adult stem cell，ASC）激活和成熟细胞去分化。

1）代偿性增生

代偿性增生是已分化细胞通过增殖重新生成新的组织。典型的代偿性增生是肝脏的再生，胰岛 β 细胞和血管的再生也属于此种再生方式。

2）ASC 激活

胚胎晚期部分干细胞谱系亚群未完全分化，保留在组织或进入血液循环，成为储备的 ASC。ASC 能进行自我更新，进行不对称分裂，产生一个特定谱系细胞和一个干细胞。ASC 激活是多细胞生物最常见的组织再生方式，上皮细胞、肌细胞、成骨细胞、造血细胞等都是具有这种能力的细胞。

3）成熟细胞去分化

去分化（dedifferentiation）是已分化的细胞失去表型特征转变为成体干细胞并进一步增殖、分化以替代损伤组织。去分化在低等脊椎动物再生中较常见，如鱼鳍和蜥蜴尾巴的再生。去分化在哺乳动物中也有报道，如蝙蝠的翅膀、人的远端指（趾）骨等。

2.1.2 再生中的生物分子和信号转导

干细胞在特定微环境中通过信号转导途径与其他细胞相互作用进而启动再生与增殖。组织工程构造的一个重要考虑因素是外源性化学刺激的存在。在再生过程中这些调节性生物分子能通过多种途径释放，靶向特定的细胞并执行特定的功能。当生长因子和靶细胞受体结合后，细胞内的信号转导系统活化，最终细胞产生生物作用[2]。

2.1.2.1 常用的生长因子

生长因子（growth factor，GF）是对细胞生长及分化有显著调节作用的一类多肽或蛋白质,通过细胞信号转导系统,促进细胞的分裂增殖、迁移和基因表达。生长因子种类繁多、来源复杂,以下介绍常用的 7 种。

1) 表皮生长因子

表皮生长因子(epidermal growth factor,EGF)主要来源于唾液、血液、尿液和大部分体液,是最早发现的生长因子之一,对表皮细胞有趋向性,可强烈促进表皮细胞增殖和分化。EGF 通过与细胞表面的受体结合激发受体内在的酪氨酸激酶活性,从而启动信号转导级联反应,进而产生生物学效应,包括糖酵解、核糖核酸(RNA)和蛋白质合成增加,细胞内钙水平增高,最终诱发脱氧核糖核酸(DNA)合成,促进细胞增殖。

2) 成纤维细胞生长因子

成纤维细胞生长因子(fibroblast growth factor,FGF)主要来源于巨噬细胞、间充质细胞、软骨细胞和成骨细胞,对血管内皮细胞有趋向性,对成纤维细胞和血管内皮细胞有促生长作用,可以促进血管生长、创伤愈合和组织修复,此外还能促进胚胎的发育和分化,具有调节内分泌和营养神经的作用。

3) 血小板源性生长因子

血小板源性生长因子(platelet-derived growth factor,PDGF)主要来源于血小板、巨噬细胞、内皮细胞、胶质细胞和成纤维细胞,调节血管再生,对成纤维细胞、平滑肌细胞有趋向性,可激活成纤维细胞、血管平滑肌细胞和胶质细胞增殖,也参与细胞的凋亡和转化过程调控。

4) 转化生长因子-β

转化生长因子-β(transforming growth factor β,TGF-β)主要来源于血小板、骨、细胞外基质,是一种多功能蛋白质,对外周血单个核细胞有明显趋向性,能刺激未分化间充质细胞增殖,激活中胚层成纤维细胞,但抑制外胚层角化细胞。

5) 骨形态发生蛋白

骨形态发生蛋白(bone morphogenetic protein,BMP)来源于骨细胞外基质和成骨细胞,和骨的再生有关,可诱导成骨活性和造血组织发育、精子发生和胎盘形成,也可以诱导细胞凋亡。

6) 血管内皮细胞生长因子

血管内皮细胞生长因子(vascular epithelial growth factor,VEGF)能够通过促进血管内皮细胞增殖、分化、迁移来刺激血管生成,同时也能够抑制内皮细胞凋亡。

7) 胰岛素样生长因子

胰岛素样生长因子(insulin-like growth factor,IGF)是骨塑形改建中的重要调节因子,IGF-1 可刺激成骨细胞前体的复制,促进 I 型胶原和骨基质合成,抑制胶原降解;IGF-2 可促进股骨头骨小梁的非转化性正常骨细胞的有丝分裂,且可诱导鼠成骨样细胞原癌基因的快速表达。

2.1.2.2 再生中的信号转导途径

1) Notch 途径

Notch 信号主要调控干细胞的自我更新。Notch 受体是跨膜蛋白,与其膜结合配体结合后可引起 Notch 构象改变,Notch 受体胞内结合域(Notch intracellular domain,NICD)与 Notch 受体解离并转移至细胞核,其表达产物是分化基因的转录抑制因子,可调控胚胎发育方向。

2) 经典 Wnt 途径

经典 Wnt 信号途径可促进细胞质内游离 β-联蛋白(β-catenin)的稳定,维持 ASC 的沉默状态。没有 Wnt 信号时,糖原合成酶激酶 3(glycogen synthase kinase 3,GSK-3)是有活性的,可磷酸化 β-联蛋白,靶向泛素化作用和 26S 蛋白酶介导的降解,以降低胞质的 β-联蛋白水平。当 Wnt 出现时,形成 Wnt-Fz-LRP6 复合物,并引起蓬乱蛋白(disheveled,Dvl)磷酸化,Dvl 激活导致 GSK-3 磷酸化进而抑制其活性,使 β-联蛋白在细胞内堆积。堆积的 β-联蛋白转位到细胞核与 Tcf 转录因子家族和启动子 p300 形成活性转录复合物,导致靶基因激活。

3) Hedgehog 途径

Hedgehog 信号分子家族参与多种组织干细胞的自我更新与增殖,在肢体体节、神经管、软骨和生殖细胞发育中起着重要作用。Hedgehog 与 Wnt 信号转导途径存在某些共同点,提示这两条转导途径可能协同增强作用于干细胞增殖的姐妹转导途径。

4) RTK 途径

受体酪氨酸激酶(receptor tyrosine kinase,RTK)是一种跨膜蛋白。RTK 信号转导途径作用于多种生长因子,这些信号的配体通过与特异性 RTK 蛋白结合使其构象发生改变,从而引起细胞内受体区酪氨酸发生自体磷酸化,进而激活磷酸化的级联反应。最后一级成员是磷酸化的细胞外信号调节激酶(extracellular signal-regulated kinase,ERK),也称为有丝分裂原激活蛋白(mitogen-activated protein,MAP),其可进入细胞核通过磷酸化激活转录因子。

5) TGF-β 途径

生长因子家族中 TGF-β 超家族作用于丝氨酸-苏氨酸激酶受体,该受体为跨膜蛋白,由 Ⅰ 型和 Ⅱ 型组成。结合配体后,Ⅱ 型受体使 Ⅰ 型受体磷酸化,激活激酶的结合区,进而使不同类别的 Smad 蛋白磷酸化,这些蛋白质磷酸化后可激活或抑制转录。

信号转导途径是相互交通的,因此基因活性的调控也具有灵活性,一些其他的信号转导途径也参与干细胞未分化状态和多分化潜能的维持、更新、细胞增殖、分化及胚胎发育过程[1]。

2.1.3 干细胞与再生

2.1.3.1 干细胞的基本概念

干细胞(stem cell)是一类特殊的细胞,存在于多种组织和器官中,它们可以自我更新,并且可以分化成特定类型的功能细胞。干细胞是一种异质性细胞群,主要包括两种类型的干细胞,即胚胎干细胞和非胚胎干细胞。胚胎干细胞(embryonic stem cell,ESC)来源于胚泡内细胞团,可分化为哺乳动物体内包括生殖细胞在内的所有三胚层细胞。非胚胎干细胞,主要是成体干细胞(adult stem cell,ASC),已经有一定的特化,分化潜能有限,具有修复再生能力,可以分化成相应器官的所有类型细胞,如造血干细胞(hematopoietic stem cell,HSC)可以分化成造血系统所有类型的细胞。成年后的 ASC存在于特定微环境中,保持静止状态,在一定条件下才进入细胞分裂周期产生新的干细胞或进行程序性分化[3]。因此,可以先将干细胞分化成特定类型的功能细胞(如心肌细胞、胰岛细胞、神经细胞等),再将这些细胞移植到患者体内,替代损伤的组织,这就是再生医学的基本原理。

细胞替代治疗是干细胞在再生医学领域最重要的用途[4]。理论上,任何由正常细胞功能受损导致的疾病,都可以用干细胞移植的方法来治疗。人们对干细胞的认识也是逐渐发展和成熟的。最初人们认为仅 ESC 具有多向分化能力,后来又发现成体组织中也存在具有多能性的干细胞群体,其能局限地分化和再生为特定类型的组织细胞。随着研究的不断深入,成体干细胞的观念也已经受到挑战,骨髓源干细胞不仅能分化为血细胞,而且还能分化为心肌细胞、骨骼肌细胞、肝细胞及血管内皮细胞,甚至干细胞还能沿着相反的方向分化。干细胞远比人类所认识的要复杂。

2.1.3.2 胚胎干细胞与再生医学

人类的发育始于受精卵,在早期发育的胚胎中存在一类多能性细胞,这些细胞将发育成组成人体的各种细胞。1981 年,Martin Evans 从小鼠胚囊中分离出小鼠的胚胎干细胞,并将其在体外培养、分化为神经细胞、造血干细胞、心肌细胞等各种细胞。小鼠胚胎干细胞系被分离建立后,其全能性在体内也得到了很好的验证。小鼠胚胎干细胞在被移植到重度复合免疫缺陷小鼠体内后发育成肌肉、神经、软骨和肠等结构。小鼠胚胎干细胞的研究为人类胚胎干细胞的研究提供了一些借鉴。经过近 20 年的探索,1998年,美国威斯康星大学的 Thomson 等在 *Science* 杂志上首次报道他们成功建立了人胚胎干细胞系。胚胎干细胞来源于胚胎早期胚泡中的内细胞团,此时的内细胞团细胞具有生成体内所有类型细胞的能力。胚胎干细胞具有较高的端粒酶活性,增殖能力很强,无需外源性信号即可启动 DNA 复制。由于人胚胎干细胞系可以分化成人体任何一种细胞并应用于移植,其为多种困扰人类的疾病提供了全新的治疗方法。目前,科学家们已经可以将人胚胎干细胞分化成多种细胞(如神经元、心肌细胞、胰岛细胞、血细胞等),甚至可以得到类似体内组织的结构并验证其功能。目前,科学家们已经能够成功获得人造皮肤、人造膀胱等。

2.1.3.3 成体干细胞与再生医学

成体干细胞是存在于发育成熟机体器官组织中的、具有高度自我更新和增殖潜能的未分化细胞,其广泛存在于机体组织中,可维持其所在组织的完整性及修复受损组织。成体干细胞存在于特定微环境中。微环境中的间质细胞可产生一系列生长因子和配体,这些生长因子和配体通过与成体干细胞相互作用来控制其更新和分化。与胚胎干细胞不同的是,成体干细胞的起源尚不明确。

20 世纪 90 年代初,间充质干细胞(mesenchymal stem cell,MSC)一词被提出,其最具特征的来源是骨髓。此外,人们也从其他成人组织中分离出 MSC,如脂肪组织、皮肤、肌肉、骨膜、牙齿和外周血。这些 MSC 尽管具有表型同质性,但在分化能力上可能存在异质性,这主要与它们的来源有关。骨髓 MSC 已被用于脓毒症(sepsis)、肝功能不全、心功能不全或肾功能不全疾病动物模型的治疗,并在临床前实验中取得了显著的效果,实验结果显示其具有免疫调节、营养支持和自发分化为结缔组织细胞的能力[5]。

胚胎和成人 MSC 在体内不形成畸胎瘤,在体外培养时具有稳定的核型特征[2]。与胚胎干细胞相比,MSC 具有以下优势:可以从患者自身分离,没有免疫排斥的问题;培养简单,易获得大量细胞。MSC 可以分化成脂肪细胞、骨细胞、软骨细胞等,将 MSC 分化成的骨细胞和软骨细胞接种在生物材料上可以获得人造骨和软骨,并且其在动物模型上显示出良好的治疗效果。

成体干细胞是从患者自身获得的,不存在组织相容性问题,与胚胎干细胞相比,其可避免治疗时长期应用免疫抑制剂给患者造成的不良反应。胚胎干细胞虽然在理论上可分化为各种类型的细胞,但有一定的不确定性,且分化效率较低,在应用胚胎干细胞治疗前应先将其诱导分化成前体细胞,以免形成畸胎瘤,而成体干细胞不存在这个问题,其已经有较大程度的定向分化。尽管从上述两方面来看,成体干细胞具有一定的优越性,但它的应用仍然受到限制。其主要原因是某些组织内干细胞缺乏,且成体干细胞含量低、难以分离纯化,随着年龄增长,成体干细胞的增殖能力降低,暴露在各种日常环境中的成体干细胞也有可能发生基因突变和染色体异常,这样的干细胞不宜用于治疗。

2.1.3.4 细胞的重编程与转分化

尽管间充质干细胞有良好的临床应用前景,但有些治疗因需要长期植入间充质干细胞,所以无法获得足够数量的细胞,其原因是间充质干细胞在培养中因端粒酶表达低或表达缺失而增殖能力有限,或者患者的年龄或疾病导致间充质干细胞不足,年龄相关的表观遗传失调也可能导致间充质干细胞的分化潜能和异质性发生改变。此外,氧化应激增加、线粒体功能障碍和衰老增加等情况也限制了间充质干细胞用于自体移植的治疗潜力。解决这一问题的一个潜在解决方案是诱导多能干细胞(induced pluripotent stem cell，iPSC)技术。随着受精卵逐步发育成为成熟个体，其细胞可塑性逐渐降低，最终成为某种特定类型的细胞。在正常情况下，终末分化的细胞不会自动成为另一种类型的细胞。2006年，日本京都大学教授山中伸弥(Shinya Yamanaka)等在 *Cell* 杂志上报道通过转染四种转录因子(Oct4、Sox2、Klf4 和 c-Myc)将小鼠成纤维细胞诱导成为具有胚胎干细胞特征的多能干细胞，这种细胞称为诱导多能干细胞。这类细胞在分化前可以在体外广泛扩增，部分原因是它们表达了端粒酶，并具有更新的表观遗传景观，减少了与衰老相关的表观遗传标记，增强了对氧化应激的抵抗能力。多项研究探索了从诱导多能干细胞(iPSC)中分化间充质干细胞(MSC)样细胞的方法。这些报道描述了 iPSC-MSC 在三系分化潜能、免疫调节和营养支持方面与成熟间充质干细胞基本相当[6]。

诱导多能干细胞的发现，将人们对于重编程和多能性的问题提高到了前所未有的高度。诱导多能干细胞技术也解决了基于胚胎干细胞和成体干细胞治疗的免疫排斥和细胞来源等问题，使该技术成为全球生物学研究的热点。

2.1.3.5　干细胞的微环境

干细胞与其周围组织细胞及细胞外基质等相互作用、相互影响。其中，基质由细胞成分和非细胞成分组成，后者包括由基质细胞产生和分泌的细胞因子和被称为细胞外基质的生物大分子等成分组成的支持和调节干细胞定居、增殖、分化、发育和成熟的微环境[3]。

虽然目前的研究已经提示，不同干细胞的微环境在结构和功能上是不同的，但仍有一些共同的组织原则。① 基质为干细胞的生存提供不可缺少的物质支持。② 通过基质的黏附结构固定干细胞，如造血干细胞、祖细胞表达的相关细胞黏附分子与细胞外基质中和基质细胞上相应的配体形成"配体-整合蛋白-细胞骨架跨膜系统"，从而影响造血干细胞、祖细胞的形态，调控基因的表达，控制细胞的分化和决定细胞的运动。③ 基质细胞通过产生和分泌多种细胞因子对造血干细胞和祖细胞的增殖、分化和发育起重要的调控作用。④ 基质细胞直接与干细胞相互接触来调控干细胞的增殖和分化。基质细胞除通过分泌造血生长因子及细胞外基质调节造血外，还通过与造血细胞的相互接触调节造血细胞的增殖、分化以及淋巴细胞的发育成熟。另外，基质细胞产生的负调控因子对于维持机体造血的动态平衡也起着重要的作用。⑤ 干细胞的增殖与分化还影响干细胞之间的相互作用，如造血细胞间的相互影响，特别是淋巴细胞对造血的调节，乃至干细胞间的转化。⑥ 干细胞表面有许多特异的标志物，这些标志物可能与其分化调控有关。

可见,为实现对干细胞的调控,除了细胞外基质、基质细胞及其产生和分泌的细胞因子、干细胞调控基因及其反式作用因子、干细胞之间的相互作用外,各种因子的产生、生物学作用、受体表达、相互调节等均具有网络特性,微环境中实际的信号环境比人们已经认识的更为复杂。

2.1.4　组织工程与再生

1993 年,*Science* 上发表的一篇题为"组织工程"的论文,将组织工程定义为"将工程和生命科学原则应用于开发恢复、维持或改善组织功能的生物替代品"。至今,组织工程仍是一个相对较新的领域,是应用生命科学和工程学的原理和方法,使用活细胞、生物相容性材料以及适当的生物化学(如生长因子)和物理(如循环机械负荷)等因素及其组合来创造组织状结构,构建用于人体各种组织器官损伤后修复和重建的生物替代物,从而达到恢复人体器官正常形态结构和功能的目的[7]。组织工程还适用于开发专门的体外生命支持系统,其中包括细胞(如生物人工肝和生物人工肾)以及可用于诊断和筛查的组织单元。除了临床应用外,组织工程的其他用途还包括进行药效和毒理学的药物测试,以及进行组织发育和形态发生的基础研究。再生医学一词通常与组织工程同义,两者有许多共同的特点,再生医学侧重于种子细胞(尤其是干细胞),而组织工程则侧重于如何让种子细胞在生物支架材料中生长、分化和产生组织或器官替代物。

2.1.4.1　常用的支架材料

最近的组织工程研究集中在通过支架移植干细胞的应用上,支架通常由具有多种生物活性和力学性能的天然或合成材料制成,为细胞生长、分化和器官发生提供了合适的环境。常用的支架材料主要包括天然材料和合成材料两大类。天然材料因无生理毒性和致癌作用而成为首选,是可生物降解的、类似于人体组织的细胞外基质。合成材料因能够在体外进行主动选择和模拟,更能够实现标准化控制。

天然材料支架由高分子材料制成,如多糖、蛋白质、琼脂糖、胶原蛋白、弹性蛋白、透明质酸、壳聚糖和海藻酸盐。与无细胞支架相比,天然支架具有更强的再生能力和更好的整合能力,胶原可塑性好,现已被用来制作人工皮肤、血管、肌腱、角膜和骨的支架材料。外源性透明质酸抗原性低、生物相容性好,是天然的保湿因子,已被用于关节病的治疗和组织修复。

常用的合成生物降解材料主要有三类:一是由玉米等经乳酸菌作用后得到的乳酸再聚合形成的高分子,如聚乳酸、聚乙醇酸等;二是由微生物利用各种碳源发酵合成的脂肪族共聚酯;三是聚酰胺共聚物、聚氨基酸等。

无论哪种材料,在植入人体前必须遵循基本的原则,即无菌、无污染,具有适宜的多孔,可为细胞提供良好的微环境,能够适时降解。生物支架通常应当具有的用途有:

① 提供细胞附着和迁移的空间；② 保持和呈现生化因子；③ 创造多孔环境,以充分扩散营养物质、表达产物和废物；④ 具有一定的机械刚度或柔性。

2.1.4.2　组织工程相关的细胞外基质

组织工程学的主要方法是在体外分离、培养种子细胞,再将一定量的种子细胞种植到具有一定空间结构的三维支架上,通过细胞间的黏附、增殖与分化,分泌细胞外基质,从而构建出一种仿生组织。组织工程学将这种有一定结构和功能的组织或器官视为有组织功能单元的细胞、细胞外基质和支架构成的复合物。生物相容性好及可被人体降解吸收的细胞外基质材料可为细胞提供良好的生存环境,使其获得足够的营养和进行气体交换,并能够沿着预制的三维支架生长[8]。因此,细胞外基质是干细胞生态位的主要组成部分之一,能够提供结构支持,并介导细胞极化、保留和动员的指示信号。细胞外基质成分,如层粘连蛋白、纤连蛋白和胶原蛋白组成了组织的物理框架,并通过激活整合素受体影响细胞的行为。有几种方法可以用来模拟干细胞生态位或成熟组织的自然细胞外基质,如创建微米或纳米级的 3D 支架、生产定制的生物材料。另外,细胞外基质支架也可以由脱细胞基质制成[9]。

细胞外基质由三类成分组成：结构蛋白(如胶原蛋白、弹性蛋白等)、专一蛋白(如纤连蛋白、层粘连蛋白和纤维蛋白)和蛋白聚糖。它们以不同比例组成生物体内不同类型和结构的细胞外基质。

胶原蛋白是结缔组织的主要蛋白质成分,大多由结缔组织细胞——成纤维细胞分泌,少数由上皮细胞分泌。不同胶原蛋白有不同的形态和功能,大多数胶原蛋白具有柔韧性,因而其形成的胶原纤维有抗张力作用。

弹性蛋白是弹力纤维的主要成分,与胶原纤维共同存在,赋予组织弹性和抗张力作用。虽然胶原蛋白能够赋予组织强度和韧性,但对于某些组织(如肺、心血管)来说,弹性也是必需的,这依赖于细胞外基质中的弹性纤维。

纤连蛋白是一类广泛存在于细胞外基质、基膜及血液、组织液、关节腔滑液等各种体液中的糖蛋白,主要由成纤维细胞分泌,也可由肝细胞分泌。纤连蛋白的主要功能是介导细胞的黏附,对于细胞的迁移、分化和创伤的修复也起着重要作用。

层粘连蛋白是基膜特有的非胶原糖蛋白,其主要功能是构成基膜,介导细胞与基膜的结合。

蛋白聚糖广泛存在于全身各类细胞的细胞外基质中,由结缔组织特化细胞、纤维细胞或软骨细胞分泌产生。其主要功能是构成细胞间的基质,可与胶原蛋白、弹性蛋白等相连以赋予基质特殊结构,亦可影响细胞的黏附、迁移、增殖和分化。

2.1.4.3　组织工程在医学中的应用

最早建立的组织工程产品是皮肤,组织工程皮肤也是组织工程发展最成熟的领域。据报道,第一个人造皮肤替代品是在 1962 年被开发出来的,并被不止一位研究者使用过。然而,第一个成功的组织工程皮肤产品是在 20 世纪 70 年代末和 80 年代初制造出来的,这是现代组织工程的真正开始[7]。

第一批组织工程皮肤是由哈佛医学院的霍华德·格林(Howard Green)团队开发的。他们分离出角质形成细胞,通过将其与小鼠间充质干细胞的饲养层共培养进行增殖,使其在几周内扩增数千倍。这项技术的突破催生了第一个以细胞为基础的组织工程产品。另一个早期产品是由麻省理工学院的机械工程师 Yannas I 与波士顿 Shriners 儿童医院的烧伤外科医生 Burke J F 团队合作开发的,它由牛 I 型胶原蛋白和鲨鱼软骨素 6-硫酸盐混合物交联而成,并通过控制冻干后转化为多孔基质[7]。该产品不含活细胞,其主要目的是引导和刺激机体的修复和再生过程。

随着越来越多退行性关节疾病及健康群体中运动损伤的发生,对软骨组织工程和再生的需求也在持续增长。组织工程软骨在临床应用中的研究取得了一定的成功。然而,人们对于软骨修复和再生的复杂机制仍然知之甚少,而且其临床应用一直受到成本和耗时高等因素的阻碍。Octane 公司(金斯顿,加拿大)开发的软骨移植体是将软骨细胞在骨传导多孔支架上播种和培养而成。也有研究报道了获取细胞后植入支架再移植回患者体内的方法,但其不会产生成熟的软骨组织,其成熟度依赖于患者的再生能力。

肝组织工程的发展被治疗急慢性肝衰竭患者的临床需求所驱动。目前,主要有两种肝组织工程技术有望替代肝移植:体外生物人工肝设备以及可移植的生物人工肝(其基础是植入自体或异体细胞的去细胞化肝基质)。早期生物人工肝的概念主要基于改良的透析系统,不含活细胞,且疗效有限。因为肝提供了大量生命所必需的代谢和排毒功能,所以生物人工肝应该包含肝实质细胞。在去细胞化的肝基质中植入肝细胞,这些肝细胞在每个细胞的生理水平上获得肝特异性功能。

2.1.5 小结与展望

组织工程和再生医学是一个多学科交叉、极其复杂的领域,其为治疗严重疾病提供了一种很有前途的方法。再生医学技术旨在修复和再生功能不良的器官,实现无免疫抑制状态,以提高患者的生活质量,减少并发症和毒性。虽然再生医学的历史已很久远,但人类真正开展系统性研究仅有几十年时间,还存在大量需要解决的科学问题,如种子细胞的来源、细胞培养技术、支架材料、细胞与支架材料的相互作用、移植物的血管化和重支配等。

再生医学的临床转化也存在一些问题。首先需要明确再生医学要解决的科学问题是什么,只有这样才有可能在基础理论方面获得突破并为将来的发展和转化打下基础。将基础研究、产业化和企业生产这三个阶段相衔接,才有可能将目前的个体化治疗推进到有统一标准的临床治疗。目前,我国基础理论的研究水平有限,这在一定程度上阻碍了临床的发展。再生医学的一些领域,如组织工程和干细胞治疗与临床的结合比较紧密,一些治疗方法和治疗产品已在临床初步应用,但是干细胞的安全性和定向分化的问题还需要长期观察,涉及的伦理问题也需要引起重视。近年来,再生医学除了用于以药物和生物制品为基础的治疗外,还进入了细胞治疗阶段。细胞治疗的侵袭性较小,且相关的免疫反应有限,因此其可能是一种理想的治疗方法。在再生医学的背景下,细胞治疗的前景是巨大的。依托组织工程和再生医学的发展,有望产生新的诊断和治疗工具,以解决严重的健康问题和解除疾病痛苦。

2.2 形态发生与组织再生

2.2.1 形态发生与组织再生概述

再生的显著特征之一是组织缺损处经过高度模仿该结构个体发育,几乎完美地复原缺失组织的解剖学结构,许多再生组织能够高度保真地恢复其原型。另一方面,许多再生组织接近于重塑其原型但并不完美,组织再生过程在个体细胞水平显著有别于胚胎发育。形态发生(morphogenesis)即发育的形式,涵盖了胚胎发育和再生领域。尽管大量实验为阐明形态发生机制提供了许多线索,但人们对形态发生的机制仍然知之甚少,尤其是形态决定的细胞和分子机制。形态发生涉及模式生成(pattern formation)、身体图式确定(establishment of body plan)及成体内聚集建构镜面映像双侧对称骨骼肌结构的发育级联等过程,而组织再生(tissue regeneration)是构建骨骼等人类身体结构的新技术,用于功能研究以及由疾病或创伤所致的器官衰老或损伤的修复和再生。

2.2.2 形态发生的类型

对形态发生现象进行编目不仅是为了分类,还可通过理解再生结构的终末形式探究其潜在机制。本小节将介绍再生的种类和专业词汇。

2.2.2.1 再生缺失

再生缺失(absence of regeneration)通常与遗传缺陷或再生所需的特殊条件(如神经支配)的缺失/缺陷有关。例如,如果涡虫或两栖动物肢体的形态发生调控机制发生紊乱,尽管存在截肢、上皮损伤及充分的神经分布,但其再生仍受到抑制。因此,形态发生信息的缺失或分布不适当可能是再生未能发生的潜在原因。

2.2.2.2 修复性再生的种类

1) 完全再生

大多数情况下损伤处再生的结果是形成解剖修复,但在某些情况下可实现正常结构的恢复。多纤毛原生动物喇叭虫在切除口周区域后能够高度保真地恢复其原有形态,但这种再生形式发生于单细胞生物,而不是通常意义的缺损。一些组织如骨等虽然可以达到近乎理想的再生修复,但其形态发生机制完全不同于再生肢体。

2) 亚等效再生

亚等效再生(hypomorphic regeneration)作为一种再生结构的非完全再生,广泛存在于动物界,如脊椎动物、蝾螈(见图 2-1)、蜥蜴和成年非洲爪蟾被截除一条肢体后可形成典型的简单的尖刺样结构(见图 2-2)。无脊椎动物中的亚等效再生常见于昆虫肢体的再生。就像再生缺失一样,亚等效再生可由截除结构末端的形态发生信息缺失或信息不对称导致。尽管胚芽生长中的一些系统缺陷会导致亚等效再生,但涡虫等却能够在滋养条件下完全再生身体结构,并可引发整个身体的收缩。

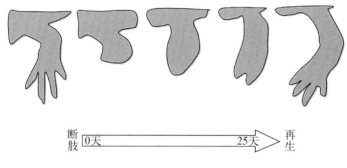

断肢 |0天 ——————— 25天| 再生

图 2-1 蝾螈肢体再生

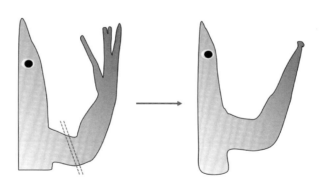

图 2-2 非洲爪蟾的亚等效肢体再生

3) 额外再生

额外再生(supernumerary regeneration)是指一定环境所导致的重复或额外结构的再生,原结构未缺失时也可能通过刺激形成额外结构,提示缺损并不是再生的必需条件(见图 2-3)。结构缺失后生物可通过多种方式形成额外结构,一个典型的例子是因头部切除和多切口残端而形成的多头真涡虫(见图 2-4)。20 世纪 70 年代是形态发生建模的全盛时期,额外结构的形成和分析是研究形态发生机制的一个重要工具。

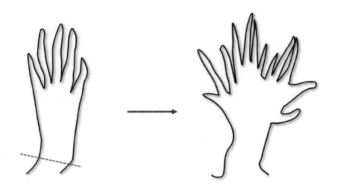

图 2-3 蝾螈的额外肢体再生

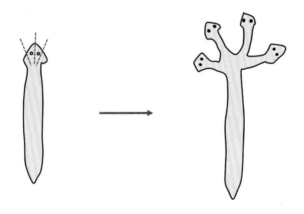

图 2-4 多 头 真 涡 虫

4) 异态性再生

异态性再生(heteromorphic regeneration)又称为同源异型再生,是指缺损的结构再生出不同于缺损的原组织。例如,涡虫在任意一小部分身体表面组织被切除后可形成双头涡虫。最经典的异态性再生的例子之一是如果蝌蚪的尾部被切除后以视黄酸处理残端,则该残端可再生形成多骨盆带和多后肢。

5) 变形再生

Morgan 最先使用"变形再生(morphallaxis)"这一名词来形容他在三角涡虫中观察到的一个再生现象[10],即在小面积再生中首先形成头部,其次是咽部,但再生的头部和咽部通常相比于身体其他部分体积比例过大,而通过拉伸应答再重塑整个身体可获得更小但具备更好比例和个体化的结果。变形再生发生于大量无脊椎动物中，一个经典的例子是筒螅这种水螅虫在头部被截除后剩余的柄部逐渐封闭，柄部的远端经过重组形成新的头部区域[11]。一些多毛虫的头部再生伴随的变形再生程度较低，当其头部被截除后发生割处再生(epimorphic regeneration)，而在截断表面附近的腹节处变形再生重组形成胸节。

6) 体细胞胚胎发生

Tokin用"体细胞胚胎发生(somatic embryogenesis)"这一术语来形容从单个细胞或身体少部分到整个个体的形成，这一现象在一些低等的、整合较差的动物如海绵虫、水螅虫及扁形虫中普遍存在，具备体细胞胚胎发生能力的许多动物也可通过无性生殖进行繁殖。据Tokin的研究，体细胞胚胎再生的必需条件是正常组织极性和对称性的瓦解，以及发生这些过程的身体部位的缺失。

7) 中间再生

中间再生(intercalary regeneration)是指对肢体近远轴或横截面轴缺口的填充，它发生于两个相邻近但不毗连的组织。中间再生在昆虫中最先被发现，昆虫的近远端间断性的种类不仅决定中间再生是否发生，还决定插入部分的极性。如果肢体远侧部分被移植于更近侧的表面，缺口将由与原有缺失部位极性相同的中间再生填充；相反，如果肢体远端部分被移植于远侧部分，中间再生依然发生，但再生部分与原有肢体的极性相反。

8) 形态发生现象与生长

大多数胚胎和再生结构的生长表现为成形。在一些情况下生长被定义为细胞的体积或者数量的增加，它是正常形态发生模式或蓝图表达的决定性因素。肢体的再生就是一个很好的例子，如果一个胚胎胚芽或者再生胚芽的生长受到抑制或延迟，则常会导致足趾数量的减少。但是生长并不是正常形态发生所必需的，生长是允许形态发生信息表达的重要因素，但通常发生于整个再生形式完全确定之后。

2.2.3　形态发生的主要概念

尽管多年来大量研究已发现形态发生现象，但形态发生仍缺乏一个核心理论，因此这一领域充满观察、概念和设想。有时会有一种以上的机制被提出作为基本原理，而描述形态发生现象通常比解释它容易得多。

1) 器官特异性

截除结构再生时，几乎每个再生系统研究都可观察到一个基本现象，再生就是原结构的复制，也就是说一个截除的前肢将由一个前肢而非一个后肢来替代。尽管这一规则现在已被接受(除视黄酸效应外)，但早期关于再生中器官特异性(organ specificity)议题的实验和讨论受到极大关注。

原有研究认为,早期芽基(blastema)应是未被"决定"的(即"形态发生空白"),在生长中逐渐由残肢提供形态发生的信息(或称为被"决定")。但后续研究又完善了这一观念,认为早期芽基包含充足的形态发生信息以便复制形成原有的缺失结构,它是一个自我分化系统。芽基细胞如何获取它们的形态发生信息以及其实质是什么,目前仍是形态发生研究中的核心问题。

2) 组织特异性

本领域的早期研究者认为复杂结构的再生是一个组织特异性(tissue specificity)现象,如肌肉产生肌肉、上皮产生上皮等[12]。几乎在所有的再生系统中追踪细胞起源和迁移都是一个难题[13]。目前认为存在稳固的组织特异性情况,如两栖动物肢体的上皮再生或非洲爪蟾的尾部再生等几种组织类型的再生。但在一些情况下,其他组织也可替代移除组织,如从截除的上臂移植肱骨,将长出包含全部骨骼的再生物。在形态发生研究中,就形态发生的信息来源和位置而言这一概念非常重要。

3) 远端转移

远端转移(distalization,简称远移)是再生的一个基本规则,是指从一个截除表面只能再生形成更远端而非近端的结构。在前孟德尔时代,Weismann 最早试图解释这一现象,他假定一个肢体任何水平来源的细胞均具备形成更远端而非更近端结构的信息。Weismann 提出最近端起始点的细胞应包含 35 个决定因素(信息单位),即能够组织一个肢体的近远端形成。当肢体出芽时更多的近端决定因素丢失,肘部的细胞包含决定因素 3~35,腕部仅含有决定因素 23~35,而最终的趾端只包含一个决定因素 35。

4) 极性

极性(polarity)是指一个结构中固有的方向性,但没有特异性地说明这种方向性的机制。在一个双向对称动物中,头尾向轴是系统中固有极性的一种映像,肢体的近远端轴也是。大多数再生系统的极性在胚胎发育时期就通过胚胎肢芽、发育大脑中的信号中心、*Hox* 基因等极性基因表达影响得到确定。

再生系统的极性可被逆转,最著名的例子是涡虫或环节动物的小片段可再生形成双头。当将蠕虫短片段或动物片段暴露于生长抑素,如秋水仙碱或氯霉素等,或外部电场时,极性可出现倒转。

5) 梯度

梯度(gradients)已被假设性地用于解释包括再生在内的多种发育现象。

再生梯度学说的早期拥护者之一 Child 主要研究环节动物的代谢梯度。尽管已经积累了大量的实验数据,研究人员仍不能确定梯度究竟是极性确立的再生机制中的一部分,还是仅仅反映了一个极性组织的存在。或许梯度存在于再生中并发挥基本作用的最好证据是水螅,其头部组织导体与梯度之间存在显著的相关性[14]。

6）调节

调节（regulation）是最初用于检验预成论和渐成论的实验设计，这些实验包括将胚胎部分移除后，观察剩余部分是带着与移除部分一致的缺陷继续发育还是以某种方式对缺损进行修复。

关于调节的根本问题在于：一个有机体如何识别其自身部分发生了缺失，或者在一个双细胞胚胎剩余一个卵裂球的情况下，这个细胞是否"知道"缺失一些东西？这个问题的答案或许并不适用于成体的再生，但为理解再生过程如何启动以及一个割处再生过程如何调控形态发展提供了线索[15]。

7）再生区域

再生区域（regeneration territories）的概念最早提出于 20 世纪 20 年代人们对神经偏离的研究中。当时，Locatelli 等从蝾螈肢体内将神经偏离至肢体外组织中，发现偏离神经若靠近肢体的末端则肢体的末端再生形成相同类型的额外肢体，若神经偏离至与肢体有一定距离的侧面时则肢体的末端不发生再生。

8）形态发生场

形态发生场（morphogenetic fields）是一个广泛的概念，再生区域代表其中的一个分支。基于再生和胚胎调节的相关实验，形态发生场被定义为引导一个复杂结构形成的信息体（例如在再生区域内）。1939 年，Weiss 准确地表达了场的概念，将包含形态发生域的结构性面积定义为场[16]。

9）位置信息和位置记忆

1908 年，Driesch 从海胆的胚胎研究推测，在一定程度上细胞能够识别它们在胚胎内的相对位置[17]。之后，Wolpert 完善了发育位置信息理论，强调在一个发育的有机体或者有机体场内的细胞不仅能够识别其位置，还能通过分化为适合于其位置的结构对这一信息进行应答[18]。根据 Wolpert 的理论，一旦一个细胞被分配获得一个位置值，它就把位置值翻译为与其自身相关的、决定其所暴露位置信息应答特性的基因背景。

割处再生体系似乎是一个保持位置信息的活跃系统，称为"位置记忆"（positional memory）。依据这一概念，存在于一个可再生系统内的细胞即使移到再生区域的其他位置，仍能保持原有分配位置的相关记忆，但这些现象的分子机制仍不清楚。

10）贝特森法则

一个多世纪前，贝特森（Bateson）从大量胚胎发生或再生的研究中发现，复制的对称性结构（如肢体）通常相互为镜面映像，这一现象后来被称为贝特森法则（Bateson's rule）。

11）巴福思法则

同样，一个世纪之前，巴福思（Barfurth）发现如果一个结构被斜向切除，再生物将垂直于截除面进行生长，然后在生长中逐渐调整，直到最终与肢芽正常匹配。在多数情况下,调整可部分解释为由近远端再生物的生长速率不同引起。

2.2.4 形态发生与再生系统的调控

这一节介绍形态发生的调控要素,并在两种完全不同的实验种类即两栖动物肢体和水螅头部的再生体系中定义形态发生调控。形态发生并不限于这些紧密调控系统,它同样发生于哺乳动物的组织再生,但在这种情况下形态发生的调控显著依赖于外界环境因素与内在因素。

2.2.4.1 两栖动物肢体

有尾目两栖动物的截肢再生是指其肢体在截断后能够逐渐恢复到正常形态的过程。在这个过程中,高度异常的神经分支会从主要的神经主干中分出,形成新的神经分配形式。

1) 近远轴(proximodistal axis)

再生的主要法则之一——远端转化定律(law of distal transformation)是指再生以极性方式在截断处更远中端形成。其最明确的实例之一是 Bulter 的实验,他将火蜥蜴(salamander)肢体的远中末端移植入体壁的凹陷处,再从肱骨水平进行截除。经过一段时期的复原后,被植入极性相反组织的肢体产生一个包含所有通常位于截除面远端组织的再生结构,同时这些结构多数存在于被反向植入的残肢内。

Nardi 和 Stocum 研究肢体不同近、远中区域芽基细胞的表面黏附特性[19],结合截除水平的近、远中端聚集的胚基,他们发现近中芽基来源的细胞总是吞噬远中胚基来源的细胞。相反,如果使用相同水平来源的胚基进行移植,则不会发生吞噬行为。Crawford 和 Stocum 将美西螈上臂、肘部及腕部水平来源的前肢胚基移植到后肢胚基残端接合处,移植的前肢胚芽随着后肢胚基的生长而发育[20]。

再生领域中最具影响力的发现之一是视黄酸能够引起肢体再生,违背远端转移原则。Niazi 和 Saxena 将蟾蜍蝌蚪的肢体从胫部截除,然后将蝌蚪放置于含有维生素 A 的水中,尽管原有肢体是从更远端的水平进行截除,但一些蝌蚪从股骨开始再生出完整的肢体。随后,Maden 在美西螈上重复该实验[21],发现暴露于不同类维生素 A 的美西螈均从远中残肢再生出近中肢体的结构,同时视黄酸被证实是最有效果的类维生素 A。

2008 年,在分子水平上对远端和近端细胞差异的研究取得了重要进展[22],肢体发育过程中 *HoxA* 和 D9-13 基因以从近中向远中的方式进行表达,但在以视黄酸处理远端芽基后,关键的 *Hox* 基因呈现出近中模式的表达。在正常的火蜥蜴肢体中 *Prod1* 呈近远中梯度表达,且相比于远中芽基细胞近中内表达更多。与视黄酸引起的胚芽近中化相对应,远中芽基细胞的 *Prod1* 表达在经视黄酸处理后比对照组上调近 15 倍。Echeverri 和 Tanaka 通过电穿孔法将结合荧光标记的 *Prod1* 导入远端胚基细胞,发现这些细胞在再生中处于近中区域[23]；相反，当在相同区域的胚基内只导入荧光染料时，标记的细胞出现在再生的手部。这些实验提示 *Prod1* 可能是位置记忆复杂系统的要素之一，在再生肢体的多数形态发生中起引导作用。

2）水平轴（transverse axes）

每个水平轴（前后向和背腹向）同样被发现存在着位置记忆且可受视黄酸影响，现代关于水平轴形态控制的研究始于旋转或移植胚芽或残肢组织的相关实验。Lheureux 和 Carlson 将截除肢体的皮肤绕着残肢下组织旋转，并进行一系列的早期实验，发现经过这样的旋转可再生形成 4 倍于正常足趾的复杂结构；将皮肤或其下方的组织暴露于高剂量的 X 线辐射，再生仍可发生但不会形成多倍结构[24]。这些实验提示形态发生对立面的并存将导致额外的再生，而形态发生对立面的缺失则不会发生再生。

在对远中化模型的进一步研究中，Stocum 和 Thomas 以视黄酸处理蝾螈的双前肢残端，发现许多再生的前肢发生远端转移并且完全沿着水平轴（背腹向），这一结果出乎意料。追踪音猬因子（sonic hedgehog, shh）域这一通常在发育的再生肢体后端表达的信号分子可提供后移化的分子证据。在视黄酸处理后正常内源的 shh 表达快速下调，同时在再生芽基的前缘附近出现新的表达位点。尽管有很多关于类维生素 A 的研究，但关于其受体、细胞质结合蛋白以及再生过程中视黄酸通过何种途径影响形态发生人们却知之甚少。

2.2.4.2　水螅头部

水螅头部的再生和两栖动物肢体的再生差别很大，后者是一个截除肢体的远端部分通过割处再生过程重组形成一个再生胚芽，而水螅头部的再生则是利用其持续保持自身正常身体形态的分子和细胞机制来实现的。

1）水螅的细胞组成和结构

水螅全身的结构非常简单，包含一个管状体（tubular body）、一个用于吸附物体的基盘（basal disk）（足）以及由一个口下板（hypostome）（嘴）和口下板下方呈圆周形排列的环形触须形成的头部。水螅的细胞组成相对简单，管状体由两个同心的内皮层组成，即外细胞层和内细胞层以及两者之间插入的被称为中胶层（mesoglea）的一层基膜样薄细胞外基质。外层和内层的细胞有丝分裂均活跃且处于恒定的移动状态，从管状体开始在一个稳定的涌流内向头部和尾部转移直到脱落，一旦进入触须或者足部细胞便不再进入细胞周期（处于 G2 静止期）。表皮内存在的多能干细胞称为间质细胞（interstitial cell），可分化为生殖细胞、分泌细胞、神经元以及一类被称为刺细胞（nematocyst）的特殊刺状细胞等多种类型细胞。

2）水螅的再生

水螅再生迅速，通常在 30 小时内足可完成再生，而头部再生可在 72 小时内完成。截除头部后，3～6 小时内两层片状上皮在截除表面伸展，这些细胞中的一些发生重组形成口下板的雏形,并在 30～36 小时内形成第一个新触角。在再生的触角内则已开始进行特定细胞类型的分化。

从数年来大量移植类型和引导实验中获得的结论是,正常水螅的整体结构组成有赖于组织中心以及形态发生活性物质梯度的存在。目前认为,头部区域的头部激活物的有效浓度高于抑制物,且沿着管状体长轴距离越远则抑制效应越低于活化效应,否则自然萌芽过程将不能发生。有关头部激活物和抑制物的动态信息依赖于形成梯度的具体分子机制尚不完全清楚,但已有一些模式开始出现[25]。头部移除后的早期还表达另外两种分子。一种分子是被称为 HEADY 的 12-氨基酸多肽,HEADY 在头部被截除后的 6 小时内表达大幅上调,但到 8 小时时即已下降,其可能发挥类似头部诱导物的作用;相反,在足部被切除后,HEADY 的 RNA 水平并不增加。另一种分子是 Wnt,Wnt 表达更快,在头部被截除后 1 小时内即出现,水螅表达几乎所有的 Wnt 通路成分,提示这一通路可能发挥重要功能。Bode 认为 Wnt 通路的活化与头部组织活动密切相关。目前尚不确定水螅相关研究的再生控制机制是否适用于更高等的动物。

2.2.4.3　小结

形态发生仍然是割处再生的主要前沿研究。到目前为止,人们对于形态发生现象的理解主要来源于各种切除干预和移植实验,但人们对形态发生和再生塑形的细胞或者分子基础知之甚少。越来越多的证据支持形态发生的边界条件,即便是在割处再生启动中,这点也可以从相反原则反映出来,即只有当相反的(背部和腹部或前部与后部)组织同时出现在截除表面时再生才能发生。关于形态发生的细胞和分子调控机制理解最多的是近远中轴相关实验,即由视黄酸引起的连续复制以及不同水平芽基细胞的不同黏附特性的相关实验,证明再生芽基中从近中向远中存在表面特性的梯度变化。近期关于表面分子 Prod1 的研究为这些不同的特性提供了分子基础。但关于前后向或背腹向轴的形态发生调控,以及代表具体化形态发生信息的位置记忆的相关机制人们仍知之甚少。对于从组织学上看类似于一个再生肢体的再生尾部由于具有多种组织调控机制而完全不同于肢体的机制人们仍然知之甚少。在水螅等一些非脊椎动物中,大量的研究提示存在既可刺激又可抑制再生的分子梯度[26]。

2.2.5　形态发生与组织工程

组织工程的长期目标是将体外构建的功能组织移植入体内进行修复、加强和替代,进而保护和改善生理功能。这一目标主要基于发育生物学、超分子组装体的自我组装,以及较高级的组织体系甚至于整个胚胎和有机体的特性。再生概括了胚胎发育和形态发生的所有阶段。在人体众多组织中,骨组织被认为是最具再生潜能的,因此常被用作组织工程研究的主要模型。

2.2.5.1 骨形态发生蛋白

骨形态发生蛋白(bone morphogenetic protein，BMP)最早由 Marshall Urist 发现，其将脱钙的骨基质移植到不同的组织部位可诱发异位骨和软骨形成。随后，研究人员从牛和人的骨基质中均提纯出一种具有诱导骨形成能力的蛋白质，并将其命名为骨形态发生蛋白。目前，人们已发现 15 个 BMP 家族成员(BMP-1 到 BMP-15)。除 BMP-1 外，其他 BMP 蛋白都属于 TGF 超基因家族，根据序列的同源性不同又分为不同的亚群。

BMP 是骨形成过程中最关键的调控因子，是唯一能单独诱导间充质细胞向成骨细胞分化的因子。大量体内外实验证实，BMP-2、BMP-4、BMP-6、BMP-7 和 BMP-9 在诱导成骨发生或软骨形成方面能力突出，其中 BMP-1 具有细胞外基质金属蛋白酶特性，可促进不同类型前胶原和层粘连蛋白的成熟，BMP-3 通过结合 2b 型激活素 A 受体(ACVR2b)可负向调控骨密度并且抑制成骨祖细胞向成骨细胞分化。随着研究的深入和转基因敲除小鼠模型的建立，研究发现 BMP 信号不仅在骨形成过程中发挥作用，在小鼠胚胎发育的几个阶段，包括原肠形成、左右不对称、肢体和中枢神经系统的发育中也发挥重要作用。此外，BMP 信号在成年脊椎动物的组织稳态中是必不可少的，包括骨骼和关节、心脏和肾脏。

2.2.5.2 软骨形态发生蛋白

软骨的形态发生是骨骼发育和维持的前提，是骨动态发育中的关键限速步骤。软骨的形态发生决定骨的形状和关节的位置，包括关节软骨、韧带和肌腱。目前，已从软骨中分离和鉴定出三种软骨来源的形态发生蛋白(cartilage-derived morphogenetic protein，CDMP)，即 CDMP-1、CDMP-2 和 CDMP-3，也称为 BMP-14、BMP-13、BMP-12 或 GDF-5、GDF-6、GDF-7。CDMP 属于 BMP 超基因家族亚群，对软骨和关节的形态发生至关重要。

最近的研究显示，CDMP-1 和 CDMP-2 对早期肢体发育中软骨组织的形成必不可少，但其促成骨形成的能力较其他 BMP 蛋白弱。CDMP-1 主要在软骨前间充质细胞凝集阶段表达，随后在发育中的长骨软骨核心周围表达，常被作为关节间带的一个极好的标志物。在人类中 CDMP-1 突变导致肢体缩短和畸形发生，在 GDF-5 缺陷短足症小鼠中也观察到类似的表型。CDMP-2 存在于软骨、肌肉和胎盘中，但主要局限于长骨中心骨化的肥大软骨细胞中。关于 CDMP-2 的研究尚鲜见报道，已有研究显示在软骨形成过程中 CDMP-2 与 CDMP-1 协同刺激蛋白聚糖的合成。CDMP-3 在肌腱和韧带的形态发生过程中发挥着重要的作用。研究人员在裸鼠股肌内注射重组 CDMP-3 腺病毒，可诱导肌腱和软骨样组织形成，但对骨形成没有显著影响。

2.2.5.3 多效性和阈值

形态发生是连续的多级串联，BMP 调节每个关键步骤：趋化、有丝分裂以及软骨和骨的分化。BMP 启动肢体的软骨分化,其来源于发育中肢体胚芽的顶端外胚层嵴。外胚层来源的上皮和中胚层来源的间充质干细胞相互作用,定向启动形态发生,并汇集于趾骨、桡骨、尺骨和肱骨,使形态发生活动到达高峰。

人的单核细胞在 nmol/L 浓度水平趋化最佳,显著亲和浓度是$(100\sim200)\times10^{-12}$ mol/L;有丝分裂应答的最佳浓度为 100×10^{-12} mol/L;分化启动浓度则在 nmol/L 范围内。由于 BMP 可能被细胞外基质成分遮蔽,被绑定于细胞外基质时其局部浓度可能较高。单一重组的 BMP-4 可调控趋化、软骨和骨的有丝分裂、分化、表型维持,刺激细胞外基质,促进一些细胞的存活以及另外一些细胞的死亡,因此 BMP 在浓度依赖性阈值中发挥多效调节作用。

2.2.5.4　干细胞应答

胚胎中胚层来源的间充质细胞是骨、软骨、肌腱、韧带和肌肉的前体细胞,而来源于成体骨髓、肌肉和筋膜的一些干细胞也可形成骨与软骨[27]。Friedenstein 和 Owen 等定义了骨髓间充质干细胞,这些基质细胞不同于造血干细胞系。骨髓间充质干细胞包含可诱导的成骨前体细胞和定向承担骨发生的成骨前体细胞,这些细胞具有形成骨细胞的倾向,但需要应答 BMP 或矿化的骨基质这类诱导信号。Friedenstein 和 Owen 分离的基质干细胞也被称为间充质干细胞,具备应答环境或内在因素形成骨、软骨、脂肪细胞和成肌细胞的潜能,这些细胞有可能成为细胞治疗和基因治疗的良好载体。

2.2.5.5　形态发生蛋白与基因治疗

形态发生蛋白在组织工程和整形外科局部应用的研究相对成熟。美国食品药品监督管理局(Food and Drug Administration,FDA)已批准 rhBMP-2 和 rhBMP-7 作为骨移植物替代物用于增加骨形成率。由于 BMP 的半衰期较短,需要大剂量的初始剂量,但这会增加水肿和异位骨形成等风险。基因疗法是一种将治疗性蛋白质引入体内的替代方法。基因治疗能够控制基因表达的持续时间和靶向特定的器官,基因以一种生理方式表达,可避免由初始爆发释放蛋白质引起的不良反应。

BMP 基因治疗可以为局部提供持续的蛋白质分泌。例如在骨折部位,在某些情况下通过特定的细胞表达 BMP 可能会增强治疗的效果。研究人员通过这种方式转基因表达 BMP 以模拟骨愈合的自然过程,不需要高剂量的生长因子。基因激活基质(gene-activated matrix,GAM)是一种含有质粒 DNA 的支架,可以缓释遗传物质。基于血管再生在骨再生修复中的作用,研究者利用 GAM 策略缓释 BMP-2 和 VEGF,以进行大鼠颅骨缺损的骨再生。尽管基因递送方式多种多样,但 BMP 基因治疗方法鲜有被批准用于临床治疗的。因此,研究人员必须考虑不同方法的优点和缺点,并采取最有希望的基因治疗方法进行骨再生修复。

2.2.5.6 前景与展望

人类在衰老过程中由于骨和关节的磨损和撕裂将不可避免地面临行动受限的问题,因此开发和构建可用于骨骼系统和皮肤、肝脏、肾脏等其他实质性器官良好再生修复的替代物具有重大意义。分子发育生物学、形态发生诱导信号、干细胞、仿生生物材料和细胞外基质生物学的优势融合将为这一领域带来突破。

生物技术和生物材料交叉融合为组织工程提供了系统优势。在骨和关节模型内将这样一个化学过程附加于一个生物平台,通过电脑辅助设计和制造股骨头影像及其模型,便可如实地重塑股骨头的结构特点,并模拟印记形态发生素、诱导信号及细胞黏附部位。这种重组可负载干细胞、BMP 和其他诱导信号以及细胞周期数量的最适营养基,再按照预设的程序进入分化阶段,从而再造一个全新的股骨头。实际上,通过血管化的肌瓣和 BMP 产生一定形状的新骨,这样的生物技术已得到发展和证实。通过遵循形态发生、应答干细胞谱系调控以及固化于细胞外基质仿生生物材料模板的生长因子等构建规则,人们试图再生人体生物多余部分。总之,基于进化、发育和自组装原理,组织工程和再生医学将在大范围应用上取得突破性进展。

2.2.6 形态发生研究的新进展

2.2.6.1 形态发生研究的新模型

来自模式生物的研究极大地推进了人们对于发育生物学的理解,但模式生物的发育模式与人类胚胎的发育模式存在客观差异,因此人们最终还是需要对人类进行研究以更直观地了解人类生殖、生长、衰老、死亡的奥秘,并克服流产、器官衰竭、癌症等疾病。由于人类形态发生的研究受到材料和伦理问题的限制,新的理论和进展主要来源于对各种替代模型的研究。目前,这些可用模型多来自发育领域和组织工程领域的交叉产物[28],主要包括类原肠胚(gastruloid)、人工合成胚胎、类器官(包括类器官芯片)和组织工程器官等。类原肠胚是 Alfonso Martinez Arias 团队利用经过 Wnt 激动剂处理的人类胚胎干细胞(embryonic stem cell,ESC)在低黏附培养板中形成的,可以分化成具有哺乳动物中胚层、内胚层和外胚层关键特征的具有时空特定表达模式的简化版原肠胚。由于它不能发育为胚胎,对它进行研究可绕过胚胎的伦理限制,因此它可用于早期发育机制的研究。人工合成胚胎是 Magdalena Zernicka-Goetz 研究团队利用小鼠胚胎干细胞、滋养层干细胞(trophoblast stem cell)和胚外内胚层干细胞(primitive endoderm)创建的自组装的人工合成类胚胎组织。类器官则是利用多能干细胞或成体干细胞通过模仿器官发育过程形成的具有一定空间结构的组织类似物。

这些新模型主要用于研究发育过程中时空特异性调控最终如何影响胚胎或器官发育等基础问题,并为实现组织器官再生或大规模药物筛选奠定基础。

2.2.6.2 成体组织研究新模型的长期培养

人们一直认为缺乏遗传转化将无法实现主要成体组织的长期培养,而海弗利克极限(Hayflick limit)则提出基质细胞的增殖潜能有限。Toshiro团队的研究揭示了干细胞如何具备体外启动形态发生的能力,即在培养条件下形成与体内匹配结构接近的复杂结构的能力。Lgr5作为Wnt激动剂R-spondin的配体,用于在小鼠和人的多种成体器官中标记干细胞。Lgr5$^+$隐窝基底柱状细胞(Lgr5$^+$ crypt base columnar cell,Lgr5$^+$-CBC细胞)则代表循环的、长期存在的多潜能干细胞。小鼠的每个小肠腺窝内含有15个左右Lgr5$^+$-CBC细胞,这些细胞每24小时分裂1次并产生16～32个分化内皮细胞。Toshiro等通过建立体外的单一Lgr5$^+$-CBC细胞长期培养体系(长达1.5年以上),成功生成了三维肠上皮类器官。他们从培养体系中筛选出标记了EGFP的Lgr5$^+$-CBC细胞并将其嵌入Matrigel中进行培养。培养基中添加了EGF、Noggin和R-spondin。Wnt信号活化促进局部细胞增殖和EphB表达,而局部细胞的扩增和Eph-Ephrin排斥力的作用则会导致类器官芽基的形成。在基于R-spondin的三维培养条件下,这些Lgr5标记的干细胞能形成不断生长的上皮类器官并保持其原始器官的特性。

2.2.6.3 形态发生研究的新方向

除了对胚胎或器官时空特异性表达的有机信号分子的研究之外,基于上述模型,一些新的研究方向也开始萌芽。例如,对类原肠胚进行单细胞测序的结果表明,虽然类原肠胚的时空特异性基因表达特征与小鼠胚胎高度相似,但类原肠胚不能发育成胚胎的一个可能的关键原因是细胞外基质。当将细胞外基质补充给类原肠胚后,类原肠胚得以重现与生理体节发生过程类似的分节或梯度的基因表达模式。此外,越来越多的研究发现微环境的机械力在发育过程中起着重要的作用。例如,在管腔形态发育和肾小囊足细胞形成中,内皮细胞对以流体剪应力为主的机械力的应答至关重要。又如,将类器官移植到鸡胚绒毛尿囊膜(硬度约为1 kPa)中比在水凝胶培养基中更能促进类器官的生长和成熟。另外,与以往对于梯度发育因子的控制不同,对单个细胞绝对位置的精细调控可以促进分化和组装(利用3D打印策略)。

2.3 组织再生中细胞与细胞外基质的作用

再生医学是目前世界医学研究的前沿领域。细胞是实现再生的基础,而细胞外基质为细胞提供再生的微环境。随着再生医学、细胞生物学、材料科学的不断进步,构建合适的体外微环境,可以充分激活并诱导细胞的再生进而重塑组织结构。人体的各种组织都具有巨大的再生潜能。

2.3.1 组织再生中细胞的作用

2.3.1.1 再生中细胞的类型

细胞是构成生物机体组织的最小单位。根据再生能力不同,细胞分为可再生细胞和不可再生细胞。在漫长的进化过程中生物机体形成了非均匀性分布的再生能力,并且不同物种之间的再生能力具有一定的规律性。一般来说,低等脊椎动物具有极强的器官再生能力,如其心脏、大脑、脊椎在受损后均可以再生;高等哺乳动物的再生能力相对较弱。从组织分化程度来看,分化程度高的组织再生能力弱,而易受损以及在生理条件下需要经常或者周期性更新的组织具有更强的再生能力。再生机制是机体进化过程中保留下来的一种优势机制,通常涉及免疫系统、神经系统等多个系统的相互作用。细胞在机体再生过程中扮演着关键的角色[29]。

1) 根据再生能力分类

人体细胞按再生能力的强弱可分为 3 类:不稳定细胞、稳定细胞和永久性细胞。

(1) 不稳定细胞(labile cell)。

不稳定细胞在再生中的作用主要是可通过其再生机制对损伤的细胞进行修复以及补充损伤或死亡的细胞,以维持组织的功能。例如,皮肤中的表皮干细胞可维持皮肤表皮层的功能及修复损伤的皮肤组织;呼吸道的基底细胞对气管、支气管的自我更新起着非常重要的作用,并可修复受损的上皮细胞;造血干细胞可通过自我复制和分化来维持机体血液系统的平衡,配型成功的异体造血干细胞在移植成功后可重塑受体的血液系统及免疫系统。不稳定细胞具有很强的再生潜能,其主要特点是可实现组织的完全修复,因此它们被认为是再生医学研究领域中最重要的细胞类型之一。

(2) 稳定细胞(stable cell)。

稳定细胞的主要特点是在生理情况下增殖不明显,但在受到组织损伤的刺激时则进入 DNA 合成前期,表现出很强的再生能力。例如,在正常情况下肝实质细胞处于 G0 期,在肝脏受到损伤或者被切除后,激活信号会使部分肝细胞进入再生过程,实现肝损伤后的生理性再生。此外,原始的间叶细胞及其分化细胞也属于稳定细胞的范畴。例如,在骨折愈合过程中,间叶细胞会增殖和分化。稳定细胞是再生医学研究领域中的重要细胞类型之一。

(3) 永久性细胞(permanent cell)。

永久性细胞通常不具有有丝分裂能力,它们通常是已经终末分化的细胞,对组织器官发挥生物功能起到关键作用,如神经细胞、骨骼肌细胞等。这类细胞再生能力非常弱,在组织受损后很难再生。目前的研究证明,中枢神经系统、周围神经系统的神经细胞,在出生后通常不能发生增生,一旦遭受损伤可能会永久性缺失。虽然心肌细胞和横纹肌细胞拥有一定的再生能力，但其再生能力对于损伤后组织的修复没有实际的意义，心肌和横纹肌损伤一般是通过瘢痕修复的。因为永久性细胞再生能力弱，研究人员一般很少考虑对其进行再生医学研究。

2）根据损伤部位及程度分类

参与再生的细胞根据损伤的部位及程度不同可分为以下 4 类[30]。

（1）损伤组织中残留的去分化的成熟细胞。

（2）损伤组织中残留的没有去分化的增殖祖细胞。

（3）损伤组织中局部被活化的多能干细胞。

（4）收到信号后从其他部位迁移过来的多能干细胞。

2.3.1.2　生理性再生中细胞的作用

再生通常分为生理性再生和修复性再生。生理性再生一般是指衰老或凋亡的细胞被新生细胞补充和替代的过程。生理性再生的激活涉及复杂的网络系统，是机体始终保持正常稳定的结构并维持机体基本生理功能的基础。

生理性再生中细胞的功能一般是维持机体完整、抵抗环境影响和维持机体稳态等。

1）维持机体完整和抵抗环境影响

皮肤屏障面临的环境挑战包括来自太阳的紫外线的穿透、病原体的入侵和蒸发水的流动等。角质细胞不断更新能够维持机体的完整，使其免受损伤。消化道黏膜上皮的快速生长、再生可更新受损的细胞，以维持黏膜的完整性[31,32]。

2）维持机体稳态

造血系统的维持及重建主要依靠造血干细胞的作用，造血干细胞可通过自我更新和多向分化生成红细胞、白细胞等多种类型的细胞。造血干细胞的缺失或者受损可能引起造血系统功能紊乱，进而引发一系列血液相关疾病，严重影响人类健康。随着对造血干细胞再生分子机制的深入探索，科学家已经建立了异体造血干细胞移植等治疗方法，用于治疗各种血液疾病。

2.3.1.3　组织工程中细胞的作用

组织工程（tissue engineering）是一门复杂的交叉学科，属于生物高技术范畴。组织工程研究的关键内容包括 4 个方面：① 种子细胞的选择及体外培养；② 生物材料的选择及修饰；③ 组织器官技术的构建；④ 适用于临床的关键技术问题的解决。与传统的生物替代材料采用直接修复组织的方法不同，组织工程技术融入了种子细胞的活性单元。组织工程技术模拟生物发育原理，以种子细胞为中心，选择合适的构建方法与生物材料进行融合，并依靠种子细胞不断增殖、分化，同时分泌各种细胞外基质来重塑其功能或者具有类似结构和功能的生物组织，从而修复或替换缺损组织。其中种子细胞是组织工程技术的关键要素，不同的种子细胞选择决定了生物材料的修饰种类、构建方法、临床使用要求等。种子细胞的常用来源包括自体细胞、同种异体细胞、异种细胞。按照细胞的类型，种子细胞可以分为成熟的功能性细胞、定向分化干细胞、多能干细胞[33]。

组织工程中细胞的功能一般包括组织结构的重建与维持、微环境的建立和信号的传递。

1）组织结构的重建与维持

组织结构的基础是细胞以及细胞外基质。在组织工程技术中，细胞可以通过与合适的支架材料结合，体外模拟再生微环境，重构器官或者组织，实现生理结构的体外重建，并且维持组织结构的长期稳定。在此过程中，细胞与支架材料之间的重塑过程需要细胞通过识别、贴附并分泌细胞外基质与支架材料产生融合。甚至在某些组织实现基本重建后，细胞自身分泌的细胞外基质会逐渐取代支架材料，形成稳定的、可持续代谢的正常生理组织[34]。

2）微环境的建立

在细胞与材料相互识别形成稳态组织的过程中，需要建立合适的诱导微环境。目前，在组织工程技术中研究人员会采用多种方法建立诱导微环境，以促进组织的再生过程。例如，他们通过建立与体内环境类似的物理条件（如电刺激、流体力）或生理条件（如添加细胞因子等）来影响细胞的行为。细胞在不同的环境中会产生具有特定功能的成分，如分泌蛋白、生长因子等，从而重塑组织再生的微环境，并促进组织的再生和修复[35]。

3）信号的传递

无论在发育过程中还是在再生过程中，细胞均发挥着非常重要的信号传递作用。目前，细胞的主要信号传递方式包括细胞识别、细胞因子传递以及囊泡（包括外泌体、凋亡小体和小囊泡等）运输。这些传递方式在生理过程中起着非常重要的作用。在运用组织工程技术实现组织再生的过程中，细胞通常通过分泌细胞因子和释放囊泡等方式与机体进行信息交换，通过替代、融合、再生等方式实现损伤组织的修复，并参与后续的代谢过程。

2.3.1.4　再生医学中细胞的作用

再生医学这个概念最早可以追溯到 18 世纪，而再生医学逐步兴起并发展成为一门学科是在 20 世纪 80 年代。随着各个学科，包括生命科学、材料科学等的不断发展，逐渐形成再生医学的定义。再生医学的主要目的是研究机体的正常发生发育、组织特征与功能、创伤后修复与再生的过程及机制，从而探索促进机体自我修复与再生的原理，并开发用于替代、修复、重建新的组织与器官的新理论和技术[36]。

再生医学涉及组织工程学、细胞技术、3D 打印技术、克隆技术等多个学科和技术领域。再生医学研究中的细胞类型可以分为成熟的功能性细胞、定向分化干细胞、多能干细胞、全能型干细胞。

在再生医学研究中,细胞的作用大致包括功能替代作用、调节作用和靶向治疗作用。

1) 功能替代作用

通过功能性替代或补充机体疾病状态下受损细胞的功能,具有特定功能的成熟细胞可以直接发挥生物学功能,如分泌蛋白质、细胞因子或者起到屏障作用。干细胞可以通过在微环境调节下被诱导分化为所需要的细胞类型,形成具有所需功能的细胞并发挥其生物学功能,如干细胞在体内或者体外可以被诱导分化为软骨细胞、肝细胞、神经细胞、脂肪细胞、胰岛细胞等[37]。

2) 调节作用

细胞的旁分泌作用主要是通过分泌蛋白质、细胞因子、囊泡等信号分子促进机体的再生过程。其作用方式包括细胞与细胞的相互作用、细胞因子与细胞的相互作用、囊泡与细胞的相互作用。例如,细胞可通过调节局部及机体的免疫系统,促进抑炎因子的分泌,抑制炎症因子的分泌;通过因子分泌和细胞迁移促进新生血管生成;通过调节细胞生长微环境减少细胞外基质的异常分泌,减少瘢痕组织等的生长。再生医学主要通过模拟生物发育过程,采用不同的技术手段,利用不同细胞的正向调节作用,促使病变或受损组织实现再生过程,达到修复机体、治疗疾病的目的[38]。

3) 靶向治疗作用

嵌合抗原受体 T 细胞免疫疗法(chimeric antigen receptor T-cell immunotherapy,CAR-T)是一种新型肿瘤免疫治疗方法。根据目前的研究结果,CAR-T 疗法在复发的急性 B 系淋巴细胞白血病、淋巴瘤、多发性骨髓瘤的治疗中展现出较好的疗效。目前,大部分 CAR-T 疗法针对不同疾病的技术存在一定的差异,其中大多数仍处于临床试验阶段。然而,2017 年,全球首个由诺华开发的 CAR-T 细胞药物 Kymriah 获得批准上市,这标志着精准医疗进入了新的应用阶段。

2.3.2 组织再生中细胞外基质的作用

2.3.2.1 细胞外基质的生理组成

细胞外基质(extracellular matrix,ECM)是一种错综复杂的三维非细胞网架结构,其主要成分是由细胞合成并分泌到细胞外的大分子[39]。ECM 不仅提供组织完整性和弹性的物理支撑,还通过不断变化的动态结构重塑组织稳态,并承担细胞之间的信号传递、细胞黏附和细胞增殖等生理活动。在哺乳动物中,ECM 由大约 300 种蛋白质组成,包括胶原蛋白、蛋白多糖和糖蛋白等。根据位置和组成的差异,ECM 可以分为基底膜和间质结缔组织基质两种类型。一般而言,基底膜位于内皮细胞和上皮细胞的基底部位,而间质结缔组织基质则存在于细胞之间。

ECM 主要由水、矿物质、蛋白多糖及纤维蛋白组成。但是,承担不同功能的器官都有独特的 ECM 组成,这种独特的组成主要通过细胞成分和细胞之间的动态生物物理和生物化学反馈在组织发育过程中形成的不断演变的微环境来决定。ECM 的不同成分决定了组织及器官的特征。例如,糖胺聚糖、蛋白聚糖等形成了 ECM 的水凝胶连续网络,同时还包含结构蛋白,这些结构蛋白为器官或组织提供了强度和韧性。黏着蛋白则起到连接细胞与基质的作用。此外,ECM 还通过膜整合蛋白承担细胞外与细胞内相连接的功能[40]。

2.3.2.2 细胞外基质的生物学功能

在正常的组织中,ECM 是一种三维网架结构,可以为细胞黏附提供物理支持,并决定细胞的功能和表型。ECM 参与和调控细胞的多种行为,包括细胞的黏附、迁移、增殖和分化。此外,ECM 本身具有组织特异性,不同类型的组织具有特定的 ECM 结构和功能,因此 ECM 的功能存在差异。例如,结缔组织的间质基质承担了提供机械和生理生化支持的作用,而基底膜主要承担了分离上皮和周围基质的功能[41]。ECM 还可提供生长因子的识别位点,能够控制生长因子的释放和靶向传递,这在形态发育过程中尤为重要。

ECM 在发育过程中不断沉积、重塑和退化,通过这个高度动态的过程维持组织和机体的稳态。ECM 在组织稳态中的作用是激活细胞的反应和表型表达,以维持组织的机械完整性和功能。ECM 可以通过传递机械信号,激活靶向细胞的细胞内信号通路和细胞骨架机制,从而维持干细胞微环境的稳态。ECM 的组成和结构时空调节控制细胞的生理功能和分化水平,但是 ECM 的动力学失调会导致疾病的发生。因此,ECM 被认为是疾病发生发展的关键因素之一。

ECM 可以通过物理结构包裹或者化学偶联方式进行生长因子和生物活性分子的储藏和保存,并调控其释放及靶向运输[42]。ECM 的这种调节作用对于机体的发育、代谢等生物平衡起着重要的作用。肌腱组织中弹性纤维和微纤维等 ECM 的组装方式对其组织结构起决定性作用;而纤维蛋白、骨形态发生蛋白和转化生长因子 β 等的功能则决定了 ECM 的激活诱导功能。细胞的生理功能,如增殖、分化、信号传递、蛋白质分泌和凋亡等行为可受到不同 ECM 的影响和调控,这就是 ECM 的组织差异性。例如,接种到来自肾或肺的脱细胞基质上的胚胎干细胞,除保留自身细胞的特性外,还会受到 ECM 的影响,并表达一些与脱细胞组织相一致的、独特的标志物[43]。

上面主要介绍了 ECM 在正常发育过程中的重要作用。随着对 ECM 研究的深入,科学家发现 ECM 在癌症的进展中发挥着关键的作用[44]。目前观点认为,ECM 不仅在细胞重塑过程中发挥重要作用,还通过生物化学和生物物理作用影响细胞的黏附和迁移。癌细胞的生物学功能和行为可受到 ECM 的成分及结构特性的影响,如细胞的迁移、侵袭和凋亡。某些疾病的发生可能与 ECM 变异所导致的结构和功能的改变有关[45]。

生物合成和分泌的 ECM 在调控细胞行为、稳定组织内环境和疾病进展过程中起着至关重要的作用。ECM 衍生的生物材料,如脱细胞基质支架等,可以为医学应用提供更合适的生物材料。脱细胞基质(decellularized matrix, dECM)是一种经过一系列脱细胞工艺处理的组织,通过物理化学等方法去除了原有组织中的细胞成分以及可能引起免疫排斥反应的抗原成分,从而具备可移植性。脱细胞基质的基本特性是需要完整地保留原有组织或器官 ECM 的三维空间结构及活性因子等。目前有研究表明,ECM 可引起组织再生和愈合[46],但 ECM 促进组织建设性重塑的作用机制尚不清楚。

2.3.2.3　细胞外基质对受体细胞功能的影响

通过与细胞间的相互作用,ECM 可调节细胞凋亡、分化、RNA 加工以及基因表达等多种生物学过程[47]。ECM 成分具有促进组织形成和生长发育的功能。其作用原理主要是通过 ECM 与细胞表面受体相互作用,激活细胞内的各种信号转导途径,从而影响细胞的增殖、分化、囊泡释放、蛋白质和因子表达等生理活动。因此,ECM 生物材料也被广泛应用于细胞移植,作为细胞保护、黏附、增殖和分化的支架,从而促进移植部位结构和功能的修复。每个组织都含有影响细胞行为的独特的 ECM 成分和结构,从特定组织中获得的脱细胞支架对不同的细胞移植结果有特定的影响。例如,巨噬细胞的表型和形式可以受到 ECM 的几何结构和物理特性的调控,因此 ECM 能够调节免疫和炎症反应[41]。

研究表明,将 ECM 衍生生物材料与细胞治疗结合使用有利于促进细胞移植,并解决由移植后细胞存活率低所带来的限制。Sackett 等利用新开发的脱细胞方法生产了一种从人胰腺衍生的脱细胞三维生物支架水凝胶。该方法能够提高剩余细胞外成分的脱脂和凝胶化能力。所获得的脱细胞胰腺衍生支架在体外与不同类型的细胞和胰岛样组织具有生物相容性[48]。

2.3.2.4　再生修复中细胞外基质的应用

随着组织工程和再生医学的发展,脱细胞基质生物材料已经在多个学科的组织重建和修复中得到广泛应用,如烧伤科、骨科、口腔科、眼科、头颈外科等,并取得了良好的临床效果。

脱细胞基质支架是指由人类或动物器官/组织通过脱细胞技术去除免疫原性细胞成分而形成的生物材料。脱细胞基质支架具有天然的三维结构和各种生物活性成分,表现出与天然器官/组织相似的机械或生物化学特性。基于脱细胞基质支架的组织工程构建,尤其是干细胞定向分化构建,被认为是再生功能组织和器官的理想选择,目前已经应用于皮肤、骨骼、神经、心脏以及肺、肝和肾等多个领域。其中，脱细胞角膜基质是一种适用于组织工程角膜构建的良好支架材料。脱细胞角膜基质在经过一系列的脱细胞工艺后，可以去除异种角膜中可能引起免疫排斥反应的抗原成分，如细胞、核酸、杂蛋白、脂质、多糖类物质，但保留了天然角膜基质的特殊胶原排列结构和角膜细胞生长所需的支架材料。脱细胞角膜基质的结构接近正常角膜基质，可以与周围组织快速整合，并逐渐恢复透明性[49]。

脱细胞真皮基质(acellular dermal matrix，ADM)是一种利用脱细胞技术处理的异体组织，通过生物学和化学工艺方法，去除了表皮层和细胞成分，保留了真皮层 ECM 的形态、三维结构和成分。脱细胞真皮基质具有正常的皮肤胶原纤维束和完整的基底膜结构，有较强的生物亲和性，免疫原性较低，可用作受体成纤维细胞和血管内皮细胞重新定植的诱导支架。早在 1995 年，Wainwright 等就首次将脱细胞真皮基质与自体表皮细胞相结合，用于治疗Ⅲ度烧伤的复合皮肤移植，并且获得成功。移植后的皮肤具有良好的弹性，没有明显的瘢痕形成，并且不会引起排斥反应[50]。自从 Wainwright 获得成功以来，随着医学技术的不断发展，ADM 生物材料已被广泛应用于烧伤、创伤所致的皮肤缺损修复、口腔黏膜修复、腹壁缺损修补、硬脑膜修补、软硬组织充填、乳房重建和组织工程皮肤构建等领域。

肌肉骨骼肌脱细胞基质生物材料在世界范围的临床组织修复方面取得了巨大的成功。这种生物材料被应用于肌肉再生、骨组织修复和尿道重建等方面，并且在临床前研究中已经有了无数的成功案例。例如，Zimmer 开发了一种名为 cartilage fixation osteochondral transplantation 的新产品，这是一种使用脱细胞软骨进行关节软骨修复的技术[51]。此外，研究证明，猪膀胱脱细胞支架可以促进小鼠和人类肌肉的生长。

ECM 衍生的生物材料在组织修复和再生中具有长远的应用前景。但是，目前仍有一系列问题需要解决，包括移植初期可能发生的免疫排斥反应以及在组织再生过程中生物材料的降解平稳性等。这些问题需要进一步深入研究和探讨。

2.3.3 组织再生中细胞与细胞外基质的相互作用

2.3.3.1 细胞对细胞外基质的作用识别方式与途径

细胞与细胞外基质(ECM)相互作用产生的生物化学反应，在细胞的生长、增殖和分化过程中起到了关键的调控作用。

在微环境中，细胞通过整合素跨膜蛋白与三维空间的纤维细胞外基质网络相连接，形成黏着斑复合物。这些黏着斑复合物将肌球蛋白的收缩和肌动蛋白纤维连接起来，以将机械力信号转化为生物化学信号。通过这一过程，ECM 能够传导多种信号以调节关键的细胞再生过程，如细胞的迁移、增殖、分化、凋亡、基因表达和蛋白质合成[52]。

在机械力信号的转导过程中,整合素复合而成的黏着斑复合物提供了 ECM 和肌动蛋白细胞骨架之间的直接连接,使 ECM 产生的力学信号可以被细胞骨架快速感知。研究表明,整合素可能是一种重要的机械信号感受器,其主要作用是通过复杂的构象改变影响其与细胞表面蛋白的结合力和亲和力,从而引起级联反应,响应特定的机械信号。例如,激活 Src 家族激酶(SFK)和黏着斑激酶(FAK)可控制肌动蛋白细胞骨架的重排[53]。

ECM 的成分包括胶原蛋白、蛋白聚糖和糖蛋白等,其对发育和生理过程中必要的细胞信号通路的激活具有一定的控制作用。

胶原蛋白是 ECM 的主要结构蛋白,分为纤维型和非纤维型。纤维型胶原蛋白包括胶原Ⅰ、Ⅱ、Ⅲ、Ⅴ和Ⅺ,它们为细胞外基质提供抗拉强度,限制组织的扩张。不同成分的胶原蛋白能够调节不同的细胞行为。例如,Ⅰ型胶原纤维能够通过 RhoA/ROCK 通路介导促进细胞内重组,间接参与上皮细胞肌动蛋白网络的形成;而纤连蛋白在局部积累后会诱导调控因子 BTBD7 的表达,进而诱导上皮-间质转化(epithelial-mesenchymal transition,EMT),抑制上皮钙黏素(E-cadherin)的水平,从而改变细胞的形态,减少细胞间的黏附。

蛋白聚糖(PG),如聚集蛋白聚糖(aggrecan)、多功能蛋白聚糖(versican)、基底膜蛋白多糖(perlecan)和核心蛋白聚糖(decorin)等是具有黏附功能的糖胺聚糖(GAG)侧链的核心蛋白质,它们分布在细胞外基质中,填充细胞外的间质空间,通过组织内隔离水来实现水合作用。

糖蛋白,如层蛋白、弹性蛋白、纤维连接蛋白、血小板反应蛋白、腱蛋白和核蛋白,具有多种功能。除了在 ECM 组装中发挥作用外,它们还通过作为细胞表面受体(如整合素)的配体参与 ECM-细胞的相互作用。糖蛋白具有在 ECM 中储存生长因子的作用,并在蛋白质水解后被释放[53]。

2.3.3.2 基于细胞外基质的细胞体外规模化培养

已有研究表明,ECM 的强度和成分会影响细胞的基本过程,包括生长、增殖、迁移、分化和类器官形成。同时,ECM 对于维持干细胞的干性和治疗作用也具有重要意义。将 ECM 作为主要成分制作的水凝胶聚合物,目前已作为生物支架材料广泛应用于三维细胞培养中,如胶原蛋白、层蛋白、蛋白多糖、透明质酸等。这些水凝胶可以为组织细胞提供物理支持和生物化学信号[54]。

现有的水凝胶聚合物分为人工合成和天然成分两类。人工合成的水凝胶主要包括聚乙二醇(PEG)、聚乙烯氧化物(PEO)、聚乙烯醇(PVA)、聚丙烯酸(PAA)等。天然成分的水凝胶主要包括琼脂糖、海藻酸盐,以及天然的 ECM 组分,如透明质酸、纤维蛋白和胶原等。天然 ECM 组分衍生的水凝胶保留了完整的生化复杂性,含有生物活性配体,可与细胞上的受体结合。而其他一些惰性水凝胶,如 PEG、琼脂糖或海藻酸盐,则可以通过偶联生物活性配体的方式引入生物活性,如引入细胞黏附序列 RGD(Arg-Gly-Asp)到水凝胶中[55]。

相对于传统的塑料皿培养,模拟 ECM 的水凝胶中细胞的生长状态接近于自然生长状态。由于微环境在很大程度上决定了细胞的属性,细胞在水凝胶材料中具有更加优异的基本生物学属性和功能属性。水凝胶材料中适宜的空间结构和孔隙率、细胞因子及活性物质携带率以及生物相容性,可以促进细胞与水凝胶的融合,形成与体内发育生长类似的微环境,从而促进细胞的体外再生过程[56-58]。例如,研究已经证明通过水凝胶培养的间充质干细胞(MSC)可以增强许多治疗特性。一项研究发现,在三维培养后,与免疫调节密切相关的几个基因如人白细胞抗原 G 基因($HLA-G$)、吲哚胺 2,3-双加氧酶 1 基因($IDO-1$)、前列腺素合成酶 2 基因($PTGS-2$)和转化生长因子-β1 基因($TGF-\beta1$)的表达量均高于传统的二维培养[59]。总之,通过构建适宜的 ECM 支架,模拟体内环境,对于干细胞的体外大规模培养和临床应用将产生极大的促进作用。

2.3.3.3 细胞应用对组织局部细胞微环境改变的影响

干细胞由于具有多向分化潜能,已应用于多种临床疾病的治疗。目前,间充质干细胞(MSC)由于具有分化潜能、免疫调节能力和安全性,在各种损伤性疾病和免疫疾病的治疗中成为临床应用最广泛的干细胞类型之一,具有巨大的潜力。这种治疗目前认为主要是通过改变组织局部的微环境产生作用。

研究表明,MSC 有向受损组织定位的倾向。当外源性的 MSC 被系统性注射到人类或动物体内时,它们通常会迁移到炎症和受损的组织部位,并与局部微环境密切互动。例如,炎症细胞因子、Toll 样受体配体以及缺氧环境等,可以刺激 MSC 产生大量细胞因子,如 VEGF、IGF-1、bFGF、HGF、IL-6 或 CCL-2 等。这些细胞因子可以通过抑制免疫细胞的应答、改善组织局部的炎症微环境、募集免疫细胞或促进血管分化等方式促进组织再生。

在移植物抗宿主病(GvHD)的治疗研究中,骨髓间充质干细胞的移植可削弱干扰素(IFN)信号通路,从而显著减少免疫细胞在移植物抗宿主病小鼠各器官中的浸润,并提高治疗组小鼠的存活率。

在系统性红斑狼疮(SLE)的研究中,同种异体 MSC 治疗减少了血清中自身抗体的产生,并改善了肾功能不全的症状。在实验性自身免疫性脑脊髓炎(EAE)模型中,MSC 的治疗可以使中枢神经系统中免疫细胞浸润和脱髓鞘减少,CD4$^+$ T 细胞迁移减少,血浆中 IL-17 的水平降低。

在自身免疫性 1 型糖尿病的治疗中,MSC 的移植能显著保护胰岛免受破坏,治疗组在胰岛素染色、淋巴细胞浸润和胰岛形态学上都有显著的提升[60]。

此外,MSC 也能产生细胞因子来帮助组织修复。研究证明,MSC 能够有效治疗心肌梗死、角膜损伤以及脊髓损伤等疾病,这种治疗效果是通过分泌 TSG-6 等因子、改变组织微环境,起到消炎和促进组织重建的作用来实现的[61]。

2.3.3.4 细胞与细胞外基质在再生中的作用

在体内,由蛋白质、糖蛋白、蛋白聚糖和其他大分子复杂混合物组成的 ECM 支持着细胞的生长,并以双向方式调节所有化学和物理信号以控制细胞反应。细胞与 ECM 之间的复杂相互作用可以导致细胞迁移、形态改变、信号调控、内稳态调节、伤口修复等发生改变,甚至可能导致肿瘤的发生[62]。当组织受到损伤时,ECM 会发生一些结构和成分的改变,调节基本的信号通路,募集免疫细胞或干细胞,使受损的细胞被新的细胞替代,从而实现恢复[63]。

例如,在肾脏中,肾小管上皮细胞和肾小球足细胞需要与 ECM 进行黏附并发生相互作用。当这些相互作用缺失或异常时,肾脏就会受到损伤。此外,肾脏的再生过程也依赖于 ECM 作为物理基础。研究表明,肾小球系膜细胞在失去与 ECM 的黏附时,它们会发生凋亡。在肾脏急性损伤模型中,多种编码 ECM 分子的基因表达上调,包括骨桥蛋白基因、层粘连蛋白基因、*GPNMB* 基因和纤连蛋白基因。此外,*TGF-β1*、纤溶酶原激活物、Ⅳ型胶原蛋白和 *TIMP-1* 的表达水平也在肾缺血后提高,这些上调的基因在随后的肾脏再生阶段起重要作用。所有这些都表明 ECM 参与上皮再生和肾脏再生;此外,Ⅰ型胶原蛋白和纤连蛋白在损伤组织中过度表达,会促进纤维化和组织功能障碍。因此,细胞和 ECM 重构之间的平衡对于维持体内稳态、组织再生至关重要[64]。

总之,细胞所处的特定微环境从根本上影响细胞的生长,在组织和器官的损伤和再生中有重要的作用。这个微环境包括精确的同型细胞和异型细胞排列、生物化学信号,包括可溶性因子如细胞因子、激素、自分泌、内分泌或旁分泌,以及提供支持的 ECM 和机械生物学刺激,并通过细胞-ECM 进一步调节生物化学信号的相互作用,如粘连和生长因子隔离。ECM 提供的每一种微环境决定了细胞的行为,是组织和器官再生的基础[65,66]。

参考文献

[1] 金岩. 口腔颌面发育生物学与再生医学[M]. 北京:人民卫生出版社,2011.

[2] NIE W B, ZHANG D, WANG L S. Growth factor gene-modified mesenchymal stem cells in tissue regeneration[J]. Drug Des Devel Ther, 2020(14):1241-1256.

[3] COOPER M. Regenerative medicine:stem cells and the science of monstrosity[J]. Med Humanit, 2004,30(1):12-22.

[4] TROHATOU O, ROUBELAKIS M G. Mesenchymal stem/stromal cells in regenerative medicine:past, present, and future[J]. Cell Reprogram, 2017,19(4):217-224.

[5] FITZSIMMONS R E B, MAZUREK M S, SOOS A, et al. Mesenchymal stromal/stem cells in regenerative medicine and tissue engineering[J]. Stem Cells Int, 2018(2018):8031718.

［6］GOLIGORSKY M S. New trends in regenerative medicine：reprogramming and reconditioning［J］. J Am Soc Nephrol，2019，30(11)：2047-2051.

［7］BERTHIAUME F，MAGUIRE T J，YARMUSH M L. Tissue engineering and regenerative medicine：history，progress，and challenges［J］. Ann Rev Chem Biomol Eng，2011，2(1)：403-430.

［8］SHANG F，YU Y，LIU S，et al. Advancing application of mesenchymal stem cell-based bone tissue regeneration［J］. Bioact Mater，2021，6(3)：666-683.

［9］LANGER R，VACANTI J. Advances in tissue engineering［J］. J Pediatr Surg，2016，51(1)：8-12.

［10］MORGAN T H. Regeneration［M］. New York：Macmillan，1901.

［11］BODE H R. Head regeneration in Hydra［J］. Dev Dyn，2003，226(2)：225-236.

［12］GUILLOT C，LECUIT T. Mechanics of epithelial tissue homeostasis and morphogenesis［J］. Science，2013，340(6137)：1185-1189.

［13］KELLER P J. Imaging morphogenesis：technological advances and biological insights［J］. Science，2013，340(6137)：1234168.

［14］CHILD C M. Patterns and problems of development［M］. Chicago：Univ. Chicago Press，1941.

［15］WEISSMAN A，KEIMPLASMA D. Eine theorie der vererbung［M］. Jena：Fischer Verlag，1892.

［16］WEISS P. Principles of development［M］. New York：Henry Holt and Co. ，1939.

［17］DRIESCH H. The science and philosophy of the organism［M］. London：Adam and Charles Black，1908.

［18］BOSCH T C G. Ancient signals：peptides and the interpretation of positional information in ancestral metazoans［J］. Comp Biochem Physiol B Biochem Mol Biol，2003，136(2)：185-196.

［19］NARDI K B，STOCUM D L. Surface properties of regenerating limb cells：Evidence for gradation along the proximodistal axis［J］. Differentiation，1984，25(1-3)：27-31.

［20］CRAWFORD K，STOCUM D L. Retinoic acid coordinately proximalizes regenerate pattern and blastemal differential affinity in axolotl limbs［J］. Development，1988，102(4)：687-698.

［21］MADEN M，HIND M. Retinoic acid in alveolar development，maintenance and regeneration［J］. Philos Trans R Soc Lond B Biol Sci，2004，359(1445)：799-808.

［22］REDDI A H. Morphogenesis and morphogenetic proteins［M］. New York：Elsevier，2008.

［23］ECHEVERRI K，TANAKA E M. Proximodistal patterning during limb regeneration［J］. Dev Biol，2005，279(2)：391-401.

［24］CARLSON B A. Principles of regenerative biology［M］. Michigan：Elsevier，2007.

［25］STEELE R E. Developmental signaling in hydra：what does it take to build a "simple" animal［J］. Dev Biol，2002，248(2)：199-219.

［26］WOLPERT L，HORNBRUCH A，CLARKE M R B. Positional information and positional signaling in hydra［J］. Am Zool，1974，14(2)：647-663.

［27］DHAWAN J，RANDO T A. Stem cells in postnatal myogenesis：Molecular mechanisms of satellite cell quiescence，activation and replenishment［J］. Trends Cell Biol，2005，15(12)：665-673.

［28］SATO T，CLEVERS H. Growing self-organizing mini-guts from a single intestinal stem cells：mechanism and applications［J］. Science，2013，340(6137)：1190-1194.

［29］GURTNER G C，CALLAGHAN M J，LONGAKER M T. Progress and potential for regenerative medicine［J］. Annu Rev Med，2007，58：299-312.

［30］金岩. 组织工程与再生医学［M］. 北京：人民卫生出版社，2014.

［31］TAKEO M，LEE W，ITO M. Wound healing and skin regeneration［J］. Cold Spring Harb Perspect Med，2015，5(1)：a023267.

［32］LE GUEN L，MARCHAL S，FAURE S，et al. Mesenchymal-epithelial interactions during digestive tract development and epithelial stem cell regeneration［J］. Cell Mol Life Sci，2015，72 (20)：3883-3896.

［33］LANGER R，VACANTI J. Advances in tissue engineering［J］. J Ped Surg，2016，51(1)：8-12.

［34］BERGMANN A，STELLER H. Apoptosis，stem cells，and tissue regeneration［J］. Sci Signal，2010，3(145)：re8.

［35］TAKATA N，EIRAKU M. Stem cells and genome editing：approaches to tissue regeneration and regenerative medicine［J］. J Human Genet，2017，63(2)：165-178.

［36］XIAO L，NASU M. From regenerative dentistry to regenerative medicine：progress，challenges，and potential applications of oral stem cells［J］. Stem Cells Cloning，2014，7：89-99.

［37］GURTNER G C，WERNER S，BARRANDON Y，et al. Wound repair and regeneration［J］. Wound Rep Regener，2008，11(6)：5A-8A.

［38］GALLIOT B，CRESCENZI M，JACINTO A，et al. Trends in tissue repair and regeneration［J］. Development，2017，144(3)：357-364.

［39］THEOCHARIS A D，SKANDALIS S S，GIALELI C，et al. Extracellular matrix structure［J］. Adv Drug Deliv Rev，2016，97：4-27.

［40］HYNES R O. Integrins：bidirectional，allosteric signaling machines［J］. Cell，2002，110(6)：673-687.

［41］BONNANS C，CHOU J，WERB Z，et al. Werb，remodelling the extracellular matrix in development and disease［J］. Nat Rev Mol Cell Biol，2014，15(12)：786-801.

［42］YUE B. Biology of the extracellular matrix：an overview［J］. J Glaucoma，2014，23(8 Suppl 1)：S20-S23.

［43］HOSHIBA T，CHEN G，ENDO C，et al. Decellularized extracellular matrix as an in vitro model to study the comprehensive roles of the ECM in stem ccell differentiation［J］. Stem Cells Int，2016：6397820.

［44］GENOVESE L，ZAWADA L，TOSONI A，et al. Cellular localization，invasion，and turnover are differently influenced by healthy and tumor-derived extracellular matrix［J］. Tissue Eng Part A，2014，20(13-14)：2005-2018.

［45］SUTHERLAND A J，CONVERSE G L，HOPKINS R A，et al. The bioactivity of cartilage extracellular matrix in articular cartilage regeneration［J］. Adv Healthc Mater，2015，4(1)：29-39.

［46］SWINEHART I T，BADYLAK S F. Extracellular matrix bioscaffolds in tissue remodeling and morphogenesis［J］. Dev Dynamics，2016，245(3)：351-360.

［47］HOU L，COLLER J，NATU V，et al. Combinatorial extracellular matrix microenvironments promote survival and phenotype of human induced pluripotent stem cell-derived endothelial cells in hypoxia［J］. Acta Biomater，2016(44)：188-199.

［48］SACKETT S D，TREMMEL D M，MA F，et al. Extracellular matrix scaffold and hydrogel derived from decellularized and delipidized human pancreas［J］. Sci Rep，2018，8(1)：10452.

［49］ZHANG C，NIE X，HU D，et al. Survival and integration of tissue-engineered corneal stroma in a model of corneal ulcer［J］. Cell Tissue Res，2007，329(2)：249-257.

［50］WAINWRIGHT D J. Use of an acellular allograft dermal matrix（AlloDerm）in the management of full-thickness burns［J］. Burns，1995，21（4）：243-248.

［51］HUMPHREY J D，DUFRESNE E R，SCHWARTZ M A. Mechanotransduction and extracellular matrix homeostasis［J］. Nat Rev Mol Cell Biol，2014，15（12）：802-812.

［52］YEO G C，WEISS A S. Soluble matrix protein is a potent modulator of mesenchymal stem cell performance［J］. Proc Natl Acad Sci U S A，2019，116（6）：2042-2051.

［53］BONENANS C，CHOU J，Werb Z. Remodelling the extracellular matrix in development and disease［J］. Nat Rev Mol Cell Biol，2014，15（12）：786-801.

［54］CHAUDHURI O，COOPER-WHITE J，JANMEY P A，et al. Effects of extracellular matrix viscoelasticity on cellular behaviour［J］. Nature，2020，584（7822）：535-546.

［55］PARMAKSIZ M，ELCIN A E，ELCIN Y M. Decellularized cell culture ECMs act as cell differentiation inducers［J］. Stem Cell Rev Rep，2020，16（3）：569-584.

［56］CHAUDHURI O. Viscoelastic hydrogels for 3D cell culture［J］. Biomater Sci，2017，5（8）：1480-1490.

［57］YAMADA K M，SIXT M. Mechanisms of 3D cell migration［J］. Nat Rev Mol Cell Biol，2019，20（12）：738-752.

［58］WU X X，WANG S P，LI M X，et al. Conditional reprogramming：next generation cell culture［J］. Acta Pharm Sin B，2020，10（8）：1360-1381.

［59］SALDIN L T，CRAMER M C，VELANKAR S S，et al. Extracellular matrix hydrogels from decellularized tissues：Structure and function［J］. Acta Biomater，2017（49）：1-15.

［60］REN G W，CHEN X D，DONG F P，et al. Concise review：mesenchymal stem cells and translational medicine：emerging issues［J］. Stem Cells Transl Med，2012，1（1）：51-58.

［61］YAMANAKA S. Pluripotent stem cell-based cell therapy-promise and challenges［J］. Cell Stem Cell，2020，27（4）：523-531.

［62］DUTTA R C，DUTTA A K. Comprehension of ECM-cell dynamics：a prerequisite for tissue regeneration［J］. Biotechnol Adv，2010，28（6）：764-769.

［63］XING H，LEE H，LUO L J，et al. Extracellular matrix-derived biomaterials in engineering cell function［J］. Biotechnol Adv，2020（42）：107421.

［64］SOBREIRO-ALMEIDA R，GÓMEZ-FLORIT M，QUINTEIRA R，et al. Renal regeneration：the role of extracellular matrix and current ECM-based tissue engineered strategies［J］. Adv Healthc Mater，2021，10（14）：e2100160.

［65］UNAL A Z，WEST J L. Synthetic ECM：bioactive synthetic hydrogels for 3D tissue engineering［J］. Bioconjug Chem，2020，31（10）：2253-2271.

［66］YANG Y H，LIN H，SHEN H，et al. Mesenchymal stem cell-derived extracellular matrix enhances chondrogenic phenotype of and cartilage formation by encapsulated chondrocytes in vitro and in vivo［J］. Acta Biomater，2018（69）：71-82.

3

组织工程再生技术
及其应用转化

骨、软骨、皮肤等各种组织缺损是严重影响人类健康、寿命和生活品质的问题。在人类医学史上,对组织缺损的处理和治疗大致可以分为三个阶段——"切除"(resection)、"替代"(replace)和"再生"(regeneration)。"切除"是指直接移除缺损、感染或功能障碍的组织(如狭窄的气道、坏死的半月板、骨或皮肤等),以避免其妨碍周围组织的正常功能。这种方法对于小面积缺损有一定的修复效果,但对于大面积缺损则意味着该部位的功能将永久丧失。"替代"是将生物材料、人工假体、其他个体或者自身其他部位的组织植入缺损部位,以取代原有组织发挥(部分)生理功能。然而,生物材料或人工假体由于缺乏生命活性,无法完美重现人体"原装零件"的生理功能,并且容易引发异物反应;同种异体组织移植存在供体来源有限、免疫排斥等一系列问题;自体组织移植则会对供区造成严重损伤,属于"拆东墙补西墙"的治疗模式。"再生"则是利用组织工程及再生医学的基本原理,通过活体组织再生与再造,实现对人体组织结构和生理功能的真正修复和重建。上述三个阶段分别代表了人类医学史上的三次革命,而组织工程和再生医学正是当下第三次医疗革命的引领者,它创立了"组织器官再生再造"新理念,标志着"生物科技人体时代"的到来。近年来,各种结构相对简单的工程化组织如骨、软骨、皮肤、肌腱、角膜、血管、周围神经等的体内外构建及组织缺损修复研究大部分已在高等哺乳动物中获得成功,许多研究成果已正式进入临床试验和产业转化阶段,甚至已有多家公司开发出多种组织工程皮肤、软骨等产品。本章将重点介绍各类工程化组织的构建技术及其应用转化情况。

3.1 组织工程皮肤新技术应用转化

3.1.1 组织工程皮肤新技术应用转化概述

皮肤是人体最大的器官,而且人体外露的皮肤相比其他器官更容易受到伤害。

炎症、溃疡、外伤、烧伤、医源性以及先天性畸形等原因均可造成皮肤损伤。一旦皮肤受损,轻微的情况可能仅导致瘢痕增生,影响肢体的功能活动,对患者今后的生活造成一定影响,而严重的情况可能导致体液丢失,并有细菌感染的风险,进而危及生命。

影响皮肤生理功能的皮肤疾病主要是皮肤缺损。目前国内外针对皮肤缺损的主要治疗方法仍然是自体皮移植。然而,由于自体皮来源受限,长期以来人们一直致力于研制一种较为理想的皮肤替代物,希冀其能够与正常皮肤组织的结构相似、对伤口具有一定的贴附性、可防止细菌侵入及生长、无毒、无免疫排斥性或具有较低的免疫排斥性、具有良好的生物相容性等。这已成为皮肤转化医学的一个热点与前沿问题。

3.1.2　组织工程皮肤的研究进展

组织工程皮肤是一种利用组织工程学和细胞生物学的原理与方法,在体外重组的具有生物学活性的皮肤替代物。该技术通过获取自体或异体的极少量皮肤组织,经过消化、分离、培养,获得一定数量的表皮细胞和真皮成纤维细胞,并将真皮成纤维细胞复合于胶原蛋白内部,表面再接种表皮细胞。经过器官培养后,形成组织工程皮肤产品。组织工程皮肤是一种较为理想的皮肤替代物,具有与正常皮肤组织结构相似、对伤口具有一定的贴附性、可防止细菌侵入及生长、无毒性、免疫排斥性较低、生物相容性好以及促进创面愈合等优点。这种皮肤替代物中含有活性细胞和丰富的生长因子,能直接参与伤口愈合,实现对伤口的主动修复。理想的组织工程皮肤应具备以下特点:① 经济、易获得,在体外可保存较长时间;② 耐用且可随时得到,具有柔韧性和一定的机械强度;③ 有防止细菌侵入及水分丢失的屏障功能;④ 移植后能随创面生长,但不会过度增生;⑤ 安全、不携带病毒。组织工程皮肤的转化医学发展主要表现在组织工程皮肤产品的开发及临床应用两个方面[1,2]。

3.1.2.1　组织工程皮肤产品的开发

组织工程皮肤是全球最早被批准用于临床的组织工程产品。第一代产品为单层上皮细胞移植,虽然愈合较快,但瘢痕较多,且易发生瘢痕挛缩。第二代产品为真皮层,是具有双层结构的新一代产品,其临床效果也得到明显改善。国际市场上的人工皮肤有Apligraf（Organogenesis 公司）、Integra（Integra LifeSciences 公司）、TransCyte（Advanced Tissue Sciences 公司）、AlloDerm（LifeCell 公司）、Dermagraft（Advanced Tissue Sciences 公司）、Epicel（Genzyme 组织修复公司）及 OrCel（Ortec 公司）。

1975 年,Rheinwald 和 Green 提出的上皮细胞培养技术,解决了表皮细胞体外传代扩增的难题,使体外培养人工表皮皮片成为可能。

1981 年,美国的 O'Conner 等首次成功地将培养的自体表皮膜片（cultured

epithelial autograft，CEA)应用于烧伤创面的治疗。由于真皮成分在促进创面愈合及改善愈后上起着重要的作用，而自体表皮膜片提供的只是表皮部分，因此其移植存活率相对不稳定，创面的愈后功能和外观可能得不到全面的改善。

1996 年，美国 Integra LifeSciences 公司开发的人工皮肤产品 Integra 获得批准用于Ⅲ度烧伤的治疗，并且广泛的临床试验结果证明其能够明显缩短创面愈合时间。

1996 年，美国 LifeCell 公司生产的 AlloDerm 利用人类尸体的皮肤，经过去除表皮和细胞等抗原成分处理，保留了真皮层细胞外基质和完整的基膜复合体。

1997 年，美国 Advanced Tissue Sciences 公司生产出人工真皮 TransCyte，并且该产品于同年 3 月被美国 FDA 批准用于治疗Ⅱ度和Ⅲ度烧伤。

2000 年，美国 Organogenesis 公司研制出人工皮肤 Apligraf，它是目前较成熟的组织工程双层皮。同年 5 月，该产品被美国 FDA 批准用于治疗糖尿病性溃疡和静脉性溃疡。

2001 年，美国 Ortec 公司研制出双层皮肤 Composite Cultured Skin(CCS)，并且该产品于同年 8 月被美国 FDA 批准用于治疗隐性皮肤异常——大疱性表皮松解。

2001 年，美国 Advanced Tissue Sciences 公司生产出另一种人真皮替代物 Dermagraft，并且该产品于同年 9 月被美国 FDA 批准用于治疗糖尿病性溃疡和静脉性溃疡。

2007 年，中国第四军医大学(现中国人民解放军空军军医大学)开发出"安体肤"组织工程双层皮肤，它是一种双层人工皮肤替代物。同年 11 月，该产品被中国食品药品监督管理局(China Food and Drug Administration，CFDA)批准用于治疗Ⅱ度和Ⅲ度烧伤[1,2]。

3.1.2.2　组织工程皮肤的种类

组织工程皮肤分类如下。

1) 创面敷料

一般烧伤、烫伤伤口处理最常用的创面敷料是合成性敷料，因为其制造简单，获取容易。所使用的材料必须为中性材料，可以贴附在伤口上，具有弹性，可让伤口液体流出，又可以避免细菌感染[3]。市面上的产品种类很多，主要包括水胶、聚氨酯、多肽或化学合成聚合体(如尼龙)，这些产品通常为非生物分解性材料。外层覆盖有硅胶以防水，内层含有抗生素。它们适用于表浅性伤口，伤口愈合时间一般为 7 至 15 天不等。伤口愈合后，可将敷料取下。例如，ConvaTec 公司(布里奇沃特，美国)的 DuoDerm 是一种常用于治疗褥疮或足部溃疡的产品，它无需使用任何黏着剂，可保留在皮肤上 7 天或直到伤口愈合。取下产品后，并不会对新生组织产生影响。每片的价格约为 55 美元。动物皮肤常作为人工皮肤来源，其中多采用猪皮或牛皮，最常使用的是猪皮，因为其与人类皮肤构造相近。动物皮肤除去细胞后会进行消毒及冷冻干燥的处理,以降低其抗原性并抑制细菌生长。这种人工皮肤主要用于Ⅱ度烧伤伤口的暂时性覆盖,最长可使用10天。不过,这种处理方法相对较昂贵。现在已发展出一种以甘油保存的方法,但市场上的产品并不多。其中,Biocore Medical Technologies公司(托皮卡,美国)利用Kollagen技术开发了Medifil和SkinTemp产品。这些产品通过将牛的Ⅰ型胶原蛋白重组后,以胶体或敷料的形式应用于创面,可以加快表面性伤口的愈合速度,比传统疗法快3周。此外,SYNTACOLL AG(黑里绍,瑞士)利用从牛跟腱提取的Ⅰ型胶原蛋白制造的胶原蛋白膜,已经用于促进足部溃疡或急慢性伤口的愈合。

来源于人体皮肤的无细胞真皮已经被美国LifeCell公司开发成产品,商品名为AlloDerm。该产品的临床应用效果良好。在将AlloDerm植入深度烧伤创面后,再覆盖上3∶1比例的网状断层皮片,异体真皮基质底部有受体成纤维细胞浸润和新生血管形成,而无明显的炎性细胞浸润。电镜观察结果显示,异体真皮基质表面形成了完整的基膜,并生成大量的弹性蛋白。免疫学检查证实,在术后60天内,机体对异体真皮没有发生免疫排斥反应。

人工合成的真皮由多种材料制成,与天然真皮替代物相比,它可以通过改变组织成分和交联物质来改善对胶原酶的耐受性,并且可以进行大规模生产和长期储存。Biobrane是一种无细胞的人工合成真皮替代物,主要由尼龙网和猪Ⅰ型胶原蛋白构成,上面覆盖有硅胶膜。如将Biobrane应用于伤后6小时内的清洁创面,则创面可以在10~14天内愈合。它仅作为一种暂时性的创面覆盖物使用,可使创伤治疗过程的时间缩短46%。

2) 人工表皮皮片

1975年,Rheinwald和Green建立了生产角质形成细胞(keratinocyte,KC)膜片的体外培养和连续传代的方法。1984年,Gallico等报道了培养的自体KC膜片在大面积深度烧伤中的成功临床应用。目前,移植培养的自体KC技术已经常规地用于美国、澳大利亚、欧洲等国家和地区的烧伤治疗。在肉芽创面上直接移植培养的自体KC膜片的平均接受率为60%左右。美国Genzyme组织修复公司和日本J-TEC公司已经商业化自体培养的KC膜片产品。其特点是能够使用自体细胞提供大面积永久性创面覆盖,成功重建表皮,防止水分流失和微生物污染,并且已被广泛应用于烧伤常规治疗[4,5]。然而,它也具有以下一系列缺点:① 需要取患者的皮肤活检标本,并需要2~3周的准备时间;② 缺乏真皮成分,经过培养的KC膜片存在收缩较大、脆性大、薄以及移植后耐磨性差、容易起疱且对机械损伤高度敏感的问题;③ 移植成功率主要与创面的污染程度有关;④ 费用昂贵;⑤ 临床效果较自体皮片移植差。此外,培养的异体KC因具有可及时应用和不受限制供应等优点,已成功用于临床。许多研究表明,培养的异体

KC可以刺激创面愈合,并作为暂时性创面覆盖物,最终被自体KC所替代,但不适用于深度创面[6]。

3) 真皮替代物

真皮在皮肤重建过程中起着重要的作用。它能增强创面愈合后的皮肤弹性、柔韧性和机械耐磨性,减少瘢痕增生并控制挛缩。此外,真皮中的成纤维细胞还能促进表皮生长分化并诱导基膜形成。因此,人工真皮的开发成为皮肤组织工程领域的热点研究方向之一。真皮组织的使用可以提高表皮细胞移植的成功率和愈合质量。真皮成分可以影响表皮细胞的迁移、分化、黏附和生长。含成纤维细胞的活体真皮皮肤替代物可以促进表皮细胞的生长、真表皮连接的形成,并改善移植物的机械性能和美容效果,使其柔软度更接近正常皮肤。目前可用的真皮替代物主要分为两大类:天然的真皮替代物和人工合成的真皮替代物。其中,天然的真皮替代物包括无细胞真皮和去除表皮的异体真皮。

去表皮的异体真皮有可立即应用的优点,但在真皮同种移植物中,上皮成分的免疫反应及来自供体皮肤的感染潜在危险还未解决。用体积分数为85%的甘油保存的无活性异体皮抗原性也降低了,可以用于长期覆盖创面,而且没有细菌和潜在病毒性疾病传播的危险,在常温下易于保存。Schiozer报道,2例烧伤面积达总体表面积55.8%的患者在削痂后,立即使用这种异体皮覆盖深度烧伤创面。经过2~3周,异体皮血管化,黏附牢固。然后,去除异体皮表皮层的部分,并植入体外培养的自体表皮细胞膜片。植入后的存活率为70%~77%。经过4~8个月,植入物的存活保持稳定。尽管这种保留了真皮细胞成分的异体皮在临床试验中显示可以长时间存活,但由于去除表皮层较为困难,因此并未广泛使用。如果去除太浅,会残留带有强抗原性的表皮细胞,可能引起排斥反应。而如果去除太深,则会破坏表皮和真皮之间的连接结构。

人工真皮是使用各种材料制成的一种真皮基质,与天然真皮相比,其组成成分及交联物质可以进行改变,以增加对于胶原酶的耐受性,并且可以进行大规模生产和长期储存。在制备人工真皮时,关键在于寻找合适的生物支架材料。目前,主要采用的人工合成真皮的支架材料有胶原-氨基葡聚糖(glycosaminoglycan,GAG,主要成分为6-硫酸软骨素)、胶原凝胶、聚羟基乙酸(PGA)/聚乳酸(PLA)网、尼龙网等。这些材料与成纤维细胞、表皮细胞结合被培养成为皮肤替代物,已经在临床上取得了一定的效果。

(1) 人工真皮替代物。

胶原-GAG真皮替代物是一种双层人工复合真皮。其底层主要是由牛胶原-6-硫酸软骨素(GAG)构成的真皮类似物,呈多孔状结构。Integra LifeSciences公司(普林斯顿,美国)的Integra就是这样的人工真皮,其真皮部分由牛肌腱的胶原蛋白和6-硫酸软骨素制成,具有特定孔洞大小的支架结构,可以促进成纤维细胞、巨噬细胞、淋巴球和小血管生成。表皮层则为暂时性的敷料，由硅胶膜组成，可以控制伤口水分的蒸发。在伤口愈合过程中，真皮层会与伤口结合，而表皮层中的硅胶膜能够在真皮层愈合后被移除，进而可以进一步制作自体刃厚皮片或培养自体表皮细胞膜片进行覆盖。美国 FDA 已在 1996 年批准 Integra 在烧烫伤治疗上的使用。临床试验表明，这种人工真皮可永久性修复创面，减少瘢痕形成，缩小伤口收缩，外观良好，而且异种牛胶原蛋白未引起明显的免疫反应[7]。

具体来说，这款人工真皮由戊二醛交联的胶原蛋白和硫酸软骨素构成，形成多孔状无细胞真皮支架，厚约 2 mm，孔径大小为 70~200 μm。其表面覆盖有厚约 0.009 inch（1 inch＝2.54 cm）的硅胶膜，起到表皮作用，适用于全厚层皮肤缺损。外层的硅胶膜一般在移植 2~3 周后由自体皮片来代替。1981 年 Burke 和 Yannas 将其作为一种永久性的皮肤替代物用于临床。1988 年，Heimbach 和其同事将其用于大面积烧伤患者，并将其与自体皮片移植进行比较。在 14 天左右研究人员见到其上有明显的血管化，此时于其上移植薄层皮片，结果发现组织工程真皮的移植成功率明显低于对照组（80% *vs.* 95%，$P<0.0001$，*Wilcoxin* 检验），但与同种异体移植物相比无明显的差异。移植表皮移植物后，其表皮移植物的成活率较好（平均为 90%），所需供皮区的损伤程度明显低于对照组（0.006 *vs.* 0.01，$P<0.001$），且供区愈合较快。其优点为：① 可立即使用；② 允许移植超薄自体皮，产生的瘢痕较单纯移植的半厚自体皮少；③ 与胶原凝胶类相比，其易于工业生产和储存，形状、大小和厚度易于改变；④ 有良好的机械性能。其主要的缺点为：① 易感染、费用昂贵；② 使用牛胶原可能冒病毒感染和免疫反应的风险，可能诱发自身免疫性疾病；③ 市售产品只能达到真皮重建。

（2）高分子合成支架网-成纤维细胞真皮替代物。

胶原是皮肤中重要的组织成分，对微生物和酶消化敏感。在创面修复过程中，炎性细胞会释放蛋白酶，角质形成细胞和成纤维细胞也可合成胶原酶等，这些因素都会加速胶原的降解，从而使植入率下降。然而，高分子合成材料如 PGA、PLA 等对酶解不敏感，只能被水解，因此可以提高对感染的抵抗力。

目前在美国市场上已有这种人工真皮的成品出售，Advanced Tissue Sciences 公司生产的 TransCyte 为美国第一个获得 FDA 认可的人工皮肤替代品。该产品采用真皮成纤维细胞，培养在 PGA 编织的真皮支架上，适用于Ⅱ°烧伤和烫伤患者的皮肤移植，以及Ⅲ°烧伤患者的暂时性覆盖用敷料。TransCyte 在 1997 年 3 月被美国 FDA 许可用于Ⅲ°烧伤的覆盖材料，在同年 10 月又被许可用于Ⅱ°烧伤的皮肤移植。此外，TransCyte 还被澳大利亚、英国、加拿大、丹麦、芬兰、挪威、荷兰和新西兰等国家认可，可用于治疗糖尿病性足溃疡。Advance Tissue Sciences 公司随后进一步改良了人工真皮，并推出了新产品 Dermagraft，Dermagraft 将真皮成纤维细胞种植在三维结构的 PGA 真皮支架上,能够提供更好的伤口愈合效果。该产品于 2001 年 9 月获得美国 FDA 批准,可用于治疗糖尿病性足溃疡。临床试验表明,Dermagraft 能够在网状皮覆盖切痂创面后,促进表皮再生。受体对异体成纤维细胞和 PGA 纤维不会出现免疫排斥反应和炎症反应。植入 14 天后,Dermagraft 形成连续的基膜带,2~4 周后 PGA 纤维水解,3 个月后该产品的网状外形相比单纯的网状皮移植更轻。

Dermagraft 是一种冷冻保存的来源于人成纤维细胞的真皮替代物,它由成纤维细胞、细胞外基质和生物可吸收支架材料构成。Dermagraft 由来源于新生儿包皮组织的成纤维细胞构成。在制备过程中,人成纤维细胞被接种于生物可吸收的聚羟基乙酸多孔支架上,异体成纤维细胞被种植在网架内,这些细胞会分泌人真皮胶原、基质蛋白、生长因子和细胞因子,形成一种三维人真皮替代物,并且含有新陈代谢活跃的活细胞。Dermagraft 不含巨噬细胞、淋巴细胞、血管和毛囊。移植后支架成分逐渐被降解,种植的成纤维细胞则产生新的真皮基质。临床应用结果显示,Dermagraft 产品能安全有效地治疗病史长达 6 周的深达全层皮肤的糖尿病性足溃疡。Dermagraft 产品治疗组的疗效较单独使用常规治疗者高 98.4%。而且,对病史超过 6 周的溃疡创面,Dermagraft 治疗组和对照组分别有 22%~38% 和 12%~26% 的患者溃疡有 95% 的机会闭合。Dermagraft 治疗组无严重并发症。在 314 例就诊患者中,Dermagraft 治疗组仅有 10.4%(17/163)的患者出现感染,而对照组则有 17.9%(27/151)的患者出现溃疡。总体来讲,Dermagraft 治疗组有 19%(31/163)的患者出现感染、蜂窝织炎、骨髓炎等并发症,而对照组有 32.5%(49/151)的患者出现相同并发症。Dermagraft 于 1997 年 8 月在加拿大被批准上市用于治疗糖尿病性足溃疡。1997 年 10 月,Dermagraft 进入美国和一些欧洲国家以及新西兰、澳大利亚。该产品在澳大利亚、加拿大、芬兰、法国、中国香港、爱尔兰、荷兰、新西兰、新加坡和美国已经进入商业销售。2012 年重新获得加拿大卫生部门的监管批准,作为 IV 类医疗器械用于糖尿病并发症——糖尿病性足溃疡(DFU)的治疗。Dermagraft 在 2014 年 1 月被 Organogenesis 公司收购。

(3)人工复合皮肤。

理想的皮肤替代品应该能够将所缺失的真皮和表皮层同时修复,因为这两种结构不仅影响皮肤的功能和外观,而且它们之间存在相互作用的机制,可以促进彼此的分化。Organogenesis 公司(美国)所生产的 Apligraf 为目前美国 FDA 唯一核准用来治疗糖尿病引起的溃疡及静脉溃疡的活的双层人工皮肤替代品,它具有双层结构:上面的表皮样结构由活的表皮细胞形成,具有分化良好的角化层,可形成天然屏障,避免局部感染和伤口干燥;Apligraf 真皮层的主要细胞是成纤维细胞,可分泌多种人类真皮层中的基质蛋白,如 IV 型胶原蛋白、细胞黏合素、核心蛋白多糖、透明质酸和纤维粘连素等。另外,层粘连蛋白 5、硫酸软骨素、蛋白多糖和 β4 整合素存在于表皮-真皮交界处。

Apligraf 也表达许多人类皮肤中包含的细胞因子,包括血小板源性生长因子(platelet derived growth factor,PDGF)-A、PDGF-B、转化生长因子(transforming growth factor,TGF)-α、TGF-β1、TGF-β3、内皮细胞生长因子(endothelial cell growth factor,ECGF)、成纤维细胞生长因子(fibroblast growth factor,FGF)-1、FGF-2、FGF-7、胰岛素样生长因子(insulin-like growth factor,IGF)-1、IGF-2、粒细胞集落刺激因子(granulocyte colony-stimulating factor,G-CSF)、白细胞介素8(interleukin-8,IL-8)和 IL-11。Apligraf 不包含人类皮肤中的郎格罕细胞、黑素细胞、巨噬细胞和淋巴细胞等细胞,也不包含皮肤附属结构如血管和毛囊等。对 10 例静脉溃疡患者进行 Apligraf 细胞存活检测的结果显示,有 2 例患者在 4 周时检测到了 Apligraf 的 DNA,但是到第 8 周时这些患者均未再检测到 Apligraf 的 DNA。

Apligraf 的制备方法如下:先将人类真皮成纤维细胞种植在 I 型牛胶原蛋白基质中,6 天后细胞生长并分泌细胞外间质,形成类似真皮层的组织结构;再将来自人类新生儿包皮的角质形成细胞种植上去,让角质形成细胞附着在真皮上;接着,角质形成细胞开始分裂分化并形成表皮层,再将此双层人工皮肤撕下,在空气及培养基的界面(air-liquid interface)上继续培养,以诱导表皮层更加成熟;最后,再进行包装和运输[8]。

在慢性糖尿病溃疡的临床治疗中,Apligraf 组与对照组在经过 12 周的观察后,其疗效显示出有统计学意义的显著差异。Apligraf 组的创面封闭率为 56.3%(63/112),而对照组为 37.5%(36/96)($P=0.008\,2$)。使用 Kaplan-Meier 分析方法,估计 Apligraf 组的创面封闭率为 56%,对照为 39%($P=0.002\,6$)。COX 回归分析结果显示,在 12 周的治愈过程时间段内,Apligraf 组和对照组的创面封闭率分别为 58% 和 32%($P=0.000\,1$)。临床应用结果表明,在观察治疗 12 周后,在时间及总体治疗效果上 Apligraf 对创面的封闭要优于传统治疗方法。Apligraf 组和对照组产生的不良反应基本相似,且在试验过程中出现的严重感染情况也相近。其余安全指标(如住院时间、脓毒症发生率、危及生命的不良反应和死亡率)在各组之间几乎没有差异。免疫检测结果显示,未见有明显的抗牛 I 型胶原蛋白、牛血清蛋白抗体以及人真皮成纤维细胞和表皮细胞表面存在的 I 型 HLA 抗原。同时,也未观察到对牛 I 型胶原蛋白、人成纤维细胞及人表皮细胞出现的 T 细胞特异性反应[9]。

Ortec 公司的 OrCel 双层人工皮肤使用牛胶原蛋白作为支架,通过在其上下层分别培养人类表皮层角质形成细胞及真皮成纤维细胞,可以促进皮肤愈合这种人工皮肤已被美国 FDA 核准用于治疗两种皮肤异常病症,即隐性营养不良型大疱性表皮松解(recessive dystrophic epidermolysis bullosa,RDEB)和静脉溃疡。

第四军医大学(现中国人民解放军空军军医大学)组织工程研发中心与陕西艾尔肤组织工程有限公司联合研制的"安体肤"也是一种组织工程双层皮肤,其结构包括表皮层和真皮层。表皮层由人表皮细胞构成,真皮层由人成纤维细胞和牛胶原蛋白构成,并且同时包含了这两种细胞分泌合成的细胞外基质。该产品在 2007 年 11 月被中国食品药品监督管理局批准用于治疗Ⅱ°和Ⅲ°烧伤[10]。

临床应用结果显示,安体肤在不同程度的烧伤创面应用时表现出以下效果:对于浅Ⅱ°烧伤创面,使用安体肤后可以减轻疼痛、明显减少渗出,并且创面愈合后无水疱、破溃等现象;对于深Ⅱ°烧伤创面,使用安体肤后可以减轻疼痛、减少创面分泌物,并且创面愈合后无水疱、破溃、局部排斥反应,同时瘢痕形成也减轻了;对于Ⅲ°烧伤创面,使用安体肤后可以减少创面分泌物,促进新生肉芽的生长,加快创面愈合速度,并且减轻了愈合后创面的色素沉着和瘢痕形成;对于供皮区创面,使用安体肤可以减轻愈合后创面的色素沉着和瘢痕增生,并且没有不良反应;对于慢性溃疡创面,使用安体肤可以减少创面分泌物、抑制创伤周围的炎症,从而达到显著的治疗效果。总的来说,应用安体肤可以明显缩短患者的创面平均愈合时间,提高创面愈合率[11,12]。

4) 含色素细胞和血管的组织工程皮肤

如上所述,目前报道的复合皮肤包括两种细胞成分,一种是位于表层的表皮细胞,另一种是位于真皮层的成纤维细胞。然而,相对于正常皮肤的完整结构,复合皮肤缺乏毛囊、血管、汗腺、黑素细胞和郎格罕细胞等成分。目前,组织工程皮肤研究的方向是努力建立与正常在体皮肤结构相似的复合皮肤。

目前,更多的研究集中在含有色素的组织工程皮肤上,但是尚未出现成熟的产品,大多仍处于实验研究阶段。一般的研究思路是,在体外扩增培养黑素细胞,然后将其按一定比例混合到前述的全层组织工程皮肤中,通过持续培养来获取具有颜色的皮肤。这方面的研究目前基本处于动物实验阶段,要实现临床应用,还需要开展大量的工作[13]。

由于组织工程皮肤具有厚度小的先天优势,所以其在组织工程产品的研制中最先获得成功并且已经应用于临床。但是在实际应用中依然存在一些问题,如容易感染、成功率不高以及对于移植条件要求较高等。要解决上述问题,首先必须解决组织工程皮肤的血管化。该研究目前尚鲜见报道,因为组织血管化涉及的问题较多,机制复杂,是目前研究的热点和难点。此外,尽管组织工程已经成功构建并应用了类似皮肤这样较薄的器官,但对于更大体积、更为复杂的器官,如肾脏等,仍然面临巨大挑战,因为这样的器官需要完整的血管网络结构来将组织生长所需的营养运送到每一个细胞。因此,寻找一种有效促进组织工程产品血管生成的方法势在必行。

目前已经有前述三种促进组织工程产品血管化的方法问世。要想实现组织工程产品的血管化,必须遵循以下几个原则。① 所使用的材料必须适合血管内皮细胞的生长,并且能够促进血管生成。此外,材料必须具有一定的孔隙结构,以便外部血管的长入。

② 无论是采用直接应用还是基因改造的方法,都必须存在促血管新生因子。这些因子不仅可以促进内皮细胞的生长和血管的形成,还可以诱导外周的内皮细胞前体移动到移植区域,进一步促进血管化的过程。③ 可以在体外将内皮细胞或其前体细胞与组织工程产品复合,最好同时与促血管新生因子一起复合。④ 血管新生的过程必须得到有效控制,以避免血管过度增生,从而形成功能良好的器官。最后,为了避免过度血管化的出现,可以采取一些抑制血管新生的措施,如添加抑制血管生成的因子等[14]。

3.1.2.3 组织工程皮肤的临床应用

1) 烧伤

自体皮肤移植是烧伤治疗的首选,但对于大面积烧伤患者来说,自体皮肤往往无法满足需求。此时,异体皮肤移植可引发明显的免疫排斥反应,因此组织工程皮肤被认为是一种较为理想的替代物。烧伤创面治疗是应用组织工程皮肤技术最早的领域之一,特别是在处理Ⅱ°以上烧伤患者时,包括早期创面覆盖和后期瘢痕修整。我国第一个组织工程皮肤——安体肤的临床试验表明,应用组织工程皮肤于烧伤创面后,患者的疼痛减轻,渗出明显减少,创面愈合后无水疱、破溃、局部排斥反应,创面愈合速度加快。同时,创面色素沉着和瘢痕形成也减轻。

2) 慢性溃疡

对于慢性皮肤溃疡,组织工程皮肤也具有非常理想的效果。国外组织工程产品Apligraf、Dermagraft 的主要适应证都是慢性糖尿病溃疡,并且它们的疗效显著。用安体肤治疗慢性皮肤溃疡后,治疗组与对照组相比,创面明显缩小,平均愈合时间明显减少(治疗组为 24 天,对照组为 64 天)。在使用安体肤过程中,未发现患者皮肤出现排斥反应,并且也未发现任何溃疡复发的病例。

3) 色素沉着

在对正常黑素细胞和白癜风黑素细胞进行皮肤重建的研究中研究人员发现,三维培养的黑素细胞具有自发产生黑色素的能力,这种能力并不受角质细胞环境的影响。

基于这一发现,L'Oreal 集团研发了一个含有黑素细胞的模型来研究色素对皮肤重建的反馈作用。研究结果表明,成纤维细胞对于重建皮肤是否会自发产生色素沉着起着重要的作用。通过皮肤纵切观察,研究人员发现黑素细胞存在于表皮的底层。相比之下,对照实验显示,在重建皮肤的中心部位没有植入黑素细胞的地方就没有色素沉积。在有成纤维细胞存在的情况下,将黑素细胞注入重建皮肤并不能产生黑色素。然而,在没有成纤维细胞存在的情况下,注入黑素细胞到重建皮肤中就能产生黑色素。此外,将皮片移植到免疫耐受的实验鼠体内,他们发现人体的成纤维细胞在鼠体内也会抑制黑色素的产生。这表明,黑素细胞的生物学行为将因成纤维细胞的存在与否而有所不同,这种现象在三维模型中更易观察到,而在二维培养中不易观察到。

此外,研究还发现,烧伤后移植的人工皮肤存在色素沉积不足的缺陷。如果使用胶原蛋白作为真皮支架,在最初阶段可能会有黑素细胞出现,但移植后很快就会消失。这种现象在有无基膜存在的重建皮肤中都会出现。

4) 动物实验的替代品

组织工程皮肤除了应用在临床上以外,还促进了许多非临床研究工作的开展。在皮肤生物学研究领域,如皮肤屏障渗透、细胞间以及细胞与细胞外基质间的相互关系、创伤愈合、色素控制、皮肤力学性质、皮肤衰老、动物测试模型替代研究等方面,体外构建的皮肤模型具有非常高的应用价值。

通过组合不同的细胞类型来模拟多种皮肤功能,体外皮肤模型不断得到改进和优化。不论是哪种类型的皮肤模型,其制备的关键步骤都比较相似:首先,从表皮中分离出角质形成细胞,然后通过扩大细胞数量并建立细胞库来培养这些细胞。接下来,将获得的表皮细胞接种在培养基底表面以促进细胞的增殖,随后进行液下培养以获得单层的细胞结构。最后,对角质形成细胞层进行气液面培养,使其分化并形成复层结构,从而形成具有屏障作用的角质层和分化的表皮组织。此外,由于皮肤模型可以模拟不同细胞之间的相互作用,因此可以取代非标准化的二维细胞培养系统。

在过去的 20 年里,已经有大量基础研究工作致力于开发体外评价方法。最近 10 年中,对几个重要模型的官方验证和监管使得皮肤模型逐渐成为化妆品体外安全性和有效性检测的热点。例如,传统的急性刺激性检测方法是通过兔皮肤刺激试验,观察受试物质单次接触后皮肤上出现的红斑、水肿等临床指标来做出判断。基于 3R 原则,欧洲替代方法验证中心(European Center for Validation of Alternative Methods, ECVAM)已充分验证了几种皮肤模型预测皮肤刺激性的能力,并于 2007 年确定皮肤模型可以作为替代兔皮肤刺激性试验的可靠方法。目前,体外皮肤模型已被广泛应用于化妆品、药物等安全性和有效性的筛选分析中[15]。

3.1.3　组织工程皮肤的产业化

3.1.3.1　产业化是解决组织器官不足的必然途径

组织工程在全球主要科技强国的发展受到了前所未有的重视。美国宇航局曾将其列为空间生物科学研究计划首选项目,美国还建立了多个组织工程研究中心,如美国宇航局所属 Johnson 中心、匹兹堡组织工程中心等。

美国政府最近的调查表明,美国在组织工程领域,无论是在基础研究还是应用研究方面,都处于领先地位。德国、英国、法国和日本近年来一直从政策到资金上给予强有力的支持,有迎头赶上的趋势。目前,美国大约有 50 家公司从事组织工程产品的产业化,并且这些公司的投入每年以 22.5% 的速度增长。加拿大政府也注重组织工程产品的开发研究,仅对多伦多大学一项人工心脏的研究与开发的投入就达 1 亿加元。为此,美国政府正在加大支持力度,增加经费来保持其领先地位。调查的结果如下。① 在生物材料方面,包括自然的和人工合成的生物材料研究与开发,美国一直处于领先地位,在某些方面与德国、英国、法国和日本持平。② 在细胞方面,除了血液细胞外,还没有实质性的突破。虽然美国总体上是领导者,但在干细胞研究方面与日本、德国、英国和法国基本持平。③ 在信息分子方面,尤其在开发刺激组织再生的生长因子包括用于基因治疗的生长因子方面,美国仍处于领先地位,但在某些方面仍难以确定高低。④ 在工程设计方面,如培养装置、储存方式、生物力学的应用等,德国、英国、法国、美国和日本持平,只有在个别方面美国领先。⑤ 在细胞治疗方面,美国具有绝对优势。此外,在生物信息学方面,美国也是领先的,而德国、英国、法国和日本等国家正在积极推进这方面的研究。上述结果表明,国家和政府对该领域的支持是其获得迅猛发展的必要条件。

对人体替代部件的需求巨大不仅推动了组织工程或再生医学学科的发展,也带来了巨大的市场和商机。仅在 1995 年,美国因器官或组织的缺陷或者功能丧失而支出的相关医疗费用就达到 4 000 亿美元。到 1999 年,大约有 1 000 万美国人进行了器官或体内移植手术,其中约有 14 万例人工髋关节移植和大约 2 万例膝关节假肢移植,而关节病变的人数超过了 10 万。根据 2012 年的统计数据,仅在美国,用于治疗性移植的费用就超过了 1 000 亿美元,相当于美国国民生产总值的 1%。目前,移植技术仅限于部分组织和替代假肢。人们所期待的组织器官工程将可以生产具有功能的组织和器官,随着研究的深入以及各国政府和私人部门的大量投入,相信这一天不会太远。目前,在美国大约有 7.4 万人等待器官移植,但只有 2.1 万人能够得到移植,仍有更多人在排队等待。在中国,对组织器官工程产品的需求可能更为庞大。

美国无论在基础研究领域还是应用研究领域都处于领先地位,这与美国政府的政策以及对该领域的大力财政支持是分不开的。组织工程不仅是一门新兴的学科,也已经成为一个新兴产业。各国都在积极扶持这一学科的发展,并制定相应的政策,同时组织工程产品的商品化管理被视为与药物管理平行进行的重要工作,组织工程产品的安全性管理也至关重要。

组织工程的重要性已引起了我国各界、各部门尤其是科技界的高度重视,该领域已被纳入国家 973 计划项目,并且已经开展了相应的研究工作。国家 863 计划中明确将组织工程作为重要专题,在建立干细胞培养、分化平台的同时,将组织工程产品的实验室研究和正式生产放在极其重要的位置。中国科学院和一些科研院所以及一些大学已建立了干细胞研究的实验室和中心,有的研究中心还与公司联手,旨在将研究成果用于疾病的治疗和实现产业化。这些举措体现了我国对组织器官工程领域的重视,并为进一步推动该领域的发展提供了支持和保障。

我国在组织工程领域的研究水平与世界基本同步,甚至在某些方面已经处于世界领先地位。然而,我国组织工程产品的产业化相对落后于世界先进水平,且其经济效益还有待提高。但是,挑战也意味着机遇。如果我国能抓住机遇,面向市场,尽快实现组织工程产品的产业化,必将获得巨大的经济效益。

我国组织工程皮肤的面世是我国产学研相结合的典范。作为中国首个组织工程产品,它的产业化进程并无先例可循,相关技术和设备尚处于空白状态。因此,相关科研和技术人员自主开发了自动化低温连续胶原提取纯化系统,建立了大规模细胞生产系统,成功研制出皮肤生产发生器,自主设计了机器人生产系统,最终推动了我国在组织工程产业化方面的突破。这标志着我国成为继美国之后又一个自主掌握该项世界前沿技术的国家。组织工程与干细胞的研究一直以来受到国家各个部门的关注与支持。组织工程皮肤率先实现产业化将大大推动我国在该领域的研究与产业化发展。

3.1.3.2 组织工程皮肤产业化的关键技术

作为全球最成功的商业化组织工程产品之一,组织工程皮肤在其产业化过程中仍需要解决许多关键共性技术问题。目前,组织工程现有产品实现产业规模化的主要障碍包括以下几个方面:① 现有方法难以实现体外高效扩增种子细胞;② 现有构建技术尚不能完美重现产品结构与功能;③ 产品规模化生产缺乏相应的工程化技术支持;④ 现有的保存技术限制了组织工程产品的大范围推广;⑤ 进一步开发结构和功能更理想的组织工程产品需要开拓新的细胞和材料来源;⑥ 组织工程器官的构建需要进一步的技术突破和经验积累。克服上述关键技术问题将极大地加速现有组织工程产品的产业化规模,并有利于推出一系列具有自主知识产权的组织工程新产品,为逐步实现组织工程化器官的再造奠定坚实的基础。金岩教授团队重点解决了关键技术问题。

1) 种子细胞规模化高效扩增的关键技术

种子细胞是组织工程的核心。目前,组织工程产品的细胞培养方式存在以下问题:劳动强度大、占地空间大、细胞生长密度低以及培养过程中监测和控制环境条件受到限制等。例如,生产 100 块面积为 20 cm^2 的组织工程皮肤所需的细胞数就以百亿(1×10^{10})计。因此,应深入研究组织工程种子细胞的大规模灌注式培养的关键技术,以解决目前产业化过程中的关键瓶颈问题。这些问题包括:① 开发适于种子细胞规模扩增的微载体技术;② 建立可实时监控的、具有精确调控功能的大规模灌注式培养技术;③ 结合微载体及灌注式培养技术,确定不同类型细胞扩增的适宜条件,实现种子细胞的规模化高效扩增。

2) 建立自动化低温连续胶原蛋白提取纯化系统

研究人员自主建立了低温连续胶原蛋白提取纯化系统,并在 4 ℃ 的条件下,利用自动化控制实现了胶原蛋白的连续生产。该系统的建立,使得原材料能够自给自足,并且降低了三分之一的产品成本。

3）组织工程皮肤生长微环境精确控制的关键技术

目前,临床试验已证明,体内植入组织工程皮肤是安全的,并且能够促进自体皮肤组织有效愈合,获得正常的生理功能,展示了组织工程皮肤产品的独特优势。但是,体外构建的组织工程皮肤在微观结构和力学性能方面仍然与正常组织有一定差异。此外,组织工程皮肤植入后与受体组织整合和重塑的问题也需要解决。人体皮肤组织器官的微观环境包括物理、化学、生物学等因素,对于维持人体生命活动和特定功能至关重要。因此,只有模拟体内的微环境系统,才能确保精确控制组织工程皮肤在体外的生长微环境。通过模拟体内的微环境系统,可以实现对组织工程产品生长微环境的精确控制,包括以下方面:① 优化不同组织的构建条件,确定相应组织培养的适宜参数;② 模拟多细胞之间的相互作用关系;③ 研究支架材料与细胞之间的相互作用;④ 研究多种生物活性因子及生物活性材料在不同阶段对组织修复的重要调节作用。最终的目标是研发出能够引导组织再生、实现多种生长因子共同有序作用的产品。

4）组织工程皮肤产品规模化生产的关键技术

目前,组织工程皮肤产品的制备过程仍主要依赖人工操作,这导致产品质量难以稳定,从而限制了大规模、工业化生产的发展。因此,需要集中解决组织工程皮肤产品规模化生产中的自动化、标准化和在线监测等关键技术问题。具体包括以下方面:① 建立组织工程产品质控体系,研发相应的软、硬件设备,以确保组织工程产品生产的稳定性和合格率,并实现在线监测;② 研制开发专用于组织工程产品生产的设备,包括自动化机器人和其他自动设备,以提高生产效率和产品质量;③ 设计组织工程产品的自动化生产工艺,建立精确的传感和软件控制系统,实现精确的控制和在线实时监控;④ 开发先进的工程技术,自主设计和开发机器人生产系统,通过对皮肤生产过程的精密控制和工艺优化,增加产量、提高质量、降低成本,并减少对人力资源的依赖。

5）组织工程皮肤产品保存与运输的关键技术

建立组织工程皮肤产品储存与运输的技术体系,实现更长时间的保存和"随取随用",是组织工程产品市场化过程中必备的关键技术。目前,国内外都尚未形成成熟的技术体系。因此,需要建立一套系统的组织工程皮肤产品保存和运输方法,以确保保存后的组织工程皮肤产品具有完好的生物活性功能和安全的使用性能。目前,已经解决了几个关键问题:① 开发了组织工程产品低温冷冻保存前的预处理技术;② 研制了毒性小、保存性能好的新型冷冻保存液;③ 明确了细胞浓度与活力降低之间的定量关系,确定了组织工程产品的最优化细胞浓度;④ 研究了冷冻速率对细胞活力的影响和储藏温度对时间的影响,确定了最佳的冷冻工艺和储藏温度;⑤ 建立了组织工程皮肤复苏后的处理技术。最终结果显示,在 -80 ℃条件下,组织工程皮肤可以保存 6 个月的时间。

3.2　组织工程骨再生技术及其应用转化

3.2.1　组织工程骨概述

骨缺损(bone defect)是临床常见的疾病之一,主要是指由创伤、感染、肿瘤以及各种先天性疾病导致的骨结构完整性被破坏[16,17]。根据 2020 年国家药品监督管理局南方医药经济研究所的报道,我国每年新增骨缺损或功能障碍患者超过 600 万例,其中约 2/3 的患者需要进行植骨治疗[18]。虽然骨组织具有较强的再生修复能力,但是由于骨缺损部位的血液供应减少,局部矿化新骨的钙磷含量不足,因此新骨生成缓慢。此外,受生物力学特性、创伤环境、技术手段等因素的影响,当缺损长度超过缺损骨横径的 1.5 倍或骨缺损大于该骨体积的 1/5～1/4 时,若不借助移植等再生手段,大段骨缺损仍无法实现自愈。

传统的骨缺损治疗方法包括自体骨移植(autogenous bone graft)和异体骨移植(allogenous bone graft)[19-22]。由于自体骨移植的骨材料与宿主来源相同,具有良好的组织相容性,不会引发排斥反应,因此自体骨移植一直被认为是治疗骨缺损的“金标准”。然而,该方法的应用受限于取材来源、二次损伤以及与手术相关的并发症等问题。虽然同种异体骨移植或异种骨移植可以避免自体骨移植的不足,但存在免疫原性、潜在的传染性疾病传播风险以及对移植物的力学和生物学特性有要求等局限性。为了克服目前骨移植方法的局限性,近几十年来,天然衍生和合成材料的骨替代生物材料受到了越来越多的关注[23-26]。因此,在临床骨缺损修复治疗中,研发制备简便、可产业化生产、成本较低的替代修复材料具有重大意义。

随着科学技术的发展,组织工程学为骨缺损的修复提供了新的途径。骨组织工程(bone tissue engineering, BTE)是利用细胞生物学和工程学原理,研究开发修复和改善骨组织形态和功能的生物替代物的一门科学[27]。骨组织工程的概念由美国莱斯大学的 Antonios G. Mikos 教授等在 20 世纪 90 年代首次提出。其原理是将体外培养的种子细胞移植到支架材料上,然后将该材料植入骨缺损处,辅以细胞因子,以促进成骨细胞经过增殖、分化等过程形成成熟的骨组织。在修复过程中,支架材料逐渐被降解,从而达到治疗骨缺损的目的[28]。组织工程骨为骨缺损的治疗提供了先进的理念和技术。组织工程骨从实验室研究走向临床应用的操作技术、临床路径、行业标准等较为成熟,这使组织工程骨成为较早进入实际应用的组织工程领域之一。然而,组织工程骨构建技术的更新换代、相关产品的市场化及其在临床上的转化、推广和应用,尚需大量精力、人力和经费支持。

骨组织工程的 3 个关键要素为种子细胞、生长因子和支架材料(见图 3-1)。支架材料作为新骨生长的支撑,通过模拟骨形态为细胞增殖分化提供暂时性场所,并引导细胞和血管沿着支架的孔隙生长和繁殖。理想的骨支架材料应具有良好的生物相容性、机械性能、多孔结构、骨诱导性和适当的降解速率。近年来,生物材料科学的发展催生了各种类型的生物活性材料,如生物活性陶瓷材料、生物活性钛材料、高分子类材料、复合生物材料和生物衍生材料等[29-33]。这些人工骨修复材料在生物活性、组织相容性、力学性能和降解性能等方面具有各自的优势和特点,弥补了天然骨移植的缺陷,并展现出在骨缺损修复再生治疗中的巨大应用潜力。

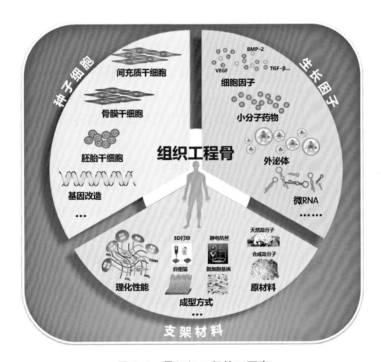

图 3-1 骨组织工程的三要素

骨组织工程涉及基础医学、生物材料工程、临床医学等多个学科。研究者致力于改进人工骨材料的组成结构和制备工艺,从生长因子负载、种子细胞成骨诱导和支架材料的理化性能等方面入手,努力实现通过人工骨修复材料替代自体骨和异体骨移植,为骨缺损的修复和重建开拓新的思路。目前,组织工程骨的研究主要集中在理想种子细胞来源的选择和体外培养技术、支架材料的优化以及血管化策略等方面。

3.2.1.1 组织工程骨种子细胞的来源

种子细胞是组织工程骨构建的重要要素,是保证组织工程骨发挥修复功能的前提。骨组织工程所采用的种子细胞须具有形成新骨的能力,其来源可分为自体(autologous)、同种异体(allogeneic)或异种(xenogeneic)。这些种子细胞与生物材料复合,形成与自身组织有相同结构和功能的组织工程化组织,以修复自身组织缺损[34-38]。因此,寻找能够满足要求和易于操作的种子细胞是组织工程的关键环节。理想的种子细胞应具有以下特点:① 易于分离和提取,避免对机体造成损伤;② 在体外具有强大的培养增殖能力,并且不容易失去成骨细胞表型;③ 在体内能适应损伤区的微环境(生理、病理、应力等),并保持成骨活性。

同种异体或异种种子细胞虽然细胞来源广泛,但由于易产生免疫排斥反应等问题,在临床应用上受到限制。组织工程细胞培养需要高浓度的细胞接种,但是自体组织细胞在数量上存在局限性,长期传代后细胞功能老化,而且某些患者的自体细胞存在免疫缺陷或基因缺陷,因此异体来源的种子细胞就显得至关重要。此外,从修复效益上看,种子细胞也可以是内源性的,即从移植受体血液循环或局部环境中募集而来。在异体免疫排斥反应尚未得到有效解决的情况下,自体组织种子细胞仍是研究首选。骨组织工程常用的种子细胞包括间充质干细胞、成骨细胞和胚胎干细胞等。

1)间充质干细胞

间充质干细胞(mesenchymal stem cell,MSC)存在于体内多种组织中,如骨髓、外周血、脂肪、骨和肌肉等间充质组织。MSC 具有多向分化潜能,在特定的诱导条件下可向成骨、软骨和脂肪等方向分化,因此是目前应用最广泛的种子细胞之一。骨髓来源的MSC 作为骨组织工程的种子细胞具有以下优点:① 骨髓穿刺易于操作;② 体外分离、培养和扩增方法简单;③ 多种细胞因子和激素可促进骨髓来源 MSC 的增殖,并引导其向成骨细胞等特定表型分化;④ 外源基因易导入,可以与基于干细胞的基因治疗有机结合起来。

2)胚胎干细胞

胚胎干细胞(embryonic stem cell,ESC)是从早期胚胎中分离出来的一种全能干细胞,可分化为人体内的各种细胞,同时也是组织工程的候选种子细胞之一。这类细胞具有发育的全能性或多能性,在适当条件下可被诱导分化为包括成骨细胞在内的多种细胞。但由于其分离和培养较为复杂,并且需要从早期胚胎中获取,因此存在伦理方面的限制,这使得其推广应用仍然有一定的困难。

3)成骨细胞

骨皮质、骨松质和骨膜来源的成骨细胞(osteoblast,OB)与骨质沉积矿化以及骨生长力学行为密切相关,其成骨作用明显,所以成骨细胞最先被考虑作为种子细胞。然而,成骨细胞来源有限,在体外不易培养,这限制了其临床应用。

骨膜作为骨表面的一层致密结缔组织,由富含血管的纤维层和含骨祖细胞的形成层构成。它既可为新生骨输送前体细胞,还可为骨再生提供血液供应和营养支持。骨膜对于骨的生长发育、增生、愈合和改建有重要作用[39-41]。2018 年，美国康奈尔大学威尔医学院的 Greenblatt 研究团队在《自然》(Nature)杂志上报道，他们首次在骨膜中发现了组织蛋白酶 K 标记的骨膜干细胞(periosteal stem cell，PSC)，并确定了其生成骨的特性，解决了膜内骨化和软骨内骨化的干细胞来源问题，明确了 PSC 在骨生成中的作用，揭示了 PSC 是内源性骨缺损修复的主要细胞来源[42]。在生理状态下，PSC 主要负责直接生成骨膜骨；当骨损伤和缺损发生时，PSC 被激活，其表型发生变化，参与随后的软骨内成骨过程以修复缺损。此后，巴黎第五大学 Colnot 团队通过谱系追踪和肾囊移植实验证实，在骨折区软骨内成骨过程中，骨膜是骨骼干细胞(skeletal stem cell，SSC)的主要来源，而不是骨髓 MSC[43]。这一发现合理解释了在骨膜缺损后难以生成骨皮质的问题。2019 年，美国贝勒医学院 Park 研究团队在《细胞干细胞》(Cell Stem Cell)杂志上报道，他们鉴定了功能不同的 Mx1/αSMA 双阳性骨膜骨骼干细胞(periosteal skeletal stem cell，P-SSC)[44]，认为 P-SSC 能够迅速迁移至损伤部位，产生成骨细胞和软骨细胞，并形成新的骨膜。骨膜干细胞还可以通过表面受体 CCR3 和 CCR5 与趋化因子 CCL5 结合，引导干细胞迁移到骨损伤区域并对其进行修复。Bai 等[45]报道，抗酒石酸酸性磷酸酶(tartrate-resistant acid phosphatase-positive，TRAP)阳性单核破骨细胞前体分泌的结缔组织生长因子(connective tissue growth factor，CTGF)可通过激活 PSC，并帮助其在骨修复微环境中维持骨膜干细胞池，促进 PSC 向软骨分化并参与软骨内成骨过程。因此，作为一种新的干细胞来源，骨膜组织中的 PSC 有望成为一种具有应用前景的骨种子细胞。

3.2.1.2 组织工程骨种子细胞的成骨分化能力

种子细胞为骨缺损修复提供细胞来源，是骨组织再生的细胞基础。它通过增殖和分化为成骨细胞，分泌相关的细胞外基质和活性因子，为骨缺损修复提供活性来源和物质基础。种子细胞的成骨分化是形成新骨的关键，它受到支架载体、成骨诱导因子以及体内炎症细胞和破骨细胞等细胞间调节作用的影响。如果种子细胞的成骨分化不足，会延迟骨缺损的修复进程。如何诱导种子细胞向成骨细胞分化并促进骨缺损的修复是骨组织工程研究的重点之一。可以通过优化支架材料的微观结构和宏观孔隙、负载生长因子及活性药物，以及外加生物物理性刺激(包括振动刺激、载荷、电场或磁场等)等方式来促进成骨分化[46-48]。

迄今为止，已有多种细胞因子和生长因子被应用到骨组织工程中，通过促进和调节 MSC 的增殖、分化和趋化过程来提高成骨诱导能力。在骨组织工程支架中引入骨形态发生蛋白(bone morphogenetic protein，BMP)、血管内皮生长因子(vascular endothelial growth factor，VEGF)和转化生长因子-β(transforming growth factor β，TGF-β)等物质，可以显著提高材料的骨诱导性。例如，Bhattacharjee 等[49]以聚己内酯、纳米羟基磷灰石和非桑椹丝素作为支架材料,复合 BMP-2 和 TGF-β 进行研究,结果表明细胞活力、细胞增殖、成骨基因表达和钙沉积水平均较高,且无细胞毒性作用。重要的是,即使在极低剂量的给药系统中,TGF-β 也能增强 BMP-2 的作用。Khojasteh 等[50]制备了一种表面包裹 VEGF 的高孔 β-TCP 支架,体外实验结果显示细胞增殖和基质生成增加,*COL1* 和 *Runx2* 基因表达上调。BMP-2 和 VEGF 在骨修复和血管再生的不同阶段发挥不同的作用,并且很多研究报道多种因子的联合应用可以显著提高两者对骨组织再生和修复的能力,因此可以将它们与间充质干细胞共同作用,以促进成骨再生和血管化[51]。

近年来,一些具有骨诱导作用的小分子药物如双膦酸盐类化合物、GSK-3β 抑制剂、SVAK-12、Necro X-7 等被应用到骨组织工程中[52]。相较于生长因子,骨诱导小分子药物具有安全稳定、成本低廉的优点,但长期应用可能会导致骨代谢紊乱等问题。因此,在骨组织工程支架中引入具有骨诱导功能的小分子药物时,需要控制药物在局部的释放速率,以匹配骨修复的过程。在一项研究中,研究人员将小分子药物阿仑膦酸盐(ALE)引入温敏水凝胶(PLGA-PEG-PLGA)中,并利用氧化石墨烯纳米羟基磷灰石(GO-nHA)提高药物的局部缓释,以促进小鼠颅骨缺损的修复[53]。在另一项研究中,骨诱导小分子药物辛伐他汀被引入一种静电纺丝三层骨再生膜中,其中致密外层由聚己内酯(PCL)纤维片组成,疏松内层同轴电纺获得由明胶(Gt)为外层壳、含辛伐他汀的 PCL 为内层核心的纳米纤维,中间层由上述两层交织而成。影像学检测和组织学评估显示,这种携带辛伐他汀的支架材料能够显著促进兔颅骨缺损的骨再生[54]。

除了直接添加生长因子和骨诱导小分子药物外,利用细胞外基质中含有丰富的蛋白质和因子来诱导骨的再生是目前骨组织工程材料研究的热点之一。许建中和董世武团队开发了一种含有脐带 MSC 分泌多种蛋白质的骨基质材料制备方法,并提出了"基质依赖型组织工程骨(matrix based tissue engineering bone,M-TEB)"的构建策略和体系。该构建策略的基本步骤如下:将 MSC 与骨支架材料复合共培养 14 天,将细胞-支架复合物在 -80 ℃冷冻 48 小时,并在冻干 24 小时后形成以 MSC 为种子细胞的 M-TEB。在这种构建技术中,虽然移除了细胞的活性,但细胞以自分泌方式层层包裹于支架材料上的细胞因子和基质蛋白质仍然被保留,并在这种去细胞活性的 M-TEB 移植到体内后缓慢释放于损伤处,参与骨再生的重建过程。因此,去细胞活性的 M-TEB 所获得和释放的生物活性蛋白质能满足生理环境的需求。

在骨微环境中建立稳态和进行骨重建需要多种细胞之间的相互作用。同样,骨重建的动态平衡依靠不同类型细胞的相互协作来实现。因此,在构建 M-TEB 时,如果能够包含不同类型的细胞并进行共培养,将更加真实地模拟体内骨形成的微环境[55,56]。维持骨稳态最重要的两类功能细胞是成骨细胞和破骨细胞。成骨细胞来源于 MSC,主要负责合成骨基质和钙盐的沉积;而破骨细胞(osteoclast,OC)由造血干细胞中的单核巨噬细胞系统分化而来,通过释放酸性物质和骨基质降解酶完成骨吸收和降解。这两类细胞通过精细调节和协作来完成骨组织的重建,以维持骨稳态。多项研究发现,破骨细胞前体(preosteoclast, POC)分泌的血小板衍生生长因子 BB(PDGF-BB)能促进骨形成和血管化的相互偶联,这提示破骨相关细胞在骨修复和其血管化中起着关键作用。因此,在 M-TEB 的构建体系探索上,笔者所在团队进一步在 MSC 作为成骨分化种子细胞的同时,尝试引入 POC 作为种子细胞[57,58]。研究人员将 MSC 和 POC 按 10:1 的比例(数量比)种植在脱钙骨基质材料上构建组织工程复合体,并通过体外成骨诱导及程序性冷冻干燥技术,获得一种新型的基质依赖型组织工程骨支架材料。引入 POC 的 M-TEB 支架可显著促进 MSC 的增殖、迁移、黏附和骨向分化,并且在动物实验证实具有显著优势。研究人员通过同位素标记定量技术(iTRAQ)的质谱分析发现,324 种蛋白质的表达显著上调,284 种蛋白质的表达显著下调,其中 CXCL12 和 IGFBP5 的上调尤其显著,这两者分别能促进 MSC 的迁移和成骨分化。这种策略在一定程度上解决了组织工程骨的储存和运输问题,有效规避了种子细胞的活性问题,将"构建活性组织"的问题转化为"高活性生物支架材料制备"的问题,显著增强了支架材料的诱导性能,有助于未来相关产品的应用转化。

3.2.1.3 生物力学因素与成骨诱导

根据 Wolff 定律,骨组织能够根据力学环境的变化改变自身的结构以适应功能的需要。在骨再生过程中,骨量会随着力学刺激发生相应调整,即骨量增加以适应负荷的增加;同样,负荷减少部位的骨量则相应减少。在生理状态下,骨应变仅为 0.1%,不足以对骨细胞产生足够的影响,但可引起骨组织中骨小管内液体的流动,其中骨小管中的流体剪切力是细胞感受到的主要刺激。剪切应力发生在骨细胞周围的未矿化基质上。当间质流体通过骨细胞形成的腔道时,沿细胞表面形成一种拖拽的剪切应力[59]。骨重塑对应力的响应因环境而异,在没有载荷的情况下,骨吸收增加;而在存在流动灌注(flow perfusion)的情况下,细胞外流体向骨皮质径向运动,可以促使骨重塑[60]。有多项研究聚焦于灌注对骨细胞和干细胞行为的作用,结果显示矿化基质沉积呈剂量依赖性增加。骨细胞作为骨骼中最主要的力学传感细胞,当暴露在流体中时会刺激骨细胞产生更多的骨组织和前列腺素,而这些骨组织和前列腺素又可以活化成成骨细胞和破骨细胞[61]。早期的研究主要关注静水压力和基底拉伸对骨细胞行为的影响[62]。然而,与成骨细胞相比,流体剪切应力对骨细胞的影响更为关键[63]。近年来,越来越多的生物学现象表明,骨细胞在受到剪切应力后可释放一氧化氮(NO)、三磷酸腺苷(ATP)和前列腺素。此外,在受到剪切应力后,骨细胞内的一些信号通路被激活(如 Wnt/β-连环素通路、蛋白激酶 A 通路等)。

Wehrbein 团队研究探讨了在体外施加两种不同强度的压缩力后,人牙周膜成纤维细胞(HPDLF)和成骨细胞(HOB)的变化。在两种细胞系经受 5% 的压缩力后,测得其最高的核因子 κB 受体活化因子配体/骨保护素(RANKL/OPG)比率,结果显示压缩应力通过上调 HOB 的骨桥蛋白(OPN)对骨重建发挥更大的影响,而对于 HPDLF,压缩应力则通过基质金属蛋白酶 8/基质金属蛋白酶抑制剂-1(MMP-8/TIMP-1)比值影响细胞外基质,从而促进正畸牙齿移动[64]。金岩教授团队利用大鼠正畸牙齿移动(OTM)模型,观察了体外用 100 kPa 的静压处理人牙周膜干细胞(periodontal ligament stem cell,PDLSC)1 小时或 12 小时的情况。结果显示,施加压力 1 小时后,PDLSC 的成骨分化能力显著增加;施加压力 12 小时后 RANKL/OPG 的表达率显著升高。另外,用机械刺激处理 PDLSC 后,PDLSC 中的 Wnt/β-连环素通路被动态激活,可维持牙齿移动期间的骨稳态[65]。此外,Kaspar 等[66]发现生理范围内的周期性牵张力可促进人成骨细胞的增殖。机械张力不仅能促进成骨细胞分泌碱性磷酸酶(ALP),而且还能对成骨细胞合成胶原产生影响。低剪切力对体外培养成骨细胞的增殖影响不大,而中等大小的剪切力(12 dyn/cm^2)明显刺激细胞的增殖,高剪切力则抑制细胞的增殖。

细胞黏附是决定骨生成的另一个重要因素。黏附的作用是使细胞锚固于基质,为细胞提供信号以指引其运动和分化。骨种子细胞黏附于三维支架上,在受到机械负荷时可通过细胞-基质黏附将力学信号传递至细胞骨架,改变细胞骨架结构,造成细胞膜牵伸。细胞膜牵伸时,细胞膜内的离子通路被激活,从而改变细胞内、外环境之间的信号联络,进而触发细胞内信号途径。研究表明,成骨细胞细胞膜内的电压依赖性钙通道(voltage operated calcium channel,VOCC)是荷载转导的关键部件之一,机械刺激所致的细胞膜牵伸会激活 VOCC,使细胞内钙含量增加,而细胞内的钙对成骨细胞的活性起重要的调节作用[67]。Wood 等[68]在"力学活性支架"中加入钙通路激动剂 Bay K8644,可延长钙通路开放时间,从而增强机械负荷信号,增加基质合成。

在没有可溶性因子或化学基质的情况下,已经证明使用二维或者三维生物材料可以有效促进干细胞和骨祖细胞的成骨响应。这种反应通常与细胞骨架的重排和黏着斑的形成有关,并通过直接的力学传导途径实现[69-71]。另外,一些研究还对几种纳米拓扑结构的成骨能力进行了系统观察,重点关注形貌、各向异性、图案化等方面,并得到了一些与成骨诱导形貌相关的有趣信息,如高度低于 20 nm 的纳米结构和无序纳米颗粒有助于干细胞的成骨分化[72]。

3.2.2 组织工程骨的支架材料

3.2.2.1 组织工程骨对生物材料的基本要求

在组织工程骨的构建过程中,支架材料替代了细胞外基质,在生物体内扮演着引导细胞生长、促进血管长入和输送营养物质等重要角色。支架材料同时也是支持细胞迁移、增殖、分化、生长以及形成立体组织的关键。因此,在支架设计和制备的过程中,必须考虑到形状、性能、功能和可植入性四个方面的需求。其中,形状需求是指支架材料必须能够完全填充复杂的三维缺损,并在该处诱导再生骨组织填充整个缺损;性能需求是指支架材料必须具备相应的力学性能、生物相容性、生物降解性、骨传导性和诱导性等特点,起到替代缺损组织的作用,以满足日常活动的正常需要;功能需求是指支架材料能够通过释放生长因子和提供适宜的微环境来促进组织再生;可植入性是指支架材料能够在外科手术中安全植入人体。

美国前生物材料学会主席、佐治亚大学 Burg 教授等认为支架材料的生物相容性与生物可降解性、孔隙大小与孔隙率、表面拓扑结构等因素影响细胞的黏附、增殖分化和骨缺损部位的骨生长,因此提出了骨组织工程支架材料应具备的 12 个条件:① 临床上容易进行手术操作;② 支架材料的吸收速率与骨生长速率相互匹配;③ 依人体骨缺损形状仿制;④ 具有骨传导性或骨诱导性;⑤ 保证精确的力学性能;⑥ 促进骨质沉积;⑦ 促进骨生长;⑧ 可防止软组织向移植物骨组织界面生长;⑨ 平均孔径在 200～400 μm 之间;⑩ 对周围组织无不良影响;⑪ 消毒过程不影响支架材料的性能;⑫ 降解产物无毒性[73]。

3.2.2.2 组织工程骨支架材料的优化设计

理想的骨组织工程支架材料应具有生物相容性、骨传导性、骨诱导性、成骨性、可吸收性或可降解性,并具有与植入部位的骨骼相匹配的机械性能,以便能够提供暂时的机械支撑。此外,支架的结构、形态、血管生成作用也至关重要。因此,需要平衡微观空间结构、力学性能、生物降解速率、细胞吸附性能、骨传导性和骨诱导性等因素,从而构建理想的骨组织工程支架。

1) 支架材料微观空间结构的优化

支架材料的微观空间结构包括孔隙度、连通性、扭曲度、分布均匀性和比表面积等因素。骨组织工程支架应具有高度的多孔性以及与天然骨类似的三维结构、孔隙率、孔径和互连性,以促进细胞的附着、增殖和内生长,为新的组织向内生长和血管化提供空间,并确保营养物和气体的运输以及代谢产物的排出。孔隙率、孔径、三维互通性和层厚是设计骨组织工程支架材料时非常重要的参数,可以通过盐浸、静电纺丝、气体发泡、冷冻干燥、3D 打印等制备方法可以改善支架材料的孔结构,而不同的材料组分和比例也会影响支架的微观空间结构[74]。

致密材料的孔径大小通常分为三种类型:微孔(小于 2 nm)、介孔(2～50 nm)和大孔(大于 50 nm)。使用盐浸技术制备的聚乳酸(PLA)或聚羟基乙酸(PGA)及其衍生物,可以通过改变盐颗粒的浓度和大小来控制支架的孔径,也可以通过改变材料的分子量和降解速率来控制支架的形态。快速成型技术和 3D 打印技术可以通过对孔结构的控制来影响孔隙率。在材料制备中存在一个相互矛盾的问题,即如何在追求高孔隙率的同时实现最佳的机械强度,以便促进细胞的迁移和生长。

近年来,低成本的聚己内酯(PCL)材料被越来越多地应用于 3D 打印,尤其是在颅颌面骨重建方面。为了增强其骨传导性能,可在基于 PCL 的骨修复纤维中添加羟基磷灰石(hydroxyapatite,HA)。在一项研究中,研究人员采用 3D 生物涂片技术制作支架,所用材料由 PCL 和陶瓷微粉的复合材料构成,其中的陶瓷部分包括牛骨填充物 Nukbone(NKB)和 HA,其重量含量分别为 5%、10% 或 20%。支架采用细胞晶格结构制造,采用 0°/90°铺层模式,并带有连续轮廓细丝,以实现互连的多孔网状结构。最终制得具有 200~400 μm 孔径和足够机械稳定性的支架。所得支架的平均孔径为 323 μm,平均孔隙率为 32%。所获得的 3D 支架的杨氏模量(E)为 0.121~0.171 GPa,与天然骨的模量兼容,各组的弹性模量无明显差异。而孔隙率从单纯 PCL 的 21.69% 上升至 30.96%~48%[75]。另外一项研究探讨了 PCL/HA 复合长丝(HA 的质量比分别为 0、5%、10%、15%、20% 和 25%)的无溶剂制备。6 组支架的孔径和孔隙率彼此相似,且均具有高度互连的结构。测量抗压强度、弹性模量、水接触角和形态的结果显示,与 PCL 支架相比,较高含量的 HA 增加了表面粗糙度和亲水性。HA 含量的增加提高了抗压强度和弹性模量。其中,10%、15%、20% 和 25%HA 支架的平均弹性模量分别为 24~30 GPa,相互之间无明显差异,显著高于纯 PCL 支架,但 25% HA 组与 PCL 组接近[76]。该种复合材料的机械性能,如极限拉伸强度和压缩屈服强度,随着 HA 含量的增加而增加。此外,在 PCL 聚合物中加入具有生物活性的 HA 颗粒可以显著增强体外磷灰石的形成能力。

以聚丙烯支架的孔径大小(100 μm、200 μm、350 μm、500 μm)对细胞增殖影响的研究为例,MC3T3-E1 细胞系对于孔径为 200 μm 和 350 μm 的支架有最佳增殖效果,而孔径为 500 μm 的支架,由于孔径太大,无法在静态接种条件下使细胞与支架相互作用,7 天后其上几乎没有细胞[77]。Mygind 等[78]研究报道,500 μm 孔径的珊瑚支架与 200 μm 孔径相比呈现出更高的增殖速率。这些研究提示孔径对于细胞增殖或黏附的差异化有影响,这可能是由于材料的不同,例如珊瑚支架是一种有别于聚丙烯支架的碳酸钙陶瓷结构[79]。Teixeira 等[80]比较了不同孔隙大小的多孔钛(Ti)培养物对成骨细胞表型的影响,他们的团队采用粉末冶金工艺制备了具有 312 μm(Ti 312)、130 μm(Ti 130)和 62 μm(Ti 62)三种不同孔径的多孔钛盘。从人牙槽骨获得的成骨细胞在多孔 Ti 样品上培养长达 14 天。在第 3 天、第 7 天和第 10 天,细胞增殖受孔径影响的情况如下:Ti 62 的影响最大,Ti 130 其次,Ti 312 的影响最小。在第 14 天时,评估 *Runx2*、*ALP*、*BSP*、*OPN* 等骨标志物基因表达受孔径的影响情况,具体如下:Ti 312 的影响最大,Ti 130 其次,Ti 62 的影响最小。因此该研究认为,与孔径为 312 μm 和 130 μm 的多孔钛表面相比,具有接近 62 μm 孔径的钛表面能够产生最佳的成骨细胞表型。人们普遍认为孔径在 100~450 μm 范围内有利于骨组织形成,但不同的材料组成、细胞类型等会对最适孔径存在特定要求,因此需要通过细胞相容性检测等系统研究来优化孔径选择。

2)支架材料生物降解速率的优化

支架的降解速率必须与再生骨的生成速率相匹配,同时降解产物不得对人体组织产生不利影响。当新生骨无法承受应力时,支架能够提供临时的支撑作用,而当新生骨发育成熟时支架材料应逐渐被吸收,以避免阻碍力传递为佳。通常可以利用不同高分子材料的共混,通过控制材料的组分、分子量和分布等技术方法,来达到同时调节和控制材料降解速率和力学性能的目的。

天然聚合物(如胶原蛋白、壳聚糖、明胶、海藻酸盐)和合成聚合物(如脂肪族聚酯和亲水性聚乙烯醇)具有良好的生物降解性能,因此在组织工程骨支架方面被广泛应用。其中,胶原蛋白作为骨组织的有机成分,在支架材料中被广泛应用。然而,胶原蛋白和其他天然聚合物具有机械强度较低、热稳定性和加工性较差、降解速率难以控制等缺点。因此,在制作骨支架方面,将不同材料进行混合具有许多优势,包括可以定制降解速率和获得更高的机械强度。例如,将珊瑚、Ⅰ型胶原蛋白与重组人骨形态发生蛋白-2(rhBMP-2)复合所制成的复合骨,可延长珊瑚在体内的降解时间。珊瑚呈三维多孔状结构,类似于骨单元抽空骨移植物,其主要成分是碳酸钙,类似于骨松质,具有较好的生物相容性和降解性,适于细胞黏附、增殖和成骨分化,是良好的骨组织工程支架材料。但珊瑚的降解速率稍快,会在骨组织未能完全修复缺损区之前就已被完全吸收。将碳酸盐珊瑚经过水热转变成羟基磷灰石的过程,可以保持孔隙结构不变,并制备成珊瑚羟基磷灰石,这使它的降解速度减缓,因此它是一种非常理想的组织工程支架材料。

另一个调整支架材料生物降解速率的常见例子为聚乳酸(PLA)和聚乙醇酸(PGA)共聚物(PLGA)。PLA 有 3 种异构体:聚左旋乳酸(PLLA)、聚右旋乳酸(PDLA)和聚内消旋乳酸(PDLLA)。PDLLA 为无定形结构,其力学性质柔韧,降解需要 6~12 个月;PLLA 与 PDLA 是两种常见的聚合物,它们在体外完全降解需要 30 个月。而 PGA 具有亲水性,在体内易于降解,降解时间一般不超过 4~8 周。因此,为了调节降解速率,PLGA 应运而生。在制作过程中,可以通过调整 PLA 和 PGA 的比例,控制降解速率和 PLGA 在人体保持性能的时间。PLA 的比例越高,降解速率越低,降解时间可以控制在数月至数年之间。PLGA 常与陶瓷/生物活性材料结合使用,以增强骨再生的能力。

3)支架材料细胞吸附性能的优化

支架材料表面的亲疏水性、几何性质和表面电荷均对种子细胞的黏附性有重要的影响。因此,改善支架材料表面的细胞吸附性能对其在骨组织工程领域的应用尤为重要。

（1）材料表面电荷对吸附性的影响。

研究表明，材料表面带正电荷可以增加细胞的黏附性。例如，甲壳素经脱乙酰化反应后可以得到壳聚糖，壳聚糖中 D-氨基葡萄糖残基的质子化作用使其成为聚阳离子，可以与 DNA、蛋白质、脂类或带负电的合成聚合物产生相互作用。壳聚糖的这种正电荷特性增加了该种材料的生物降解性和生物相容性，并可以促进多种组织细胞在其间的黏附和增殖等生物学效应[81,82]。因此，将壳聚糖复合到金属材料、生物陶瓷材料等仿生材料中，可以在骨组织工程中发挥更大的作用。

（2）材料表面的亲水性。

具有极性基团的分子对水有较高的亲和力，可以吸引水分子或溶于水中。亲水性的高分子为生物分子提供了一个亲水的环境，有利于维持生物分子的活性，并促进特定蛋白质或细胞之间的相互作用。聚乙二醇（polyethylene glycol，PEG）是一种既具有亲水性又具有生物相容性的合成聚醚。此外，PEG 还没有免疫原性。在通常情况下，PEG会作为亲水性组分被引入 PLA、PLGA 等高分子材料的聚合物链中。已有大量实验表明，在胶原、PLGA 等支架材料的聚合物链中引入 PEG，能促进细胞的黏附及在特定组织修复方面的功能表达。运用等离子体表面改性技术，在支架表面引入—OH、—COOH 等基团，将材料表面的湿润度改善为中度亲水，将为促进细胞黏附创造有利条件。在支架材料中引入一些天然高分子也可以改善材料的亲水性，如海藻酸盐可明显增强骨水泥的骨传导性和生物相容性。

（3）材料表面固定生物活性物质。

通过向生物材料表面引入固定生物活性物质（如蛋白质、氨基酸、多肽等），可以对细胞膜进行仿生，并特异性地促进细胞的黏附。这些活性物质在侧链中含有氨基，可以通过氨基的共价键标记胶原、蛋白质、多肽以及酶等生物活性分子，使得细胞和材料之间构成类似于"受体和配体"的关系，或者通过激活细胞内信号促使细胞和材料相结合，从而提高细胞对材料的黏附性和生长能力。

如何通过主动调控材料表面的活性物质释放行为及降解产物的生物学效应，在时间和空间上实现支架材料与组织修复过程的完美适配，是本领域具有挑战性的问题。在细胞表面存在多种具有黏附功能的黏附分子蛋白，如整合素、免疫球蛋白超家族、选择素和钙黏素，其引入可以有效提高细胞的黏附性。张瑗等[83]采用"基于间质的仿生修饰"（matrix-based biomimetic modification）策略，构建含粘连蛋白 FN 片段和钙黏蛋白 11 基因片段的融合蛋白，并将其生物配体共价交联于生物陶瓷 BCP 的表面。对该种生物材料的界面进行表征后发现，其具备以下生物和理化特征：粗糙度、微结构、亲水性、化学组成和可控的配体密度。这些特征使得该生物材料能够实现 FN 和 CDH11 各自功能的叠加，并在体外展现出良好的促黏附和成骨活性。进一步的椎骨横突间骨缺损修复模型研究显示,这种经表面活性修饰处理的生物材料具备良好的骨传导和骨诱导特性,可作为一种具有良好应用潜力的新型生物活性骨替代材料,用于非负重部位的骨修复和骨融合。

利用仿生合成细胞外基质(extracellular matrix,ECM)控制干细胞的命运和表型是一种重要的组织工程方法。杨军团队结合纳米纤维支架的生物学特性和融合蛋白的优点,使用 PCL 制备了具有良好随机取向/排列的纳米纤维支架,并通过连接 hE-cadherin-Fc 融合蛋白进行修饰。研究结果显示,经 hE-cadherin-Fc 修饰的纳米纤维支架显著促进了 MSC 的黏附和增殖,并增加了其分化潜能[84]。韩国汉阳大学的 Kuen Yong Lee 团队研究了一种由低密度脂蛋白受体相关蛋白 5(LRP5)衍生的多肽修饰海藻酸钠水凝胶。该蛋白质能够通过连接基序与 N-钙黏蛋白结合实现结果显示,与 RGD 修饰的海藻酸凝胶相比,LRP5 修饰的海藻酸凝胶在低细胞密度下可成功诱导干细胞聚集,并增强干细胞的软骨分化效果[85]。这些研究显示,利用细胞-细胞相互作用的基序合成仿生 ECM 的方法,在基于干细胞策略的组织工程构建中可能具有良好的应用前景。

(4) 材料表面拓扑结构。

除了材料的化学性质外,材料表面的拓扑形貌结构也是影响细胞黏附的重要因素。材料表面的拓扑结构包括粗糙度、孔大小及分布、沟槽尺寸和取向等,以及微柱阵列、三角形网格等一些特定的几何形状。细胞对这些拓扑结构形貌的感知会呈现不同的细胞反应行为,如黏附、迁移、增殖、分化等。材料界面粗糙度和刚度可协同刺激细胞的机械响应,从而启动机械传导途径。多个研究表明,材料表面适度的粗糙度可增加细胞与材料接触的表面积,有利于细胞的黏附与增殖。

3.2.2.3 常用组织工程骨支架材料的性能

1) 羟基磷灰石

羟基磷灰石(HA)是人体骨骼中主要的生物矿物组分,其含量高达 60%,具有良好的生物活性和生物相容性。HA 的分子式为 $Ca_{10}(PO_4)_6(OH)_2$,属于磷酸盐生物矿物质,分子量为 1 004,密度为 3.156 g/cm^3,熔点为 1 650 ℃,溶解度为 $1\times10^{-5}\%$,折射率为 1.64~1.65,Ca/P 原子物质的量之比理论值为 1.67。HA 广泛应用于骨科材料、牙科材料以及金属植入物的涂层材料中。传统 HA 具有颗粒较大、不均匀、降解速率较慢等缺点,正逐渐被纳米 HA 所取代。纳米 HA 的尺寸更接近人体骨组织内自然存在 HA 的颗粒大小,因此被广泛用于骨支架材料中。总体来说,HA 的力学性能相对较差,其在抗剪切和弯曲强度方面表现较弱,韧性不足,降解速率也未达到要求。此外,在生物领域应用方面,HA 的性能也并不全面,需要在许多方面进行提升。因此,HA 在单独应用方面存在一定的限制。为了提高整体性能以促进推广应用,HA 必须与其他有机材料复合。HA复合和离子掺杂已成为改性研究的重点。此外,为了更好地满足临床需求,还需对 HA 进行改性和功能化修饰,如赋予 HA 抗菌活性、生物磁性,增强其骨整合性能以及改变其生物降解性等。

以纳米级羟基磷灰石(nanograde hydroxyapatite,nHAP)为基材构建复合高分子材料的支架材料有诸多优点:① 力学性能逐渐衰减,能够匹配新骨形成过程中所需的渐变力学环境,为缺损区域提供良好的力学支撑;② 复合成分中的生物高分子可以直接或间接调节局部微环境,加速骨的生成;③ 可以改变材料的孔径及孔隙率,以利于生物活性因子或种子细胞等的黏附或吸附。清华大学崔福斋团队研制的 nHAP 复合胶原/聚乳酸植骨材料已被批准用于临床,并在骨科临床小块植骨方面和口腔颌面外科领域取得了良好的效果[86]。华中科技大学张胜民教授团队在镁、硅、锌、锶等元素掺杂 HA 生物活性材料领域进行了系统的研究[87]。近期,该团队采用锌、锶双离子与胶原分子模板仿生共组装策略构建了一类新型类骨磷灰石材料(ZnSr-Col-HA),该新材料能够通过成骨免疫调节和程序性接续释放锌、锶离子两种方式促进间充质干细胞的成骨分化[88]。也有多个团队利用锶-铁共掺杂的方式制备羟基磷灰石,通过调整掺杂浓度和配比,实现对成骨诱导和血管生成诱导的调控。这种调控能够促进 MC3T3-E1 细胞中 ALP 活性的提高、钙沉积的增加、*Runx2* 表达的增强以及 *OPN* 和 *OCN* 表达水平的调节。由此,内皮细胞/成骨细胞的细胞功能和生物活性得到显著增强[89,90]。这些研究为构建新一代高性能生物材料器械提供了丰富的个性化关键技术,具有广阔的应用前景。

为了满足骨科治疗的多种需求,对合成 HA 进行改性和功能化修饰是非常有效的途径。目前,功能化 HA 的研究是一个热点领域。例如,可以使用荧光素标记和量子点标记来实时监测 HA 在细胞内和体内的定位和迁移过程。此外,通过阳离子和阴离子掺杂,可以赋予 HA 抗菌活性、生物磁性,以增强其骨整合性以及改变其生物降解性。此外,对 HA 进行表面接枝改性,能够提高其界面结合性能、抑制细菌黏附等。2018 年,江虹团队设计构建了一种表面修饰双膦酸盐(BP)和磁性纳米粒子(MNP)的、具有天然珊瑚形貌的多功能化羟基磷灰石(Func-HA)纳米晶体[91]。研究发现,该多功能化羟基磷灰石能够持续释放 BP,有效抑制破骨细胞的活性;同时,它还能促进成骨细胞的增殖和分化;另外,MNP 主要通过微磁场作用力调控细胞的行为,在体内促进血管生成、提升材料与骨的整合并加速骨修复(见图 3-2)。Func-HA 集抗骨吸收、生物磁性、骨传导功能于一体,在骨修复再生方面具有较大的应用潜力。

2) 磷酸三钙

磷酸三钙(tricalcium phosphate,TCP)的分子式为 $Ca_3(PO_4)_2$,其中 Ca/P 原子物质的量之比为 1.5,比 HA(Ca/P 原子物质的量之比为 1.67)低。Ca/P 原子物质的量之比在决定材料的溶解速率和吸收趋势上起着重要的作用,由于这个比例低,TCP 比 HA

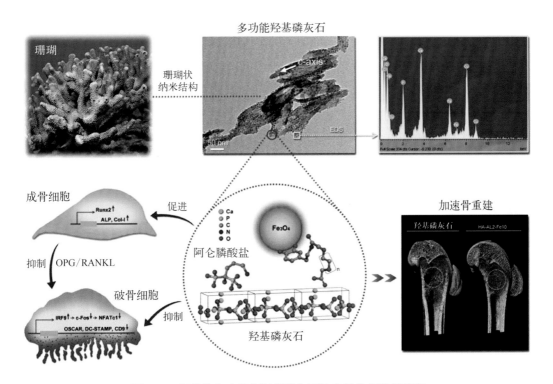

图 3-2　珊瑚状多功能化羟基磷灰石纳米晶体促进骨修复

OPG/RANKL：骨保护素/核因子 κB 受体活化因子配体。（图片修改自参考文献[91]）

在体内更容易溶解，其溶解度是 HA 的 10～20 倍。TCP 存在多种晶体相，常见的是高温 α 相（α-TCP）和低温 β 相（β-TCP），α 相和 β 相之间的转变温度是 1 120～1 180 ℃。由于 TCP 的化学组成与人体骨骼的无机矿物相似，它可以与骨组织良好结合而不引起排异反应。因此，TCP 是一种优秀的骨修复材料。在骨修复材料研究领域使用的 TCP 陶瓷材料以 β-TCP 居多，它具有良好的生物相容性、生物活性和生物降解性。β-TCP 植入体内后其与机体骨接合良好，具有良好的骨传导性，因此被广泛用作治疗骨缺损的基材和组分。当 β-TCP 植入体内后，材料逐渐降解，并产生 Ca 和 P 等成分。这些成分能够进入机体的循环系统，并转化为新生骨组织，以逐渐替代原有的材料。

β-TCP 存在一些缺陷，如脆性大、力学强度不够、降解速率与新骨再生速率不匹配、骨诱导性和细胞黏附性差等，这些缺陷限制了其临床应用。因此，联合其他材料以改进 β-TCP 的性能将成为关键所在。除了调节 β-TCP 的物理特性或者构建复合材料之外，掺入金属离子可提高 β-TCP 支架的骨诱导能力，并赋予材料特定的生物学功能。Mg^{2+} 是已知的磷酸转移酶激活剂之一。Gu 等[92]利用 3D 打印技术制作了含有 Mg^{2+} 的 β-TCP 支架，发现与对照组相比，掺入 Mg^{2+} 的 β-TCP 支架可显著增强人骨髓 MSC

和人脐静脉内皮细胞(HUVEC)的增殖能力和活力。Wang 等[93]证明 β-TCP/Mg-Zn 复合支架中的 Mg^{2+} 通过丝裂原活化蛋白激酶(MAPK)调节 Runx2/Ostrix(Osx)的相互作用,从而促进 MSC 向成骨细胞分化。Zn 和 Si 两种元素已被广泛研究,以提高 β-TCP 的成骨诱导性。掺入 ZnO 和 SiO_2 的 β-TCP 支架组的新骨形成显著增加。Fielding 等[94]的研究表明,与未经修饰的 β-TCP 组相比,掺杂氧化锌(ZnO)的 β-TCP 支架(Zn-TCP)和掺杂氧化硅(SiO_2)的 β-TCP 支架(Si-TCP)可以改善 *BMP-2* 和 *Runx2* 基因的表达。在机制上,Si^{4+} 取代了 β-TCP 晶格中的 P^{5+},Zn^{2+} 取代了 Ca^{2+}。因此,所释放的 Ca^{2+} 可以通过激活细胞内 Ca^{2+} 和 Wnt 信号通路增强成骨相关基因的表达。

Mn 是骨组织中最重要的矿物质之一,参与结缔组织中蛋白质的代谢和再生。Mn 缺乏是各种骨骼畸形、生长发育受阻和运动协调障碍的根源之一。Wu 等[95]将掺杂 10%(质量比)Mn^{2+} 的 β-磷酸三钙(Mn-TCP)掺入磷酸钙骨水泥(CPC)中,体外实验显示其表现出较对照更高的促成骨分化能力。李建美等[96]发现 Mn-TCP 可抑制破骨融合(见图 3-3)。在机制上,Mn-TCP 通过释放 Mn^{2+},激活核因子红细胞相关因子(Nrf2)的表达,以清除活性氧的产生,从而抑制破骨细胞的形成及功能;此外,Mn^{2+} 的释放还可以明显提高成骨细胞的矿化能力。大鼠股骨缺损修复实验显示,Mn-TCP 明显促进新骨生成。术后 12 周显微 CT(microCT)检测发现,与对照组相比,Mn-TCP 显著提高了骨密度(BMD)、骨体积分数(BV/TV)和骨小梁数量(Tb. N)。Mn 既可促进成骨,又可以抑制破骨。利用 Mn 的这种双效功能,结合 3D 打印技术,有望开发出具有良好骨诱导性和骨传导性的骨修复材料。

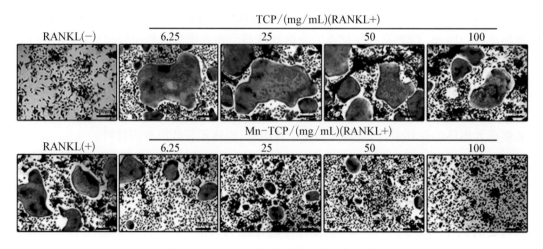

图 3-3 Mn-TCP 抑制破骨细胞分化融合

(图片引自参考文献[96])

3）生物活性玻璃

生物活性玻璃是一种复杂的多相复合材料，其主要成分是氧化物，含有钙、磷、硅、钠等元素。当植入体内后，生物活性玻璃能够促进新骨生成，并与周围骨组织形成牢固的化学键。生物活性玻璃一般由 $CaO\text{-}SiO_2\text{-}P_2O_5$ 系统构成，可能还含有 Na_2O、K_2O、MgO、TiO_2、Al_2O_3 等，通常包含一种以上的结晶相与玻璃相。在生物活性玻璃的网络中，含有非桥氧连结的碱金属和碱土金属离子，这些离子在接触体液时易溶解并释放出一价或二价金属离子，使得玻璃具有溶解性和生物活性。此外，生物活性玻璃还具有生物活性高、成分多元、机械强度高和加工性能良好等优点。中国科学院深圳先进技术研究院的潘浩波团队通过向 PMMA 基体中引入能与骨组织形成良性界面的硼硅酸生物玻璃，研发出一种兼具力学支撑与促进成骨性能的可注射性生物活性骨水泥（BSG/PMMA 骨水泥）。该骨水泥被注入椎体后可快速固化并为骨折椎体提供支撑，恢复其原有高度。其中的硼硅酸生物玻璃可以降解并促进骨整合，从而使骨与 BSG/PMMA 骨水泥形成良好的骨性结合[97]。

4）钛合金材料

在生物医用金属材料中，钛及钛合金因具有优良的综合性能而成为人工关节、骨创伤产品、脊柱矫形内固定系统、牙种植体等医用内植物产品的首选材料。钛属于轻金属，具有较小的密度（$4.5\ \mathrm{g/cm^3}$），机械性能优异，弹性模量低，膨胀系数小。此外，与不锈钢相比，钛具有更好的耐腐蚀性、抗疲劳性和生物相容性。钛植入体的表面易于与氧反应，形成一层惰性的二氧化钛膜，具有良好的化学稳定性，骨亲和力高，因此适合在体内植入使用。然而，由于钛的杨氏模量（如纯钛约为 $100\ \mathrm{GPa}$，Ti_6Al_4V 约为 $110\sim112\ \mathrm{GPa}$）远高于皮质骨的杨氏模量（$10\sim30\ \mathrm{GPa}$），钛植入物在与相邻骨组织接触时无法很好地传递载荷，从而产生了所谓的"应力屏蔽"现象。由于应力屏蔽现象，钛植入物与骨的长时间接触会降低骨的物理负荷，从而导致骨脆化，进而引起植入体的松动。为了解决这一问题，可以采用多孔钛材料，通过在钛及钛合金中引入孔隙制成多孔结构。通过调整多孔钛材料的孔径和孔隙率，使其与自然骨的力学性能相匹配，从而减轻或消除应力屏蔽的影响。多孔钛材料在表面及内部具有交联贯通的孔隙结构，可以引导新骨长入其中，形成生物固定，以提高移植物与骨的结合强度。此外，多孔钛材料还能够为代谢产物和血管生长提供通道，具有良好的骨传导性。

当金属材料被植入人体后，骨键结合（又称为生物活性结合）是需要长期存留在体内的植入物的最佳结合模式。为了实现这种结合方式并提高医用钛合金的各种性能，可以从两个方面入手：一方面是从钛材料本身着手，开发各种性能优异的新型钛合金；另一方面是从材料表面入手，采用多种表面处理方法对钛合金表面进行改性，赋予其生物功能性，调控骨修复微环境，进一步促进钛基植入体的骨形成能力，从而使其更适合医学应用的要求。

Pobloth 等[98]利用激光烧结 3D 打印技术制备了具有蜂窝状结构的钛网支架。通过使用有限元技术,他们设计了两种具有不同机械特性的钛网支架,以最小化应力屏蔽效应并确保能够抵抗机械故障。支架的刚度变化仅通过支柱直径的微小变化实现。蜂窝排列成三个不同方向的通道(轴向、垂直和倾斜),以引导骨再生过程。有限元计算结果表明,在压缩和弯曲荷载两种固定系统的联合作用下,两种支架的最大范式等效应力(von Mises stress)均低于材料的屈服强度。研究人员在羊体内进行了临界尺寸骨缺损模型的测试。他们比较了软支架(刚度为 0.84 GPa)和 3.5 倍硬支架(钢度为 2.88 GPa)的效果。结果显示,软支架组显示出较大面积的透明软骨和肥大的软骨细胞。肥大的软骨细胞能够分泌血管生成因子和成骨因子,这些因子在缺损血管化和矿化细胞外基质沉积中起关键作用,从而促进骨的形成。研究还发现,软钛支架内较高的机械应变能够刺激软骨内的骨形成过程。这一发现表明,较低的应力屏蔽导致早期的缺损桥接,增加软骨内骨形成,并促进临界尺寸缺损的骨再生。Takizawa 等[99]通过在常温下向钛纤维(直径为 20 μm,平均长度为 500 μm,纵横比为 25)同时施加压缩和剪切应力,将钛纤维模塑成钛纤维板。钛纤维板的杨氏模量约为 30 GPa,与骨皮质相似。所制备的钛纤维板可以手动重塑成弯曲的 3D 结构,具有多孔结构,其压缩钛纤维具有 30%～40% 的孔隙率,孔径为 60～80 μm。研究人员分别利用 MC3T3-E1 细胞和骨髓间充质干细胞进行检测,发现所制备的钛纤维板能够促进细胞增殖和成骨分化。研究人员利用兔尺骨干 3 mm×3 mm×3 mm 的粉碎性骨折模型证实了该种钛纤维板可用于骨折修复和骨组织再生。

由于多孔 Ti_6Al_4V 支架具有高孔隙率、低弹性模量以及良好的成骨和血管化特性,因此以 Ti_6Al_4V 为代表的钛合金材料已成功应用于临床骨科、牙科等硬组织的替代和矫正修复。钛材料的表面和内部均具有交联贯通的孔隙结构,这使得其力学性能与自然骨相匹配。Wang 等[100]探索了 Ti_6Al_4V 多孔支架在成骨早期修复大面积骨缺损和促进血管化方面的最佳孔结构和孔径。他们通过电子束熔化技术(EBM)制备了多组多孔 Ti_6Al_4V 支架,其中包括不规则或规则形状的 800 μm、900 μm 和 1 000 μm 孔径支架。结果显示,随着支架孔径的增大,支架的表面积和体积逐渐减小,细胞增殖能力和细胞活力逐渐增加。细胞在具有不规则孔径支架上的血管化能力比在具有规则孔径框架上的血管化能力更强。显微 CT 三维重建图像显示,在不规则 1 000 μm 支架上的骨再生明显,新血管较厚,且具有更好的机械性能。这些特点有利于骨组织向内生长和血管形成,从而可以促进大面积骨缺损的修复。

在钛表面改性方面,研究人员进行了大量的研究,并通过实验在细胞相容性、力学性能、骨形成和骨整合等性能上取得了一定的效果。Yuan 等[101]研究了阳极二氧化钛纳米管(TNT)的骨整合性能,通过改变电压和采用时变电化学阳极氧化方法分别制备了圆柱形纳米管(TNT1)和骨形纳米管(TNT2)。他们进一步制备了载有 rhBMP-2 的圆柱形纳米管/载有 VEGF165 的水凝胶(TNT-F1)和载有 rhBMP-2 的骨形纳米管/载有 VEGF165 的凝胶(TNT-F2)药物递送系统。研究人员通过评估药物递送系统的特性和释放动力学,分析了在体外条件下药物递送系统与间充质干细胞(MSC)的细胞相容性和成骨分化能力,并通过大鼠股骨缺损模型修复实验进行体内评估。结果显示,骨形纳米管能促进 VEGF165 的初始释放,并能够持续释放 rhBMP-2。该系统能够通过促进细胞增殖、骨形成以及提高成骨细胞活力来增强植入物与骨的整合。Calderon 等[102]使用直径为 50 nm 和 100 nm 的纳米管阳极化钛片,评估了碳化硅(SiC)涂层对钛片表面上前成骨细胞增殖和矿化的影响。他们发现,钛纳米管的直径对于 SiC 涂层或未涂层钛纳米管片上前成骨细胞的细胞活力或矿化没有任何影响。然而,与未涂层组相比,SiC 涂层有助于增加钛纳米结构表面上成骨细胞的矿化能力。Kang 等[103]在 10 V、40 V 和 60 V 的条件下,通过阳极氧化的方法制备了二氧化钛纳米管(Ti-NT)。他们发现,Ti-NT 对骨髓间充质干细胞(bone marrow mesenchymal stem cell,BMSC)无毒性,并且以一种与直径相关的方式抑制破骨细胞的形成和功能。此外,Ti-NT 增强了成骨活性,增加了成骨相关标志基因的表达,激活了 β-连环素信号通路,提高了碱性磷酸酶(ALP)活性和基质矿化水平。其中,直径为 90 nm 的 Ti-NT 可以抑制破骨细胞前体细胞中整合素 $\alpha_v\beta_3$ 的表达,并且可以预防卵巢切除手术引起的骨丢失。直径为 90 nm 的 Ti-NT 显示出特别适用于骨质疏松治疗的良好生物学能力。

在涂层方面,Kadhim 等[104]发现通过浸涂法涂覆的纳米硫酸钙颗粒可以成功地用作钛螺钉植入物的涂层材料,并且应用该涂层材料后观察到骨再生显著改善以及扭矩去除值增加。Li 等[105]构建了一个涂覆在钛表面的双递送系统(AH-Sr-AgNP)。该程序化递送系统可以以时空方式释放 Ag^+ 和 Sr^{2+},以清除病原体,并通过操纵巨噬细胞向 M2 极化,激活成骨分化。该研究表明,含有 Sr^{2+} 和 Ag^+ 双重递送的编程表面具有通过有利的免疫调节实现增强成骨结果的潜力。Ilea 等[106]评估了通过选择性激光熔化(SLM)技术获得的两种钛支架,其网孔大小分别为 0.8 mm 和 1.0 mm。研究中,他们在钛支架表面涂覆了硅取代的纳米羟基磷灰石(nano-HapSi),并对其进行了骨整合评价。光学显微镜和扫描电子显微镜图像均表明 nano-HapSi 涂层钛支架具有更好的骨整合性。在 nano-HapSi 涂层支架附近形成的骨密质比在未修饰支架附近形成的骨密质更佳。与 1.0 mm 网眼相比,0.8 mm 网眼的钛支架显示出更高的骨整合性。这表明钛支架的骨整合性受其网格尺寸和表面性质的影响。

5)高分子类材料

大多数天然高分子材料具有良好的生物相容性、生物可降解性和细胞亲和性,这有利于种子细胞的黏附、生长和扩增。其降解产物(氨基酸、糖等化合物)是人体的中间代谢产物,能够通过进一步代谢被机体吸收或排出体外。目前,用于骨组织工程支架材料的天然高分子材料主要包括胶原、海藻酸盐和壳聚糖等。然而,这些材料在单独使用时往往力学性能较差且降解周期较短。为了提升其机械强度并控制降解速率,可以通过化学试剂或物理处理对其进行交联,或将其与人工合成高分子材料共混,以调控其物理性能和生物降解性。例如,可以利用冷冻干燥技术制备具有不同孔特征的多孔矿化胶原蛋白/聚己内酯(PCL)支架,并通过改变 PCL 与有机溶剂的配比来有效调控多孔支架材料的孔径、孔隙率、抗压强度和杨氏模量,从而改善复合材料的理化性能和骨缺损修复效果。

在众多可降解高分子材料中,化学合成的生物可降解高分子材料具有结构明确、重复性好的特点,且其降解时间和速率也易于控制,因此近年来逐渐成为骨修复材料领域的研究热点。乳酸和乙醇酸可以共聚形成乳酸-乙醇酸共聚物(PLGA),这类材料具有良好的生物可降解性和机械强度。乳酸较乙醇酸亲水性差,因此富含丙交酯的 PLGA 共聚物的亲水性与富含乙交酯的共聚物的亲水性有所不同。研究人员可以通过调节共聚物中 PGA 和 PLA 的组成比例来控制 PLGA 的降解速度。PLGA 材料的重复性及力学性能达到较高水平,在骨科固定和修复材料、骨与软骨组织工程领域有较为广泛的应用[107]。例如,Murcia Valderrama 等[108]合成了含有 50%~91%乙醇酸的 PLGA 共聚物,并研究了富含乙醇酸的 PLGA 共聚物系列的结构-性能关系。他们观察到,随着乙醇酸含量的增加,PLGA 共聚物的热稳定性增加。与 PLA 和 PGA 相比,共聚降低了 PLGA 的结晶速率。Hassan 等[109]使用水基溶胶-凝胶技术合成了掺杂锶和锌的纳米羟基磷灰石(Sr/Zn-HAp),并通过超临界二氧化碳技术制备了 Sr/Zn-HAp 和 PLGA 复合支架。所合成的支架具有多孔结构,平均孔径范围为 $189\sim406\ \mu m$。该支架通过形成晶体表现出良好的生物活性,并且具有良好的生物降解性能以及释放 Sr、Ca 及 Zn 离子的能力。其极限抗压强度范围为 $0.4\sim19.8$ MPa。2.5% Sr/Zn 取代的 nHAp-PLGA 复合材料展示了与骨松质相似的压缩特性,这表明它是一种用于替代骨松质的良好的候选材料。此外,由于 PCL 具有较好的药物通透性,它可以制备成膜、支架、纤维、微球、微胶囊等形式作为药物的缓释载体,为骨再生修复和治疗提供适宜的微环境。

6) 生物衍生材料

生物衍生材料是指天然生物组织经过特殊的物理或化学处理后,去除细胞、部分或全部有机质或无机质、脱抗原等得到的材料支架。这类材料与人体的网架结构、生物力学性能非常接近,并可能保留部分活性因子,有利于细胞黏附、生长及发挥生理作用。生物衍生材料包括:脱蛋白骨支架、脱钙骨基质支架、冻干骨支架和煅烧骨支架等。

脱蛋白骨支架通过脱蛋白处理减少了异种骨抗原,这可以避免剧烈的免疫排斥反应,克服骨组织兼容性差的问题,使材料具有良好的生物相容性。脱蛋白骨具有三维多孔结构,可以为种子细胞提供足够的锚定位点和结构指导,诱导新骨形成并具有良好的力学性能,但其成骨诱导活性差,植入体内后因不能成骨而很快被吸收。

脱钙骨基质(demineralized bone matrix, DBM)是一种经过粉碎和盐酸脱钙处理的同种异体骨。经过盐酸处理后,其矿物质成分丢失,而Ⅰ型胶原蛋白、一些非胶原蛋白和骨诱导生长因子被保留,包括不同浓度的骨形态发生蛋白(BMP)、生长分化因子和转化生长因子(TGF-β1、TGF-β2 和 TGF-β3)。DBM 由于保留了胶原蛋白和骨诱导生长因子,因此具有骨传导和骨诱导的性能,被认为是一种极好的移植物材料,可用于填补骨缺损、长骨不愈合、骨折造成的急性骨缺损以及进行脊柱手术。由于失去了钙磷结构(HA 构架),DBM 在抗压强度上几乎没有任何作用。然而,通过深低温冷冻处理,DBM可以部分保留原始材料的特征,这使得 DBM 的生物力学特性接近新鲜骨,并且在低温冷冻过程中可以去除部分抗原物质,提高组织相容性。

近期,以 DBM 材料为基材进行表面改性的研究逐渐增多。例如,Han 等[110]发现,聚乙二醇化涂层不会影响 DBM 的骨诱导生长因子释放或活性,但可以导致与 DBM 相关的早期炎症反应减少、中性粒细胞浸润减少、涂层材料降解减少以及 CD80+ 巨噬细胞表达减少。杨小超、董世武团队将 2% 的壳聚糖溶液用氮气吹至多孔 DBM 中,并利用1-乙基-3-(3-二甲氨基丙基)碳化二亚胺(EDC)和 N-羟基琥珀酰亚胺(NHS)的催化作用,使氧化铈纳米颗粒(ceria nanoparticle, CNP)的羧基与壳聚糖的氨基形成酰胺键,制备了 CNP 复合支架。种植 MSC 3 天后,在扫描电镜(SEM)下进行检测,结果显示接种在该复合支架上的细胞具有丰富的丝状伪足,且呈拉伸状;激光共聚焦显微镜观察结果显示,该细胞的凋亡率显著低于对照组(见图 3-4)。该结果说明含有 CNP 的组织工程骨支架能为 MSC 提供良好的生长环境,这提示 CNP 能促进 MSC 在支架上的增殖与黏附,抑制其在支架上的凋亡。将含有 CNP 的组织工程骨支架植入体内将有利于 BMSC的分化。在机制上,CNP 通过调控 DHX15/p38 MAPK 信号通路确保 MSC 的充分分化以促进软骨内成骨进程。小鼠原位股骨中段大段骨缺损实验表明,该种 CNP 表面改性的 DBM 材料能增强基于软骨内成骨的临界尺寸的骨缺损修复[111]。

冻干同种异体骨移植(freeze-dried bone allograft, FDBA)在 20 世纪 70 年代早期首次用于牙周治疗。未脱矿的 FDBA 主要通过骨传导发挥作用,冻干改变了骨的矿化特征,植入前必须进行重新水化。随着重新水化,冻干骨变脆,抗压强度和最大变形均明显减弱。在此过程中,移植物并没有激活骨生长,而是起到一个支架的作用,让患者自身的天然骨在其上面和内部生长。随着时间的推移,移植物会被吸收并被新骨所取代。FDBA 已经成功地应用于各种骨重建手术。脱钙冷冻干燥异体骨移植(demineralized freeze-dried bone allograft, DFDBA)通过脱矿化过程可以增强成骨潜能,具有良好的骨

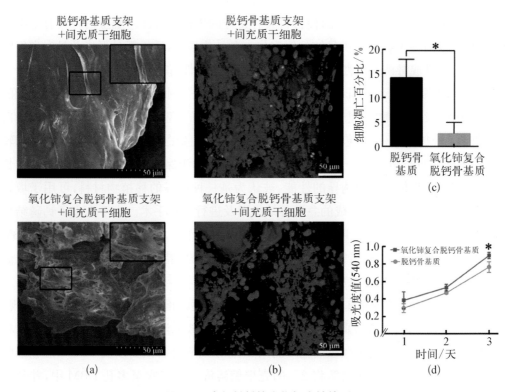

图 3-4　支架材料的生物相容性检测

(a) 扫描电子显微镜(SEM)下细胞在支架上的生长状态;(b) 激光共聚焦显微镜下细胞在支架上的凋亡(活细胞着蓝色荧光,凋亡坏死细胞着红色荧光));(c) 细胞凋亡率(*$P<0.05$);(d) 中性红检测细胞在支架上的增殖(*$P<0.05$)。(图片修改自参考文献[111])

诱导和骨传导作用,比 FDBA 更为常用。在过去的 $20\sim30$ 年中,DFDBA 一直被单独使用或与其他能够维持空间的材料联合使用,具有再生牙骨质和牙周韧带的能力。它被广泛应用于牙周组织再生术。

3.2.3　组织工程骨的血管化

3.2.3.1　种子细胞角度的组织工程骨血管化策略

骨是一种高度血管化的组织,其特点是处于新骨形成和旧骨吸收的动态平衡中。骨组织中的血管在骨骼的生长与发育、损伤愈合过程中发挥了重要的作用。在将组织工程骨植入体内后,需要建立血供网络,以便为种子细胞的功能活动提供充足的营养。同时,在组织工程骨的应用过程中,种子细胞也应具备形成血管网络的潜能。目前,常用的具有血管化潜能的种子细胞有内皮细胞(endothelial cell,EC)、MSC 和诱导多能干细胞(iPSC)。

内皮细胞是血管壁的重要组成部分,直接或间接地改变内皮细胞的生物学行为,如迁移、增殖等,均可影响组织工程骨的血管化。内皮细胞在体外可依靠支架材料提供的生态位形成管腔结构。当这种结构被植入机体后,它能够促进组织工程骨的血管化过程。Peters 等[112]将人类微血管内皮细胞(HMV 内皮细胞)种植在聚乳酸/聚甘醇酸共聚物支架上,然后植入小鼠体内。通过 VEGF 的作用,在 3 天内可以观察到形成的未成熟血管,而在 7 天内则会有功能性血管的生成。内皮祖细胞(EPC)是一种循环祖细胞,它们具有分化为毛细血管生态位中各种细胞类型的潜能。相较于成熟内皮细胞,EPC 具有增殖速率较快、黏附力较强、不易衰老以及分离培养简单等优点。在 EPC 与 MSC 共培养体系中,EPC 不仅能分泌生长因子以抑制 MSC 的凋亡,还能上调 OCT4、SOX2、Nanog 和 Klf4 等干性相关因子的表达。同时,MSC 也可以促进 EPC 分化为更成熟的内皮细胞表型[113]。此外,为解决组织工程骨的血管化难题,还可以通过共培养内皮细胞、血管平滑肌细胞和骨种子细胞来诱导组织工程骨的血管化。Byambaa 等[114]利用3D 打印技术设计了一种负载人脐静脉血管(HUV)内皮细胞和 MSC 的组织工程骨,经过体外培养后 MSC 分化为平滑肌细胞,并且调节内皮细胞的增殖,从而促进血管的形成、稳定和成熟。

近年来,iPSC 在组织工程领域的应用受到广泛关注。iPSC 除了具备自我更新能力外,还可以通过诱导分化成为内皮细胞。来自 iPSC 的内皮细胞(iPSC-EC)在体外和体内均能形成血管网络,并表达成熟血管的分子标记。但通过对 iPSC 内皮细胞和 HUV内皮细胞进行比较发现,与 HUV 内皮细胞相比,iPSC 内皮细胞的成血管能力显著减弱,这可能与基质金属蛋白酶 9(MMP-9)的表达降低相关。iPSC 内皮细胞的增殖速度也比 HUV 内皮细胞慢,这可能阻碍了 iPSC 内皮细胞在骨组织工程血管化中的应用。目前,骨组织工程血管化研究所采用的细胞种类繁多,除了上述提到的内皮细胞、EPC、iPSC 和 MSC 之外,还包括平滑肌细胞和成纤维细胞等。这些细胞的生物特性差异大,因此在选择合适的细胞类型时需要权衡利弊。另外,还需从细胞增殖、分化以及免疫原性等多个角度提高血管化能力,这将有助于推动种子细胞在骨组织工程中的应用。

3.2.3.2 支架材料角度的组织工程骨血管化策略

支架材料的孔径、孔隙率和内连接等物理结构参数对内皮细胞血管生成具有重要的调节作用。其中,孔径是支架性能研究中最广泛研究的参数之一。Druecke 等[115]的研究表明,高孔隙率和大孔径分布可以增加多孔支架的血管化能力。具体而言,当孔径大于 250 nm 时,血管的长入速度明显快于孔隙较小的支架材料。Sun 等[116]通过建立数学模型发现,孔径大小可以通过影响生长因子的释放速率来调节血管生成,而与孔径相比,支架的孔隙率在影响骨形成和血管生成方面发挥了更重要的作用。Walthers 等[117]的研究证实,随着微孔隙度的增加,血管发育速度加快。在大孔隙组中,有 25% 的样本超过了大孔连通性的临界阈值,从而促进了血管生成,并提高了组织工程平滑肌构建中植入细胞的存活率。在组织工程骨血管化过程中,不仅孔隙大小对血管化很重要,孔隙的连通性也至关重要,因为如果孔隙之间不能相互连接,即使支架的孔隙率很高,细胞迁移和血管化也会受到限制。然而,支架材料虽然满足了血管长入的物理结构需求,但其多孔结构并不能保证骨组织的力学性能参数,在实际应用过程中容易导致骨组织支架材料塌陷、挤压形变时骨缺损区域填充不足等问题。因此,在支架材料设计中,如何既能满足血管化的要求又能保证足够的力学支撑,是该领域中亟待解决的技术难题。

除了支架的结构特征可以影响内皮细胞血管生成外,支架材料的性质在血管网络形成中也起着重要作用。天然生物可降解材料,如纤维蛋白和Ⅰ型胶原蛋白,已被美国心脏协会视为血管体外构建的金标准材料[118]。人体血液中纤维蛋白原的含量为 2~10 mg/mL,纤维蛋白原通常用于制备纤维蛋白凝胶。在血管生成过程中,纤维蛋白被内皮细胞表达的尿激酶纤溶酶原激活剂降解,降解产物中的纤维蛋白片段 E 具有促进血管生成的作用[119]。通常纤维蛋白参与急性愈合,在健康骨组织中不存在或水平极低。然而,纤维蛋白在骨折部位含量丰富,因此可作为组织工程骨的理想支架材料。Ⅰ型胶原是另一个骨组织工程中重要的血管化支架材料,它是骨组织的主要有机成分。Rao 等[120]通过比较胶原蛋白、纤维蛋白和两种聚合物的共混物,发现胶原蛋白/纤维蛋白的质量比为 40/60 是血管网络形成的最佳比例。此外,支架材料的特性还会通过调节细胞的生长排列影响所形成的血管结构。

3.2.3.3　生长因子角度的骨组织工程血管化策略

在骨组织工程中,可以通过外源性添加生长因子调节内皮细胞的迁移、增殖等生物学行为,以实现骨组织的血管化。在骨组织工程血管化研究中,常用的促血管生成因子包括血管内皮生长因子(VEGF)、表皮生长因子(EGF)、胰岛素生长因子(IGF)、血管生成素-1(Ang-1)和血管生成素-2(Ang-2)、碱性成纤维细胞生长因子(bFGF)、转化生长因子-β1(TGF-β1)和肝细胞生长因子(HGF)等。这些因子通过不同的信号转导途径参与血管生成的过程。其中,VEGF 是血管化研究中出现频率最高的一种调节因子。研究人员已经证实,VEGF 在成骨分化和内皮细胞趋化过程中均发挥作用。Akkineni等[121]将 VEGF 包裹在壳聚糖/硫酸盐葡聚糖微粒中,并将其负载到磷酸钙骨水泥(CPC)支架中,与负载空白微粒的 CPC 支架相比,负载 VEGF 的支架具有更多的血管数量。另外,PDGF 与其受体 PDGFR-β 结合,可以促进内皮细胞的迁移和增殖,并通过激活 FAK 通路诱导 H 型血管的形成。bFGF 因具有强大的生物活性而被广泛应用于骨组织工程,它可以刺激内皮细胞迁移、侵袭和激活纤溶酶原激活剂,在骨稳态和骨折修复中起着重要作用。Kigami 等[122]通过观察含有 bFGF 可吸收胶原海绵的大鼠颅骨缺损模型发现,与对照组相比,bFGF 组的血管体积和骨体积显著增加。

除了通过直接添加血管生长因子外,还可以通过调节 HIF-1α、Wnt、Notch 等途径间接影响因子的自分泌或旁分泌,从而对血管生成产生影响。例如,Liu 等[123]用过表达

Wnt10b 的脐带间充质干细胞修复大鼠的颅骨缺损,术后 28 天时 VEGF 的表达升高、CD31$^+$血管增多。相较于外源性添加,间接刺激血管生长因子机制具有以下几个优点。首先,间接调节细胞对血管生成因子的分泌,保证血管生成因子的浓度在生理范围内,可根据血管形成不同阶段的要求进行调整。其次,间接刺激血管生成因子分泌可产生生长因子浓度梯度,这对于毛细血管网络的建立至关重要。最后,间接刺激通常会导致多种血管生成因子的产生,相比于外源性添加单一或局限的几种生长因子,具有更好的效果。另外,脉冲电磁场(PEMF)疗法作为一种非侵入性干预措施,其电磁场不仅可以通过促进 bFGF 的产生来刺激血管的生成,还可以通过诱导 MSC 的成骨分化增强钙结节的形成。

组织工程骨的血管化过程是多种因子协同参与的级联反应。例如,在骨损伤血管网络重建中,联合使用 FGF-2 和 VEGF 可以明显促进血管化作用,优于单独使用任意一种因子的对照组。Sun 等[124]将 VEGF、IGF、SDF-1 负载至水凝胶中,研究表明多因子联合使用有助于促进新血管形成。此外,富血小板血浆(PRP)作为多因子(如 VEGF、PDGF 和 TGF-β 等)的浓缩物,在组织工程中显示出巨大的血管化应用前景。最近,研究者通过模拟骨损伤愈合过程中生长因子的释放过程,构建了生长因子的时空释放系统。例如,Bai 等[125]根据微球缓释系统和支架的特点,采用复乳法制备了PLLA/PEG 缓释微球,其中包含了 BMP-2、VEGF 和 bFGF 等生长因子。然后,他们利用超临界二氧化碳发泡技术将这些微球载入了 PLGA 多孔支架中,在构建的组织工程支架中实现了可控的逐渐释放特性。也有研究将线性 PLGA-mPEG 嵌段共聚物微球用于同时输送 VEGF 和单核细胞趋化蛋白-1(MCP-1),并与血管内皮细胞形成复合水凝胶。动物体内实验表明,复合水凝胶植入兔股骨头坏死部位后,血管密度和平均血管直径在数周内增加[126]。构建多元复合控释体系的具有促进血管生成潜力的骨组织工程支架,使多生长因子序贯/次第释放,是新一代骨组织工程血管化策略的重点之一。

3.2.4　组织工程骨与软骨内成骨

软骨内成骨是一种基础的骨形成方式,也是长骨形态发生的主要途径。成年人的骨修复和再生也主要通过此种方式来完成。在软骨内成骨中,骨髓间充质干细胞(BMSC)首先发生聚集,然后分化为软骨细胞。这些软骨细胞经历肥大化分化成为肥大化软骨细胞。BMSC 来源的软骨细胞经历肥大分化并分泌富含 X 型胶原蛋白的肥大化软骨基质。随后,终末分化的肥大软骨细胞周围的部分细胞外基质被逐步分解,从而使得血管侵袭较易发生。血管侵入后,成骨祖细胞和破骨细胞前体细胞被招募到该区域,沉积矿化,形成小梁骨。

软骨内成骨是一个软骨逐渐被骨替代的过程。在这个过程中,无血管的软骨逐渐转化为血管化程度很高的骨组织。这种转换依赖于软骨基质的降解和软骨内血管的生成。由肥大化软骨细胞表达的基质金属蛋白酶-13(MMP13)介导的基质降解是血管、破骨细胞前体细胞和成骨祖细胞侵入和生长在软骨内的先决条件。被MMP13降解的软骨基质里形成运河和空腔,这为血管侵入提供了可能。此后,血管才可能侵入软骨基质,并将破骨细胞前体细胞和成骨祖细胞带到这里,为骨重塑做准备。与此同时,肥大软骨细胞的分化伴随着血管内皮生长因子(特别是VEGF-A)的表达,从而允许血管侵入软骨。许多证据证明,肥大软骨细胞分泌的VEGF-A精密地偶联肥大化软骨重塑、骨化和血管生成。在骨骺中,这种血管侵入严格限于最后一排与血管直接接触的肥大软骨细胞的骨化区域。软骨内骨化的进程取决于新血管的形成。

传统组织工程骨的构建类似于膜内成骨的过程,即通过将间充质干细胞与支架材料复合后进行成骨诱导分化。当传统类型组织工程用于治疗大段骨缺损时,由于组织工程骨不能良好地血管化,血管不足和对营养物质的需求会导致组织工程骨中心区坏死。为解决这个问题,Matin团队提出了"developmental engineering"的概念,并发表在《美国科学院院报》(PNAS)上。该团队将成人BMSC与支架材料相复合,对其进行软骨诱导分化和肥大化分化4周,然后将其植入裸鼠皮下8周[127]。利用这种方法,研究者在体外成功地重现了软骨内骨形成的过程。上述证据表明,研究人员可以利用基于软骨内成骨的方法进行骨修复。基于软骨内成骨的骨修复方法在治疗大段骨缺损方面具有很大的优势。在此方法中,通过对软骨基质的重塑可产生新骨,因为成年个体骨的修复方式几乎全部是软骨内成骨,利用软骨内成骨的骨修复方法更能贴近生理的骨修复方式,所以这种方法可以更广泛地用于骨组织的修复。更重要的是,基于软骨内成骨的骨修复方法是通过对软骨基质的重塑而进行的,而软骨组织对早期血管化要求低,能够形成更大的软骨基质,为后期软骨基质重塑和骨形成时的矿化提供模板,从而使其能够更好地应用于大段骨缺损的修复。此外,肥大软骨细胞能够分泌基质重塑因子(如MMP13等)和血管生成因子(如VEGF-A等),这些因子能够刺激血管的侵入,这对于骨形成十分重要。因此,软骨内成骨是四肢大段骨缺损在骨修复过程中的核心环节和必经的中间阶段。如果构建可模拟和促进体内软骨内成骨的修复材料,将可进一步提高修复材料的成骨速度和能力,开启一种新的骨修复材料的制备模式和策略。

保证间充质干细胞的充足肥大化是以研究软骨内成骨为基础的骨再生的重点,深入发掘其具体的分子机制将可为临床治疗大段骨缺损提供新的理论基础和治疗方案。近几十年来,纳米材料因其独特的仿生特征和生物学特性而成为组织再生领域的研究热点。探索促进软骨内成骨的纳米材料将是未来骨组织工程的发展趋势之一。但是利用基于软骨内成骨的骨修复方法进行大段骨缺损的修复依然存在许多挑战,其中之一便是维持BMSC来源的肥大软骨细胞在缺氧和营养状态下的存活。在大段骨缺损区域,血液供应不足导致含氧量低至 $0\sim3\%$,但肥大软骨细胞却比软骨细胞有更多的代谢需求。尽管软骨是无血管的,但是在正常氧条件下,用于骨修复的肥大软骨细胞在体外来自 BMSC。当肥大分化的软骨细胞植入大量骨缺损的缺氧环境后,BMSC 来源的肥大软骨细胞将遭受缺氧缺血性损伤,此时植入细胞的生存受到威胁,细胞活力下降。这样会削弱软骨内成骨的骨修复效果。还有一个挑战是确保 BMSC 来源软骨细胞的充分肥大分化。Matin 团队的研究发现,同时将未肥大化的软骨雏形和完全肥大化的软骨雏形植入裸鼠体内 8 周后,完全肥大化组的相关成骨标志物、血管化程度以及骨形成指标均好于未肥大化组[127]。Knuth 等[128]将成人 BMSC 分别与支架材料复合并进行软骨诱导、肥大化诱导和成骨诱导后开展裸鼠皮下异位成骨实验,发现软骨诱导和成骨诱导组的血管化和骨形成指标均弱于肥大化诱导组。以上研究表明,软骨内成骨的起始需要成熟的肥大软骨的基质模板。也有研究证实,体内骨形成的进展受到体外培养 BMSC 肥大阶段的调节。综上所述,植入细胞的充分肥大分化和细胞在缺氧环境下的存活是基于软骨内成骨的骨修复方式所必需的。

基于软骨内成骨的骨修复类似于长骨发育的形态发生过程,代表了骨修复的重要一步。在这种新型骨修复方法中通过软骨重塑进行骨修复,软骨基质为这种骨修复方式提供了理想的血管化和矿化模板。白赞、董世武等在软骨内成骨修复体系中引入了芒果苷(mannipherin,MAG),将 MAG 与在体外增殖分化的 BMSC 共同移植在小鼠骨缺损模型中,发现 BMSC 表现出较好的成骨能力。进一步的研究证明,MAG 通过诱导自噬上调了软骨形成和肥大分化的关键调节基因。在机制方面,他们发现 MAG 增强腺苷单磷酸活化蛋白激酶 α(AMPKα)的磷酸化[129]。这为下一步采取针对肥大软骨细胞的基因调控方式优化基于软骨内成骨的骨修复体系提供了理论基础。

3.2.5 组织工程骨的临床应用

3.2.5.1 基于自体细胞的组织工程骨构建

种子细胞作为骨再生治疗的一部分,能够向骨、软骨等多种组织分化并能合成组织重塑所必需的 ECM 蛋白。但是,种子细胞移植需要高标准的体外培养条件、严格的调控措施和复杂的操作规程,其临床转化面临着巨大的人力、物力与财力的挑战,这限制了其在临床上的广泛应用。随着干细胞生物学研究的不断深入,研究人员利用干细胞在体内的运动和迁移机制,诱导患者机体内源性干细胞募集到损伤区域(也称为细胞归巢),从而有望实现原位组织再生。这种方法可以减少组织工程修复的复杂性。原位诱导组织再生是指将材料直接植入组织缺损处,并利用体内微环境和材料的理化性能,动员体内自体细胞并引导其增殖和分化,进而实现缺损组织的原位再生。原位诱导组织再生有如下特点:① 不引入外源细胞,而是募集自体细胞;② 不经过体外培养,而是诱导自体细胞的增殖和分化;③ 利用体内微环境,实现缺损组织和器官的再生。因此,基于自体细胞的组织工程骨可以利用诱导性支架、控释技术等实现自体细胞的募集和分化,进而促进组织的再生。

目前,牵张成骨(distraction osteogenesis)技术广泛用于矫正肢体长度缺陷和治疗颅颌面先天畸形。它通过牵张装置使骨切开处的骨组织受到缓慢而稳定的牵引力和张力,激活机体自身干细胞的增殖与成骨分化功能,促使骨组织再生,从而达到增长和伸直骨骼的目的。研究证实,向骨缺损区域提供外源性生长因子,可以激发机体组织自我修复的潜能,从而实现骨组织的内源性再生。然而,生长因子价格昂贵且半衰期短,局部使用后很快就会被稀释和代谢,或因为体内生物酶的降解作用而失活。为克服上述不足,人们可以借助合适的载体-缓释系统,使生长因子在组织缺损局部持续高效发挥作用,从而更好地促进骨组织的再生。数年前,研究者已将细胞归巢诱导因子负载至生物材料上,以募集内源性干细胞,为干细胞"归巢"实现骨组织的再生奠定了基础。近年来,针对临床转化应用,研究人员进一步优化支架材料的细胞募集性和功能化。同时,他们也考虑到细胞募集、增殖与分化及组织整合与血管化等不同组织重建阶段,借助药物控释系统将多种外源性生长因子负载于支架材料上,动员和激活机体干细胞系统募集内源性干细胞,可以实现功能性组织再生。例如,SDF-1 是应用最广泛的归巢诱导因子,SDF-1 与 BMP-2 联合应用已经作为诱导 MSC 归巢促进骨组织再生的策略;在骨组织愈合过程中,bFGF 可能刺激骨种子细胞的早期增殖,而 BMP-2 可增强骨质的矿化过程;相关研究表明,BMP-2 和 BMP-7 顺序调控可协同发挥作用,增强新骨形成能力。

与组织工程种子细胞体外扩增相比,利用干细胞"归巢"实现组织再生具有明显的优势:克服了干细胞移植面临的困难和局限性,有利于临床转化;借助多因子协调控释技术,干细胞"归巢"诱导因子和促干细胞增殖分化的生长因子甚至其他一些在组织整合过程中起关键作用的因子均可同时复合到基于组织工程设计的支架材料中,实现不同因子的有序协调释放。

意大利 Quarto 等[130]于 2001 年报道,3 例患者采用自体骨髓间充质干细胞与羟基磷灰石构建的组织工程骨成功修复了四肢骨缺损并恢复了功能。同年,杨志明教授等[131]报道,应用自体骨髓基质干细胞与生物衍生骨支架材料构建的组织工程骨,修复 1 例患者8~12 cm 的肋骨缺损。术后随访 1 年后,植入的组织工程肋骨存活,达到骨性愈合。

从 1996 年起,裴国献教授研究团队作为国内最早从事组织工程再生骨研究的团队之一,他们围绕骨种子细胞筛选和扩增、神经血管与骨的同步构建技术及分子机制、临床转化关键技术等系列问题展开了系统、深入的研究。他们利用组织工程技术,在世界上首创长段骨缺损、超长骨缺损、感染骨缺损和复合骨缺损四大严重骨缺损分类新标准,提出血管、神经与组织工程骨同步构建的新理念,并在大型动物及高等动物体内构建成功[132]。他们提出"移植变再生、机械变仿真、延期变同期、截肢变保肢"的救治新理念,攻克传统修复时间长、感染率高、并发症多等瓶颈问题,将严重肢体骨缺损的保肢率从23%提升到91%,极大地提升了我国严重肢体创伤的修复救治水平。

许建中团队在2014年报道了一项研究,该研究回顾性分析了10例使用个体化组织工程骨治疗的病例(组织工程骨组)和10例使用同种异体骨治疗的病例(异体骨组),目的是比较两种方法在移植、修复、重建骨纤维异常增殖症刮除术后骨缺损的临床效果。他们设置了愈合时间、骨性愈合评分、并发症发生率及植骨失败率等指标,评价组织工程骨治疗骨纤维异常增殖症的临床疗效及其长期生物安全性。结果显示,组织工程骨组随访时间为(63.6±19.6)个月,1例在术后2年出现病理性骨折并再次手术,其余9例的骨缺损获得良好的修复,愈合时间为(3.3±1.6)个月,骨性愈合评分为(2.6±0.5)分。异体骨组随访时间为(55.1±15.4)个月,愈合时间为(6.0±2.4)个月,骨性愈合评分为(2.4±0.8)分。2组之间在愈合时间方面的差异有统计学意义。该研究显示,个体化组织工程骨治疗骨纤维异常增殖症,能获得优于同种异体骨的疗效且具有较高的生物安全性[133]。

个体化组织工程骨可为儿童和年轻的患者提供大量高活性的骨修复材料,并已经取得了良好的临床效果,这为自体骨缺乏的患者提供了很好的骨修复材料[134]。其优势在于只需获取患者的10 mL骨髓,通过体外大量扩增种子细胞,然后将这些细胞接种在支架材料上构建组织工程骨,培育成熟后即可获得大量高活性的骨修复材料。该种方式适用于儿童、自体骨髓中干细胞增殖能力强的患者,对于老年人尤其是伴有基础疾病的患者使用受限。其局限性包括:① 构建时间长,需要近3周的体外扩增和培育;② 技术要求高,需要专门的百级操作间和技术熟练的专业人员;③ 临床花费大,平均每例需要高额的培育费用。这种常规组织工程骨成骨活性的核心是种子细胞,但存在组织工程骨的储存和运输、种子细胞活性的维持等问题,且技术环节多,质量控制较难实现,这些都限制了其大规模的临床应用及产业化。

3.2.5.2 基于富集技术的组织工程骨构建

既往研究发现,自体红骨髓经皮注射在治疗骨折延迟愈合、骨不连、骨缺损等方面取得了一定的成功,但是局部的干细胞密度过低、容易流失影响了其治疗效果。干细胞富集技术可以通过简单的术中操作将伤员自体骨髓中的干细胞富集到该材料上,制成具有较高成骨活性的骨移植材料,从而实现术中即刻构建高成骨活性的骨缺损修复材料。该技术非常适合创伤及急诊骨缺损患者的治疗。

现有的干细胞富集装置主要有美国Depuy公司研制的CELLECT,但因生物医药制品审查严格、审批周期较长、专利保护等客观原因,该装置尚未在中国医疗市场上销售。同时,又因知识产权保护、生物医用骨移植材料的审查流程严格等因素,国外的相关骨移植材料等配套产品难以进入中国市场。国内现有的类似技术主要为应用密度梯度离心技术分离骨髓中 MSC 后进行局部注射,利用离心技术富集骨髓干细胞要求专业人员在特殊环境下进行操作,且所需骨髓量较大(250～300 mL),受年龄(老年、青少年)、病种(不能耐受性疾病)等因素的影响较大,在临床暂未获得推广应用;而且,骨髓中的其他利于成骨的有效成分如 BMP、PDGF 等还未得到利用。因此,自主研制开发手术过程中的快速构建装置及骨修复材料等相关产品有广阔的应用前景及推广价值。

许建中团队研发出国内首款"骨生长富集器",发明了"物理化学双修饰"技术。利用纳米级自组装肽等材料来修饰同种异体骨等支架材料,可在手术中将患者自体骨髓中的干细胞富集到支架材料上,还可以促进骨髓中促成骨因子的浓缩,形成诱导骨组织再生的微环境。即刻构建高成骨生物活性的骨修复材料,避免了常规组织工程骨制备所需的 20 余天时间限制,规避了现行技术(如细胞因子缓释、基因转染、组织工程体外构建等)在伦理和安全性方面的限制,对储存、运输和使用环境要求极低,提供了一种高成骨活性骨修复材料的临床新途径,尤其适用于创伤骨损伤救治[135]。

针对传统骨缺损治疗手段存在的不足,在前期个体化组织工程骨临床实践基础上,许建中、谢肇团队提出"将难以控制的骨感染转化为可以解决的骨缺损修复"的创新理念,探索出了新的、简便高效的膜诱导技术骨重建策略,使骨缺损修复更快,并发症发生率更低,患者痛苦更小。基于"基质微环境骨重建"理论体系,他们已经建立多个临床新技术规范并获得批准。该团队在国内率先采用膜诱导技术,从根本上解决了成骨微环境和血管化问题[136-138]。一期针对骨感染局部存在细菌生物被膜等导致感染难以控制的特点,他们建立了临床与影像学相结合的清创范围术前预判技术,术中采用"En block"段切等清创技术、冰冻切片即刻评价技术来确保清创彻底;进而以敏感抗生素骨水泥充填死腔并包裹内固定物。二期在局部形成的诱导膜形成良好的成骨微环境下,他们结合干细胞富集技术,在其内植骨以修复大段骨缺损。在此基础上,他们还联合采用骨髓富集技术,实现术中即刻构建"自体人工骨"。该团队不断探索如何提高骨髓富集组织工程骨的比例。近百例患者使用 100% 骨髓富集的组织工程骨全部实现临床治愈,这突破了骨替代物不能超过 25% 的技术瓶颈,为临床无自体骨来源的感染性骨缺损患者提供了全新的治疗策略。该方法颠覆了传统的技术理念,取得了重大突破,有效解决了成骨微环境的"土壤"这一核心问题。该团队已成功救治逾 2 000 例复杂性骨感染和骨缺损患者,病例复杂程度和高达 97% 的感染控制率均显著领先于国内外同期文献报道,骨愈合率达到 95% 以上,平均骨缺损长度为 7.7 cm(2.0～18.5 cm)。该技术方法已经推广至全国 60 多家大型三甲医院,取得了非常显著的临床效果,为解决大段骨缺损这一世界难题做出了重要贡献,显著提升了我国骨缺损治疗水平和国际影响力。

目前,用于骨缺损修复的人工骨种类繁多。随着骨组织工程的发展,构建适用于骨修复或者再生微环境的复合材料并添加多种聚合物、微量元素、药物、种子细胞及相关细胞因子等的报道层出不穷。同时，3D 打印技术的飞速发展使得 3D 打印骨组织工程支架在结构仿生和药物控释方面取得了一定的进展，可以实现在力学机械强度、宏微复合的微孔结构、原位构建以及血管化等诸多方面的精准制造。此外，为加快组织工程骨的临床化进程，需要对组织工程骨在骨塑建与骨重建微环境中的作用机制有充分的了解，并加强以指导临床应用为前提的细胞学和生物材料学相关基础研究。这需要多学科交叉与结合，并不断总结临床转化应用经验，以使更多的患者受益。

3.3　组织工程软骨再生技术及其应用转化

3.3.1　软骨缺损治疗现状

软骨是胚胎早期的主要支架成分，随着胎儿发育逐渐被骨取代，取代过程一直延续到出生后一段时期。成年人的软骨存在于骨的关节面、耳廓、气管、椎间盘、肋软骨、鼻软骨等处，主要起到承担负荷、传导、吸收、缓冲应力以及减少摩擦等作用，对人体具有重要的保护意义。然而，软骨组织主要由同质的软骨细胞和细胞外基质组成，本身没有血供、神经和淋巴组织，缺乏塑形的破软骨细胞，塑形能力相对较低；软骨细胞在各自的周围建立自己的基质微环境并负责其更新；软骨基质反过来又限制软骨细胞向周围迁移，加之基质更新慢，基质中软骨细胞的增殖能力有限，是损伤后软骨组织修复的主要生物学难点。软骨组织上述独特的解剖、生理和代谢特征使其损伤后难以实现自我修复[139]。

软骨缺损在临床上的发病率都较高，仅以美国为例，一项研究调查结果显示，每年约有 900 000 例软骨损伤病例，其中大约 200 000 例患者为重度损伤（Ⅲ级或Ⅳ级），需接受手术治疗。软骨缺损往往给患者带来疼痛和组织器官功能障碍，大大影响其生活质量，同时还给患者带来严峻的经济负担，甚至对患者产生心理影响。例如，骨软骨损伤将导致患者关节疼痛和功能障碍，严重者还可导致残疾[140,141]；先天性小耳症的患者不仅其父母要承受巨大的心理压力并表现出不同程度的心理问题，更为严重的是儿童在 3 到 7 岁是形成性格的关键时期，如果错过这个治疗黄金时期，容易影响儿童正常心理发育，许多未经治疗的小耳畸形患者性格孤僻、情绪悲观[142]。

软骨缺损的传统治疗方法均存在诸多局限性。例如对于先天性小耳畸形患者，自体肋软骨移植和替代假体是目前最常用的治疗方式，自体软骨移植存在手术创伤较大、供区损害、外观不理想等缺陷，而替代假体生物相容性差，可引起不同程度的免疫反应，并有假体外漏风险，远期效果差。对于关节软骨缺损患者，传统的手术治疗方式包括关节软骨磨削成形术、关节清创术、微骨折术、自体骨软骨移植（马赛克成形术）等，上述方法亦存在远期效果不佳，加重骨关节炎风险及供区损伤等诸多缺陷。因此，软骨缺损一直是公认的临床治疗难题[143]。

组织工程与再生医学为软骨缺损的修复提供了新的思路,其基本原理为:从机体获取少量活体组织,体外扩增获取足够量的细胞并接种于可降解支架材料,随着生物材料逐渐降解和被吸收,接种细胞不断分泌细胞外基质,最终形成相应的组织或器官,从而实现创伤修复和功能重建。组织工程与再生医学技术仅需从机体获取少量活体组织,由再生组织实现缺损的生物性修复和功能重建,将从根本上改变传统的"以创伤修复创伤"的治疗模式,为软骨缺损的临床治疗带来了新的希望[144]。

软骨作为由软骨细胞和细胞外基质组成的单一组织,是组织工程技术最早实现体外构建的组织。随着近年来组织工程与再生医学的快速发展,以及干细胞、生物材料等多学科的不断交叉和渗透,软骨缺损的治疗正逐步过渡到个性化软骨再生阶段[145-148]:① 种子细胞来源不断拓展,其体外扩增、软骨细胞表型维持以及诱导分化等难题基本解决;② 再生支架逐步实现从简单制备向微环境仿生模拟的个性化订制转变;③ 软骨再生体系基本成熟,软骨缺损修复大动物有效性验证逐步完善。在上述研究的基础上,组织工程软骨再生技术已进入临床转化阶段。本节将从种子细胞、支架材料、软骨再生技术与缺损修复以及临床与产业转化四个方面介绍组织工程软骨再生技术的研究现状和进展。

3.3.2　组织工程软骨的种子细胞

种子细胞、生物材料及体内微环境是组织工程的三大要素。组织工程与再生医学注重将种子细胞与生物材料复合,可形成与自身组织结构和功能相近的生物组织以修复组织缺损,比单纯生物替代材料具有天然的优势[149,150]。因此,种子细胞在这三大要素中起着更为重要的作用。种子细胞来源不足一度是限制软骨组织工程发展及临床应用转化的瓶颈。软骨组织工程的种子细胞来源可包括自体软骨细胞、同种异体或异种软骨细胞、未分化间充质干细胞及胚胎干细胞等。同种异体及异种软骨细胞存在的移植免疫风险仍待进一步研究,这在一定程度上限制了其临床应用。虽然胚胎干细胞的研究已经取得巨大进展,但干细胞成软骨分化、分化后在宿主体内是否具有致瘤性以及伦理问题在学术界仍存在争议。来自骨髓、骨膜、软骨膜、血管周膜及胚胎中胚层的未分化的成体干细胞是当前软骨再生研究的热点之一[151],其组织来源广,增殖能力强,自体即可获得充足的细胞量。随着研究的深入,成软骨诱导分化体系也逐渐成熟,其中,骨髓间充质干细胞成软骨诱导分化体系已基本建立。自体软骨细胞和这些未分化的成体干细胞是目前组织工程软骨再生研究最成熟、临床转化应用最多的种子细胞。

3.3.2.1　自体软骨细胞

组织工程种子细胞的应用,经历了从单纯的组织细胞到具有多向分化潜能干细胞的不同发展阶段。组织细胞是组织工程研究最早使用的种子细胞。1991 年,Vacanti 从小牛肩胛关节软骨中分离出软骨细胞,与可降解生物材料复合植入裸鼠皮下,形成了软骨组织。这是组织细胞用于组织工程与再生医学的一个典型例子[152]。自体软骨细胞作为目前应用最多的软骨组织工程种子细胞,其优点在于其在形态、结构和功能上接近正常的软骨组织,能够合成相应的软骨基质,包括Ⅱ型胶原蛋白和蛋白多糖。然而,对软骨组织工程而言,软骨细胞作为种子细胞也有不可忽视的缺点:其一是来源有限,特别是自体来源的软骨需要牺牲自体软骨组织,可能会造成不可逆转的组织损伤,而且从自体组织中分离出的细胞产量相对较低(占组织总体积的1‰~5‰);其二是软骨细胞属于增殖能力极弱的终末细胞,在体外培养过程中扩增有限,经过一段时间后(一般是3代以后),细胞开始老化,发生"去分化现象",由表达Ⅱ型胶原转而表达Ⅰ、Ⅲ型胶原基质,丧失了成软骨的能力。因此,难以用少量自体组织经体外培养扩增来获得大量有正常功能的软骨细胞,这一度限制了自体软骨组织工程的临床应用[153,154]。

研究发现,从小耳症患者体内可获取具有极强增殖能力的残耳软骨细胞[155,156],这些细胞表达CD44和CD90等干细胞标志物,具有更高的增殖和成软骨能力[157,158],按1∶3传代扩增到第8代仍能保持着旺盛的增殖活性。一般来说,按初始细胞量为$1×10^6$个细胞计算,扩增到第5代的细胞数量已经足以构建3个正常大小的耳廓。虽然具有极强的体外扩增能力,但是只有第2代以内的残耳软骨细胞可保持良好的软骨形成能力和软骨诱导能力。一旦细胞扩增到第3代以后,其软骨细胞表型即丧失。近年来,包括生长因子应用、机械力学刺激及各种培养体系建立在内的各项研究均致力于促进软骨细胞增殖和保持其表型稳定,逐步解决了软骨细胞的老化和去分化难题。

软骨组织内含有多种生长因子[159,160],它们通过自分泌和旁分泌方式,共同作用于软骨细胞的分裂、生长、成熟和老化各阶段。通过对生长因子种类及其含量的调整,可以达到促进细胞在较短时间内迅速达到组织工程所要求的细胞数量,并减少细胞功能老化的目的。对软骨细胞作用较强的生长因子主要包括转化生长因子-β1(TGF-β1)、胰岛素样生长因子(IGF)和碱性成纤维细胞生长因子(bFGF)等[161-165]。TGF-β1对不同成熟状态和分化阶段软骨细胞的作用也不同,它能促进未分化的和分化早期的软骨细胞DNA复制,从而促进软骨细胞增殖,并促进蛋白多糖和Ⅱ型胶原蛋白的合成。然而,对于分化末期的软骨细胞,TGF-β1则抑制其分化,并抑制软骨基质的合成与钙化以及碱性磷酸酶的活性。软骨细胞在适宜浓度的bFGF作用下才能保持其分化活性,合成软骨特异性基质,并抑制其去分化和钙化。体内外实验均证明,IGF-1和IGF-2可明显地促进多种来源软骨细胞的分裂增殖和软骨基质合成。bFGF是已知最强的促细胞生长因子之一,它能促进离体软骨细胞的分化以及软骨细胞的增殖和成熟。其他生长因子包括骨形态发生蛋白(BMP)、血小板衍化生长因子(PDGF)及肝细胞生长因子(HGF)等也都对软骨细胞的增殖、分化及功能有重要的影响。

　　Smith 等[166]观察到间歇性液体静水压可以刺激体外培养的软骨细胞中Ⅱ型胶原蛋白 mRNA 的表达,而 Buschman 等则发展出一种压力装置用于培养软骨细胞,并发现静态压力不利于细胞外基质的合成,而动态压力则有助于软骨细胞合成更多的蛋白多糖和胶原蛋白。这些研究结果表明机械力学刺激对软骨细胞的增殖和分化有重要影响,对维持软骨表型也具有重要作用[167]。同时,液态压力的大小、作用频率及作用时间对软骨细胞外基质的合成也有较大的影响。

　　许多学者还探索了培养方式对稳定软骨细胞表型的作用。Sittinger 等[168]采用了灌注培养系统,能在长期培养中维持稳定的 pH 值和提供充足的营养物质,促进细胞外基质的产生并使其排列更加有序。Kimura 等[169]观察到软骨细胞在胶原凝胶中生长时能保持表型稳定。Bonaventure 等[170]从分子水平证实了藻酸盐小珠内的软骨细胞可以保持Ⅱ型胶原蛋白 mRNA 的表达,并可使去分化的软骨细胞再次分化。此外,采用高密度培养和悬浮培养方法,也能获得形态与功能都很稳定的软骨细胞。

　　综上所述,自体软骨细胞再生软骨在形态、结构和功能上接近正常组织,自体软骨细胞是软骨再生重要的种子细胞来源。软骨细胞的体外扩增能力较弱,易发生老化和去分化,这一度限制了其临床应用。然而,通过包括生长因子应用、机械力学刺激及各种培养体系建立在内的致力于促软骨细胞增殖及维持表型稳定的各项研究,基本解决了软骨细胞上述缺陷。因此,自体软骨细胞仍是软骨再生重要的种子细胞来源,具有重要的临床应用价值。

3.3.2.2　成体干细胞

　　成体干细胞是指存在于一种已经分化组织中的未分化细胞,具有强大的增殖能力和多向分化潜能,在适宜的体内或体外环境下具有分化为肌细胞、肝细胞、成骨细胞、软骨细胞、基质细胞等多种细胞的能力。成体干细胞在体内分布广泛,易于获得,在体外可大量扩增,在应用时不存在组织相容性的问题,避免了移植排斥反应和免疫抑制剂的使用。理论上,成体干细胞的致瘤风险很低,受伦理学争议较少。成体干细胞具有免疫调节功能,通过细胞间的相互作用及产生细胞因子抑制 T 细胞的增殖及其免疫反应,从而发挥免疫重建的功能,因此成为软骨再生重要的种子细胞来源[171-173]。

　　体内成体干细胞的来源包括骨髓、骨膜、骨骼肌、滑膜、胎盘、脂肪组织和脐带血等,以骨髓组织中含量最为丰富。成体干细胞用于软骨再生的关键在于如何在体内和体外环境下诱导 MSC 分化为软骨细胞系。目前,骨髓间充质干细胞(BMSC)的成软骨体内外诱导分化体系已基本建立。其中,体外诱导分化体系主要包括生长因子、地塞米松、维生素及细胞条件培养液等。TGF-β 家族和它们的受体在骨骼生长发育中表达并且在软骨的修复和再生中发挥重要作用,也是软骨再生相关细胞因子中起最主要诱导作用并且研究最为深入的家族成员。TGF-β 超家族特别是 BMP 和 TGF-β 对 BMSC 的软骨分化具有显著的诱导作用,可以促进软骨细胞的表型表达,并促进培养软骨细胞表达多种胶原蛋白和蛋白多糖,TGF-β1 更被认为是促进 MSC 形成软骨的必要条件。在没有 TGF-β1 的情况下,只会有很少量的葡萄糖胺聚糖生成[174]。碱性成纤维细胞生长因子(bFGF)可通过增加 Sox9 的表达,促进 MSC 向软骨分化,且不影响间充质细胞的增殖[175]。IGF-1 属于多功能的细胞增殖调控因子,与软骨形成及基质代谢有关,调控体外长期培养软骨块的蛋白聚糖代谢,抑制蛋白聚糖降解。IGF-1 单独诱导生成软骨的能力很弱,但与 TGF-β 或 bFGF 相结合对体外软骨分化具有协同作用[176]。地塞米松(DEX)[177]作为合成的可溶性糖皮质激素是体外诱导成软骨细胞生长和分化的重要因子。DEX 具有抑制 BMSC 增殖的作用,这种作用是其诱导定向分化过程早期的重要机制之一。维生素 C 通过促进维生素 D 和软骨基质的合成而刺激软骨分化。关于BMSC 成软骨诱导分化的研究已经有很多报道,上述若干种生长因子及非因子诱导性物质联合使用已成功实现了体外软骨再生。

从脂肪中分离、培养出的间充质干细胞与骨髓来源的间充质干细胞比较,二者均表达 STRO-1 和 CD34,但脂肪来源的间充质干细胞的成骨作用和成软骨作用明显较骨髓来源的间充质干细胞差[178]。滑膜来源的成体干细胞是一种成纤维细胞样(B 型)滑膜细胞,有报道表明这种来源的干细胞与其他几种来源的干细胞相比有更佳的成软骨组织的能力[179,180]。脐带间充质干细胞具有较高的分化潜能,与骨髓间充质干细胞相比,其细胞含量高、增殖能力强,免疫原性比骨髓间充质干细胞低,并且具有取材方便、无伦理学争议等优点,在软骨组织工程方面具有广阔的临床应用前景,然而目前阶段其成软骨诱导分化体系仍不成熟[181]。

综上所述,成体干细胞是软骨再生重要的种子细胞来源。其中,骨髓间充质干细胞成软骨诱导分化体系已经相对成熟,软骨体外构建体系已基本建立,其作为种子细胞用于关节软骨缺损修复等已进入临床试验阶段,是目前研究最为成熟、应用最为广泛的成体干细胞之一。同时,来源于脂肪、滑膜及脐带的成体干细胞,其成软骨诱导分化体系虽未完全建立,但用于软骨再生的潜能已被证实,具有广阔的临床应用前景。

3.3.2.3　其他细胞来源

其他细胞包括基因修饰细胞、皮肤成纤维细胞、软骨细胞及骨膜细胞等。其中,基因修饰细胞可利用基因改造技术使体外增殖能力有限的正常细胞在体外长期培养其至发生"永生化"转化;将生长因子基因转入软骨细胞或骨髓基质干细胞来促进细胞的分化、增殖、生长,不仅可以保证在体内控制生长因子的释放、减少全身的不良反应和延长生长因子的表达时间,还可避免使用昂贵的重组蛋白,有助于软骨组织工程的产业化。但基因修饰细胞有它的缺点,其中生物伦理问题以及安全性问题是最需引起重视也是最有争议的问题。

3.3.3　组织工程软骨的支架材料

支架材料是软骨再生的另一个关键因素[148]。良好的软骨再生支架材料应具备以下几个方面的特性。① 良好的生物学特性。无细胞毒性,利于细胞黏附、增殖,材料降解产物也无毒性,且不引起炎症反应,甚至有利于软骨细胞的生长和分化。② 良好的生物降解性能。支架材料在完成支撑作用后可降解,降解速率与软骨再生速率相匹配。若降解速率不匹配,可应用现有技术对其进行调控。③ 三维多孔结构。支架材料可加工形成三维多孔结构,具有良好的孔隙率,具有较高的比表面积,有利于细胞黏附、定居和生长,同时有利于营养物质进入和代谢产物排出。④ 可加工性和一定的力学强度。材料具有良好的可加工性,可预先制作成软骨再生所需的形状,并具有一定的力学强度,在软骨再生初期可提供足够的力学支撑,直至新生软骨具备足够的力学性能。下面简单介绍常用的软骨再生支架材料,并着重介绍如何根据软骨特性进行个性化支架制备。

3.3.3.1　常用的软骨再生支架材料

软骨再生常用的支架材料有人工合成高分子材料和天然生物材料。

目前,用于软骨再生的人工合成高分子材料主要包括聚羟基乙酸(PGA)、聚乳酸(PLA)、聚己内酯(PCL)、聚乙二醇(PEG)等,其中 PGA 和 PLA 是最早用于软骨再生的支架材料,在软骨再生中的应用也最为广泛。人工合成材料具有易加工、易塑形,可控孔径与孔隙率,可批量生产,可通过调节分子量及其分布等控制降解速率,以及具有良好的机械强度等优势。然而,相对于天然生物材料,人工合成材料仍存在亲水性相对较差,材料表面缺乏与细胞黏附所需的识别位点导致细胞亲和力弱,降解产物酸性大,易引起炎症反应等缺陷[182,183]。

用于软骨再生的天然生物材料主要包括胶原、明胶、糖胺聚糖、藻酸盐、壳聚糖和脱细胞基质等。相对于人工合成材料,天然生物材料与软骨细胞的基质成分更相近,材料本身含有天然 RGD 氨基酸序列,具有更好的细胞相容性,可促进细胞黏附与增殖并维持软骨细胞表型,降解产物易被人体吸收而不引起炎症反应,因此是更为理想的支架材料来源。然而,天然生物材料存在的易变形、降解过快、力学强度差等缺陷仍未解决[184-186]。

针对人工合成材料和天然生物材料各自的缺陷,已有大量研究致力于支架材料的设计优化。支架材料的表面化学组成和化学结构、表面电荷、表面拓扑结构等改性和修饰的研究证实,这些改性和修饰可明显提升支架材料的生物相容性,为种子细胞提供更好的人工细胞外基质微环境,以促进软骨再生。同时,研究证实两种或两种以上不同材料复合形成复合支架可实现几种支架的优势互补[187,188],取得比单一支架更好的软骨再生效果。现有支架制备技术已可实现相对满意的软骨再生效果,但还远未达到理想状态,因此仍需继续进行仿生支架的研制与开发,以推动软骨再生技术的临床转化。

3.3.3.2 新型软骨再生支架材料及其制备技术

随着生物材料、组织工程与再生医学的不断发展,软骨再生支架正在慢慢实现从简单制备到个性化订制的转变。软骨再生支架着重在天然解剖结构和三维形态、孔径、孔隙率、表面结构等微观结构,天然细胞外基质成分及软骨再生特异性调控因子等多个关键环节进行个性化仿生制备。

计算机辅助设计与制造(CAD/CAM)正广泛用于软骨再生支架的天然解剖结构和三维形态个性化仿生制备。曹谊林团队基于 CAD/CAM 技术成功制备出精确耳廓形态 PCL-PGA/PLA 复合支架[189],制备方法简介如下:对小耳症患者健侧耳进行 CT、MRI 和三维激光扫描,根据扫描结果建立数字化模型,基于该模型 3D 打印出精确耳廓形态 PCL 内核,基于数字翻模技术在 PCL 内核外层包被 PGA/PLA 作为细胞接种支架,最终制备出与患者健侧耳完全对称的个性化耳廓形态(与健侧耳形态相似度可达 95% 以上)。他们已成功实现了支架天然解剖结构和三维形态的个性化仿生制备,并基于该复合支架在体外已成功再生出精确耳廓形态软骨。

多孔微观结构主要通过纤维编织法、溶液浇铸/粒子沥滤法、热相分离法和气体发泡法等技术实现。纤维编织技术是通过熔融拉丝、静电纺丝等方法将 PGA 等聚合物拉成丝,并将纤维有规则地编织成网状,形成多孔支架[190]。溶液浇铸/粒子沥滤法是通过将聚合物溶解于二氯甲烷等有机溶剂中,然后将溶液浇铸到充满氯化钠等致孔剂的模具中,溶剂挥发后,将聚合物/致孔剂混合物在水溶液中沥滤除去致孔剂,从而得到不含致孔剂的聚合物支架[191]。热相分离法是将溶液、乳液、水凝胶在低温下冷冻,冷冻过程中发生相分离,形成富溶剂相和富聚合物相,然后经冷冻干燥除去溶剂而形成多孔结构[192]。气体发泡法是以气体为致孔剂,先将聚合物压成片状,将固体置于高压气体中,然后快速降至常压,使聚合物中形成气穴,但所形成孔径相对较小,空隙间连通性差[193]。上述多孔支架制备技术均可通过参数优化,并根据软骨再生需求进行孔径和孔隙率调控。

表面修饰也是支架微观结构仿生制备的重要组成部分[194]。表面改性技术主要包括物理改性法、化学改性法和光接枝聚合改性法[195,196]。物理改性法主要是等离子体表面改性,利用非聚合性气体或有机气体中的等离子体与靶向聚合物表面碰撞,在表面引入活性官能团,或产生表面刻蚀,形成交联层结构或自由基。化学改性法主要是利用与材料发生反应的试剂,刻蚀材料表面或形成特定官能团。光接枝聚合改性法,可通过射线或电子束高能辐射引发生成表面自由基,并最终形成表面接枝聚合物,该方法既能获得不同表面特性,同时又可保持本体性能[197]。上述表面改性方法主要通过接枝将疏水性表面的聚合物改为亲水性,以改善亲水性能,或将生物活性官能团接枝到聚合物材料表面,改善材料与细胞的相互作用,从而促进软骨再生[198]。

再生支架仿生制备的天然细胞外基质成分及软骨再生特异性调控因子对体外软骨

再生和体内软骨缺损修复均起着至关重要的作用[199,200]。胶原、糖胺多糖等为软骨细胞外基质的主要组成部分。随着对发育生物学理论及调控机制的深入研究,bFGF、TGF-β 及 IGF 等为软骨再生关键调控因子均已被证实。通过化学交联或可降解微球,将上述关键因子、活性基质成分等复合至支架中,在特定部位、特定时间进行局部缓释,可模拟生物微环境调控软骨再生[201-204]。

除此之外,可注射水凝胶也是重要的软骨再生支架[205-207]。水凝胶具有良好的生物相容性,溶液环境利于保护细胞以及营养物质和代谢产物运输,同时可通过注射完成植入,降低手术难度、减少手术创伤,具有广阔的应用前景。可注射水凝胶主要包含温敏型水凝胶和交联型水凝胶。温敏型水凝胶指一定浓度的溶液在温度升高或降低到一定值时迅速形成水凝胶,如壳聚糖、明胶等[208,209]。交联型水凝胶是通过添加引发剂或通过光引发,分子间形成共价键或离子键产生交联,从而形成的水凝胶,如光致亚胺水凝胶[210-212]。可注射水凝胶主要用于关节软骨缺损修复,并已进入临床转化阶段。

3.3.4　组织工程软骨的再生技术与缺损修复

3.3.4.1　无支架软骨膜片的再生技术

日本学者 Okano 等率先报道细胞膜片技术,该技术通过细胞外基质分泌形成致密膜片组织,其构建组织不含支架材料,均为自体成分,可以避免非细胞因素在体内引起的炎症反应和组织再生失败[213]。已有大量研究通过少量原代软骨细胞在体外大量扩增后,再通过高密度接种与特殊的成软骨诱导培养体系结合构建软骨细胞膜片,在体外构建出均质片状软骨组织,并以大型动物模型证实了细胞膜片技术用于免疫动物体内软骨再生的可行性。同时,还有研究证实,老化的软骨细胞在"细胞堆积"的培养状态下会出现再分化,重新表达软骨细胞特征表型并分泌特征性的软骨外基质,这为基于复层软骨细胞膜片技术解决原代软骨细胞数量不足与高代次软骨细胞易去分化问题提供了有力的理论基础。综上,无支架软骨细胞膜片可在体外构建出均质成熟的软骨组织,无支架特性避免了支架材料及其降解产物在体内引起的免疫反应,同时,软骨细胞膜片的"细胞堆积"效应在一定程度上避免了软骨细胞去分化,进一步增强了体内再生软骨的稳定性,在软骨再生方面具有重要的应用价值[214,215]。

3.3.4.2　个性化特定形态软骨的体外构建技术

目前,耳廓、鼻、气管等个性化特定形态软骨均已实现了体外构建,本部分以耳廓形态软骨再生为例,介绍个性化特定形态软骨的体外构建技术。个性化支架制备是耳廓形态软骨再生的关键。Cao 等首次以耳廓形态 PGA/PLA 支架复合猪关节软骨细胞体外构建耳廓形态软骨[216]。Shieh 等以 PGA/PLLA/PCL/聚 4-羟基丁酸(P-4HB)支架复合牛耳软骨细胞[217],Haisch 等以 PGLA-PLLA 支架复合人鼻中隔软骨细胞[218],均在体外构建出耳廓形态软骨；然而，所构建软骨植入裸鼠后，在皮肤张力作用下均未长期维持其精确形态。因此，耳廓再生支架必须具备一定的力学强度，以确保在新生软骨具有足够力学强度之前可维持耳廓形态。"三明治"支架制备模型使用刚性材料制备耳廓形态内核，并于外层包被多孔支架形成精确形态复合支架，刚性内核可在成熟软骨形成前提供维持精确形态的力学强度，外层多孔支架可再生形成均质软骨。Zheng 等以钛网-明胶/PCL 电纺膜"三明治"支架复合乳猪耳软骨细胞[191]，Zhou 等以钛网-胶原纤维"三明治"支架复合牛耳软骨细胞，均成功地在体外构建出耳廓形态软骨[219]。其中，钛网内核解决了再生耳廓的皱缩、变形难题。虽然钛网内核解决了形态维持难题，但是钛网生物相容性差，在外层软骨包被不完整的情况下会在大型动物体内引起强烈炎症反应从而导致软骨再生失败。Liu 等以 3D 打印 PCL 内核外层包被 PGA/PLA 制备出的"三明治"支架复合软骨细胞，在体外成功构建出耳廓形态软骨。PCL 内核同样具备足够的力学强度，避免了再生耳廓变形问题，同时，PCL 生物相容性良好且可缓慢降解，没有引起体内强烈炎症反应的风险，具有良好的应用前景[187]。除支架制备外，种子细胞和培养体系同样对组织工程软骨再生起着至关重要的作用。目前，软骨细胞仍是个性化特定形态软骨再生的主要种子细胞来源。Kusuhara 等比较了关节、耳、肋、鼻中隔等不同来源的软骨细胞，结果证实：除了肋软骨，其余来源的软骨细胞均适用于耳软骨再生模型；关节软骨细胞再生软骨出现了一定程度的皱缩，肋软骨细胞再生软骨出现钙化；在回植裸鼠体内 40 周时，鼻中隔软骨细胞取得了最好的软骨再生效果[220]。对于软骨再生培养体系而言，bFGF、TGF-β1、IGF 等生长因子促软骨再生的作用已经被证实，无血清培养基以及上述因子的联合应用可在体外再生出均质成熟的软骨组织。

3.3.4.3 组织工程软骨缺损修复

组织工程软骨再生的最终目标是临床转化，本部分着重介绍耳、气管、关节等不同类型组织工程软骨缺损修复动物模型验证。小耳症等耳缺损患者可通过耳再造手术来改善，目前主要的手术治疗方式为肋软骨移植，但其具有供区损伤、形状不精确等局限性。在上述三明治模型中，以 PCL、PGA/PLA 等材料所制备支架构建的软骨在大型动物体内的再生稳定性早已得到验证，其在裸鼠皮下可维持精确的耳廓形态，而裸鼠皮下巨大的张力接近临床实际情况，因此个性化耳廓软骨再生可修复耳缺损。由于缺乏合适的替代物，长段气管软骨缺损一直是临床治疗难题。Luo 等以 PGA 支架复合耳软骨细胞成功地在体外再生出管状软骨，并以兔为动物模型，将管状软骨埋置于皮下 4 周进行预血管化后行气管缺损原位修复手术。体内修复 4 周后取材，实验结果显示，缺损修复区再生出的管状软骨具有足够的力学强度，实现了基于组织工程软骨再生的长段气管缺损修复[221]。关节软骨缺损最为常见，大量以大型动物为模型的基于软骨再生技术的缺损修复研究随之报道。其中，水凝胶和基于干细胞的软骨再生技术具有很高的研究价值和广阔的临床转化前景。水凝胶易于操作,可在软骨缺损部分原位成型。关节特有的力学微环境可促进营养物质渗入、代谢产物排出和软骨再生。Elisseeff 等以光固化水凝胶成功实现关节软骨缺损修复,为该领域代表性研究[222]。He 等以骨髓间充质干细胞为种子细胞成功地在体外构建出软骨组织并用于修复关节软骨缺损,结果显示,体外构建软骨在缺损部分成功修复了软骨缺损,而且在体内微环境的作用下实现了软骨-软骨下骨之间的整合。这表明干细胞具有用于关节软骨缺损修复的巨大优势[223]。

3.3.5 组织工程软骨的临床应用及产业转化

3.3.5.1 组织工程软骨在关节软骨缺损修复领域的应用转化情况

关节软骨是发病率最高,也是研究最多的软骨组织,已有多项研究进入临床试验阶段。Elisseeff 等以聚乙二醇光固化水凝胶为支架,复合骨髓间充质干细胞对关节软骨缺损进行原位修复,并采用硫酸软骨素胶粘剂促进水凝胶与自体组织整合,开展了 18 例关节软骨缺损修复临床试验,临床疼痛症状评分以及 MRI 随访均证实其取得了良好的治疗效果[224]。Mumme 等以鼻中隔软骨细胞复合胶原支架在体外构建出片状软骨,开展了 25 例关节软骨缺损修复临床试验,证实了鼻中隔软骨细胞体外再生软骨用于关节软骨缺损修复的临床可行性[225]。周广东团队在以大型动物模型证实骨髓间充质干细胞体外再生软骨修复关节软骨缺损可行性的基础上,开展了临床试验。最长随访时间已达 3 年,患者的症状明显减轻,MRI 扫描及半定量结果也证实了其良好的治疗效果。

3.3.5.2 组织工程软骨在耳再造领域的应用转化情况

已有大量研究致力于基于组织工程技术体外构建耳廓软骨以及缺损修复动物模型的有效性验证,但是将组织工程软骨用于耳再造的临床应用研究仍鲜见报道。Yanaga 等开展了一项研究,他们将多层软骨细胞经体外培养后注射至腹部皮下,并对皮下再生软骨进行耳再造的研究。该技术仍需手工操作来实现耳形态的塑造,因此未能充分体现组织工程的技术优势[226]。曹谊林团队针对小耳症患者,应用 CAD/CAM 结合数字翻模技术制备出与患者健侧耳相对称的精确耳廓形态 PCL-PGA/PLA "三明治" 支架,复合软骨细胞体外构建出精确形态耳廓软骨,并开展了基于上述体外构建软骨治疗小耳症的临床试验,实现了组织工程软骨在耳再造中的临床应用。

3.3.5.3 组织工程软骨在颅面硬组织缺损修复领域的应用转化情况

鼻是由软骨、黏膜和皮肤组成的复杂器官,由创伤、烧伤和肿瘤手术等引起的鼻缺损一直是临床治疗的难题。应用肋软骨、前臂皮瓣移植等进行鼻再造是主要的手术治疗方式,但存在供区缺损、鼻再造形态不精确且力学强度差等诸多缺陷。Adelola 等开展了基于组织工程技术体外再生精确鼻形态软骨进行全鼻再造的临床试验,这是目前组织工程软骨在全鼻缺损中唯一的临床应用报道[227]。该研究基于人工合成材料制备出精确鼻形态支架,复合软骨细胞在生物反应器中初步体外构建组织工程软骨后取出埋置于前臂皮下,经过体内预构建一段时间后,取出再生软骨结合皮瓣移植完成全鼻再造。该研究迈出了基于组织工程软骨再生技术进行鼻再造临床转化的第一步,然而,该研究所采用的组织工程支架生物相容性不佳且有引起体内免疫炎症反应的风险。完成缺损修复需预先在体内埋置支架并进行鼻再造两次手术,增加了手术的创伤。曹谊林团队基于 PGA-PLA 支架复合软骨细胞体外构建出不同形态组织工程软骨,并成功开展了针对 Binder's 综合征患者进行鼻整形以及针对鼻缺损患者进行全鼻再造的临床试验,取得了满意的临床效果。该研究应用可降解支架材料,经过足够时间的体外培养后,支架材料大部分降解,再生软骨基本成熟,避免了支架长时间存留和体内引发免疫炎症反应问题,且能一次性完成鼻整形或鼻再造手术,具有更加广阔的临床应用前景。

3.3.6　小结与展望

组织工程与再生医学为软骨损伤治疗提供了新的理想途径。由于软骨组织无血供,自身修复能力极低,传统治疗一直未取得理想的修复效果。组织工程技术从机体获取少量活体组织,体外扩增获取足够量的细胞并接种于可降解支架材料,通过组织再生实现软骨损伤的精准修复和功能重建,是一种具有革命性意义的治疗方式。目前,组织工程技术用于软骨再生的可行性已经得到广泛证实。国内外多个研究团队已开展了软骨再生技术的临床转化研究,并取得了良好的治疗效果。随着对种子细胞、支架材料研究的进一步深入及软骨构建技术的不断优化,组织工程软骨再生技术将逐步实现临床转化和产业化推广,为无数软骨损伤患者带来福音,具有重要的临床和社会价值。

3.4　组织工程肌腱再生技术及其应用转化

3.4.1　组织工程肌腱再生技术及其应用转化概述

肌腱是肌肉骨骼系统的重要组成部分之一,连接肌肉与骨骼,使肌肉产生的张力能够传递到骨骼,实现身体的运动。肌腱损伤和缺失是肌肉骨骼系统的常见问题之一。然而,肌腱缺损的治疗仍然是重建手术面临的重大挑战,其中部分原因是可用于自体肌腱移植的来源有限。

再生医学代表了肌腱修复和功能重建的未来方向,其中干细胞疗法和生物工程材料发挥着重要作用,尽管在最终转化为临床治疗方面仍有待努力。

作为组织再生的主要贡献者,细胞来源、支架材料以及组织构建/再生的方法在组织工程肌腱中至关重要[228]。细胞在分泌生长因子和产生细胞外基质(ECM)成分方面起着主导作用,从而有助于损伤肌腱的愈合或再生,或最终形成工程化的肌腱。

虽然基于肌腱细胞的组织工程肌腱已被证实[229]，但人们进一步探索了肌腱细胞的替代细胞来源，如真皮成纤维细胞[230,231]和骨骼肌来源细胞[232]。在过去几十年中，干细胞作为肌腱组织工程/再生的潜在种子细胞来源被广泛用于基础研究和应用研究领域，如骨髓间充质干细胞(BMSC)[233]、脂肪干细胞(ASC)[234]和胚胎干细胞(ESC)[235]等。

此外，支架材料为被替代的组织提供了初始的生物力学支撑，直到细胞产生足够的ECM。在新生基质的形成、沉积和组织过程中，支架被降解或代谢，最终帮助活体肌腱组织恢复、维持或改善肌腱功能。在这方面，支架材料也从合成聚合物纤维逐渐发展到电纺纳米纤维和脱细胞肌腱组织[236-238]。

组织构建/再生方法也是肌腱工程/再生的重要组成部分。体外肌腱组织工程取得了显著进展[239,240]，生物反应器系统是体外肌腱工程的一项重要技术创新[241]，原位再生的肌腱修复也可能成为一种重要的策略[242]。本节主要介绍肌腱工程和再生方面的研究现状和进展。

3.4.2　组织工程肌腱的细胞来源

多种类型的细胞已被应用于肌腱组织工程和再生。在早期阶段，分化的体细胞是肌腱组织工程概念验证研究的主要细胞来源，而近几十年来，间充质干细胞(mesenchymal stem cell，MSC)成为肌腱分化基础研究和干细胞介导的肌腱组织工程/再生应用研究中的热点。

3.4.2.1　肌腱细胞

肌腱细胞是细长的成纤维细胞样细胞，其细胞质在肌腱的胶原纤维之间伸展。它们有一个中央细胞核，核仁突出。肌腱细胞具有发达的粗面内质网，负责肌腱纤维和基质的合成[243]。尽管肌腱细胞似乎是细胞来源的明显选择，但由于快速的肌腱表型漂移，肌腱细胞的体外扩增培养仍然是一个挑战[244]。特定的细长细胞形态的丧失可能是其中的机制之一，因为刻纹表面强制细胞拉伸能够防止体外培养的肌腱细胞表型漂移[244]。此外，在低氧条件下培养猪肌腱细胞有助于增强细胞增殖和维持细胞表型[245]。Schulze-Tanzil等报道，高密度培养有助于维持培养的人肌腱细胞的表型[246]。即便如此，大规模扩增功能性肌腱细胞仍然困难。此外，在实际应用中，必须考虑替代细胞的来源，因为在肌腱损伤和缺损形成后，将没有自体肌腱可供提取肌腱细胞。

3.4.2.2　皮肤成纤维细胞

笔者团队已经探索了使用皮肤成纤维细胞替代肌腱细胞的可能性，因为这两种细胞都来自结缔组织，并通过产生类似的ECM成分(如胶原蛋白和蛋白多糖)提供组织支持功能。此外，皮肤成纤维细胞的行为与肌腱细胞相似，它可在体外生成肌腱组织结构[221]。为了了解这一机制，笔者最近研究了细长的细胞形态在皮肤成纤维细胞向成肌腱表型转分化中的作用。当将人皮肤成纤维细胞置于微沟槽表面时,这些细胞表现出细长的细胞形状,并且相对于在普通平面上生长时呈展开细胞形状的皮肤成纤维细胞,它们表达了高水平的成肌腱标志物,包括 Scleraxis、肌腱调节素(tenomodulin)、I 型胶原蛋白、Ⅵ型胶原蛋白、Tenascin-c 和核心蛋白聚糖。强制性的细胞拉伸形态还上调了转化生长因子-β1(TGF-β1)的表达。有趣的是,增强的成肌腱表型需要拉长的细胞形态和 TGF-β1 的协同效应。相比之下,仅用 TGF-β1 处理不能诱导成肌腱表型,而是导致肌成纤维细胞转化。此外,人皮肤成纤维细胞的高密度培养显示,随着 TGF-β1 和生长分化因子 GDF-5、GDF-6、GDF-7、GDF-8 表达的增加,Scleraxis、肌腱调节素、I 型胶原蛋白、Ⅵ型胶原蛋白、Tenascin-c 和核心蛋白聚糖等成肌腱标志物的表达增强,诱导了短暂的成肌腱表型。使用 GDF 和 TGF-β 信号抑制剂及细胞松弛素 D 处理可以抑制这种短暂的成肌腱表型[247]。

3.4.2.3 骨骼肌来源细胞

发育生物学研究表明,骨骼肌和肌腱在发育过程中密切相关。陈博等以肌腱细胞作为对照,探索了利用小鼠骨骼肌来源细胞(MDC)构建工程化肌腱的可能性。MDC 和肌腱细胞均表达 I、Ⅲ、Ⅵ型胶原蛋白和 GDF-8、Scleraxis、肌腱调节素等多种成肌腱标志物,尽管表达水平不同(见图 3-5),但只有 MDC 表达 MyoD。定量研究结果显示,

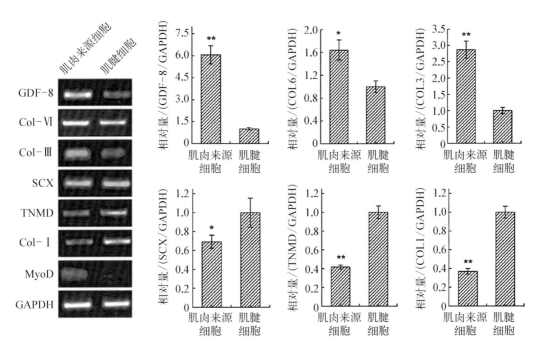

图 3-5 第 1 代小鼠 MDC 和小鼠肌腱细胞中肌源性和腱源性相关分子的基因表达

通过实时定量 PCR(RT-PCR)检测,∗ 和 ∗∗ 分别表示肌肉来源细胞与肌腱细胞间存在显著差异,∗ 为 $P<0.05$,∗∗ 为 $P<0.01$。在三个组织样本中重复实验。GDF,生长分化因子;Col,胶原蛋白;SCX,转录因子 Scleraxis;TNMD,肌腱调节素;GAPDH,甘油醛-3-磷酸脱氢酶。(图片修改自参考文献[232])

MDC 表达更高水平的 GDF-8、Ⅲ型和Ⅵ型胶原蛋白（$P<0.05$），而肌腱细胞则表达更高水平的Ⅰ型胶原蛋白、Scleraxis 和肌腱调节素（$P<0.05$）。因此，研究人员探讨了使用 MDC 进行肌腱工程化修复的可能性。他们将 MDC 接种在聚羟基乙酸（PGA）纤维上，然后在裸鼠体内异位植入。结果表明，与使用肌腱细胞的工程化肌腱相比，MDC 形成了质量更好的工程化肌腱，具有更强的机械性能（最大载荷、刚度、抗拉强度和杨氏模量）（见图 3-6），观察到了更粗的胶原纤维（见图 3-7）。此外，随着植入时间的增加，MDC 逐渐失去其肌源性分子标志物（如 MyoD 和 Desmin）的表达，获得了肌腱细胞标志物肌腱调节素的表达（见图 3-8）[232]。这些结果表明，MDC 可能成为构建工程化功能性肌腱组织的理想细胞来源。

3.4.2.4　间充质干细胞

尽管肌腱干细胞[248]在最近被鉴定出来后已被用于肌腱组织工程和再生的研究[249,250]，但骨髓来源的间充质干细胞（BMSC）仍是肌腱组织工程最常用的间充质干细胞类型[251-254]。虽然目前尚不清楚应使用哪些因子诱导成肌腱分化，并且需要确定合适的成肌腱分子标志物来表征成肌腱分化的细胞，但在不同生物物理和生物化学刺激下，间充质干细胞的成肌腱分化已取得了显著进展。这些成果包括通过以下方式刺激成肌腱表型：① 特定的单轴周期拉伸应变[255]；② 具有电化学定向胶原纤维的拓扑结构[256]；③ 转录因子 Mohawk 控制的 BMSC 成肌腱分化[257]；④ GDF-6 诱导的成肌腱分化[258]。这些研究成果可能为基于间充质干细胞（MSC）的转化奠定了重要的科学基础。

此外，脂肪干细胞（ASC）是继 BMSC 之后成体 MSC 群体中的一个重要发现。与BMSC 类似，ASC 是非免疫原性的，具有免疫调节功能，因此有可能成为组织工程的同种异体细胞来源[259]。然而，ASC 与 BMSC 的不同之处在于，它们具有更高的增殖能力、更易获得性以及更丰富的资源，且不会造成供区损伤。ASC 成肌腱分化领域的进展考虑了不同的策略，包括诱导信号，如骨形态发生蛋白-12（BMP-12）[260]、与肌腱细胞的共培养[261]、表面形貌和机械刺激。随着肌腱诱导分化基础研究的不断深入，ASC 有望成为肌腱工程和再生的重要细胞来源。

在 MSC 方面，研究人员还报道了马羊水来源的 MSC[262]以及利用马脐带血来源的MSC 和 BMP-12[263]的成肌腱分化。Gulati 等的研究表明，分离的马羊水来源的间充质干细胞具有成骨、成软骨和成脂肪的分化潜能。在 MSC 生长培养基中添加 50 ng/mL BMP-12 后，这些诱导细胞在 14 天内分化为肌腱细胞，这些细胞更细长，呈梭形，细胞质突起、更细、更长，肌腱调节蛋白和核心蛋白聚糖的表达增强[262]。Mohanty 等报道，脐带血来源的 MSC 在添加 50 ng/mL BMP-12 的生长培养基中培养，第 10 天也可分化为肌腱细胞。分化的细胞还表现出 Mohawk、Ⅰ型胶原蛋白、Scleraxis、肌腱调节素和核心蛋白聚糖的表达，这表明这些细胞可能适于治疗应用，包括治疗赛马肌腱的断裂[263]。

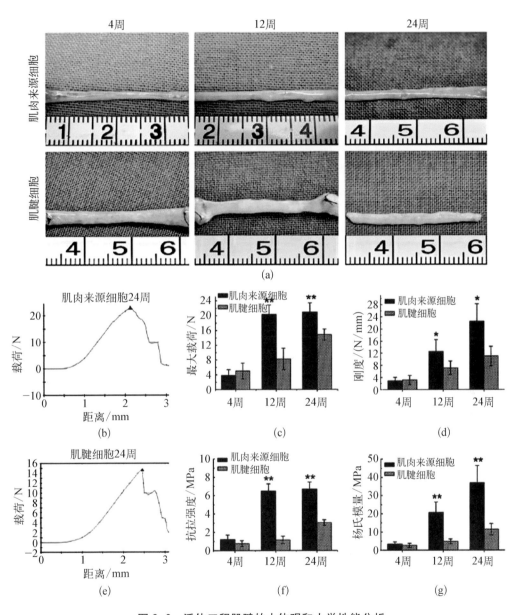

图 3-6　活体工程肌腱的大体观和力学性能分析

(a) 植入后第 4、12 和 24 周肌肉来源细胞和肌腱细胞构建的工程化肌腱的大体观；(b、e) 两组的代表性应力/应变曲线；(c、d、f、g) 肌肉来源细胞和肌腱细胞在不同时间点的最大载荷、刚度、抗拉强度和杨氏模量的比较。＊和＊＊分别表示两组细胞间存在显著差异，＊为 $P<0.05$，＊＊为 $P<0.01$。(图片修改自参考文献[232])

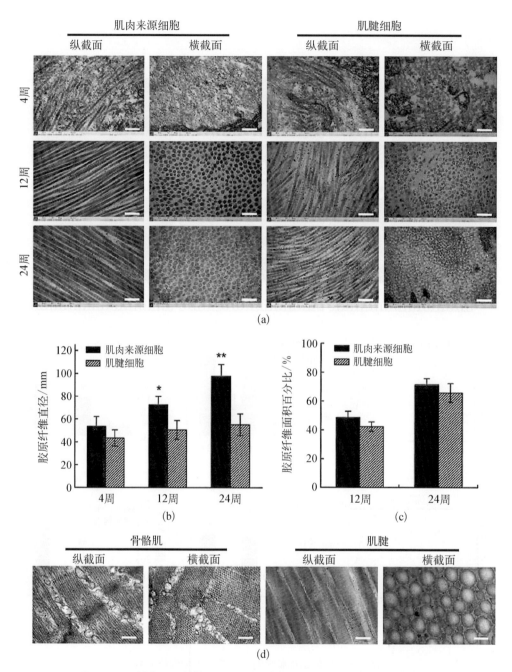

图 3-7　透射电子显微镜(TEM)分析胶原的超微结构、纤维直径和密度

(a) 植入后第 4、12 和 24 周,用小鼠肌肉来源细胞和肌腱细胞构建的工程化肌腱的胶原纤维超微结构纵截面及横截面 TEM 图像;(b) 胶原纤维直径分析;(c) 胶原纤维面积百分比分析;(d) 天然小鼠骨骼肌和肌腱组织的 TEM 图像。* 和 ** 分别表示两组细胞间存在显著差异,* 为 $P < 0.05$,** 为 $P < 0.01$。原始放大倍数:×65 000;标尺为 300 nm。(图片修改自参考文献[232])

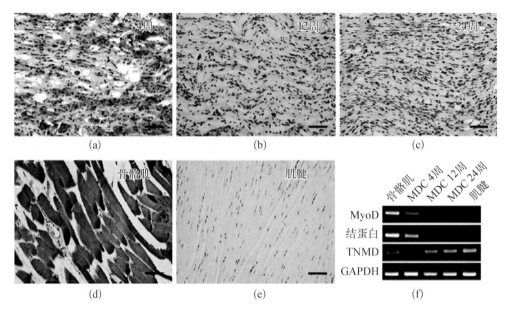

图 3-8　MDC 植入支架后的体内命运

(a～e) 免疫组化染色结果显示结蛋白在 4 周时在 MDC 工程化肌腱和天然骨骼肌中的表达,但在天然肌腱中不表达,并且其在 12 周和 24 周时在 MDC 工程化肌腱中表达丢失。(f) 实时 PCR 结果显示,MyoD 和结蛋白在天然骨骼肌中强烈表达,4 周时在 MDC 工程化肌腱中弱表达,12 周和 24 周时在 MDC 工程化肌腱中失去表达。相反,肌腱调节蛋白在天然骨骼肌中弱表达,4 周时在 MDC 工程化肌腱中几乎检测不到,12 周和 24 周时获得了强表达。它在天然肌腱中也有强烈表达。原始放大倍数:×200;标尺为 25 mm。(图片修改自参考文献[232])

在另一项研究中,牙周膜来源细胞经过重组 GDF-5/GDF-7 的处理,诱导出高表达的 Scleraxis、肌腱调节素、蛋白聚糖和Ⅲ型胶原蛋白,这表明这些细胞可能成为肌腱/韧带工程高度有用的细胞来源[264]。

3.4.2.5　多能干细胞

多能干细胞(PSC)包括诱导多能干细胞(iPSC)和胚胎干细胞(ESC),目前关于从 PSC 诱导分化为肌腱细胞的研究报道较少。

Chen 等报道了将人胚胎干细胞(hESC)诱导为 MSC 后进行成肌腱分化[232]。他们进一步证明,机械力和过表达 Scleraxis 可协同促进培养的 hESC 来源的 MSC 在体外向肌腱细胞分化,还表明动态机械力可以通过过表达 Scleraxis 的 ESC 在裸鼠模型中促进异位肌腱形成[265]。将过表达 Scleraxis 的 hESC 来源的 MSC 接种在编织的丝胶原海绵支架上,然后在体外进行机械拉伸,导致了成肌腱相关基因的表达增加。这些经机械应力作用后的细胞-支架在体内异位植入后,观察到细胞排列和胶原纤维直径增加[266]。这些结果表明,Scleraxis 和机械应变的协同作用可促进工程化肌腱的再生。

3.4.3　组织工程肌腱的支架材料

生物材料是辅助细胞基质生成和组织形成的重要来源。肌腱 ECM 的主要成分是Ⅰ型胶原,它是以平行方式排列的束状结构。此外,还有少量其他类型的胶原和蛋白聚糖,如Ⅲ型、Ⅴ型、Ⅵ型、Ⅻ型、ⅩⅣ型胶原及二聚糖、核心蛋白聚糖和腱生蛋白。特别是小连接蛋白在维持肌腱结构完整性和提供其机械强度方面发挥着重要作用。这种独特的结构赋予了肌腱组织独特的生物力学性能。因此,在设计肌腱支架时应考虑平行排列的结构和强大的力学性能。理想的肌腱支架应满足以下要求[236]:① 具有良好的生物降解性,且降解速率可控。② 在降解前、降解中和降解后都具有良好的生物相容性。③ 具有出色的机械性能,并在组织再生过程中能保持机械强度。④ 具有生物功能性,支持细胞增殖和分化、细胞外基质分泌和组织形成的能力。⑤ 具有可加工性,可加工形成所需的复杂结构和形状,如编织或针织支架等。

肌腱工程支架材料的主要类别包括:聚(α-羟基酸)、胶原衍生物、脱细胞肌腱、异种脱细胞 ECM、丝蛋白衍生物和多糖类。

3.4.3.1　肌腱工程用合成聚合物支架

聚(α-羟基酸)是肌腱工程中常用的合成支架材料。它们在含水环境中通过酯键的断裂被水解,从而降低支架的分子量,但不影响支架的总质量。随后,细胞降解进一步将聚合物还原为单体,最终代谢为水和二氧化碳[267]。在聚(α-羟基酸)类中,PGA 是组织工程研究中从早期[268]到现在[269]最常用的支架材料之一。聚乳酸(PLA)是另一种广泛用于骨科的聚合物。通常情况下,PGA 的降解速度比 PLA 更快,机械强度也更弱,而 PLA 的酸性降解产物比 PGA 更多,这可能会影响细胞相容性和组织形成。因此,共聚物聚乳酸-羟基乙酸(PLGA)被开发出来,在最大限度地减少两种聚合物潜在缺点的同时,发挥它们的性能优势,并将其应用于组织工程中[270]。

由于 PGA 无纺纤维在肌腱形成过程中缺乏适当的机械支撑,一项研究报道了使用脱细胞小肠黏膜下层(SIS)膜包裹载细胞的 PGA 纤维,以增强细胞支架结构的机械性能[270,271]。与 PGA 相比,PGA 和 PLA 的共聚物 PLGA 在保持相容性的同时降解速度要慢得多,因此在肌腱生成过程中可以更好地保持机械强度。此外,改变聚合物的物理形态也将有助于进一步增强支架的机械性能。

为了进一步改善针织 PLGA 支架上的细胞黏附和细胞增殖,Sahoo 等报道了通过在针织支架上涂覆聚己内酯(PCL)或聚(D,L-聚乳酸-乙醇酸)纳米纤维或Ⅰ型胶原薄膜来制备混合聚酯支架。研究表明,针织 PLGA 涂层可应用于肌腱/韧带组织工程[272]。在另一项研究中,Cooper 等采用三维编织技术制备了孔径为 $175 \sim 233\ \mu m$ 的 PLGA(比例为 10:90)聚合物支架,用于前交叉韧带置换。构建物的初始机械性能达到了与天然韧带相似的水平[273]。

Czaplewski 等还开发了由聚 L-丙交酯和 PCL 编织而成的亚微米纤维支架（BSMFS），其独特地结合了分层的纺织结构和增强的亚微米纤维生物支撑。他们进一步将人 iPSC 来源的 MSC 接种在 BSMFS 上，并在没有成肌腱培养基的情况下进行周期性的拉伸刺激，这导致成肌腱分化增强，成骨分化减少，并显著上调了 Scleraxis 和肌腱调节蛋白的表达，同时显著下调了 Runx2 和骨钙素的表达[274]。虽然 PGA、PLA 和 PLGA 都属于聚(α-羟基酸)或聚(α-羟基酯)类，但它们在降解速率和细胞相容性方面存在很大差异。一般而言，降解速率按 PLA、PLGA 和 PGA 的顺序依次增加。例如，在小鼠、猪和鸡模型中，PGA 无纺纤维通常在体内植入后的 8～12 周内完全降解[229,230,271]，而根据笔者最近的研究（未发表数据），PLA 纤维在最初 12 个月内不会完全降解。PLGA 的降解速率取决于共聚物中 PLA 的百分比，它在 PGA 和 PLA 之间。另一方面，PGA 在细胞黏附、增殖和基质生成方面表现出最佳的细胞相容性，而 PLA 的细胞相容性相对较差。类似地，PLGA 的细胞相容性取决于共聚物中 PLA 的百分比，它介于 PGA 和 PLA 之间。通常观察到 PGA 表现出亲水性，而 PLA 常表现出疏水性，这导致 PLA 与细胞的相容性较差。另一个可能影响细胞相容性的因素是酸性降解产物，这可能对细胞的存活产生损害。特别是 PLA 聚合物产生的乳酸降解产物的累积可能对种子细胞有害，这也解释了为什么 PGA 和 PLGA 通常用作组织工程支架，而 PLA 通常用于制造医用缝合线或骨科器械。此外，酸性降解产物还可诱发强烈的宿主炎症反应，从而进一步恶化组织再生的体内环境[275]。这就解释了为什么 PGA 无纺纤维在免疫缺陷和免疫功能正常动物模型之间的体内组织形成的表现不同，尽管炎症反应可能由多种因素引起。

使用聚(α-羟基酸)作为支架材料的挑战在于充分利用材料特性的同时避免肌腱生成过程中不希望的降解产物的累积。曹德君等报道了一项利用鸡肌腱细胞和无纺 PGA 纤维进行的体外肌腱工程初步研究[239]。结果表明，在培养皿中可以生成新的肌腱，培养 10 周后，在工程化的新肌腱中未观察到 PGA 纤维。显然，在体内植入新肌腱组织而不是接种有细胞的聚合物可以避免酸性降解产物对组织形成产生不良影响。重要的是，当使用适当设计的生物反应器进行体外肌腱工程研究时，该系统可以提供培养基灌流，以有效去除支架的酸性降解产物，如 PGA，从而进一步提高组织工程肌腱的质量[231]。

王斌等将胚胎伸肌腱细胞（从患者捐赠的 3 个月流产胎儿中分离出来，获得知情者同意和上海交通大学医学院伦理委员会批准）接种在 PGA 长纤维上，通过生物反应器构建人伸肌腱等效物。构建物在动态机械拉伸下培养 6 周，然后在体内植入 14 周。结果表明，通过离体培养和植入可以更好地形成高质量的工程化肌腱，最大程度地减少了聚合物降解过程中的酸性产物[276]。

3.4.3.2　胶原支架

除了聚（α-羟基酸）外，胶原衍生物在肌腱组织工程中的应用也得到了广泛的研究。由于肌腱组织主要由Ⅰ型胶原组成，因此胶原衍生物对种子细胞具有高度的生物相容性，支持细胞黏附、增殖和基质生成。胶原凝胶已被用于研究机械负荷对体外培养系统中新生肌腱形成的影响。例如，Garvin等使用生物反应器拉伸含有禽类屈肌腱细胞的胶原凝胶构建物，他们发现机械加载可以在短时间内显著提高构建物的拉伸强度[240]。然而，由于胶原凝胶的降解速度快，且其机械强度不足，因此它并不适用于临床。因此，研究人员还尝试了其他增强使用胶原凝胶进行肌腱工程或修复的策略。例如，将胶原凝胶与胶原纤维或海绵结合，可以进一步增强其机械强度[277]；同时，胶原凝胶与化学试剂如戊二醛等进行交联也可增强基于胶原蛋白的支架的机械强度。

3.4.3.3　脱细胞组织支架

肌腱导向支架的另一种方法是使用脱细胞基质。Tischer等报道了用于交叉韧带重建的脱细胞肌腱支架的制备[278]。用十二烷基硫酸钠将肌腱组织脱细胞后，将皮肤成纤维细胞注入支架中并培养不同的时间长度，结果表明，经过处理的脱细胞肌腱在机械强度方面与天然肌腱相似，包括最大负荷、刚度和伸长率。此外，免疫组织化学结果显示，接种了细胞的移植物能够产生Ⅰ型前胶原。然而，尽管肌腱细胞能够附着在处理后的肌腱上，但其却无法渗透到脱细胞支架内部。

Ingram等报道了运用超声波技术辅助脱细胞组织支架的再细胞化，以重建前交叉韧带[238]。超声加上标准脱细胞过程可显著增强细胞渗透，使外源性细胞迁移到脱细胞支架的中心。这是由于超声处理可以产生微观上更开放的多孔结构，而不会破坏支架的整体结构，并且可以很好地保留天然组织生物化学成分（胶原蛋白、糖胺聚糖）的基本生物力学特性。然而，支架中心细胞的存活能力受到损害。因此，促进细胞存活仍然是使用类似脱细胞的致密结缔组织（如脱细胞肌腱移植物）的挑战。

除此之外，Badylak等还描述了脱细胞SIS膜在肌腱修复中的应用[279]。他们制作了猪源性SIS膜，并将其用于修复犬跟腱1.5 cm的节段性缺损。实验过程中，他们在不同时间点处死动物并评估新肌腱。结果表明，宿主细胞可以渗透到植入的SIS中，植入材料逐渐被重塑成新肌腱。更重要的是，重建的新肌腱具有良好的机械强度，这表明肌腱得到了功能性修复。这一结果表明，植入的SIS生物材料可能在最初几周内经历缓慢的降解，并充当临时支架，宿主可在其周围沉积适当的、有序的结缔组织。这种无细胞方法也可能成为肌腱组织再生和缺损修复的一种有前途的策略。

3.4.3.4　丝蛋白支架

除上述支架外，丝蛋白也被用作组织工程的支架材料，因为它具有独特的机械性能，并且可以用生长因子和黏附分子进行修饰。

特别是,如果可以完全去除丝胶蛋白(一种被描述为潜在抗原的胶状蛋白),那么丝纤维将成为支架的良好选择[280]。既往研究报道了针织丝纤维支架与微孔丝海绵[281]、明胶[282]或胶原基质[283]相结合,用于韧带再生。值得注意的是,丝纤维很少引起炎症并且降解缓慢,因此可为韧带再生和修复提供机械支持[284,285]。这种方法可能也适用于肌腱组织工程和修复。然而,这些报道也表明,丝纤维通常降解非常缓慢,即使在修复后的几个月内,也不会出现明显的质量损失。这可能会对肌腱工程构成挑战,因为支架材料的长期存在可能会引起异物反应和进一步纤维化,从而通过空间占位效应阻止植入的支架进行组织再生。预计进一步改进丝蛋白加工技术可以使丝质支架的降解速率适用于肌腱构建[280]。

3.4.3.5 多糖支架

多糖,如几丁质、壳聚糖、海藻酸盐和琼脂糖,也可能成为肌腱工程材料的潜在来源。Bagnaninchi 等报道,他们成功设计了一种带有微通道的多孔壳聚糖支架并将其应用于肌腱组织的工程化构建中[284]。然而,将壳聚糖与其他多糖混合似乎是一种更实用的应用方法。例如,与仅使用壳聚糖相比,壳聚糖和透明质酸混合的支架不仅具有更好的机械强度,还表现出更好的生物活性,能够增强细胞附着和基质生成[285]。对细胞相容性和体内肌腱再生性能的进一步研究将为其应用提供有价值的信息。

3.4.4 体内肌腱工程

3.4.4.1 免疫低下模型

1994 年,曹谊林等报道了一项组织工程肌腱的先驱性研究。该研究使用平行排列的无纺 PGA 纤维支架和小牛肌腱细胞作为种子细胞,植入裸鼠模型中。12 周后,新肌腱样组织形成并显示出纵向排列的胶原纤维,从而证实了体内肌腱工程的概念[229]。

3.4.4.2 兔模型中构建组织工程化髌腱和跟腱

骨髓间充质干细胞(BMSC)是最早用于替代肌腱细胞进行肌腱组织工程的细胞类型之一。Awad 等在兔模型中将 BMSC 与胶原凝胶混合,修复了髌腱和跟腱的缺损。虽然与无细胞植入的支架形成的对照组相比,其生物力学性能有所改善,但工程化组织未能显示出与正常肌腱相似的组织结构[251]。欧阳宏伟等报道了利用同种异体 BMSC 成功构建兔跟腱的实验。结果表明,接种了 BMSC 的针织 PLGA 支架可以生成与天然肌腱组织学结构相似的肌腱组织[252]。

3.4.4.3 鸡爪和猪模型中屈肌腱再生方法

为了进一步测试在免疫活性动物模型中构建工程化肌腱的可能性,曹谊林等通过在鸡爪模型中使用 PGA 无纺纤维支架和肌腱细胞,证明了在体内进行肌腱工程和指深屈肌腱修复的可行性[271]。研究人员将体外培养的肌腱细胞接种到无纺 PGA 纤维上,排列成绳状,并在体外培养 1 周后将细胞支架植入体内。为了在腱鞘内进行肌腱修复,他们首先在第二趾深屈肌腱上做了两个横行小切口,距离为3～4 cm[见图3-9(a)],并在其中移除了长为2.5 cm的片段[见图3-9(b)],造成3～4 cm的肌腱缺损,然后将细胞支架植入腱鞘以桥接肌腱缺损[见图3-9(c)]。修复后12周和14周,通过大体观察,成熟肌腱组织形成[见图3-10(a)]。组织学观察结果显示,有具有弯曲模式的纵向排列的胶原纤维,具有适当的细胞-胶原比率,以及工程肌腱和宿主肌腱之间理想的界面愈合[见图3-10(b)]。重要的是,工程化肌腱达到了天然肌腱拉伸强度的83%,这表明在将皮肤成纤维细胞接种到无纺PGA纤维上1周后,工程化肌腱有可能进行功能性修复[见图3-10(c)][271]。扫描电子显微镜检查显示,种植在支架上的皮肤成纤维细胞和肌腱细胞均产生了大量胞外基质,这表明细胞与支架之间具有良好的相容性(见图3-11)。该构建体被植入猪模型趾浅屈肌腱上长为3 cm的组织缺损(见图3-12)以进行修复。修复后26周进行检查时,成熟的肌腱组织已形成,其大体视图与自体肌腱细胞构建的工程化肌腱组织相似[见图3-13(a)]。在组织学上,由皮肤成纤维细胞和肌腱细胞构建的工程化肌腱显示出与天然肌腱相似的组织结构。有趣的是,在机械负荷下的长期体内重塑过程中,由皮肤成纤维细胞构建的肌腱主要产生Ⅰ型胶原,与由肌腱细胞构建的肌腱类似,这表明细胞表型发生了改变[见图3-13(b)]。透射电子显微镜检查显示,由

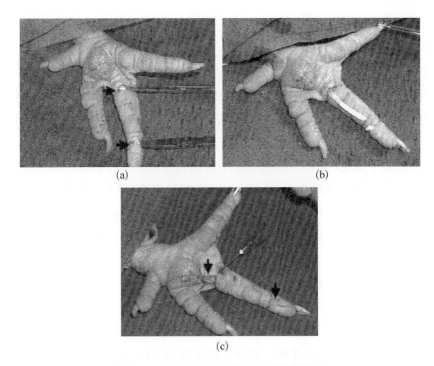

(a)　　　　　　　　　　　　(b)

(c)

图3-9　鸡爪工程化肌腱修复的体内模型

(a) 做相距3～4 cm的两个横行切口(箭头);(b) 一个长为2.5 cm的片段从趾深屈肌腱上移除,导致3～4 cm的肌腱缺损;(c) 将细胞支架结构(箭头)插入腱鞘以桥接肌腱缺损。(图片修改自参考文献[271])

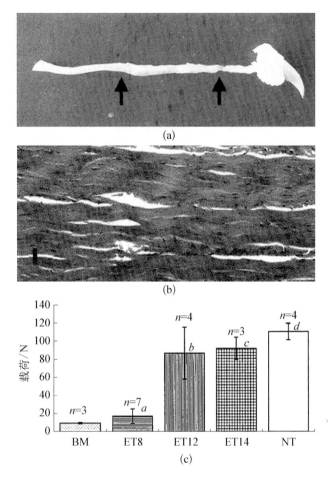

图 3-10　14 周时鸡爪模型中工程化肌腱的大体观(a)、组织学(b)以及工程
化肌腱的断裂强度(c)

BM,生物材料;ET8,8 周时的工程化肌腱;ET12,12 周时的工程化肌腱;ET14,14 周时的工程化肌腱;NT,正常肌腱;a,BM 和 ET8 之间的差异无统计学意义($P>0.05$);b,ET8 和 ET12 之间存在显著性差异($P<0.05$);c,ET12 和 ET14 之间的差异无统计学意义($P>0.05$);d,ET14 和 NT 之间存在显著性差异($P<0.05$)。标尺=15 μm。(图片修改自参考文献[271])

肌腱细胞和皮肤成纤维细胞构建的肌腱有相似的超微结构和胶原纤维直径[见图 3-13(c)]。重要的是,工程化肌腱也具有强大的机械性能[见图 3-13(d)][230]。

在手外科重建手术中,肌腱修复最困难的任务可能是 2 区屈肌腱修复,因为该处肌腱被腱鞘包裹。在手外伤中,肌腱损伤常伴有腱鞘的损伤或缺失。腱鞘是肌腱周围的膜状结构,将肌腱与周围组织分开,并使肌腱在鞘内平稳滑动。此外,滑膜鞘本身是一种良好的生物屏障,可防止周围纤维组织的侵入,并抑制肌腱的外源性愈合。而且,腱鞘的滑膜液是肌腱的营养来源,并作为润滑剂维持肌腱的正常滑动。尽管已经尝试了

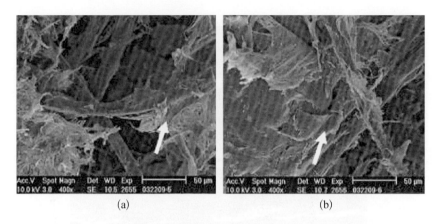

图3-11 鸡爪模型的体外培养细胞支架结构的扫描电子显微镜图

本图显示皮肤成纤维细胞(a)和肌腱细胞(b)在PGA纤维上的黏附和基质产生。箭头表示细胞附着和基质产生。(图片修改自参考文献[230])

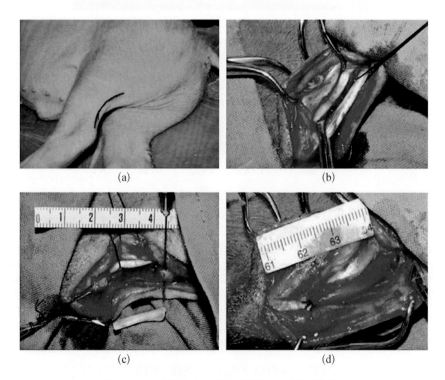

图3-12 猪模型中工程化肌腱修复的外科操作

(a)设计的切口位置;(b)趾浅屈肌腱暴露;(c)造成节段性肌腱缺损;(d)用接种细胞的构建物修复肌腱缺损。(图片修改自参考文献[230])

使用透明质酸膜[286]或静脉移植[287]等方法来修复腱鞘缺损,但长期结果并不令人满意,因为它们无法替代天然腱鞘组织来发挥滑膜液生成的功能。为了寻找更好的功能性修

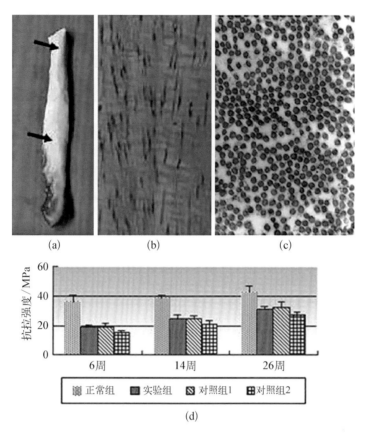

(a) (b) (c)

(d)

图 3-13　26 周时猪模型中皮肤成纤维细胞构建的工程化肌腱

工程化肌腱的大体观(a)、组织学(b,×400)和透射电子显微镜结果(c,×65 000)以及天然肌腱、工程化肌腱和 2 个对照组在不同时间点形成的组织力学性能(d)。所有形成的组织的抗拉强度都随着时间的推移而增加,成纤维细胞和肌腱细胞工程化肌腱在 26 周时分别达到正常抗拉强度的 74% 和 76%。(图片修改自参考文献[230])

复方法,笔者最近报道了使用鸡爪模型进行工程化功能性腱鞘的构建[288]。在这项研究中,首先从患者身上取出自体的腱鞘组织,并通过酶消化提取腱鞘细胞(包括滑膜细胞和内膜下成纤维细胞)。提取的细胞经体外扩增后,接种于无纺 PGA 纤维上。接着通过将腱鞘与肌腱分离并切除一部分以形成一个 1 cm 的缺损。随后,在实验组中将细胞-PGA 构建物薄片插入缺损部位并将其缠绕在肌腱上,不需要进行缝合以修复缺损,或在支架对照组中仅用 PGA 进行修复,或在空白对照组中不进行修复[289]。结果表明,接种在 PGA 支架上的腱鞘细胞能够产生透明质酸。修复后 12 周,实验组的腱鞘结构发育良好,与肌腱组织易分离,内表面光滑,无纤维化粘连。相比之下,对照组的肌腱和周围组织之间存在严重的纤维粘连,这限制了肌腱组织的滑动(见图 3-14)。电子扫描显微镜检查也证实实验组的光滑表面超微结构与天然组织相似(见图 3-15)。

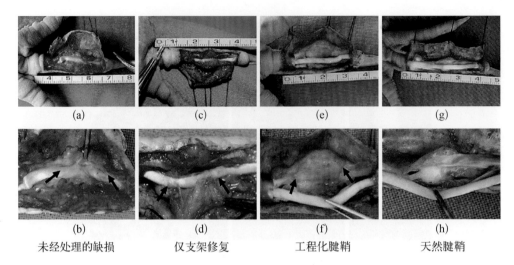

(a)　　　　　　　(c)　　　　　　　(e)　　　　　　　(g)

(b)　　　　　　　(d)　　　　　　　(f)　　　　　　　(h)

　未经处理的缺损　　　仅支架修复　　　工程化腱鞘　　　天然腱鞘

图 3-14　12 周时鸡爪模型中腱鞘细胞构建的工程化腱鞘

未经处理的缺损(a、b)愈合,肌腱周围和肌腱表面形成纤维化组织,严重粘连(b,箭头之间的修复区域)。同样地,单独使用支架修复的缺损(c、d)也会形成严重粘连的纤维化组织(d,箭头之间的修复区域)。工程化腱鞘(e、f)显示出光滑的表面,与相邻的天然腱鞘(f,箭头之间的修复区域)愈合良好,并且肌腱和腱鞘之间没有明显的粘连,类似于天然腱鞘(g、h)。(b)(d)(f)(h)分别是(a)(c)(e)(g)的放大图。(图片修改自参考文献[288])

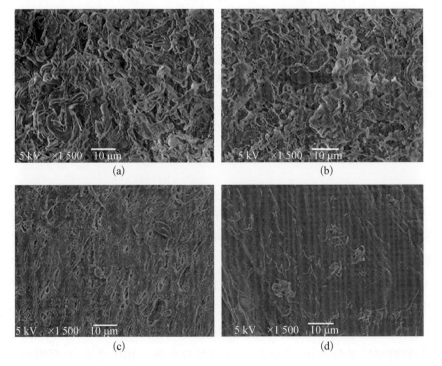

(a)　　　　　　　　　　　　　(b)

(c)　　　　　　　　　　　　　(d)

图 3-15　植入后 12 周鸡爪模型中工程化腱鞘修复组织内表面的透射电子显微镜图像

在空白对照组(a)或支架对照组(b)中观察到粗糙表面,而工程化腱鞘(d)显示出与天然腱鞘(c)相似的光滑内表面。原始放大倍数:×1 500。(图片修改自参考文献[289])

如图 3-16 所示,实验组的腱鞘结构从植入后第 2 周开始形成,并在第 12 周变得更加成熟,与天然腱鞘的结构相似。研究人员还观察到工程化腱鞘和肌腱之间有一个清晰的间隙。相比之下,在其他两个对照组中没有观察到腱鞘形成,并且可观察到纤维性组织填充在肌腱和周围组织之间的空间中。更重要的是,与其他两个对照组相比,实验组实现肌腱滑动所需的能量要少得多(见图 3-17)。这项初步研究的结果表明,组织工

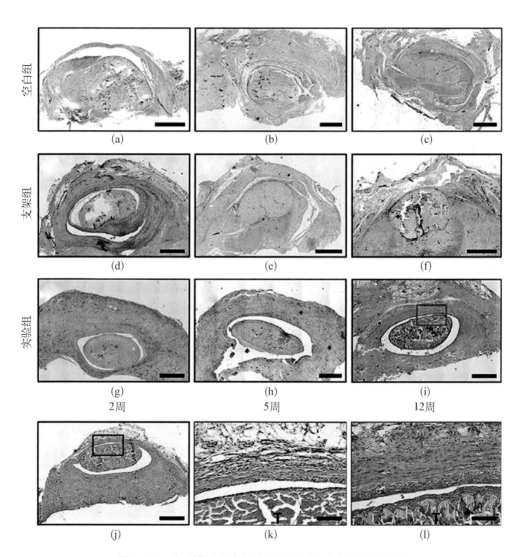

图 3-16　鸡爪模型中支架植入不同时间点各组组织结构

在术后 2 周(a、d、g)、5 周(b、e、h)和 12 周(c、f、i、l),对空白对照组(a~c)或支架对照组(d~f)以及体内工程化腱鞘(g~i、l)或天然腱鞘(j、k)的瘢痕修复周围组织进行苏木精-伊红染色。工程化腱鞘形成了类似于天然腱鞘(j、k)的腱鞘复合结构(i、l),在工程化腱鞘与其周围的肌腱之间有一个清晰的空间。在两个对照组(c 和 f)中均观察到纤维组织形成和正常腱鞘复合体结构紊乱。标尺在(k)和(l)为 100 μm,其余为 1 mm。(图片修改自参考文献[288])

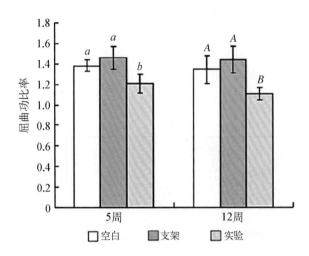

图 3-17 鸡爪模型中各组屈曲功比率（测试 WOF 与正常 WOF）的评估

用于定量评估在 5 周和 12 周收获的工程化腱鞘或瘢痕修复周围组织内肌腱滑动所需的功率消耗。在每个时间点，使用不同字母标记的组之间存在显著差异（$P<0.05$），而使用相同字母标记的组之间没有显著差异（$P>0.05$）。（图片修改自参考文献[288]）

程方法可以生成自体腱鞘，用于潜在的腱鞘缺损功能性修复[288]。

3.4.4.4 用于肌腱再生的生物反应器

尽管工程化肌腱修复是可能的，但更大的挑战是为外科医生提供工程化的自体肌腱移植物，以实现即刻修复和早期的功能恢复，而不是植入涉及更加复杂的体内组织形成并需要相对较长时间才能产生的细胞支架。笔者研究团队探索了使用面向肌腱应用的生物反应器装置进行体外肌腱工程的可能性。

在以前的研究中，使用鸡肌腱细胞在无纺 PGA 纤维中体外培养 6 或 10 周[239]，形成一个新生肌腱组织（见图 3-18），其中可观察到纵向排列的胶原纤维（见图 3-17）。有趣的是，PGA 纤维在体外培养中大部分被降解。显然，与无张力组相比，有静态张力组的工程化新生肌腱表现得更加成熟（见图 3-19）[239]。

此外，笔者还测试了使用人皮肤成纤维细胞在体外形成工程化新生肌腱的可行性。将细胞负载到 PGA 无纺长纤维上进行长时间的培养，新生肌腱相对于早期时间点的新生组织变得更加成熟（见图 3-20）。更重要的是，在体外培养 9 周时观察到，无论是成纤维细胞还是肌腱细胞构建的工程化新生肌腱在大体观和组织学结构上都表现出相似性（见图 3-20）。

此外，它们还表现出相似的拉伸强度和胶原纤维直径[231]。这些研究的缺点是体外构建的工程化肌腱的拉伸强度较弱，通常小于 5 N，这可能是因为缺乏应用于天然肌腱组织的适当机械载荷。笔者开发了一种生物反应器，能以一定频率为体外构建的工程

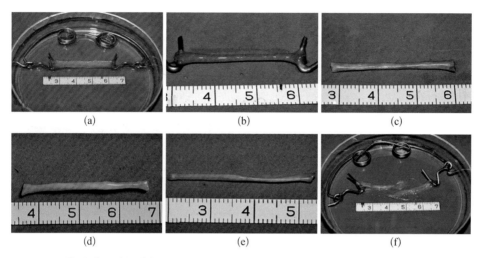

(a) (b) (c)

(d) (e) (f)

图 3-18   体外鸡肌腱细胞构建的工程化肌腱和单纯支架材料在不同培养时间段的大体观

（a）培养 1 周的非受力组肌腱细胞-PGA 构建物；（b）体外培养 4 周的非受力组肌腱细胞-PGA 构建物；（c、d）分别是培养 6 周和 10 周的非受力组工程化肌腱；（e）培养 6 周的静态拉伸组工程化肌腱；（f）培养 4 周后，无细胞支架的 PGA 纤维部分降解。（图片修改自参考文献[239]）

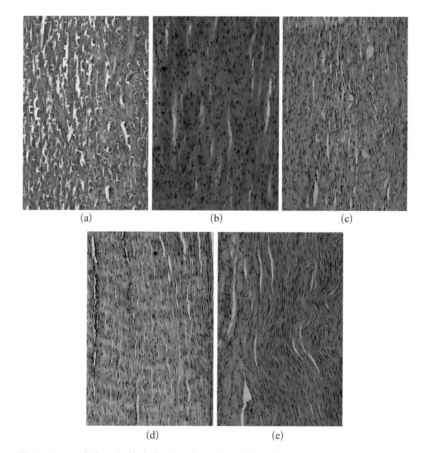

(a) (b) (c)

(d) (e)

图 3-19   无张力组和静态张力组鸡肌腱细胞构建的工程化肌腱的组织学表现

4 周（a）、6 周（b）、10 周（c）时非受力组肌腱；（d）天然肌腱；（e）静态拉伸 6 周肌腱。原始放大倍数：×100。（图片修改自参考文献[239]）

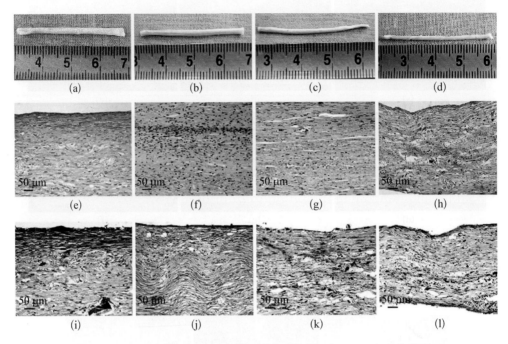

图 3-20   人皮肤成纤维细胞体外构建工程化肌腱的大体观及组织学检测

静态张力下的体外构建工程化肌腱的大体观(a～d)、组织学表现(e～h,标尺＝50 μm)和 Masson 三色染色(i～l,标尺＝50 μm)。分别为 5 周(a、e、i)、9 周(b、f、j)和 14 周(d、h、l)时,以人皮肤成纤维细胞为种子细胞构建的工程化肌腱或 9 周时(c、g、k)以人肌腱细胞为种子细胞构建的工程化肌腱。(图片修改自参考文献[231])

化肌腱提供动态机械载荷。研究结果表明,体外培养 10～12 周后,加载负荷的工程化肌腱的组织质量和机械强度显著提高。这一进展为产生相对成熟的肌腱移植物用于体内植入提供了可能性,从而使工程化肌腱研究进一步成熟,并有助于恢复肌腱的功能。

    为了探索生物反应器在机械刺激方面对工程化肌腱形成的潜力,笔者研究小组利用胚胎肌腱细胞、生物反应器和裸鼠模型进行了研究[276]。在这项研究中,使用 PGA 长纤维和人类胚胎伸肌腱细胞(从患者捐献的 3 个月流产胎儿中分离而来,仅供研究使用)构建了伸肌腱复合体。细胞被接种到模拟伸肌腱复合体结构排列的 PGA 长纤维上(见图 3-21,上图)。体外培养 6 周后,将细胞支架复合体进一步植入裸鼠模型。结果表明,人类胚胎细胞可在体外形成伸肌腱复合体结构,并在机械刺激下在体内进一步成熟(见图 3-21,下图)。体外力学构建加上体内机械刺激的肌腱表现出更大的组织体积、更好的胶原纤维排列、更成熟的胶原纤维结构(具有周期性横纹,D-band)以及更强的机械性能。因此,肌腱缺损的组织工程修复的合理策略可能是先在体外生成新肌腱组织,然后植入体内使其进一步成熟并发挥功能[276]。基于这项研究,在免疫活性模型中进一步探讨了

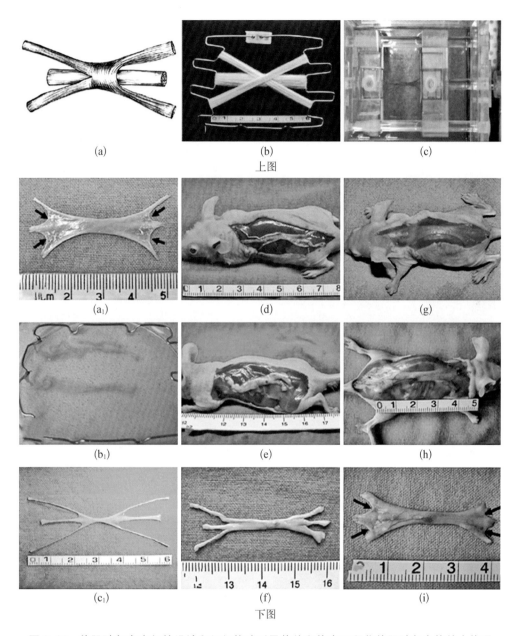

上图

下图

图 3-21　伸肌腱复合支架的设计和组织构建以及体外和体内工程化伸肌腱复合体的大体观

(a) 伸肌腱复合体中央束和两个侧束的结构特点；(b) PGA 支架固定在定制弹簧上以模拟复合体结构；
(c) 生物反应器中体外构建工程化肌腱。植入前(a_1)和体内植入后单纯皮下埋藏(d)和体内机械刺激
(g)的工程化肌腱(6 周)；经过 2 周体外静态培养和 10 周体外动态拉伸后的工程化肌腱(c_1)；在没有(e、
f)和有(h、i)体内机械刺激的情况下，以及在组织采集之前(e、h)和之后(f、i)的体内植入 14 周的肌腱；
(b_1)12 周时体外培养的无细胞支架。(图片修改自参考文献[276])

该方法的可行性,即在兔跟腱修复模型中使用兔 ASC(rASC)进行研究[234]。在该研究中,将接种 ASC 的 PGA/PLA 支架构建物作为实验组,而单纯支架(无细胞)作为对照组,所有样品在动态机械刺激下体外培养 5 周,然后在兔模型中植入以修复跟腱缺损(见图 3-22)。

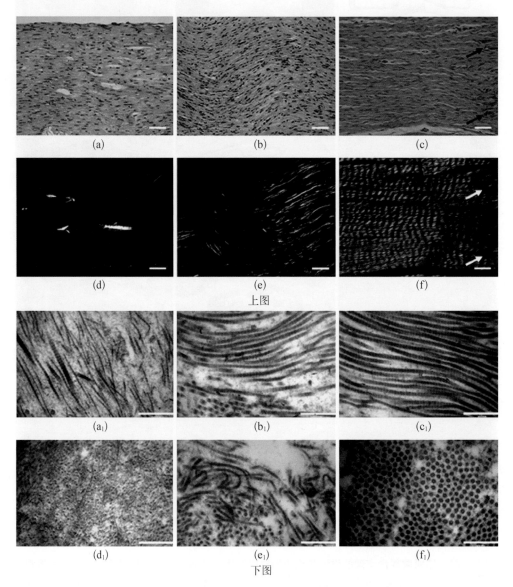

图 3-22 体内外构建伸肌腱的组织学、胶原超微结构比较

体外工程化肌腱在 12 周(a、d)后的苏木精-伊红(HE)染色(a~c)和偏光显微镜视图(d~f),以及体内植入肌腱在没有(b、e)和有(c、f)机械刺激的情况下 14 周时的 HE 染色(a~c)和偏光显微镜(d~f)视图。箭头表示相对不成熟的胶原纤维。原始放大倍数:×200;标尺=50 μm。体外构建的工程化肌腱在 12 周(a₁、d₁)的透射电子显微镜图,以及体内植入肌腱在没有(b₁、e₁)和有(c₁、f₁)机械刺激的情况下 14 周时的透射电子显微镜图。(a₁~c₁)为纵截面,(d₁~f₁)为横截面。原始放大倍数:×65 000;标尺=500 nm。(图片修改自参考文献[276])

为了为修复后的跟腱提供适当的力学支撑,笔者使用了复合支架。该支架内部是纤维支架,外部是网状支架。简而言之,内部是纵向排列的绳索状 PGA 无纺纤维,外部是由 PGA 和 PLA 纤维(其质量比为 4∶2)编织而成的网状支架,以提供必要的机械强度。使用 5-0 可吸收外科缝线将复合支架的两端封闭,形成长度为 3 cm、直径为 1 cm 的条索结构(见图 3-23)。

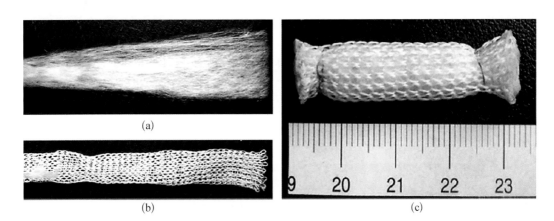

(a)

(b)

(c)

图 3-23   跟腱缺损兔模型复合肌腱支架的制备

支架内部是 PGA 纤维(a),外部是 PGA/PLA 纤维以质量比 4∶2 的比例编织的网(b);两部分组装的效果(c)。(图片修改自参考文献[234])

在体内植入前,对有或无细胞接种的支架进行 5 周的动态机械载荷,观察细胞接种的支架上基质的生成(见图 3-24),在体内植入总计 45 周后,rASC 接种的构建物最终发展成工程化的肌腱组织,远优于未接种细胞的对照组(见图 3-25)。显然,这一过程需要借助骨骼肌收缩传递到跟腱的机械负荷进行长期组织重塑,因为随着重塑时间的推移,组织结构变得更加成熟,展现出平行排列的胶原纤维和细长的细胞,这些特征与天然肌腱相似(见图 3-26)[234]。这些结果表明使用基于生物反应器的方法进行肌腱修复的可行性。

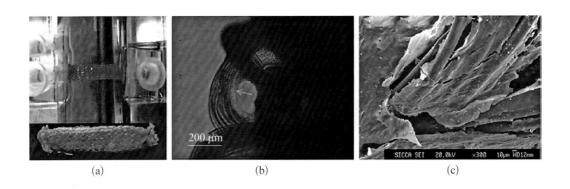

(a)   (b)   (c)

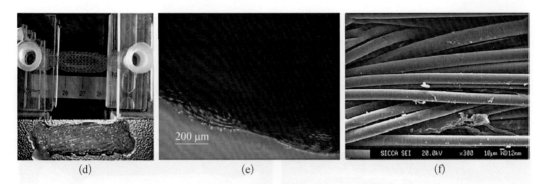

(d)   (e)   (f)

图 3-24　接种了细胞和无细胞构建体的体外培养及细胞外基质(ECM)产生的评估

(a、d) 在具有力学加载的生物反应器中进行 5 周体外培养后的构建物的大体视图；(b、e) 相差显微镜观察；(c、f) 扫描电子显微镜观察。(a～c) 脂肪来源干细胞接种的 PGA/PLA 构建物，其在 PGA 纤维上显示出更大的组织体积和 ECM 生成(如 b 和 c 中的箭头所示)；(d～f) 无细胞 PGA/PLGA 支架用作对照，没有 ECM 生成。(b、e)：放大倍数×200，标尺=200 μm；(c、f)：放大倍数×300，标尺=10 μm。(图片修改自参考文献[234])

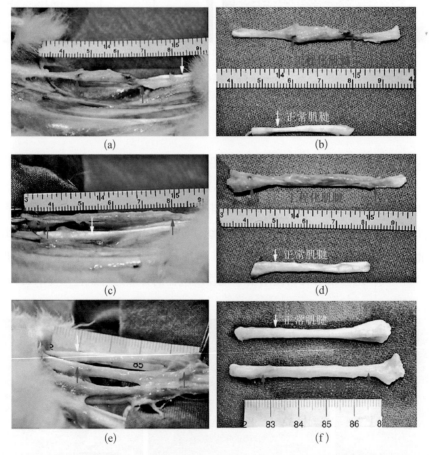

(a)   (b)

(c)   (d)

(e)   (f)

**图 3-25　跟腱缺损兔模型体内植入兔成体干细胞接种的构建物不同时间
工程化肌腱的大体视图**

(a、b) 植入后 12 周；(c、d) 植入后 21 周；(e、f) 植入后 45 周。双红色箭头表示工程化肌腱，而白色箭头表示正常兔跟腱。(图片修改自参考文献[234])

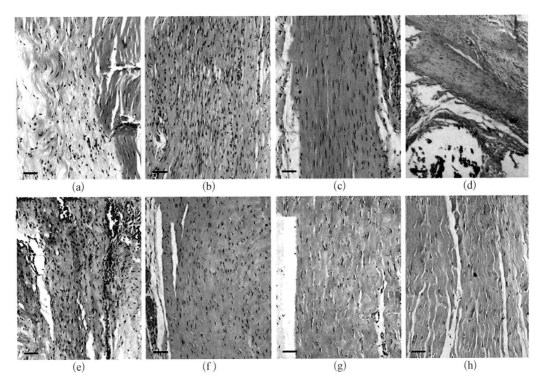

图 3-26　体内工程化肌腱的组织 HE 染色

(a、e) 植入后 12 周；(b、f) 植入后 21 周；(c、g) 植入后 45 周；(d) 仅支架植入后 45 周；(h) 正常兔跟腱。(a~c) 为 ASC 工程肌腱的接合处；(e~g) 为 ASC 工程肌腱的中部。HE 染色，苏木精-伊红染色；ASC，成体干细胞。放大倍数为×200，标尺＝50 μm。(图片修改自参考文献[234])

3.4.5　小结与展望

随着对各种细胞来源的探索、与细胞培养技术相结合的新型支架材料的开发以及在多种动物模型中修复效果的科学评估，肌腱组织工程修复和再生技术已取得了巨大进展。然而，基本的生物学问题，如肌腱分化和介导肌腱再生的力学机制，还需要进行深入的研究，以便更好地理解其在肌腱组织修复和再生中的作用。还需要进一步确认植入细胞和支架材料的生物安全性和长期效果，以便将肌腱组织工程向临床转化。与此同时，智能设计和开发等新技术的发展也将为肌腱修复和再生带来革命性的解决方案。

3.5　组织工程血管再生技术及其应用转化

3.5.1　组织工程血管再生技术及其应用转化概述

目前，心血管疾病是全球致死率最高的疾病，通常表现为心肌梗死、脑卒中、外周动脉疾病和深静脉血栓等[289-291]。在中国，每 5 个成年人中就有 1 人患有心血管疾病。尽管近年来斑块旋切与球囊扩张手术日益普及，但血管移植术仍是一种常用的治疗方法，特别适用于需要长期血运重建的患者（期望寿命大于 2 年）[292]。血管移植手术需要用血管替代物来绕过或替代堵塞的血管，自体动脉或静脉仍是目前血管移植的首选。尽管使用自体动脉如胸内动脉或桡动脉通畅率较高，但自体隐静脉的 10 年通畅率仅为 50％，而且自体血管的数量有限，很多患者由于病变无法使用。另外，自体血管的获取需要二次手术，并可能导致相应位点的损伤和病变[289,293]。人工血管移植物已广泛应用于临床，作为治疗血管损伤的常规方法。膨体聚四氟乙烯（Gore-Tex®）和聚氨酯等人工血管移植物在大口径血管（内径大于 6 mm）中的通畅率较高，但在小口径血管（内径小于 6 mm）的临床应用中，由于血栓形成、内膜增生、动脉粥样硬化或感染等问题，其通畅率较低[289,294]。人工血管血栓形成的主要原因是吻合口的弹性差异造成血流紊乱，进而引发血小板激活和凝血级联反应[295,296]；内膜增生是由于移植物和天然血管之间的顺应性不匹配引起的病理性重构[297-299]。由聚合物材料制备的人工血管因其不可降解、顺应性差等问题，容易发生狭窄甚至堵塞，且植入后几乎没有血管平滑肌和内皮的再生，无法保持长期的血管稳态和通畅性。由此可见，只有模仿天然血管的结构和组成，并且能够抑制蛋白质沉积、凝血和免疫排斥[300-302]的人工血管才有可能成为理想的血管移植物。目前的临床需求和科学问题促使研究者开始寻找新的替代材料和构建方法，设计并优化小口径人工血管移植物，以期实现从技术研究到临床应用的突破。

3.5.2　原位可再生人工血管

血管在心脏的作用下完成机体的系统性血液循环，为细胞提供氧气和营养，以维持其正常的生理活动。即使小至微米级别的微血管损伤或缺失也可能导致供血受限，引起周围细胞死亡[303,304]。因此，对于损伤或退化的血管，需要快速进行再生和重塑，以避免进一步的功能障碍。本节将重点介绍通过选择和设计具备功能性和生物活性的生物材料，构建用于引导血管再生的生物材料血管移植物的方法。同时，还将探讨不同种类生物材料的性质和功能特点，以及基于生物材料的组成、物理特性、拓扑结构和几何参数等策略构建可再生人工血管的技术。此外，本章还会分析各种影响因素对血管再生过程的影响。

3.5.2.1　功能性生物材料引导血管再生

1）可降解聚合物人工血管

合成聚合物材料在机械、生物和化学等性质上具有高度可定制性，可用于设计和制备具有特定生物和机械性能的组织工程人工血管。其中，最常见的适用于血管再生的可降解性能聚合物材料包括聚己内酯（PCL）、聚乙醇酸（PGA）、聚癸二酸甘油（PGS）、聚酯氨(PU)、聚乳酸(PLA)及其共聚物。由于高分子材料具有优异的可加工性,多种加工方式被应用于制备组织工程人工血管,包括静电纺丝、湿法纺丝、熔融纺丝、相分离、编织、3D打印与粒子沥滤等。

国内外研究人员利用可降解聚合物制备具有可再生性能的小口径人工血管,并据此开展了大量的创新性探究。例如,Walpoth课题组通过静电纺丝将聚己内酯(PCL)制备成纳米纤维人工血管,将其移植入大鼠体内并进行了长达18个月的跟踪。虽然该人工血管在小动物模型中保持了很高的通畅率,但血管壁发生了较为严重的钙化。这可能是由于静电纺丝PCL纳米纤维结构过于致密,不利于人工血管壁的细胞迁移和毛细血管化,从而阻碍了人工血管的拟天然再生[305]。随后,该课题组使用相同方法构建了直径4 mm、长5 cm的人工血管,并将其与同样尺寸的膨体聚四氟乙烯(ePTFE)商品人工血管进行对比。在将其植入猪颈总动脉1个月后,发现PCL人工血管内皮覆盖率明显高于ePTFE血管,但在该血管壁内几乎没有检测到胶原蛋白、弹性蛋白等细胞外基质成分,这表明静电纺丝制备的PCL纳米纤维人工血管较小的孔径和较慢的降解速率限制了血管的原位再生[306]。为了解决这个问题,Wang课题组改进了人工血管材料的降解速率和孔径结构,通过使用具有弹性且降解速率快的聚癸二酸甘油酯(PGS)聚合物作为内层,静电纺丝PCL纤维作为外层,构建了双层人工血管。该人工血管在大鼠腹主动脉移植3个月后显示出良好的重塑能力,新生血管的成分、爆破压和顺应性均接近于天然动脉,证明了材料良好的弹性和快速降解能力促进了人工血管的再生。此外,Kong课题组创新性地优化静电纺丝PCL溶液的浓度,获得了具有粗丝(微米级纤维)大孔结构的PCL人工血管。相较于PCL细纤维人工血管,这种血管不仅具有更好的细胞浸润与细胞外基质沉积,还能够促进巨噬细胞向M2表型极化从而加速血管再生进程[307]。此外,Kong课题组还使用湿法纺丝技术构建了具有圆周取向结构的PCL微米纤维人工血管,该血管在大鼠腹主动脉移植3个月后,能够引导血管平滑肌实现拟天然的组织再生[308]。尽管如此,新生的血管平滑肌没有表现出预期的收缩与舒张功能。因此,如何提高单纯高分子聚合物材料的生物活性,使其在体内的降解速率与再生速率相匹配,进而实现血管拟天然再生,是可降解聚合物人工血管的发展方向,也是决定其能否向临床发展的关键因素。

2) 材料弹性调控人工血管的再生与稳定

异质组织能够通过提供不同空间排列的生物活性信号来调节细胞功能,其中的物理信号,如结构与基质硬度等,对组织重塑具有重要的调控作用。目前的基础研究已经发现了细胞与材料弹性的相关性。例如,在软水凝胶材料(E, 0.2～1.9 kPa)中培养的间质细胞可以保持其拉长的形状,并促进肌成纤维细胞的分化,从而有利于血管组织基质的重塑,而较硬的水凝胶(E, 4～12 kPa)材料则会限制细胞的伸展[309],这表明机械效应对于血管组织工程至关重要。此外,不同类型的血管细胞可能具有不同的机械敏感性。例如,人血管平滑肌细胞倾向黏附于较硬的基质材料上(E,14 kPa),而较软的基质材料(E,0.3 kPa)则有利于人脐静脉内皮细胞的迁移和增殖[310]。这说明生物材料的软硬和弹性等机械性质对血管相关细胞具有显著的调控能力,这对于组织工程材料的设计策略具有重要的参考价值。

Kong 课题组早期构建的具有周向取向纤维结构的 PCL 人工血管在短期内显著改善了血管平滑肌的再生。然而,长期移植结果显示,PCL 人工血管的平滑肌层没有进一步发展成为类似天然动脉血管的中膜层,而是呈现为相对致密的新生内膜,且血管壁出现一定程度的钙化。早期(移植后 3 个月)观察到的收缩与舒张的血管功能在 18 个月后完全消失,推测是由于 PCL 的降解过于缓慢,且力学顺应性与动脉血管不匹配导致的[311]。因此,该课题组随后选择弹性更好、降解时间约为 1 年的聚乳酸-聚己内酯(PLCL)材料来制备静电纺丝人工血管,并将其植入大鼠腹主动脉进行为期 1 年的观察,与 PCL 材料人工血管进行全面对比。结果显示,PLCL 材料的弹性更符合动脉血管的组织顺应性,可以响应动脉血管壁的收缩与舒张,有利于细胞向材料内部的迁移、排列和血管新生。PLCL 血管比 PCL 血管表现出更加优异的血管再生性,12 个月后再生血管与天然动脉外观、组织结构和功能接近,而 PCL 血管的组织再生随时间衰退,且出现明显的钙化[312-314](见图 3-27)。

3) 材料拓扑结构影响人工血管组织再生

对血管组织中的细胞分化、增殖和排列进行合理的调控有助于实现理想的血管再生。已有研究表明,血管细胞的功能受到材料表面形貌的影响。血管平滑肌细胞在随机形貌的基质表面上倾向于进行增殖和分化,而在附着于结构高度有序的表面时则趋于取向排列并成熟[315]。基于细胞对结构形貌的响应,不同尺度的生物材料拓扑结构的设计和探究为人工血管的构建提供了新的思路。在纳米尺度调控纤维的排列和间距可以促进细胞片层的组装融合,提高电传播和同步收缩。微米级的拓扑结构能够促进内皮细胞环抱单根微纤维,并引导其组装形成 3D 毛细血管样结构[303]。光滑的拓扑结构有利于内皮细胞形成完整的功能性单层[316]。不同的细胞对于相同拓扑结构的响应模式可能各不相同。例如,纳米级拓扑结构能促进内皮细胞增殖和迁移,但却抑制了血管平滑肌细胞的生长[315]。因此,设计多层结构或微纳复合结构对人工血管的适应性再生至关重要。

Kong 课题组构建了具有光滑内表面的双层人工血管,旨在改善血液相容性,促进单层功能内皮细胞形成[316]。该课题组评估了聚己内酯(PCL)纳米纤维、微米纤维及光滑表面三种不同拓扑结构的基质材料。相应的血液相容性和内皮细胞行为的结果显示,光滑表面能够显著。抑制血小板的黏附和激活,减少纤维蛋白原吸附,并加快单层

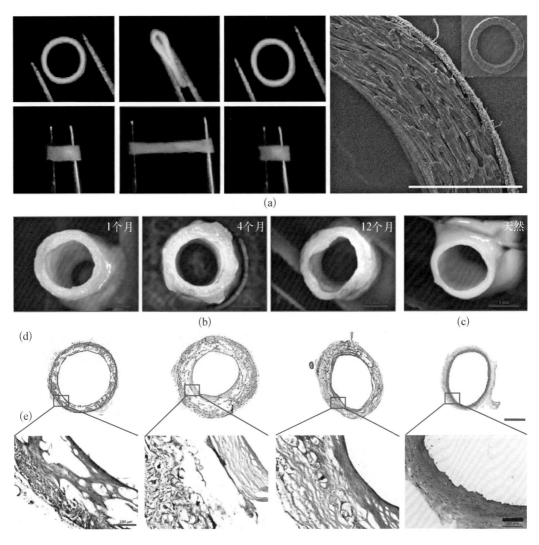

图 3-27　取向 PLCL 微米纤维人工血管形态结构及体内重塑过程

(a) PLCL 人工血管具有良好的抗形变性,撤去外力后能恢复初始形状,右图为 SEM 图片显示双层人工血管横截面宏观及微观结构;(b,c) 1、4、12 个月时人工血管与天然血管的横截面宏观形貌;(d) HE 染色显示 1、4、12 个月新生血管和天然血管的组织结构;(d、e) HE 染色显示 1、4、12 个月时新生血管和天然血管管壁内细胞与细胞外基质的分布情况。PLCL,聚乳酸-聚己内酯。比例尺:(a、d) 500 μm;(b、c) 1 mm;(e) 100 μm。(图片修改自参考文献[312])

内皮细胞的形成。此外,光滑表面还增强了内皮细胞释放一氧化氮(NO)和摄取乙酰化低密度脂蛋白(Ac-LDL)的能力。基于这些发现,该课题组使用自行开发的墨水打印方法和常规静电纺丝技术,制备了同时具有超薄光滑内层和微米纤维外层的双层人工血管。血流动力学的数字模拟显示,这种双层人工血管更加接近天然血管的血流动力学特性。兔子 AV-shunt 测试结果表明,双层人工血管确实能够显著降低血浆蛋白和血小板黏附,并加快单层内皮细胞的形成(见图 3-28)。

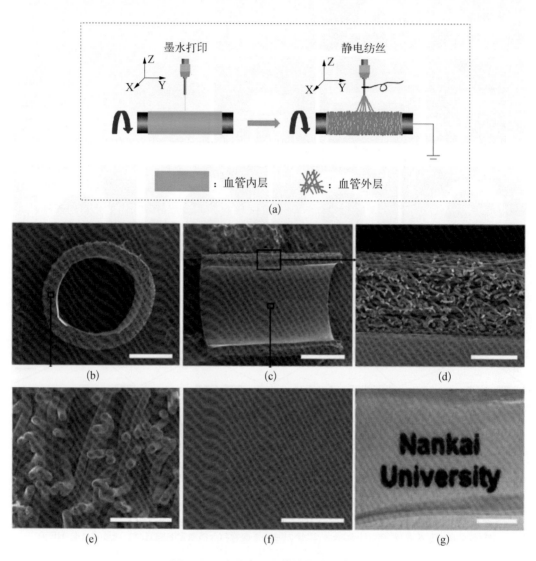

图 3-28 双层人工血管的构建和表征

(a) 构建方法示意图;(b、c) 横截面和纵截面的宏观形态 SEM 图像;(d) 人工血管双层紧密黏附;(e、f)(b)和(c)中移植物的壁和管腔表面的局部放大图;(g) 移植物的内层薄至透明,可以在体式显微镜下透过内层看到下面的"Nankai University"字样。实际大小:(b、c) 1 mm;(d) 150 μm;(e、f) 50 μm;(g) 2 mm。(图片修改自参考文献[316])

4) 材料几何线索引导原位血管组织再生

天然的组织或器官具有特定的组织结构和细胞排列模式,是维持细胞活性和生理功能稳定的基础。相应的细胞外基质为组织细胞提供物理支撑以及特定结构和排列的生物信号线索。因此,借鉴细胞外基质结构仿生的策略对于生物材料的设计而言具有重要意义。研究人员基于仿生的三维微结构探究了生物材料几何线索与组织再生之间的关系。研究表明,材料支架应具有特定的多孔结构,用于氧气和营养物质的交换、细胞浸润、组织新生和血管长入。例如,具有 $80\%\sim90\%$ 孔隙率和 $150\sim300~\mu m$ 孔径的支架可加速血管再生[317]。定向排列的结构能够引导细胞有序迁移和规则的细胞间组装,从而在仿生条件下促进各种组织/器官(如血管、神经组织)的再生成型和功能发挥。例如,孔径为 $350~\mu m$ 的定向孔结构可诱导血管细胞形成毛细血管样结构[318]。具有平行通道且相互连接的多孔支架可以通过增强氧气扩散和细胞间通信来促进血管化心脏结构的形成[319]。天然活性物质及其衍生的生物信号分子对组织再生的引导作用,也是材料设计的策略之一。随着逐层 3D 打印技术的发展,实现生物活性因子的仿生空间排列成为可能,可以根据预先设计的几何结构,利用含有不同活性物质和血管细胞的材料制造具有特定模式的三维支架。例如,微图案化细胞黏附配体(RGD 多肽)可以指导细胞按预先设计的路径迁移,从而改善血管化[303]。

血管平滑肌细胞(VSMC)及其分泌的细胞外基质(ECM)在血管舒缩功能和力学性能中起到重要作用。然而,如何诱导血管平滑肌取向再生一直是人工血管研究与应用的难题。Kong 课题组开发了一种可牺牲的糖丝模板沥滤制孔的方法,用于制备具有高度连通取向微通道结构的人工血管。在体外细胞培养实验中,这种微通道结构能促进血管平滑肌细胞在体外的迁移、取向排列及伸长和收缩表型蛋白表达。而在大鼠腹主动脉移植实验中,三维微通道的高度连通性增强了 VSMC 的浸润。同时,微通道的取向结构也促进了 VSMC 周向伸长和收缩蛋白(α-SMA 和 SM-MHC)的表达,VSMC 的取向再生进一步促进了细胞外基质的取向沉积。尽管该研究没有针对内皮层的再生进行结构设计或活性修饰,但与传统的静电纺丝人工血管相比,这种微通道结构能够引导血管具有更快的内皮化速度,推测主要是由于平滑肌层的快速再生改善了对于内皮细胞的保护,从而加速了其内皮再生。因此,该研究证明,具有仿生几何线索导向的支架材料能够更有效地促进组织再生,并在拟天然血管的重塑过程中获得更多天然血管的结构和功能特征(见图 3-29)[320]。

3.5.2.2　生物活性材料促进血管再生

临床上心血管疾病患者的血管再生能力往往非常有限,因此对原位组织工程人工血管的再生诱导活性提出了更高的要求。天然细胞外基质(ECM)材料中含有的胶原蛋白、糖胺聚糖、结构蛋白、生物活性生长因子以及组织特异性外泌体等物质,可以在损伤部位创造特定的细胞生态位,促进周围损伤修复和血管新生。由此衍生的天然诱导性生物材料植入体内后可以促进宿主细胞的募集和分化,从而增强内源性组织再生与修

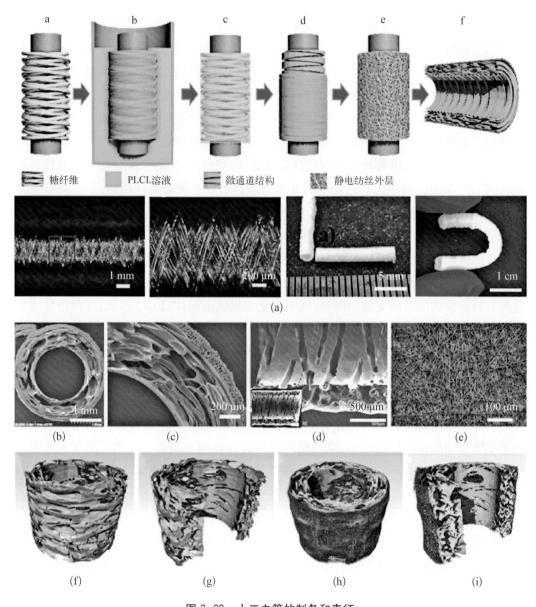

图 3-29　人工血管的制备和表征

(a～f) 制备工艺示意图。(a) 糖丝模板体式照片和人工血管对折后体式照片；(b、c) 血管材料横截面及局部放大 SEM 图片；(d) 血管材料内腔 SEM 图片；(e) 静电纺丝制备血管外层 SEM 图片；(f～i) Micro-CT 显示血管内层和双层结构。(图片修改自参考文献[320])

复。来源于体外细胞培养或天然组织的 ECM 支架材料具有良好的生物相容性，能够介导正向的组织重塑。然而，由于缺乏梯度孔结构，这些材料无法为细胞定向迁移和排布提供引导线索，从而限制了其引导组织形态和功能的整合与再生。Kong 课题组将膜状或管状取向微米模板植入大鼠皮下组织并培养一定时间后，经过模板沥滤和脱细胞处理制备了具有取向微通道结构的膜状和管状细胞外基质材料[321]。该材料在体外能够促进肌肉、神经和血管平滑肌细胞迁移、存活和取向排布,并能够上调相应组织特异性功能基因的表达。在体内,这些材料能够增加对 M2 表型巨噬细胞的募集。在三种组织缺损模型的体内移植实验中,这些材料展现出拟天然的组织再生能力,包括具有舒缩功能的新生动脉血管、血管化和神经化的新生肌肉,以及微血管丰富的新生神经。这些缺损组织的再生体现了 ECM 支架材料的生物诱导活性和广泛的适用性(见图 3-30)。

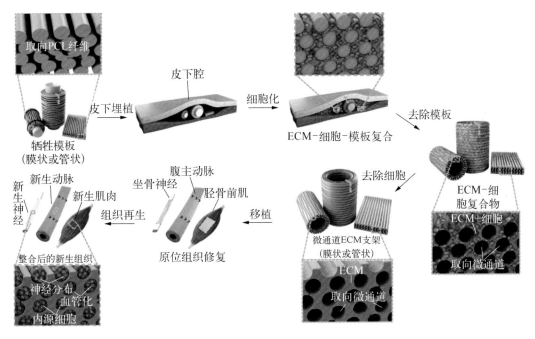

图 3-30　取向微通道细胞外基质支架材料构建及引导取向组织原位再生示意图

(图片修改自参考文献[321])

可降解高分子材料因具有良好的可加工性、力学特性以及高度可控的结构而备受研究者青睐。然而,仅由可降解高分子材料制备的小口径人工血管往往生物活性差,难以实现快速的原位再生。相比之下,天然 ECM 衍生材料则能够为人工血管赋予更好的生物活性。因此,将天然材料和合成材料相结合,可以开发出具有良好的机械性能和血管再生生物活性的人工血管。例如,多孔聚癸二酸甘油(PGS)与层粘连蛋白复合支架具有良好的弹性和生物黏附性,可以促进心肌细胞和骨骼肌母细胞表达血管内皮生长因子,从而促进心脏再生[322,323]。组织特异性 ECM(如血管外膜 ECM)或 ECM 蛋白(如纤维连接蛋白或层粘连蛋白)可以偶联在支架表面,以改善细胞功能(如黏附、细胞迁移和细胞募集)、促进毛细血管出芽和新生血管的形成[303,324-328]。

3.5.3　组织工程血管

自 20 世纪 80 年代首次提出组织工程学的概念以来,再生医学领域一直稳步发展。近几十年来,该领域的研发和转化项目不断增加,目前有 600 多项基于细胞或组织工程的临床试验正在美国 FDA 进行中[329]。在组织工程中,工程化组织替代物可以分为两大类:结缔组织和实体器官。结缔组织主要依赖于细胞外基质来提供机械性能,而实体器官则依赖于组织中的细胞来执行关键的生理功能[330]。结缔组织的研究一直是组织工程的热点,包括软骨、骨、肌腱、韧带、皮肤、心脏瓣膜和血管等。

在人工血管领域,早期开发的人造动脉由硅橡胶制成,并通过连接器固定连接到天然血管系统中。随后,研究转向开发自体来源的“血管”,其方法是将管状硅橡胶芯棒植入预定患者的腿部,几周后收集得到的管状纤维包裹组织管作为动脉替代物[331]。这些利用皮下埋植的方法产生移植物的临床试验一直持续到 20 世纪 70 年代,但临床结果显示这类瘢痕组织型的组织管随时间推移倾向于形成血栓或发展成为动脉瘤[332,333]。Bell 等首次培养了由血管细胞制成的组织工程血管支架(TEVG)[334],他们将牛血管平滑肌、内皮细胞和成纤维细胞悬浮在管状胶原胶中,随着培养时间的推移,胶原胶被重塑,形成由细胞和胞外基质成分构成的管状组织。然而,这些导管的最大爆破压仅为 90 mmHg(1 mmHg=0.133 kPa),需要在外部使用涤纶套管来增强其力学性能,以便进行手术处理。尽管存在局限性,该研究首次在世界范围内展示了在体外培养大动脉血管的可行性。

随着组织工程学的不断发展,组织工程血管的研究和进展一直受到广泛关注。组织工程血管需要严格的设计标准,包括足够的拉伸和回弹强度,以及对血栓形成、免疫原性、炎症和异物反应等不良因素的抵抗力。因此,在血管构建完成到移植体内的过程中,组织工程血管需要在无需任何“成熟期”的情况下立即执行血运功能,并具备耐受手术缝合和血液流动的机械强度,以避免出现缝合撕裂、急性破裂、动脉瘤形成或出血等不良问题。此外,良好的抗凝血性能能够抵御急性血栓的形成,减少通路闭塞的风险。从长期来看,植入后不会引发严重的急性炎症反应或持续的慢性炎症而影响再生重塑。此外,考虑到心血管疾病婴幼儿患者重建手术的需求,其在体内的可生长性和适应性重塑能力也十分重要。

针对临床使用的迫切需求和人工血管严格的制备标准,国内外研究人员在该领域做出了诸多努力。下文将分别介绍基于体外生物反应器制备的组织工程血管以及体内组织工程血管的代表性研究工作,探讨不同细胞和复合材料在组织工程制备技术中的应用,并分析相应人工血管移植物的性质特点和现有问题。

3.5.3.1　体外生物反应器构建组织工程血管

1) 细胞外基质组织工程血管

在所有构建方法中,使用体外生物反应器培养活细胞形成血管,然后进行脱细胞处理,这种方法构建的细胞外基质血管在临床试验中取得了较好的结果。这种制备策略采用纯化的天然细胞外基质成分结合血管细胞,在一定程度上模仿了天然血管壁中平滑肌细胞嵌入细胞外基质的模式。在该方法中,细胞外基质成分以凝胶状溶液的形式与细胞一起注射到管状模具中,在凝固过程中形成基质包裹细胞的管状结构。使用细胞外基质(如胶原或纤维蛋白)作为支架可以促进细胞与细胞外基质的整合与重塑,同时细胞在活性因子和机械信号的刺激下能够分泌更丰富的细胞外基质,从而促进血管的成熟。这种方法在组织工程血管的发展中有重要的历史意义,是最早报道的 TEVG 构建策略[334]。然而,基于细胞外基质凝胶构建的血管移植物机械性能往往不足,细胞外基质凝胶的机械强度通常较弱,而且培养的细胞通常难以沉积足够量的细胞外基质。因此,基于细胞外基质凝胶构建的血管移植物的爆破压仅为 40 mmHg,远低于天然大隐静脉移植物的 2 000 mmHg,无法支持心血管系统的物理负荷[289,334-336]。

为了解决其力学强度不足这一问题,研究者们开发出许多改善凝胶支架力学性能的策略,例如加入聚合物增强外壳、用纤维蛋白凝胶(纤维蛋白原和凝血酶)取代胶原、进行糖基化处理、细胞外基质交联处理或动态机械刺激调控等[337]。其中,Tranquillo 课题组开展了具有代表性的研究工作(见图 3-31)。该团队将人真皮成纤维细胞混合于纤维蛋白凝胶中,并利用体外生物反应器培养人工血管。经过共计 7 周的体外培养(包括 2 周的静态培养和 5 周的脉动培养)后,对血管进行脱细胞处理,并将其作为肺动脉替代物移植到幼年羔羊(8 周)模型中,并在成年后进行了近一年的随访。在随访期间,植入的血管保持了足够的机械强度和胶原含量,并表现出良好的可生长性,而不是在力学刺激下发生简单扩张[338]。同时该人工血管没有出现血栓、狭窄与钙化等情况[338]。随后,该团队使用同样的方法制备人工血管,并将长为 15 cm 的人工血管植入成年狒狒体内,并应用于血液透析的临床前研究。在植入后 6 个月内,该血管未发生破裂、钙化以及感染等现象[339]。

另一个代表性的研究工作来自 Niklason 课题组(见图 3-31),他们在聚乙烯醇(PGA)管状移植物上接种异体捐赠者的血管平滑肌细胞,并在脉动条件下培养 8 周。PGA 支架最初能够承受机械应力,并为平滑肌细胞提供黏附和增殖的物理微环境。随着时间的推移,PGA 逐渐降解,丧失强度,而平滑肌细胞不断增殖,在应力刺激下分泌细胞外基质作为主要的物理支撑并承受生理压力。随后,对该工程化的 TEVG 进行脱细胞处理,以便将其移植到同种异体的受体体内。这种方法的优点在于可以提前制造出具有所需机械性能和尺寸的血管移植物,但其仍然存在细胞来源受限的问题[340,341]。

为解决这个问题,该课题组于 2020 年又进一步利用人诱导多能干细胞(iPSC)分化为血管平滑肌细胞,并将其种植于 PGA 支架上,通过脉动培养构建 TEVG。在将其植入大鼠主动脉模型后,iPSC 来源的 TEVG 表现出良好的通畅性,没有管腔扩张,并有效地维持了机械和收缩功能。这项研究为将来生产由同种异体血管细胞组成的无免疫原性、细胞化的 TEVG 奠定了基础[342]。

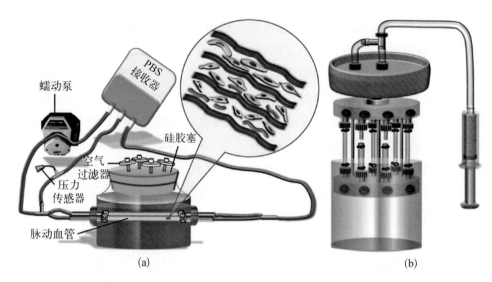

图 3-31　Laura 团队(a)和 Tranquillo 团队(b)用于构建血管的体外生物反应器示意图
(图片修改自参考文献[340])

2) 细胞片层技术构建组织工程血管

该方法最早是从使用上皮细胞片层治疗重度烧伤患者的实例中获得启发,随后有研究者陆续利用该策略构建组织工程人工血管。在这类构建方式中,研究者使用人脐静脉平滑肌细胞和人成纤维细胞在富含抗坏血酸的培养基中培养,以诱导Ⅰ型胶原的产生和富集。经过 30 天的培养后,将细胞片层手动从培养瓶中剥离,并在芯轴上顺序滚动,以构建管状移植物(见图 3-32)。随后,在超过 8 周的培养成熟后,将人脐静脉内皮细胞接种到移植物的管腔内进行内皮化,形成具有类似天然血管的三层结构(内膜、中层和外膜)。同时,该研究为了促进管腔的快速内皮化,在中膜内侧加入一层模仿天然血管基膜的薄层,可以防止平滑肌细胞迁移至管腔内,避免内膜增生[343]。使用细胞片层策略构建的人工血管移植物往往具有与天然血管组织相似的细胞外基质组成,其中包括Ⅰ、Ⅲ 和Ⅳ型胶原、纤维连接蛋白、层粘连蛋白和硫酸软骨素。通过该方式构建的人工血管其爆破压>2 000 mmHg(高于天然大隐静脉移植物),具有足够的缝合强度和功能化内皮层[344]。研究者还使用从 57～79 岁患有晚期心血管疾病的患者身上提取

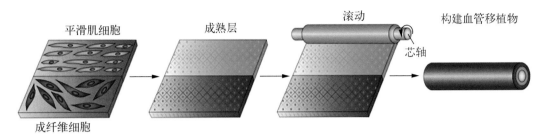

图 3-32　细胞片层法构建人工血管示意图

(图片修改自参考文献[343])

的细胞制作自组装细胞片,构建了人工血管,并在大鼠体内进行了长达 180 天的测试。结果显示,这种人工血管具有比大隐静脉移植物更高的爆破压,没有发生血栓,同时实现了良好的组织重塑[345,346]。

　　然而,对于通过这种方式构建的人工血管,必须在没有过大机械应力的情况下剥离细胞片层,以避免片层撕裂产生的潜在血管破裂。该问题可通过在培养瓶中涂覆温度响应型聚(N-异丙基丙烯酰胺)[ploy(N-isopropylacrylamide)]材料解决,该材料能够在生理温度(37 ℃)下介导细胞在中等疏水性的聚(N-异丙基丙烯酰胺)上黏附、增殖并形成薄片,而在将温度降低到 32 ℃左右时,表面变得亲水,使细胞无法黏附。从而实现在没有机械应力、蛋白质水解或破坏细胞间连接的情况下细胞片层的自发分离。这些基于细胞片层的研究工作成功突破了人工血管制造中支架材料必不可少的假设。在临床试验中,通过细胞片层技术制备的人工血管已经被用来为终末期肾病患者建立动静脉瘘,以便进行血液透析。据报道,该动静脉瘘的机械性能尚可、通畅性好、未成熟率低[347-349]。这些结果令人备受鼓舞,但细胞片层的制备需要相当长的时间,这也限制了其规模化发展。

3.5.3.2　体内组织工程血管

1) 传统体内组织工程生物管

　　体内工程化技术是一种简单、经济、有效的人工血管制备方式。它通过将棒状外源物植入体内,利用机体对外源物的异物反应(FBR)来制备体内组织工程人工血管,即传统生物管(TB)(见图 3-33)[350]。早期研究中,Sparks 等将尼龙棒植入患者腹腔,制备用于自体移植的 TB。然而,临床数据显示,相比于天然血管,TB 壁薄、力学不足,难以维持其管状结构,无法抵抗动脉压力,移植后失败率较高[351-353]。为了增加 TB 的壁厚,改善其力学性能,Sparks 等率先尝试在棒状外源物上裹覆涤纶,并将其埋植于人腿部皮下制备组织工程血管。然而,当其移植到体内后出现了血栓形成和动脉瘤等问题[353,354]。Flameng 等开发了一种力学脉动刺激装置来增加 TB 的厚度,但使用这种方法制备的加

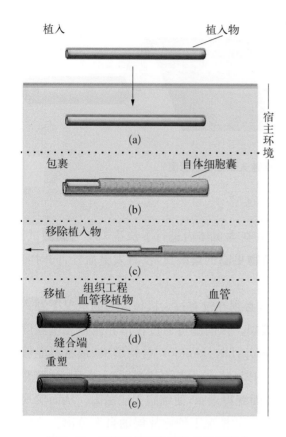

图 3-33　利用机体对外源物的异物反应制备体内组织工程人工血管

（a）植入物；（b）植入物在体内形成自体细胞囊；（c）移除植入物后形成体内组织工程人工血管；（d）人工血管原位移植；（e）人工血管在体内与天然血管重塑整合。（图片修改自参考文献[350]）

厚型 TB 仍然在移植后出现了动脉瘤的不良结果[355]。Nakayama 等利用特制的笼型模具来提高 TB 的厚度，但利用该模具制备的人工血管在人动静脉造瘘中出现了明显的狭窄现象[356]。Sakai 等开发了一种通过二次植入增加 TB 壁厚的方法，二次植入的数据显示 TB 的壁厚显著增加，爆破压和力学强度得以提高。然而，这种构建方法会导致继发性损伤和大面积创面，并不利于临床应用[357]。最近，Li 的团队利用机体的免疫机制在大鼠皮下制备了纤维化的 TB，并在大鼠自体颈动脉移植 28 天，结果显示纤维化的 TB 出现了严重的内膜增生现象[358]。综上所述，以上体内组织工程血管应用失败的主要原因是血管的力学性能不足，因此制备具有良好力学性能的组织工程生物管是解决当前问题并进一步拓展应用的有效途径。

2）力学增强型体内组织工程生物管

关于传统体内组织工程生物管普遍力学性能不佳的问题，前期研究表明，尽管细胞外基质具有较好的生物活性和拟天然效果，但仍需配合力学增强的手段进行优化，以便达到生物活性与机械强度兼备的理想效果。基于这一观点，Kong 课题组受到建筑设计原理的启发，建立了一种聚合物纤维骨架增强型生物管的制备技术（见图 3-34）[359]。将特定结构的 PCL 纤维骨架埋植在动物皮下，利用宿主自发的免疫包裹反应将体内细胞分泌的细胞外基质与纤维骨架进行填充和整合，获得 PCL 纤维骨架增强型生物管（PB）。PB 由 PCL 纤维骨架、宿主细胞及其分泌的细胞外基质构成，含有大量组织再生相关的活性因子，而且其具有理想的力学强度、组织顺应性、生物相容性和组织再生性，很有可能成为自体血管的理想的替代物，应用于心脏搭桥和外周血管疾病治疗。

生物材料植入体内后会引发一系列炎症反应，这是由机体对外来材料的异物反应所导致。适当的炎症反应介导了血管移植材料向成熟的新生血管转化，巨噬细胞在这

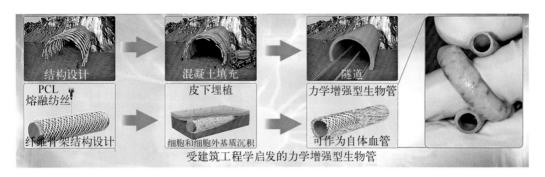

图 3-34　PCL 纤维骨架增强型生物管的制备示意图

(图片修改自参考文献[359])

一过程中起到了十分关键的作用[360]。Badylak 等的研究指出,适当的急性炎症反应对材料的重塑是有利的,但长期的慢性炎症则会导致移植失败[361]。有研究报道,不可降解的材料,如膨体聚四氟乙烯(expanded PTFE,ePTFE),在体内会引起长期慢性炎症,从而导致内膜增生或血栓等问题[362]。在 PB 的开发研究中,为了评估材料引发的炎症状态,研究人员将基于异物反应制备的 PB 和 ePTFE 人工血管移植到犬颈动脉,并进行了巨噬细胞标志物 CD68 的染色。结果发现,PB 移植过程中,CD68+巨噬细胞的数量随时间推移明显减少。这与研究显示的巨噬细胞在良性再生与拟天然重塑过程中数目会逐渐减少的结果相印证[363,364]。Wang 团队最近也证明,移植物的缓慢降解抑制了与合成材料降解产物相关的急性炎症反应,对炎症反应的抑制促进了血管平滑肌细胞的再生以及 ECM 的拟天然重塑和血管强健力学性能的维持[365]。然而,在 ePTFE 血管骨架中存在着大量的 CD68+巨噬细胞,而这种大量的巨噬细胞的存在正是慢性炎症的标志之一[364],这可能是 ePTFE 血管内膜增生、血栓形成以及 ECM 非拟天然重塑的原因之一。以上结果说明,PB 在植入体内后不会引起长期慢性炎症,这为血管再生提供了理想的微环境。

除了力学性能和炎症反应外,PB 的研究还关注和分析了血管钙化问题。钙化会导致人工血管失去正常的生理功能和力学强度,使其无法对生理刺激做出相应的反应,从而导致移植失败[311,366]。尽管血管钙化的详细机制尚不清晰,但血管壁中血管化不足或血管平滑肌细胞在炎症刺激下的转分化都有可能导致血管钙化发生[366-368]。PB 具有丰富的血管化和拟天然动脉的顺应性。良好的血管化可以有效地避免缺氧导致的氧化应激[311,366],而优异的顺应性可以维持平滑肌细胞的收缩表型,抑制其转分化[309],因此在 PB 染色中确实未见钙化现象。

总的来说,本节讨论了小口径人工血管的制备和应用,包括可原位再生的可降解人工血管,以及借助体外组织工程和体内组织工程手段构建的细胞外基质活性人工血管。科学家们以天然血管的结构和生理功能为参考,坚持不懈地进行人工血管和组织工程血管的创新研究。如今日新月异的新材料技术与先进制造技术、融会贯通的多学科交叉,推动了小口径人工血管研究与开发的进程,理想的人工血管产品实现临床应用指日可待。

3.6 组织工程神经再生技术及其应用转化

3.6.1 组织工程神经再生技术及其应用转化概述

神经系统作为机体调节生理功能活动的主导系统,对大脑信号的传递起着至关重要的作用。但高等哺乳动物神经尤其是中枢神经损伤后,伴随着天然神经的纤维化导致其再生恢复的能力很弱。因此如何高效精准地修复损伤神经,促进神经再生已成为研究的焦点。

与中枢神经相比周围神经在结构上较简单,具有内在的修复与再生能力,已有研究表明可以实现其功能的部分或完全恢复。但是再生周围神经的纤维直径细小,髓鞘薄弱,信号转导较慢,以及修复长距离损伤困难。现阶段对周围神经损伤的修复主要有对神经元的保护和生物材料的应用,另外在周围神经的精准修复中非编码 RNA 调控和再生的微环境也有着重要作用。

与周围神经系统不同的是,由于胶质瘢痕的机械和化学屏障作用,成年哺乳动物中枢神经系统损伤后,由于髓磷脂源性抑制分子的强烈抑制、细胞外基质的缺乏以及中枢神经元再生能力有限等因素影响,中枢神经再生的能力很弱。目前促进脊髓重建的方法主要包括促进神经元突起的生长、消除轴突再生的抑制性因素、促进再生轴突的髓鞘化、移植及生物材料的辅助修复等方面。

近年来,医学组织工程将具有生物学活性的种子细胞与生物相容性好的可降解或可吸收生物材料结合起来,用以在体外或体内构建组织和器官,最终达到改善损伤组织和器官功能的目的。医学组织工程将传统的治疗模式提升到"制造与再生"的高度,为损伤组织、器官的修复开启了一条新途径。其中,通过生物材料来修复周围和中枢神经损伤已经得到了广泛的研究。组织工程化的神经移植物在神经再生修复中起到桥梁、支持、营养和辅助作用。这种神经移植物不仅构建了神经生长的通道,同时材料上结合的种子细胞和营养因子,可以模拟再生微环境,以便更好地修复受损神经。

神经系统作为调节机体生理功能活动的主导系统,是机体中的最重要调节系统之一,在结构上可以分为中枢神经系统(central nervous system,CNS)和周围神经系统(peripheral nervous system,PNS)。低等动物的神经系统(包括中枢神经系统)均有较强的再生能力,而高等动物神经系统的再生能力很弱。与中枢神经系统不同,成年哺乳动物的周围神经系统在一定程度上具有内在的再生能力。神经损伤后,横断的周围神经损伤处会触发一系列的分子和细胞反应,损伤后的微环境具有很强的时空性,涵盖了从分子、细胞到机体等不同水平的作用,涉及病理、生理、生物物理、生物化学、生物信息等多个领域[369,370]。从医学组织工程学角度看,促进神经修复与再生的策略主要包括手术修复、细胞与组织移植、组织工程、物理与化学干预、基因治疗等。由于周围神经系统和中枢神经系统结构上的明显不同,二者的再生能力存在较大差异。周围神经在结构上较为简单,也较为容易再生,目前已有研究表明可以实现其功能的完全或部分恢复。对于中枢神经系统,以前的研究认为只有低等动物如鱼类、两栖类、爬行类等的中枢神经可以在损伤后再生,并可以与靶器官建立新的联系,而对于高等动物,中枢神经不能再生。但近年来许多研究表明高等动物的中枢神经系统也存在可塑性,具有一定的再生潜力,这方面的研究给中枢神经系统损伤的治疗带来了新希望[371,372]。

3.6.2　生物材料与周围神经修复

周围神经作为连接神经中枢和外周靶结构的桥梁,其主要功能是感受刺激,将神经冲动传入神经中枢,并传出神经中枢的冲动,支配肌肉的运动和腺体的分泌。感受器或感觉神经末梢接受刺激后形成的神经冲动,经传入神经纤维再传入神经中枢,形成感觉。运动神经元发出的神经冲动,经传出神经纤维传至效应器,支配效应器活动,引起肌纤维收缩、腺体分泌等。周围神经损伤后,效应器失去神经支配,导致其功能丧失。同时,轴突中断,由于轴浆中缺少核糖体,将不能合成再生相关结构或功能蛋白,因此需要依靠神经细胞胞体内合成相关蛋白并由轴浆转运至轴突,以促进神经的再生和功能恢复。此外,良好的再生微环境对于损伤后的再生和功能恢复也十分重要。

3.6.2.1　周围神经结构特点与修复再生特点

1) 周围神经结构特点

周围神经一般是由许多外形与大小各异的神经纤维束(神经束)组成,而神经束又由许多纵向排列的有髓神经纤维和无髓神经纤维组成。一般来说结缔组织将神经纤维及神经束包裹和分隔成3个层次的鞘膜。在神经纤维周围,包裹着由纤细的结缔组织形成的薄膜,称为神经内膜。神经内膜中含有成纤维细胞、胶原纤维、毛细血管和均质状基质。由神经内膜形成的容纳神经纤维和施万细胞的管道,称为神经内膜管或神经内膜鞘。在神经束外面包绕的一层较致密的膜,称为神经束膜。结缔组织由多层纵行的胶原纤维以及其间少量成纤维细胞和巨噬细胞构成神经束膜的外层。神经束膜内层由数层扁平的上皮细胞(称为神经束膜上皮)构成,上皮细胞之间紧密连接,而且细胞内、外两面都有基膜,形成了一道机械和渗透屏障,对进出神经束的物质具有选择通透作用,以维持神经纤维的内环境。一些较大的神经束还可见束膜结缔组织穿行其间形成束隔。神经就由形状各异、粗细不等的神经束集中在一起,其外面包绕一层由结缔组织形成的较为疏松的膜,称为神经外膜,其中除了纤维外,还含有脂肪细胞、成纤维细胞,淋巴管以及血管。神经外膜和神经束膜的结缔组织相互延续,并无截然界限。

依据轴突外是否有髓鞘包裹,可将神经纤维分成两类格式:有髓神经纤维和无髓神经纤维。轴突结神经纤维的主要组成部分,实为神经元胞体的延续。轴突处的细胞膜为轴膜,神经冲动沿其传导。轴突内的细胞质为轴质或轴浆,绝大部分为蛋白质,其中20%为骨架蛋白,包括微管、神经丝和微丝等,它们维持轴突结构并参与物质运输。有髓神经纤维的轴突除起始段、终末以及郎飞结处以外,绝大部分被髓鞘包裹。髓鞘本身由40个或更多的薄片组成,主要由髓磷脂构成,髓磷脂的质膜具有独特的高脂质含量(70%),并富含胆固醇,后者对于髓鞘的组装起着至关重要的作用。髓鞘含有疏水性的高浓度类脂物质,具有电阻高、电容低的特点,不允许带电离子通过,能起到绝缘作用,因而通过轴突的电流只能使郎飞结处的轴膜发生去极化至阈电位而产生兴奋。所以,神经冲动在有髓神经纤维上呈跳跃式传导,因此具有较快的传导速度。而无髓神经纤维的轴突外面没有髓鞘的包裹,因此被不同程度地直接包埋于施万细胞表面的纵沟中,一个施万细胞可以同时包裹数个轴突。由于缺少髓鞘结构,无髓纤维的轴突暴露于细胞外,神经冲动在轴膜上呈连续传导,传导速度也很慢。

在神经纤维周围包绕着一层厚 20~30 nm 的基膜,它为较致密的膜状结构,由细胞外基质沉积并有序而紧密排列形成。基膜也称为基板,因为包绕在施万细胞外面,因此又称为施万细胞基膜。基膜是半透膜,起支持施万细胞以及连接施万细胞与神经内膜结缔组织的作用。基膜的构成成分主要包括层粘连蛋白、纤连蛋白、Ⅳ型胶原、硫酸肝素蛋白多糖、内皮粘连素等。有髓神经纤维即便在郎飞结处基膜也是完整的,轴突不与细胞外间隙直接接触。施万细胞基膜在周围神经再生中发挥着至关重要的作用,通过其中的层粘连蛋白来引导和促进神经轴突再生。

2) 周围神经修复再生特点

周围神经损伤包括周围神经纤维损伤和周围神经结缔组织鞘膜结构损伤。周围神经轴突一旦断裂后,由损伤引起的周围神经中非神经元的强烈反应,特别是在远端神经残端中,通常把这一反应称为顺行变性,过程主要包括轴突和髓鞘的变性、崩解,施万细胞的增生,巨噬细胞和肥大细胞的浸润,周围神经中抑制性碎片的清除以及形成支持再生的微环境。损伤近侧段神经纤维也会发生与顺行变性类似的变性,但一般局限于损伤点近侧的 1~2 个郎飞结范围内。同时,神经元胞体会出现轴突反应,其典型形态学表现为染色质溶解和核偏位,并伴随生物化学和电生理改变。反应的最终结果决定胞体的 3 种可能命运:细胞死亡;胞体不完全恢复;胞体在结构、生物化学和功能上完全恢复。

　　周围神经损伤后神经纤维的溃变过程是对损伤的反应,同时也是为神经再生做准备的过程。轴突从脊髓或者附近的神经元细胞体脱离并迅速降解,损伤远侧断端全程以及近侧端局部轴突和髓鞘发生变性,同时施万细胞去分化沿着基底层形成取向平行的管状结构,称为 Büngner 带,以构成轴突再生的通道,在轴突的再生中发挥关键作用,该结构易于在远端神经节段和自体移植物中发生并沿着保留的基膜规则排列,这是目前最可靠的临床可用桥接策略。同时,由施万细胞分泌的一系列因子和分子,为轴突的再生提供适宜的微环境。

　　在周围神经再生的过程中,再生微环境也起着十分重要的作用。周围神经损伤后,损伤局部微环境发生一系列的结构和活性的变化,主要为 Wallerian 变性。这种改变早期为"炎性模式",随后变化为"再生模式"。外周神经损伤后施万细胞去分化、增殖,轴突和髓鞘碎片被清除,施万细胞、巨噬细胞和受伤的轴突分泌因子可以促进新生生长锥和再生纤维的生长;此外,轴突和施万细胞之间存在相互作用,施万细胞分泌一些分子可能促进或者抑制再生,并且引导轴突再生的通路。周围神经损伤后涉及的信号通路十分复杂,一些转录因子受外源性营养因子调节。另一方面,损伤反应导致炎症相关因子如 TNF-α、IL-6、LIF 及基质金属蛋白酶、Cox-2 和 iNOS 等的释放,这些因子可通过逆向作用调节近端轴突的生长和再生。研究已证实,神经修复与再生的关键环节包括炎症过程的调控、细胞碎片的清除、胶质细胞的增殖和迁移、神经元突起的再生、神经轴突重新成髓鞘及对靶器官或组织的重新支配和功能重建。这是一个微环境在时空上动态变化的过程。如果损伤后的神经元胞体幸免于难而得以继续存活,那么就会再生出相应的轴突。处于恢复中的神经元胞体就会不断地合成新的蛋白质及其他物质,为轴突的再生提供物质基础。再生通道和再生微环境建立的同时或紧随其后,损伤神经近侧轴突末梢的回缩球表面形成牙胚,会长出许多新生轴突枝芽,称为丝足。因为这种再生发生在近侧端轴突的末梢,又称为终端再生。新生的轴突枝芽会反复分支,在适当的条件下,轴突枝芽越过断端之间的施万细胞桥而长入远侧端的 Büngner 带内,而后沿着Büngner 带以每天 1 mm 到数毫米的速度向靶细胞延伸。起初轴突枝芽位于神经内膜管的周边,紧贴施万细胞表面生长,其后有的轴突移到管的中央并为施万细胞质膜包绕。轴突枝芽不断向靶细胞(即原来神经末梢的终末处)处生长延伸,最终到达目的地并与靶细胞形成突触联系,比如运动神经纤维末梢与骨骼肌细胞形成运动终板,从而实现靶细胞的神经重支配。当然,对于混合神经,再生情况会比单纯的感觉神经或运动神经复杂,如果到达目的地的再生神经轴突性质与靶细胞不匹配,比如感觉神经轴突长到了原来骨骼肌运动终板处,或者运动神经轴突长到原来的触觉小体处,那么该神经轴突就会发生溃变,不能实现重支配。在众多轴突枝芽中,往往只有一条能与靶细胞形成突触联系,而其他没到达目的地并取得突触联系的轴突枝芽会逐渐溃变、消失,而且也只有形成突触联系的轴突才能重新形成髓鞘,与靶细胞建立联系。

再生神经具有如下特点:轴突较细、髓鞘较薄,因而有髓神经纤维直径比较小;早期再生轴突数量往往较多,达到正常量的数倍,随着时间的推移,错配轴突逐渐被修剪,轴突数量逐渐减少;神经传导速度较慢,这可能与有髓神经纤维较细、髓鞘较薄、结间体较短等因素有关。

近年来的研究也发现非编码RNA与周围神经再生的关系,为周围神经的精准修复提供了扎实的理论基础。人们认识到非编码RNA(noncoding RNA,ncRNA)在多种细胞生物学过程中的调节作用,尤其是其中的小分子RNA(microRNA,miRNA)和长链非编码RNA(long noncoding RNA,lncRNA)。最近的研究表明,在损伤后的神经系统中,许多差异表达的ncRNA能够显著影响神经再生过程。一些研究表明,miRNA和lncRNA可以通过调节神经元、星形胶质细胞、施万细胞等神经细胞和胶质细胞的生物学功能,进而影响神经的退化与再生。ncRNA可以影响神经元与施万细胞的多种生物学行为,包括细胞存活、轴突生长、表型调节等。miRNA在维护受损神经元的存活中起着重要作用。研究结果也显示miRNA可能调节一些对周围神经损伤与再生起着重要作用的转录因子与信号分子的表达。lncRNA可以参与调控周围神经损伤后的神经元轴突再生。由此可见,多种miRNA可以在周围神经损伤后,影响施万细胞的细胞周期、增殖、迁移以及髓鞘相关蛋白的形成,在周围神经修复与再生中起着重要的调节作用。

3.6.2.2 促进周围神经精准修复与再生的策略

影响周围神经再生的因素是十分复杂的,这其中既包括受损神经元本身及再生微环境方面的因素,也包括靶细胞方面的因素,还包括神经损伤的原因和类型、损伤处距靶器官的距离、神经修复的时间窗和修复方法、患者年龄等方面的因素。针对这些影响因素,促进周围神经再生的策略主要包括保护神经元和修复损伤神经,引导和促进轴突生长和髓鞘形成、延缓靶结构变性等几个方面。

1) 神经元保护与周围神经再生

胞体作为神经元的营养中心,成功的神经再生首先取决于需保持存活且代谢正常的胞体,只有在神经元没有死亡的情况下才有再生的可能。神经元作为一种终末分化细胞,其本身并不具有增殖分裂能力。周围神经的再生能力实际上是指神经元的一部分——轴突在一定范围内具有可塑性,而这种可塑性的基础是其营养中心即胞体没有死亡,并且能够合成轴突再生所需的蛋白质等物质。

研究表明,周围神经损伤后,部分神经元死亡,丧失再生的基础。年幼的动物周围神经发生损伤后,神经元胞体较成年动物更易死亡。而且神经损伤的位置越靠近中枢,神经元胞体就越容易死亡。因此,采用适当措施保护神经元,以减少或防止神经元死亡,成为促进周围神经再生的关键之一[373]。

应用神经营养因子与生物材料相结合是促进周围神经再生的方式之一。神经营养因子是神经元和神经胶质细胞分泌的内源性肽,与调节整个大脑中单个细胞和神经元网络的功能、存活以及发育有关。神经营养因子包括神经营养素家族,主要有神经生长因子(nerve growth factor,NGF)、脑源性神经营养因子(brain derived neurotrophic factor,BDNF)、神经营养因子 3(neurotrophins‐3,NT‐3)、神经营养因子 4/5(neurotrophins‐4/5,NT‐4/5)等、睫状神经营养因子(ciliary neurotrophic factor,CNTF)、胶质细胞源性神经营养因子(glial cell line derived neurotrophic factor,GDNF)和成纤维细胞生长因子(FGF)等。神经营养因子能够通过与它们结合的跨膜受体启动级联信号发挥神经保护作用。研究发现,神经营养因子具有保护受损神经元和促进神经再生的作用。但因给药途径、药物剂量、不良反应等因素的影响,目前神经营养因子的临床疗效尚未得到肯定。

人们在实践中发现,有些中药在神经损伤后功能恢复中具有一定作用,临床上常用某些中药或其复方剂来治疗周围神经损伤。近年来通过制备单味中药或复方制剂的提取物,来研究中药的有效成分、药理作用及作用机制,取得了可喜的进展。如银杏叶提取物(银杏内酯)已经被证实具有神经保护和促进神经再生的作用,牛膝多肽也显示了良好的保护神经元、促进轴突生长等作用[374]。

2)周围神经修复用生物材料

根据周围神经损伤的类型和严重程度,可以采用直接神经吻合和桥接修复两种手术修复方法。直接神经吻合就是对断裂的神经进行直接吻合,主要是缝合两侧断端的神经外膜或者神经束膜。若神经外膜缝合术使用不当,神经束可能出现错位、卷曲、重叠和间隙等情况,影响神经再生。采用神经束膜缝合则可以避免上述情况,至于采用神经外膜缝合还是神经束膜缝合,要根据神经的性质、损伤部位等因素决定。虽然神经本身具有生物弹性,但其张力不利于神经再生,因此直接缝合修复须在无张力下进行才能够实现良好的神经再生。为了实现神经无张力缝合,临床上可以采取游离神经、改道或者缩短骨关节等措施,但当这些措施仍然无法实现上述神经缺损修复时,就需要进行桥接修复,即采用自体神经或其替代品来桥接缺损神经的两侧断端,引导神经再生。

神经组织移植包括游离自体神经移植、带血管蒂自体神经移植、异体或异种神经移植等。自体神经移植供体神经来源有限,其结构和直径大小也难以与待修复神经匹配,而且会造成额外的神经缺损使得供体神经支配区的感觉缺失,使临床应用受到限制,而异体神经移植又面临免疫排斥反应问题。组织移植的另一种方法是用自体非神经组织来桥接神经缺损,这些组织包括:静脉、动脉、假性滑膜鞘管、骨骼肌等。这些材料来自患者自身,没有免疫排斥反应,研究表明虽然这些材料存在一定的神经修复效果,但是存在缺血后塌陷、粘连和瘢痕组织增生等问题,使得功能恢复不够满意,限制了其在临床上的使用。因此,采用组织工程方法构建神经移植替代物,或者对同种异体(或异种)神经进行去细胞的结构移植,为周围神经损伤修复与再生提供了重要的研究思路。

研究表明,同种异体(或异种)神经的免疫原性主要取决于移植物中的细胞成分。去除神经组织中的活细胞,不会影响神经基膜的结构,但其免疫原性会大大减弱,这一天然细胞外基质支架可作为神经纤维再生的通道。去细胞的方法主要有两大类,一类是反复冻融法,另一类是化学萃取法(用 Triton X-100 和脱氧胆酸钠),其中后者不但能去除细胞,还能较好地去除髓鞘结构,移植疗效较好。国内学者采用化学萃取法制备去细胞同种异体神经移植物,并对其修复周围神经缺损的作用进行了一系列实验研究,他们发现用改良化学萃取法(采用 Triton X-200、sulfobetaine-10 和 sulfobetaine-16,替代 Triton X-100 和脱氧胆酸钠)制备的移植物,不仅可以彻底去除细胞及髓鞘,而且结构保留完好,移植后神经再生质量也较好;临床试验结果显示去细胞神经移植物对人长段周围神经缺损的修复效果较好。除了去细胞神经基质支架外,去细胞骨骼肌细胞外基质支架也具有一定的支持周围神经再生作用。

3)周围神经修复及生物材料应用研究

由于周围神经组织结构和再生的特殊性,周围神经再生有赖于患者自身神经元(缺损神经近侧端的神经轴突)的参与,组织工程化神经在神经缺损修复中主要起到桥梁、支持、营养和辅助作用,因此组织工程化神经在构建上必然有其特殊性[375-377]。

组织工程的 3 个组成要素分别是:支架、种子细胞和因子。人工神经移植物一般是由组织工程化生物材料支架构建的神经的统称;使用的种子细胞主要是周围神经的胶质细胞或具有类似功能的细胞;使用的因子多为神经营养因子。

(1)人工神经移植物。

人工神经移植物是组织工程化神经生物材料支架的统称,其作为构建组织工程化神经的前提和基础,主要包括神经导管以及导管内的填充物等,其结构形式多样化。人工神经移植物本身对一定距离的神经缺损有修复效果,因而是当前周围神经修复研究的热点[378]。

生物材料探索与应用是制备人工神经移植物的基础,近年来生物材料在神经修复领域的应用研究大量开展。生物材料按来源可以分为天然材料和人工合成材料。天然材料是指来源于动植物的材料,用于制备人工神经移植物的天然材料一类是生物组织及其衍生物,如静脉、骨骼肌、去细胞神经等;另一类是从生物组织提取的高分子聚合物,如胶原、丝素蛋白、壳聚糖等,这些材料一般都是可降解的。人工合成材料主要是一些合成的高分子聚合物,按其降解性可分为两类:一类是不可降解的聚合物,如硅胶、膨体聚四氟乙烯等;另一类是可降解聚合物,如聚乳酸、聚乙醇酸等。研究表明,这些材料制备的人工神经移植物都显示了一定的修复神经缺损的效果,其中部分产品已经开始应用或试用于临床[379]。

　　尝试用于神经修复的天然生物组织材料以静脉为代表,静脉是一种天然的导管,可取自患者自身,虽然不是一种"人工"的移植物,但其作为神经导管修复周围神经缺损的研究已有较长历史。20世纪80年代初即有研究者开始探讨使用静脉管修复动物周围神经缺损,80年代末及90年代初临床试验表明静脉管对长度<3 cm的周围神经缺损有一定修复作用,但静脉管的一大缺点是容易塌陷,通过在管腔内置入新鲜或变性的骨骼肌组织,可在一定程度上改善该缺点,然而到目前为止,静脉管修复周围神经缺损虽时有报道,却尚未在临床上广泛开展。

　　已经有多种人工合成不可吸收材料用于人体组织修复,其中尝试用来修复神经缺损的材料有硅胶和膨体聚四氟乙烯(ePTFE)。硅胶作为一种生物惰性材料,已经在临床上广泛应用,硅胶管也被用于修复周围神经缺损。Lundborg及其同事早在20世纪80年代初即开始对此进行系统研究,临床试验表明硅胶管对肢体远端小间隙神经缺损具有较好的修复作用[380]。但是硅胶不可降解,若长期留存于局部组织,会导致异物反应,压迫再生组织,阻碍神经生长等,有时患者感觉局部不适,因此需二次手术取出,硅胶管修复周围神经缺损的临床应用因而受到限制,不过在动物实验中,硅胶管套接神经缺损的"神经再生小室"模型至今仍然是研究神经再生微环境及其作用机制的经典模型。

　　由于不可吸收材料自身缺点的限制,可吸收材料已成为人工神经移植物材料研究的焦点。可吸收材料可被生物机体降解和吸收,无须二次手术取出,另外该类材料的最大优势在于其可作为缓释因子的载体。制备人工神经移植物的可吸收材料包括两大类,一类是天然可降解聚合物,另一类是人工合成可降解聚合物。

　　甲壳素作为一种广泛存在的多糖,是自然界中存量仅次于纤维素的天然多糖。壳聚糖是由甲壳素经过N-脱乙酰基化得到的,它具有良好的成膜性、吸附性及通透性,并且无免疫原性。壳聚糖在体内可以通过溶菌酶的作用降解,这表明它具有生物可降解性。因此,壳聚糖在组织工程领域得到了广泛应用。壳聚糖由于具有良好的生物学性能,已经被作为神经组织工程材料进行广泛深入研究。研究表明,用壳聚糖加工成的膜和纤维都与神经组织有良好的生物相容性,可支持施万细胞黏附和迁移,壳聚糖神经导管对动物周围神经缺损有较好的桥接修复作用。在加工工艺方面,壳聚糖神经导管可以用蟹足外骨骼经过脱钙等处理加工而成,但这种方法存在导管尺寸大小受限制等缺点,而采用模具加工的方法则更具适用性。此外,研究人员在壳聚糖材料的改性、修饰以及与其他材料复合方面也开展了大量研究,并取得了相应的成果,如将壳聚糖与明胶共混复合制成膜,可增加膜的弹性,提高材料与神经组织细胞的亲和性。

胶原作为一种天然纤维蛋白,存在于多种动物组织中,周围神经中含有较多胶原成分,主要为Ⅰ型和Ⅲ型胶原,亦含有少量Ⅳ型胶原。从 20 世纪 80 年代初就有科学家开始研究胶原材料与神经组织再生的关系,体外实验发现培养液中加入胶原基质可促进神经轴突生长,体内实验发现在桥接神经缺损的硅胶管中注入胶原基质可使再生神经组织结构更有序,可增加再生距离。用胶原制备神经导管来桥接神经缺损的尝试始于 20 世纪 80 年代后期,研究表明胶原导管可支持周围神经再生。由于Ⅰ型胶原在动物组织中含量最为丰富,来源相对容易,因此一般采用Ⅰ型胶原制备神经导管。胶原神经导管用于人体神经缺损临床修复的报道始见于 2006 年。

聚乙醇酸(PGA)是一种人工合成的可降解聚酯类材料,由单体乙醇酸通过酯键连接而成,酯键在体内可被水解。PGA 具有无毒、可降解、生物相容性好等优点,是第一种制备成可吸收缝线的材料,20 世纪 70 年代即开始临床应用。PGA 与神经组织生物相容性良好,20 世纪 80 年代开始用 PGA 神经导管桥接修复动物周围神经缺损并得到广泛研究,随后过渡到临床试用并开始商品化,用 PGA 制备的 Neurotube 神经导管是迄今为止临床研究报道最多的人工神经移植物。

丝素蛋白是从蚕丝、蜘蛛丝中提取的天然高分子纤维蛋白,蚕丝丝素由蚕丝纤维和包裹在纤维外部的丝胶组成,丝素蛋白含量约占蚕丝的 70%～80%,含有 18 种氨基酸,富含亲水性的氨基酸,如丝氨酸。丝素蛋白具有良好的理化性能和机械性能,包括透气透湿性、缓释性、柔韧性、抗拉伸强度等,并具有一定的可降解性,而且容易加工得到如纤维、膜、凝胶等不同的形态[381]。蚕丝作为生物材料特别是作为医用缝合线的应用已有十分悠久的历史,在组织工程领域,蚕丝丝素蛋白已用于皮肤、血管等组织的修复。顾晓松等研究发现,蚕丝丝素蛋白与神经组织的细胞具有良好的生物相容性,由蚕丝丝素制备的人工神经移植物(见图 3-35)[382],用以桥接大鼠坐骨神经缺损显示出较好的修复作用[383](见图 3-36)。

除上述材料以外,聚羟基丁酸盐、藻酸盐、聚己内酯、毛发角蛋白、聚吡咯等也被用作组织工程化神经的支架材料,并进行了体外和动物体内实验研究,都显示出一定的支持神经组织再生的作用。总之,在人工神经移植物构建方面,可降解聚合物材料具有更多优势,因而备受青睐。

可降解聚合物各有优缺点,采用不同聚合物的合理搭配,能优势互补、增强效用。顾晓松等在国际上率先采用壳聚糖导管复合 PGA 纤维设计独特的人工神经移植物-壳聚糖制备成神经导管,管腔内置入 PGA 纤维支架整合构建成生物可降解的人工神经移植物,该神经导管生物相容性良好,对犬坐骨神经 30 mm 缺损有较好的桥接修复作用(见图 3-37)[384]。

临床用于修复前臂及肘部正中神经缺损,患者功能恢复较为满意。壳聚糖和 PGA

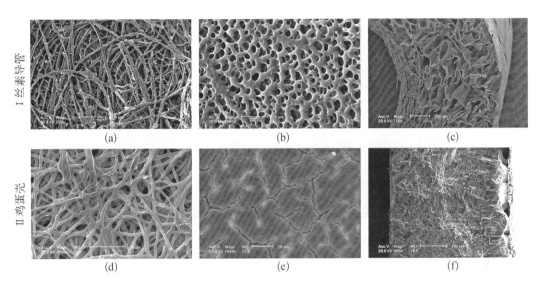

图 3-35 用蚕丝丝素蛋白制备的神经导管管壁电镜图像

(a、b、d、e)分别为内、外表面;(c、f)为导管断面。(图片修改自参考文献[382])

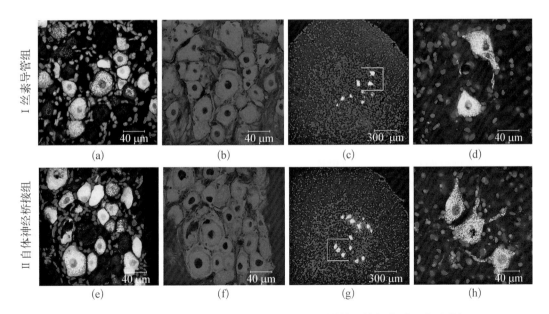

**图 3-36 丝素蛋白神经移植物桥接修复大鼠坐骨神经缺损术后 6 个月逆行
神经踪迹试验评价神经再生**

(a、b、e、f)为背根神经节;(c、d、g、h)为脊髓灰质前角。(图片修改自参考文献[382])

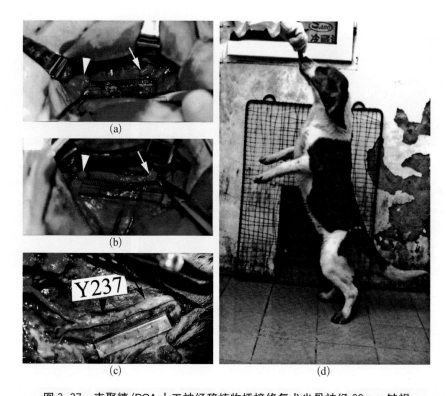

图 3-37　壳聚糖/PGA 人工神经移植物桥接修复犬坐骨神经 30 mm 缺损

(a) 神经缺损；(b) 移植物桥接；(c) 术后 6 个月再生神经大体观；(d) 损伤的左后肢运动功能较好恢复。(图片修改自参考文献[384])

在体内的最终降解产物分别为碱性的氨基葡萄糖和酸性的乙醇酸，二者可中和，故局部酸碱性不发生明显变化，有利于维持神经再生微环境的相对稳定[385]。

采用两种或两种以上聚合物单体制备成的共聚体，能改善聚合物的理化性能。聚乳酸(PLA)是一种降解较慢的人工合成聚酯材料，PGA 则降解相对较快，采用乳酸和乙醇酸按一定比例共聚成聚乳酸-聚乙醇酸共聚体(poly lactic-co-glycolic acid, PLGA)，降解速率介于 PLA 与 PGA 之间，通过调节两者的比例可以调节降解速率。聚乳酸-聚己内酯共聚体由乳酸和己内酯的体积分数各含 50% 聚合而成，其乳酸中 L 型的体积分数占 85%，D 型的体积分数占 15%，用该共聚体制备人工神经移植物，植入体内后可在 1 年内完全降解，已有临床修复周围神经缺损的报道，但存在柔韧性不佳、植入后管腔塌陷及材料溶胀等缺点。

人工神经移植物的结构周围神经一旦断裂，神经内膜管的连续性丧失，凭现有技术手段无法实现神经内膜管的精确对位，仅能做到神经外膜或束膜缝合，因此，用于修复周围神经缺损的人工神经移植物通常模拟神经外膜/束膜鞘的结构

（见图 3-38），即利用生物材料加工成神经导管，可在其管腔中添加填充物以增强引导再生的作用。

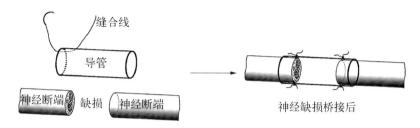

图 3-38　人工神经导管桥接修复神经缺损示意图

　　第一类人工神经移植物的结构模式为中空的单通道导管（见图 3-39），这也是最早使用生物材料加工成神经导管的模式，研究发现使用适当内径的神经导管套接神经缺损可以有效防止神经断端释放出的含神经营养因子和细胞外基质的组织液流失，可引导神经组织再生并防止再生神经组织逃逸，还可防止周围纤维结缔组织侵入[386]。美国已制备的单通道神经导管产品以 PGA、胶原等大分子聚合物为原料，目前已经进入临床应用。第二类结构模式的人工神经移植物是将凝胶、纤维、海绵等填充物内置入导管，与单纯的人工神经移植物相比含有填充物的导管可以更好地对神经组织再生起引导作用。单通道神经移植导管只可修复有限的周围神经缺损距离，该距离在小鼠约为 4 mm、大鼠约为 10 mm、大型动物及灵长类动物约为 30 mm；而管腔内置填充物的人工神经移植物可修复更长距离的神经缺损，其作用发挥可能在于内置的填充物有助于细胞的导向迁移，更好地起到桥梁作用。第三类结构模式的人工神经移植物是多通道导

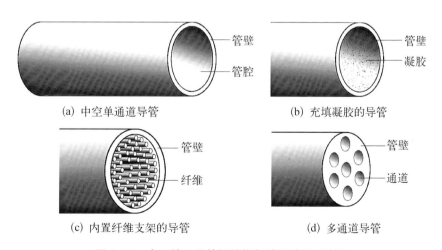

图 3-39　人工神经导管桥接修复神经缺损示意图

管,这类导管采用特殊模具制成,具有纵行同向排列的多个通道,研究者们希望通过模拟神经内膜管的结构来支持周围神经再生,动物实验结果显示一定通道数量的导管具有较好的修复效果,但通道数量并非多多益善。多通道导管是否会影响周围神经纤维再生过程中的选择性寻路,仍然是需要进一步探讨的问题,因为有基础和临床研究表明,神经断端之间保留小间隙(<5 mm)的神经导管桥接术较之神经端-端直接吻合更有利于功能恢复。国内研究人员采用部分脱乙酰化甲壳素制备单通道神经导管,对神经断裂伤进行小间隙套接修复,通过大鼠、猴等实验动物的系列体内实验研究发现,利用神经导管进行小间隙套接修复有利于神经"选择性"再生,修复效果较神经端-端吻合好,这提示神经导管套接修复周围神经损伤将会有更广的应用范围。

神经导管支持神经再生在微观结构方面的影响因素主要包括管壁的渗透性、孔隙率、表面形貌等[387]。生物材料的表面形貌,包括表面粗糙度、表面凹槽尺寸和方向、表面孔隙尺寸和分布,对神经细胞的黏附、迁移、增殖和分化有很大的影响。优化生物材料的表面形貌可能是在各种应用(例如神经组织工程)中获得优异细胞性能的关键策略。随着组织工程学研究的不断深入,神经移植的研究也已从简单的初级制备过渡到高级的仿生和功能制备。越来越多的研究表明,由组织工程产品材料的表面特性构成的微环境对组织和器官再生具有重要影响。例如,生物材料不仅为组织和器官的再生提供机械和三维结构支持,而且其自身的某些特性还可以调节组织和器官的再生。这些特性包括材料的表面特性(如表面弹性、拓扑结构),现已逐渐成为研究热点。材料的表面拓扑结构在指导细胞行为方面起着非常重要的作用,包括细胞形态、黏附、分化和轴突引导。因此,许多研究工作致力于材料表面图案的制造并探索接触引导的作用。据报道,物质表面的拓扑结构对神经再生有显著影响[388]。正常神经组织的分布是长条状结构,具有良好的取向生长特性。因此,模拟这种结构将有利于神经再生。研究表明,设计适当的拓扑尺寸,即接近细胞尺寸时,可以显著促进神经再生的过程。这些研究对于揭示生物材料表面微观结构大小对神经再生的影响具有重要的参考价值。研究人员还使用显微成像技术成功记录生物材料表面结构可以调控神经干细胞分化为神经细胞、星形胶质细胞和少突胶质细胞。因此,生物材料表面的微图案可以建立有利于细胞定向生长的物理微环境,促进和调节神经细胞的生长和空间分布,以实现更好、更快的神经再生。然而,目前许多研究局限于拓扑学对细胞形态的调控,而神经细胞如何感测材料表面拓扑结构,以及材料表面拓扑结构如何影响细胞内部反应的分子机制,如基因表达差异和信号通路激活等,仍未完全了解。

(2) 含细胞的组织工程化神经。

研究发现,仅仅使用人工神经移植物只可修复短距离的周围神经缺损,而难以修复长距离缺损,其可能是因为局部缺乏细胞和神经营养因子的支持作用。种子细胞作为构成组织工程的要素之一,可增殖并分化形成目标组织以修复缺损。理想的组织工程化种子细胞要求其来源广、安全、有效、无伦理和免疫排斥等限制。周围神经组织结构特殊,并且其再生的本质为未死亡且具有正常合成功能的神经元轴突部分的再生,此外还包括髓鞘的再生。而高度分化的神经元由于失去了增殖分裂能力,不能作为种子细胞,周围神经组织的胶质细胞——施万细胞可以增殖再生,在再生过程中发挥重要作用,因此施万细胞可以成为组织工程化神经构建中较为理想的种子细胞[389]。此外,嗅鞘细胞、骨髓间充质干细胞等也被用作组织工程化神经的种子细胞[390-392]。

①　施万细胞:施万细胞作为周围神经系统中主要的胶质细胞,包绕神经元的轴突,起营养、保护、支持和形成髓鞘等作用。周围神经损伤后,施万细胞去分化并增殖形成Büngner 带,与巨噬细胞共同吞噬清除损伤的轴突碎片与髓鞘崩解产物,并能分泌包括如 NGF、BDNF、NT-3、NT-4/5、GDNF、CNTF、FGF 等在内的神经营养因子和细胞因子,为神经再生提供适宜的微环境,因此被广泛用作组织工程化神经的种子细胞[393]。研究发现,神经导管在预种植施万细胞后可修复更长距离的神经缺损,而神经再生的质量也可以得到改善。施万细胞移植主要有两种方式,一种是直接注射到桥接神经断端的导管中,研究发现将自体施万细胞移植到大鼠 13 mm 缺损坐骨神经 4 周后,移植细胞仍然存活,并包绕再生轴突;另一种是在体外将细胞与人工神经移植物共培养,构建成工程化组织后再移植到体内,施万细胞不仅可以黏附于神经导管,还能沿着导管迁移,形成类似于 Büngner 带的细胞条带,而这正是支持周围神经轴突再生的关键结构。

虽然施万细胞是组织工程神经中最理想的种子细胞,但要使用施万细胞作为种子细胞还存在许多困难,原因是自体施万细胞的来源有限,取材会造成额外的损伤,很难在体外迅速扩增至所需的数量,而异体来源的施万细胞会存在免疫排斥等问题。虽然已有建立的永生化施万细胞系,但其植入体内以后的安全性尤其是致瘤性问题尚待进一步观察和评价。因此研究者不得不探寻其他来源种子细胞,许多种类的干细胞或前体细胞因而被尝试用作组织工程化神经的候选种子细胞。

②　嗅鞘细胞:嗅鞘细胞是一种分布在嗅球和嗅神经中的神经胶质细胞,具有多分化潜能,具有施万细胞或者星形胶质细胞的特性,能通过吞噬作用清除退变神经,为再生轴突提供生长的通道,同时还能释放 NGF、BDNF、PDGF 等多种神经营养因子和神经肽等。与施万细胞相比,嗅鞘细胞具有更强的迁移能力,而且不会导致使生长锥塌陷的蛋白多糖在局部聚集。嗅鞘细胞移植到损伤的坐骨神经后,能整合到修复的神经中,并且包裹轴突形成髓鞘,再生神经传导速度增加,提示嗅鞘细胞能促进周围神经的再生和功能恢复。

③　神经干细胞:神经干细胞(neural stem cell,NSC)主要分布于脑室管膜、室下区、纹状体等区域。神经干细胞具有分化为神经元、少突胶质细胞、星形胶质细胞和施

万细胞等的多重分化潜能。NSC 移植后能促进细胞再生,增强周围组织和移植物的生物相容性,且免疫原性低。导管结合 NSC 移植到缺损的坐骨神经或面神经一定时间后仍能检测到移植细胞,且神经纤维的排列与正常神经相似,神经修复和功能恢复明显优于无细胞组[394]。将过表达 GDNF 的 NSC 移植修复面神经损伤,2~12 周检测发现,NSC 持续高表达 GDNF,再生轴突面积增大、数量增加,S-100、NF 和 β-Ⅲ 微管蛋白表达均增加,提示 NSC 也可以作为组织工程神经的种子细胞和营养因子的载体促进周围神经再生。

④ 骨髓间充质干细胞:骨髓间充质干细胞(BMSC)是来源于骨髓、具有高度自我更新能力和多向分化潜能的一种干细胞,该细胞可以在体内和体外诱导条件下跨胚层分化为具有神经元或神经胶质细胞表型的细胞,还可以在特定的条件下分化为中胚层的骨、软骨、肌肉、脂肪细胞等。研究表明,BMSC 在多种因子的作用下可诱导分化为施万细胞样细胞,能分泌大量有益于神经再生的营养因子和细胞因子,移植到损伤坐骨神经后仍能表达施万细胞的标志物,包绕再生轴突,促进轴突再生[395,396]。基因修饰的BMSC 还可以作为营养因子的运输载体帮助周围神经修复。将未分化的 BMSC 移植到损伤周围神经后,在局部环境诱导下,部分细胞也能分化为 S-100 阳性的施万细胞样细胞,促进神经再生和运动功能恢复。通过 BMSC 与施万细胞和背根神经节体外共培养发现,BMSC 能促进施万细胞增殖和 NGF、BDNF、TrkA、LNGFR 等生长因子和受体的表达,促进背根神经节神经突起生长和神经丝蛋白(neurofilament,NF)、生长相关蛋白-43(GAP-43)的表达,由此推测 BMSC 促进周围神经再生可能不仅是通过释放营养因子,同时还能通过调节施万细胞的增殖等直接影响神经再生,丝裂原活化蛋白激酶-细胞外信号调节激酶(MAPK/ERK1/2)信号途径可能参与了这个过程。最近还有报道采用羊水来源的 BMSC 修复周围神经损伤并取得了较好的疗效。与施万细胞相比,自体BMSC 来源方便,移植不存在伦理学和免疫排斥问题且能在体外较快扩增,因而备受青睐。此外,其他能向神经细胞分化或者分泌营养因子的细胞,如胚胎干细胞来源的神经祖细胞、皮肤来源的干细胞、外胚层间充质干细胞、毛囊干细胞等也可用来修复周围神经损伤。胚胎干细胞来源的神经祖细胞移植 3 个月后仍然存活并表达 S-100,提示移植细胞在体内分化为成髓鞘细胞,促进了坐骨神经的修复。

虽然细胞移植修复周围神经损伤在实验动物中取得了较好的效果,但其临床使用还有很多问题亟待解决,例如如何选择合适的细胞移植数量和途径,如何保证移植细胞的安全性和有效性,如何获得适宜的种子细胞等,因此需要深入的基础研究为临床应用提供理论依据。尽管迄今尚未见到含细胞的组织工程化神经支架的临床试用报道,人们还是有理由相信随着研究的不断深入,在不久的将来一定会诞生可供临床应用的、含细胞的组织工程化神经产品。

（3）含因子的组织工程化神经。

因子也作为组织工程的要素之一，组织工程中主要采用神经营养因子，如 NGF、BDNF、NT-3、GDNF 等，此外，其他类型细胞因子如 bFGF、IGF-1 等也被尝试应用，神经生长因子通过表面受体与各种类型的细胞内第二信使系统相互作用产生信号来发挥作用。这些神经营养因子可控制细胞的命运，轴突的生长和引导，树突结构和修剪，突触的形成和突触可塑性。确定由不同因子激活的途径可以深入了解其分子基础，从而可以引发特异性和生物学效应。在组织工程化神经移植物的构建中神经生长因子可以促进感觉和交感神经元的存活和分化，且具有神经保护和修复功能。

大多数因子在溶液中半衰期较短，且不稳定，因此实现有效剂量下的持续给药就是成功的关键，早期多采用离子泵局部持续注射，但这会增加额外操作，造成应用不便，目前常通过构建给药系统，采用缓释技术来局部应用因子。如何使神经导管在一定时间内持续释放有效剂量的神经营养因子，已成为各国研究者共同关注的问题。归纳起来，周围神经组织工程研究中因子缓释体系的构建模式主要有以下两大类：一类是将导管材料和用适当保护剂保护后的因子混合加工成神经导管，通过可降解的神经导管管壁的自身降解来缓释因子；或者可以用适当的材料将因子制备成缓释微球或纤维后将其嵌合于神经导管壁，以达到缓释目的；另一类是通过管腔的内容物来缓释因子，如将缓释微球直接加入管腔内的凝胶状基质或者溶液中。当然，未经过基因修饰的种子细胞也能释放某些因子，只是释放量相对较少。

影响组织工程化神经中神经营养因子的作用因素是多方面的，如缓释因子体系的活性、生物安全性、稳定性、释放速率及其与有效剂量的匹配、延长作用时间、载体降解的有效调控等，这些问题还有待进一步研究探讨，因此要将神经营养因子真正用于临床修复神经缺损尚需时日。

（4）非编码 RNA 对于基于干细胞的组织工程神经的调控作用。

周围神经损伤修复过程中，非编码 RNA 对于施万细胞、神经元胞体存活以及突起生长等生物学过程均有重要的调控作用。研究表明：miR-222 通过调控 PTEN 具有促进神经元胞体的再生能力；miR-221/222 通过负向调控 LASS2，可以促进施万细胞的增殖和迁移；降低 let-7 的表达可以促进 NGF 的分泌从而促进轴突生长；下调长链非编码 RNA BC089918 的表达可以促进神经受损后神经突起的生长。

鉴于非编码 RNA 对于神经再生的重要调控作用，深入研究非编码 RNA 在基于干细胞的组织工程神经中的表达变化及作用机制具有相当的临床价值。差异表达的非编码 RNA 通过对相应靶基因的调控作用影响神经损伤后的生物学变化以及缺损神经的再生修复过程。基于非编码 RNA 的治疗途径有希望转化成为临床治疗神经损伤的新方法，为周围神经再生的治疗提供新的干预靶点和诊疗手段。

（5）组织工程神经相关产品研发现状及临床研究。

最近，已经建立了诸如自由肌肉转移和神经转移的外科技术，绕开复杂的再生抑制环境连接远端或残端去神经支配的靶器官[397]。这些先进的外科手术可以在一定程度上修复组织结构的空间信息，再现某些组织功能，但还不能达到神经损伤患者想要的效果。

下一个临床进展最有可能通过对周围神经损伤的神经生物学影响来实现。许多研究正接近临床应用。然而，随着其他新领域的发展，也将为解决周围神经再生提供新思路。由于具有广泛而迫切的需求，目前世界各国都在致力于组织工程神经的研究，一些国家已经开发出相关产品并开始商品化。目前世界上已经商品化的产品主要是美国公司研发的两种人工神经移植物产品，一种是用 PGA 为原料制备的 Neurotube 神经导管，已经获得美国 FDA 和欧洲 CE 认证，另一种是用 I 型胶原为原料制备的 NeuraGen 神经导管，同样获得了美国 FDA 认证。在科技部"十五""十一五""863 计划"重大项目资助下，我国自主研发的第一代可降解人工神经移植物——壳聚糖/PGLA 复合型人工神经移植物也已经开始临床试用，荷兰、日本、德国等也在加紧研发相关产品。

临床研究是医疗产品研发的必要环节，商品化的产品也需要不断积累临床资料以便进行检验和再评价。概括起来，目前已经报道进行临床研究的人工神经移植物可分为 4 类：第 1 类，用可降解合成聚合物制备，如用聚乳酸-聚己内酯、PGA 制备的神经导管（Neurotube）等。Neurotube 神经导管已报道用于长度在 30 mm 以内的指神经、面神经、下牙槽神经、副神经、正中神经和尺神经缺损的临床修复，就其疗效看，感觉神经功能的恢复已接近自体神经修复水平，运动神经功能也可以部分恢复。第 2 类，以胶原神经导管（NeuraGen）为代表的人工神经移植物，用可降解天然聚合物制备。该导管已用于修复临床 12 例 20 mm 以内的指神经缺损，经过 12 个月的观察，其中 4 例感觉恢复达到优级，5 例较好，1 例较差，2 例无恢复。该导管对于新生儿臂丛神经缺损也有较好的修复作用。第 3 类，采用可降解的天然聚合物与合成聚合物复合制备，如我国自主研制的壳聚糖/PGLA 复合型人工神经移植物、日本研制的 PGA-胶原神经导管等。由南通大学神经再生重点实验室研制的壳聚糖/PGLA 复合型人工神经移植物，主要为壳聚糖导管和 PGLA 纤维支架复合构建而成，用于临床修复成人肘部正中神经 35 mm 缺损，术后感觉运动功能恢复良好，这是国际上使用壳聚糖/PGLA 复合型人工神经移植物临床修复周围神经缺损的首次报道[398]。日本科学家研制的 PGA-胶原神经导管，也已尝试用于指神经、动眼神经等神经缺损的临床修复研究。第 4 类，用硅胶管、ePTFE 神经导管等不可降解的合成聚合物加工而成。Lundborg 及其同事用硅胶管桥接修复前臂正中神经和尺神经 3～5 mm 缺损，以传统的端对端外膜吻合为对照，经过 5 年的随访评价，发现硅胶管桥接修复后功能恢复至少与传统修复方法相同，在某些方面还优于传统修复方法。对于 ePTFE 神经导管修复周围神经缺损的效果,临床报道不一。

在近几十年里,组织工程神经的研究广泛开展,在支架材料、种子细胞、因子等方面的研究都取得了长足的进展,特别是在支架材料方面更是取得了令人瞩目的成绩,已有相关产品商品化且不断有新产品面世。但组织工程神经研究还有许多问题尚待解决,目前商品化的相关产品还只能修复较短距离的周围神经缺损[399,400]。影响组织工程神经研究发展的因素是多方面的,其中最主要的是种子细胞的选择性问题。与单独的人工神经移植物相比,含因子的人工神经移植物可以修复更长距离的神经缺损,但因子的选择、缓释技术、固定化工艺和因子释放动力学及各因素与再生的关系等问题也未很好解决。总的说来,该领域将在现有产品及研究成果的基础上,通过种子细胞和(或)因子与表面形貌结合来进一步提高临床疗效,同时还应开发具有更好生物学性能和促进周围神经修复作用的新型材料。考虑到周围神经损伤的各个方面以及各种临床情况,需要结合新的外科手术手段将药物和分子疗法相结合,联合使用新的神经结构和靶向分子策略,例如开发用于递送药物和沉默 RNA 的支架材料,将有助于研究内在的生长机制。

周围神经再生不仅应着眼于增强轴突再生,还应着眼于远端残端的施万细胞以及失神经肌肉中触发的分子反应。应当认识到,迄今为止,许多实验进展仅限于短距离内促进再生,新的组织工程构造应能够支持更长距离的轴突生长,其最终目标是匹配自体神经移植物。结合周围神经的解剖结构和细胞外基质,应设计更智能的构造。例如,模仿 Büngner 带结构将更准确地复制自体神经移植物的结构。针对长距离神经缺损研发的移植物,有必要确保它们有效地血管化以维持任何移植细胞的活力。计算机和数学建模可以作为设计新结构新方法,下游应使用先进的 3D 体外模型来更准确地模拟周围神经的解剖结构和生理特性并对其结构进行测试。最后,需要大型动物研究来确定移植物对长距离神经缺损的有效性,这仍然是一个巨大的临床挑战。

3.6.3 生物材料与中枢神经修复

有证据表明,从低等动物如两栖类甚至鸟类的中枢神经系统损伤后可以再生。但与周围神经系统损伤不同的是,成年哺乳动物中枢神经系统损伤后由于胶质瘢痕和抑制性分子等因素的影响,很难再生[401,402]。相对于结构及功能异常复杂的大脑,脊髓结构与功能相对简单,因此成为人们研究中枢神经系统再生与修复的焦点。

3.6.3.1 脊髓损伤与再生的生物学基础

成年哺乳动物的脊髓由中央的灰质和周围的白质构成,其中灰质是神经元胞体聚集的部位,而白质由神经纤维束组成。脊髓损伤后,一方面可导致局部神经元死亡,相应功能丧失,更重要的是,重要神经传导束如皮质脊髓束、脊髓丘脑束以及本体感觉传导束等发生断裂,其后果远较局部神经元死亡严重。

从生理病理学上看,脊髓损伤包括原发性损伤和继发性损伤两个过程。前者是指创伤能量传递和损伤局部组织变形所致的初始机械性损伤,在外力作用时即刻发生,无法阻止或逆转。继发性损伤是由原发性损伤激发的包括细胞及生物化学改变在内的链式反应过程,导致神经组织溶解破坏,损伤区域扩大。继发性损伤主要包括血管损伤后的出血、缺血、再灌注损伤,以及自由基损伤、兴奋性氨基酸毒性、免疫和炎症反应损伤、星形胶质细胞反应、细胞凋亡等。中枢神经纤维受损后,其整个远侧段也会发生轴突和髓鞘的溃变,但与周围神经不同的是其进展比较缓慢,整个溃变过程可历时数月[403]。中枢神经元受损后,常常出现跨神经元变性,包括顺行性跨神经元变性和逆行性跨神经元变性。

成年哺乳动物脊髓再生的抑制因素主要体现在 4 个方面:胶质瘢痕对轴突生长的机械屏障和化学屏障作用;少突胶质细胞——髓磷脂源性的抑制分子对轴突生长的强烈抑制作用;缺乏有利于引导和促进轴突生长的细胞外基质成分;中枢神经元自身再生能力有限。脊髓损伤后,局部星形胶质细胞反应性增生、肥大,连同其突起及分泌的物质一起充填在损伤处形成胶质瘢痕。胶质瘢痕一方面直接形成机械性屏障,阻碍轴突枝芽延伸;同时,其中的硫酸软骨素蛋白多糖等多种物质还形成化学屏障,使生长锥崩溃。在中枢神经系统的髓鞘里至少存在 3 种源于少突胶质细胞/髓磷脂的主要抑制分子,包括 Nogo-A、髓磷脂相关糖蛋白(MAG)和少突胶质细胞髓磷脂糖蛋白(OMgp),它们都可与轴膜上的 Nogo 受体结合,并通过共受体将信号传递到神经元内,使生长锥崩溃,对轴突生长起到强烈的抑制作用[404-407]。与周围神经不同,少突胶质细胞作为中枢神经系统的髓鞘形成细胞无基膜,缺乏可促进轴突再生的基膜成分。

中枢神经的微环境比外周神经损伤更为苛刻。脊髓损伤后,损伤区内的微环境不利于受损神经元修复,抑制神经再生。周围组织中的小胶质细胞和巨噬细胞在损伤周围区活化、增殖、聚集,并释放大量的致炎因子,导致组织炎性损伤。随后胶质细胞大量活化并迁移到损伤部位,形成致密的胶质瘢痕,构成物理屏障。胶质瘢痕内大量的抑制因子则构成阻碍轴突再生的化学屏障。此外,脊髓损伤后释放的髓鞘来源的髓鞘相关蛋白 Nogo-A、MAG 和 Omgp 及髓鞘来源的神经再生抑制分子为轴突导向分子肝配蛋白、semaphorins 等家族的部分成员,具有抑制轴突损伤后再生的作用[404]。

3.6.3.2 脊髓修复与再生的方法

脊髓再生必须满足以下条件:① 有一定数量神经元存活并且具有合成生物活性物质的能力;② 再生轴突生长到足够长的距离,以穿过损伤处并到达靶部位;③ 再生轴突必须定位于合适的靶细胞形成功能性连接(突触)。

目前促进脊髓修复与再生重建的方法主要包括促进神经元突起生长、消除轴突再生抑制性因素、促进再生轴突髓鞘化、移植及生物材料辅助修复等。

1) 维持神经元存活

神经元一旦死亡,再生的基础即告丧失,因此成功的再生首先要求在原发损伤后迅即采取措施阻止或减轻继发性损伤,尽可能多地保护神经元及少突胶质细胞免于死亡。而那些突起受到损伤却幸存的神经元再生能力有限,因此必须采用适当措施予以激活,才能促进突起生长,神经营养因子正是这样一类可增强中枢神经轴突再生能力的外部因素。

研究表明,神经营养因子可以促进感觉和交感神经元的存活和分化,且具有神经保护和修复功能,还可对成熟神经元发挥重要作用,这些作用主要包括:① 维持神经元存活;② 发挥神经趋化作用,引导和加快轴突生长;③ 通过受体介导细胞内信号转导途径,调控受损神经元的基因表达,促进其生长和再生;④ 促进新生轴突髓鞘化。

神经营养因子的给药方法最初采用灌注技术,目前可应用转基因技术,即将能合成和分泌神经营养因子的转基因细胞移植到中枢神经系统中,或者用神经营养因子基因通过适当载体原位转染宿主细胞。

2) 消除轴突再生抑制性因素

作为阻碍并抑制轴突再生的重要因素——胶质瘢痕,对于其机械性屏障作用,似乎难以消除,因为任何试图去除瘢痕的手术都将造成新损伤并产生新的瘢痕,但是瘢痕的主要抑制作用可能更在于其中的抑制性细胞外基质成分——硫酸软骨素蛋白聚糖(CSPG)。动物实验观察到,采用软骨素酶降解 CSPG 后,大鼠脊髓损伤后的轴突再生明显改善。

髓磷脂相关抑制因子(MAIS)包括 OMgp、Nogo-A 和 MAG 等都对轴突再生产生较强的抑制作用。目前已研制出大量具有消除 MAIS 潜在作用的生物制剂,包括 Nogo抗体、MAIS 疫苗和 MAIS 抗体等,体外试验表明这些生物制剂都能促进轴突生长。阻断 MAIS 的下游通路,如采用 $P75^{NTR}$ 基因敲除、NgR 拮抗剂、Rho 或 Rho 相关酶抑制剂,以及提高细胞内 cAMP 水平等,也可消除 MAIF 抑制轴突再生的作用。

3) 促进再生轴突髓鞘化

中枢神经纤维的髓鞘由少突胶质细胞形成,脊髓损伤后,少突胶质细胞增生,并参与轴突再生的重新髓鞘化。实验观察到,大鼠脊髓损伤后 14 天少突胶质细胞开始重新形成髓鞘,但随后脱髓鞘的轴突数量却呈进行性增加的趋势,这促使人们去寻找适合的细胞帮助髓鞘重新形成。研究发现少突胶质前体细胞以及骨髓内的某些细胞都显示一定成髓鞘作用;另外,神经营养因子可增加少突胶质细胞的数量,促进新生轴突髓鞘化。研究还发现,Nogo 受体的共受体 LINGO-1 在中枢髓鞘形成中具有重要作用。LINGO-1 对中枢神经系统髓鞘形成过程起负性调节作用,而抑制其活性可使 RhoA 表达下降,从而促进少突胶质细胞分化和髓鞘形成[408]。

4)组织移植与细胞移植

(1)神经组织移植。

将神经组织移植到脊髓损伤处,起到"桥梁"作用,为轴突再生提供一个合适的环境。其中一种方法是采用胚胎神经组织。动物实验发现,胚胎脑、脊髓组织可以改善脊髓损伤动物的运动功能;大鼠胚胎新皮质组织能在受伤的大鼠脊髓内生存,7天后还可以发现分化的神经元和神经胶质细胞;胚胎移植物能影响移植区γ-氨基丁酸(GABA)能神经元,重建局部脊髓环路。研究表明脊髓神经元轴突可以长入胚胎组织,但延伸程度有限,联合应用神经营养因子可以促使轴突穿过移植物到达损伤远端脊髓处。胚胎神经组织移植发挥修复脊髓损伤作用的可能机制如下:移植组织中的胚胎神经细胞可以分泌一些神经营养因子,维持受损神经元的存活,促进其轴突发芽与生长;移植组织可作为连接损伤断端的桥梁,轴突通过其长过损伤区;移植组织中的胚胎神经元可与宿主神经元(甚至跨越脊髓)之间建立突触联系,建立神经环路,发挥中继站的作用;移植组织中的胚胎神经元能不断地分泌特定神经递质,形成一个内源性微泵,替代受损神经元功能,这对于某些退行性疾病(如帕金森病)的治疗同样具有重要意义。然而,胚胎神经组织移植来源相对有限,同时还涉及伦理问题,使得这种移植修复方式难以在临床上广泛开展。

另一种方法是周围神经移植法。早在20世纪80年代,Aguayo将周围神经移植到损伤的脊髓,发现脊髓神经纤维能够在周围神经组织内延伸,提示周围神经移植到中枢神经系统中具有潜在的再生作用。另一例子是周围神经移植对视神经修复的作用。解剖学上虽然将视神经归为周围神经,但实际上它也具有中枢神经的某些特点,如视神经由少突胶质细胞而非施万细胞所包绕;从发育上看,视神经和视网膜都是脑衍生出的结构,因此视神经常常作为一个特例来进行中枢神经系统再生研究。研究者将自体坐骨神经移植物的一端连于眶内视神经的断端,一段时间以后再将坐骨神经移植物另一端植入上丘,动物存活2~18个月后在眼球玻璃体中注射一种示踪剂——辣根过氧化物酶(horseradish peroxidase,HRP)以标记再生的节细胞轴突及其终末,结果在上丘中发现HRP标记的轴突及突触,而且这些突触与正常视神经轴突与上丘神经元之间形成的突触形态相似。这表明视网膜节细胞轴突损伤后,可再生并长入移植的周围神经中。

周围神经移植促进脊髓再生的机制主要包括两个方面:一方面周围神经不像中枢神经那样具有众多的抑制因素,可发挥"桥梁"作用;另一方面其中的施万细胞还可以分泌神经营养因子和细胞外基质分子等生物活性的物质促进再生。

(2)细胞移植。

用细胞移植的方法来修复脊髓损伤的研究也比较多,常用的细胞主要有施万细胞和嗅鞘细胞两种。

① 施万细胞：施万细胞是促进周围神经再生的重要细胞，人们设想可将其用于中枢神经系统的修复。研究表明，施万细胞移植到脊髓后能够存活并与宿主脊髓融合；在脊髓损伤后移植施万细胞可以支持轴突再生。施万细胞发挥作用的机制可能有：分泌神经营养因子（如 NGF、BDNF、CNTF、FGF）和细胞因子（如 IL-6），促进损伤神经元存活；合成和分泌某些细胞外基质成分（如 LN），支持和促进神经元轴突生长；与再生轴突形成缝隙连接并进行物质交换。施万细胞可以从自体周围神经中获得并容易在体外大量扩增，因此具有来源较容易的特点。当然，施万细胞移植入中枢神经系统的远期效果还需要进一步观察。

② 嗅鞘细胞：人们研究发现，哺乳动物嗅觉系统的神经元与其他中枢神经元不同，终生保持更新并具备修复损伤的能力，再生神经元轴突可从周围的嗅上皮长入中枢部位的嗅球，而这种能力很大程度上取决于其中的胶质细胞——嗅鞘细胞。嗅鞘细胞是存在于嗅觉系统的一类特殊神经胶质细胞，广泛分布于鼻腔嗅区的嗅黏膜、嗅神经纤维以及嗅球等部位，它兼具施万细胞与星形胶质细胞的特点，同时解剖结构上又位于中枢和外周的交界处。

嗅神经属于无髓神经纤维，正常情况下嗅鞘细胞并不形成髓鞘，而仅仅通过细胞形成的凹沟支持嗅细胞的中枢突。但当嗅鞘细胞被植入原发性脱髓鞘的粗大轴突周围时，它便会显示成髓鞘的能力。另外嗅鞘细胞可分泌一些神经营养因子，促进长距离轴突再生，并可通过包裹新生轴突对其发挥导向作用，还可使脱髓鞘和新生的轴突髓鞘化，因而嗅鞘细胞移植可改善脊髓损伤后运动和感觉功能。

需要指出的是，无论施万细胞还是嗅鞘细胞都是胶质细胞，均不具备分化为神经元的能力，仅能对神经轴突再生起辅助作用，并不能替代已经丧失的神经元。对于神经元大量丧失的脊髓损伤，可能需要进行干细胞移植才能修复。

③ 干细胞：目前国际上干细胞治疗脊髓损伤研究非常广泛，包括神经干细胞、间充质干细胞、少突前体细胞在内的多种干细胞能够不同程度的促进动物脊髓损伤修复。这些干细胞通过分泌多种神经营养因子改善脊髓局部微环境并启动再生相关基因的顺序表达，从而促进轴突的再生。研究表明，用药物将移植的干细胞定向诱导分化为神经元，并在脊髓损伤处形成能够重新连接神经通路的中间神经元网络能够明显地促进动物的运动感觉恢复[409]。众多研究指出干细胞能释放大量的营养因子来调节体内损伤的微环境从而具有促进神经再生的作用。

5）生物材料辅助修复

近年来，通过生物材料来辅助修复脊髓损伤的研究逐渐增多，归纳起来主要有两类，其中一类是采用生物材料构建药物缓释体系（drug delivery system，DDS），另一类是构建三维导管支架辅助再生。

由于血-脑屏障，NGF 不能通过常规给药方法由血液循环进入脑内，而直接向脑内输注 NGF 的方法又不适合长期给药，还存在稳定性问题，因此寻找新的给药方式就成为确保 NGF 发挥疗效的关键。NGF 缓释体系应运而生，先将 NGF 与高分子材料复合制成 DDS，通过手术将 DDS 植入脑内特定部位，可在较长时间（数天甚至数月）内缓慢释放药物达到治疗目的。这一方法绕过了血-脑屏障的限制，同时药物还可直接作用于损伤（或患病）部位而在身体其他部分浓度很小，可减小不良反应。

研究表明，联合应用神经干细胞或诱导多能干细胞、神经营养因子复合物和缓释材料的治疗措施，能够通过改善脊髓损伤后微环境，并以神经元中继器的方式重建神经通路。在改善脊髓损伤修复微环境方面，人们尝试移植能分泌神经营养因子的干细胞或应用功能生物材料缓释促神经再生因子。有研究制备了载有 NT3 的壳聚糖生物材料，在大鼠实验水平发现其可通过缓慢释放 NT3 来激活内源性神经发生，促进脊髓损伤修复。

除可作为制造 DDS 的材料外，高分子生物材料还可通过其他方式促进中枢神经系统再生，其中发展最快的是高分子水凝胶的应用。高分子水凝胶是一种具有三维空间交联结构的高分子凝胶体系，其内部孔隙中充满大量水和一些活性物质。目前用于制备这种高分子水凝胶的物质有很多，包括 I 型胶原蛋白、壳聚糖、海藻酸、聚甲基丙烯酸羟乙酯和聚甲基丙烯酸甘油酯等[410]。已有的研究表明，用胶原蛋白制成的水凝胶植入急性脊髓损伤处，可较好地促进血管及皮质脊髓束纤维的生长，尽管还不能达到恢复行走功能的效果，但可改善肌张力。水凝胶可连接因损伤分离的组织，促进细胞接触，传输体液和养料，从而促进再生。由于水凝胶体系内部存在许多孔隙，可容纳其他活性物质，因此还可以作为 DDS 的载体。还有研究将凝胶特异结合神经生长因子如 CBD-BDNF、CBD-NT3、CBD-CNTF 并缓慢释放，利用这些神经营养因子可促进神经元轴突生长，促进内源干细胞的激活和分化。

功能化的神经再生要求复杂，通过各个领域研究者的共同努力，已经取得了很大的进步，但是，仅靠一种方法无法有效地进行临床治疗。例如，尽管合成的神经引导支架已经可以有效地引导轴突生长，但是这些支架还没有广泛替代自体移植，特别是在较长距离的神经缺损中。在脊髓修复中，将施万细胞移植到损伤部位会提高恢复率，但是在临床实施这种治疗仍面临挑战。另一方面，许多研究已逐渐取得成功。通过对神经发育和再生的分子生物学的深入了解，发现新疗法的新潜在靶标。此外，药物递送、基因治疗和生物材料领域的进步能够增强这些疗法的应用。若将单独的实验方法融合在一起，未来的研究将在周围神经再生和脊髓修复方面取得更大的成功。

3.7 组织工程肌肉再生技术及其应用转化

3.7.1 组织工程肌肉再生技术及其应用转化概述

肌肉是将三磷酸腺苷(ATP)转化为机体活动所需能量的来源。人体大约由 640 块骨骼肌组成,几乎都是成对的,分别占男性体重的 38% 和女性体重的 30%。每一块骨骼肌都是由数千个长圆柱形多核细胞、线粒体和被称为肌纤维或肌纤维的肌节组成。骨骼肌也由各种完整的组织组成,包括结缔组织、血管和神经。骨骼肌具有显著的再生能力,可在大约 21 天内快速重建,甚至在反复损伤后也能再次神经刺激。骨骼肌非凡的再生能力源于卫星细胞的支持。这些细胞可以融合或损伤肌肉纤维来再生和修复受损的纤维。然而,在创伤性损失或手术切除肌肉组织(以 20% 为单位)的情况下,卫星细胞无法提供充分的再生支持,因此,这样的骨骼肌组织发生纤维化,肌肉纤维被纤维瘢痕组织取代。这些损伤导致慢性功能限制,并随着时间的推移进一步恶化。

骨骼肌损伤是一种常见疾病,在临床上长期困扰着医生,给公共医疗保险体系造成了巨大的负担。骨骼肌一旦受伤,通常会经历炎症、修复和重塑的过程。如果修复和重塑阶段失衡,就会形成瘢痕来取代受伤的骨骼肌。目前,临床医生通常采用传统的方法来修复受伤的骨骼肌,如皮瓣移植等。但皮瓣移植常常需要牺牲健康的自体组织,给患者带来额外的伤害;同时,皮瓣移植还会因静脉血栓形成、动脉闭塞、感染等并发症而导致失败。近年来,以干细胞为基础的组织工程技术为骨骼肌损伤的治疗提供了新的思路。干细胞是具有多种分化潜能的细胞,在特定条件下具有向成体细胞分化的能力。而生物材料则是促进组织再生和增强干细胞在体内生理活性的另一个重要因素。干细胞与生物材料的联合应用为肌肉组织的再生提供了可能,进而可以很好地解决传统治疗方式所带来的不足,在临床医学领域具有良好的发展前景。

3.7.2 组织工程肌肉再生技术的研究进展

3.7.2.1 组织工程肌肉构建的种子细胞

用于 3D 构建组织工程肌肉的种子细胞有多种,主要有肌肉干细胞、成肌细胞、间充质来源的干细胞等等。不同来源的种子细胞在体内、体外均能够成肌向分化,或与肌源系细胞融合,表达肌源系细胞表面抗原,参与肌纤维的修复。用于骨骼肌构造的理想细胞群应该具备以下几个特点:① 合适的获取途径;② 在体外具有高增殖潜力,以便再生出足够体积的肌肉应用于临床;③ 保留有最终分化为成熟肌纤维的能力。这些成肌细胞可以是自体的或异体的,然而临床治疗中,使用自体来源的细胞是最合适的,因为它们不会触发免疫排斥反应。成体细胞是终末分化的、有丝分裂的能力较弱的一种细胞,由于在体外很难产生足够数量的成体细胞,因此限制了其在组织工程中的应用。而祖细胞群由于其具有更强的干性,其增殖能力也明显增强,因此一直也是人们关注的焦点。

1) 肌肉干细胞

肌肉干细胞(muscle stem cell,MuSC)依据其处于肌纤维外围的独特解剖特点,又被称为"卫星细胞"(satellite cell)。肌肉干细胞通常处于静止状态,在受到损伤后则会被激活,从而进入细胞周期,以再生骨骼肌补充干细胞库。最新研究表明,肌肉干细胞是一种异质干细胞群体,具有多向分化能力。其动态变化的能力主要受微环境的调控。MuSC 驱动肌肉组织再生的能力是基于其在创伤或病理条件下,受到刺激后从静止状态进入激活状态的能力。最初,静息状态和激活状态在分子水平上分别通过 PAX7 表达和快速 MRF(如 MYF5、MYOD)上调来体现。进入激活状态后,MuSC 开始增殖,其中大多数分化为肌肉进行组织修复,剩余部分则将用于补充静止池。然而,近年来的技术进步揭示了静息和激活的分子标记的更高层次的复杂性。四组已经独立开发了方案,通过原位固定、单细胞测序或通过 TU-tagging8 分离静止细胞来捕获休眠梯度状态的 MuSC。这些研究表明,在机械和酶解组织过程中,MuSC 的转录和组蛋白修饰发生了快速变化,为在其原生状态下分离 MuSC,并分析其静止和早期激活机制提供了新的实验方法。MuSC 对生态位破坏的早期反应包括 AP-1 成员(如 Fos 和 Jun)的表达增加,Hox 基因、编码锌指蛋白或代谢酶的基因和 Notch 信号的快速下调。静止肌的调节。如何保持静息还不完全清楚,但 Notch 信号起着关键作用。Notch 在静态 muss 中表达活跃,对典型 Notch 信号的干扰将导致 MuSC 通过自发分化耗尽。最近,发现 Notch 信号可诱导 miR-708 的转录,从而阻碍 MuSC 的增殖和运动。KLF7 是另一个位于 Notch 下游的因子,是维持 MuSC 平静的必要因素。敲低和过表达实验表明,KLF7 通过上调周期蛋白依赖性激酶抑制剂(CDKI)p21 限制了 MuSC 进入细胞周期,但不影响分化。在与 p21 相同的 CDKI 家族中,发现 p57 从细胞质迁移到细胞核,促进活化的 MuSC 来源的成肌细胞的细胞周期退出[411]。两项研究都表明 CDKI 对增殖有影响,但对分化无影响,而分化往往伴随 MuSC 增殖失调。与此同时,最近的研究侧重于 MuSC 静态的建立和维持,探索了激活后促进 MuSC 增殖的因素。MuSC 特异性缺失或酪氨酸磷酸酶 PTPN11 的化学抑制通过 MAPK 信号的改变对 MuSC 循环状态和扩张产生负面影响,导致干细胞库的减少和损伤后组织修复受损[412]。磷脂酰肌醇 3-激酶(PI3K)的催化亚基 p110a 也参与了对静息态的控制。组成性激活 p110a 促进细胞周期的自发进入、分化和与底层纤维的融合,而 MuSC 特异性缺失 p110a 则起到相反的作用。p110a 功能表型的缺失可以通过同时缺失 mTORC1[413] 特异性抑制因子 TSC1 来部分恢复。值得注意的是,肌源性谱系中 mTORC1 缺失会导致围产期死亡,而成年肌肉损伤后缺失 mTORC1 会显著损害肌肉再生[414]。这些发现特别有趣,因为 mTORC1

参与了 MuSC 从静止到激活的转变的中间状态。当 2014 年发现了一种中间状态时,关于蝇类既存在于静止状态又存在于激活状态的理论受到了挑战。Rodgers 等描述了一种警戒状态(Galert),它与静止状态明显相似,但不同于静止状态,位于 G0/静止状态和 G1/循环状态之间。警戒状态的细胞稍大一些,做好了第一次分裂的准备,显示出线粒体活性的增加,并显示出更高的再生能力。随机组首先报告了肌肉损伤部位对侧肢体肌肉的这种状态,表明存在一个系统信号启动肌肉细胞进入警戒状态,他们证明 mTORC1 信号足以激发这种反应。最近,同一组表明,组织损伤激活肝细胞生长因子激活(HGFA),进而结合 c-Met 和激活 mTORC1 PI3K[415]。这些研究表明,循环因子有助于改善组织修复,并可为再生医学提供概念上不同的治疗策略。除了启动 MuSC 激活和组织修复,警戒状态被证明可以确保以 PAX3 为标记的 MuSC 子集中没有损伤 MuSC 的干性。事实上,Der Vartanian 和他的同事们发现,在应激环境中,PAX3$^+$ MuSC 亚群在 mtorc1 依赖的警戒状态中被阻断,显示出更高的存活率。相比之下,暴露于 TCDD 的 PAX3-MuSC 通过非典型激活和散发分化而死亡,这依赖于异种生物代谢的 AHR(芳基烃受体)途径。同样,Scaramozza 等[416]发现与 PAX3 相比,富含 PAX3 的 MuSC 亚群广泛地促进了辐射应激下的肌肉修复。这些数据表明,警戒状态保护静止细胞免受环境应激下的异常增殖和分化,就像静止状态保护细胞免受增殖诱导的 DNA 损伤一样。调控激活肌细胞的不对称分裂。一旦进入细胞周期,MuSC 在细胞分裂后表现出不同的增殖、自我更新和分化潜能,这些潜能与细胞极性有关,而细胞极性又受到时空信号的影响[417]。正常情况下,在不对称干细胞分裂后,一个子细胞继续分化,另一个子细胞恢复平静,后一个过程被称为自我更新。不对称细胞分裂的精确时空机制尚不清楚。共激活因子相关的精氨酸甲基转移酶 1(CARM1)参与了不对称的 MuSC 分裂,通过甲基化 PAX7,进而激活 MYF5 转录[418]。这种激活被 CARM1 磷酸化所阻止。其他研究已经证实,受体 CDO-25 和 TNF-α 激活的 p38α/β 调节 MuSC 的激活及发生不对称分裂和分化的能力。p38α/β-PAR 复合物在一个子细胞中的不对称定位,以及 p38 介导的 PAX7 通过 Polycomb 复合物调控细胞周期。microRNA(miR)通路对于阻止参与 MuSC 激活的转录本的翻译也是必不可少的。这些转录本包括 MYF529 和 DEK,它们编码的蛋白质定位于子细胞,将在 MuSC 不对称分裂后发生分化。针对这些转录本的 miRNA 确保静止的肌细胞不会分别激活肌生成程序或进入细胞周期。miRNA-31 和 MYF5 都在信使核糖核蛋白颗粒(mRNP)结构中被发现,在激活过程中可以解离释放 MRF mRNA。这种分离需要一些因素,如真核启动因子 2a(eIF2a)来维持 MuSC 的静息状态[419]。mRNP 还含有 RNA 结合蛋白,如 ZFP36L1/2 和 staufan-1,它们在颗粒组装和 mRNA 隔离中起作用,以维持静息状态[420,421]。RNA 颗粒通过与 MYOD 的 3 个 UTR 结合的蛋白负向调控 MYOD 的翻译并刺激 mRNA 降解来维持沉默[422]。具体来说,RPT3(26s 蛋白酶体的一个重要亚基)的肌特异性缺失导致肌肉损伤后肌肉的进行性缺失和组织修复缺失[423]。事实上,这些蛋白质影响肌肉损伤后的 MuSC 激活和数量、肌肉质量和再生能力。

2)纤维成脂肪祖细胞

在过去的 10 年里,纤维成脂肪祖细胞已经成为肌肉领域中最受关注的一种细胞类型,因为它在肌肉再生过程中支持肌肉干细胞功能,并在调节纤维化和脂肪细胞浸润方面发挥作用。研究发现 Hic1 为间充质祖细胞的保守标志物,揭示了在肌肉中存在具有不同细胞动力学的纤维成脂肪祖细胞亚群。此外,科学家还鉴定出表达 TIE2 和 VCAM1 的纤维成脂肪祖细胞亚群,从而使肌肉适应不同的生理和病理刺激,如生长和损伤[424]。损伤激活的 VCAM1+ 纤维成脂肪祖细胞显示出促纤维化特征,调节巨噬细胞炎症反应并促进肌肉再生。

3)间充质干细胞

ESC 的临床转化需要考虑伦理问题,这限制了其在再生医学中作为细胞疗法的使用。这使得间充质干细胞(MSC)成为临床转化的更有吸引力的选择,因为 MSC 同样具有自我更新能力强、耐受性好的优势。间充质干细胞是一种多能干细胞,可以从胎盘、外周血、骨髓、脐带和脂肪组织中分离出来。其已被证实可以分化成多种组织形成细胞谱系的细胞,如角质形成细胞、脂肪细胞等。据文献报道,MSC 能够通过旁分泌途径促进肌肉组织再生,如其能够分泌有助于肌纤维形成和肌肉组织功能恢复的生长因子,调节肌肉缺损修复的间充质干细胞对肌核凋亡的抑制,从而在维持卫星细胞活性方面发挥积极的作用,使其能够用于肌肉缺损的治疗。

最早利用骨髓分离的 MSC 治疗转基因小鼠受伤肌肉的研究是由 Ferrari 等报道的。他们发现,从骨髓中分离出来的 MSC 逐渐参与了再生过程,并取代了耗尽的卫星细胞池。为了进一步揭示骨髓间充质干细胞在肌肉修复中的作用,LaBarge 和 Blau 进行了深入的研究。研究结果显示:从骨髓分离的成体间充质干细胞在创伤诱导损伤后能够迁移并分化为肌肉纤维的卫星细胞。这表明从骨髓中分离出的间充质干细胞有可能成为对抗疾病的新疗法,以及修复受损组织的后备来源。人们试图研究从骨髓中抽取的间充质干细胞对严重肌肉损伤的疗效。Winkler 等发现 MSC 促进肌肉再生,但需要大量的 MSC 种群才能触发级联愈合。他们已经确定肌肉收缩力的进展取决于注射到损伤部位的 MSC 的数量。在其他研究中,他们研究了骨髓间充质干细胞移植治疗肌肉损伤的最佳时机。损伤后即刻和延迟 7 天的骨髓间充质干细胞移植在肌肉再生功能方面没有显著差异。两个治疗组均显示存在于间质间室的 MSC 富含调节旁分泌通路的细胞外基质。尽管他们的研究结果很有希望,但在 MSC 能够从实验室应用到临床治疗包括容积性肌肉丧失(volumetric muscle loss,VML)在内的肌肉损伤之前,还有很多工作要做。损伤部位恶劣的微环境导致的细胞滞留和分化不良仍然是应用间充质干细胞的主要挑战。Ferrari 和 Mavilio 表明，植入肌肉营养不良小鼠的 MSC 对营养不良蛋白形成的贡献较弱，因为缺乏来自营养不良小鼠肌肉的信号。Shayan 和 Huang 报道 MSC 对新生肌纤维形成的治疗作用需要合适的微环境因子支持。因此，考虑到疾病异常，在细胞交付前应确保宿主的微环境支持。为了改善 MSC 细胞在恶劣微环境中的滞留和分化，在 MSC 植入前通过病毒转导、基因转染和调节因子预处理等多种方法对细胞进行基因修饰。然而，对临床环境进行彻底的评估是必要的，因为体外条件不能代表真实的体内环境。因此，临床使用基因修饰 MSC 需要制定标准，以确保细胞药物的安全性、重现性和有效性。

有学者认为，内源性 BMSC 很少参与肌肉再生过程，因为他们认为当骨骼肌损伤时，只有少数 BMSC 会从骨髓腔中迁移。然而，Orlic 在 2001 年提出了一个观点，他认为直接接触靶细胞或受损器官是促进 BMSC 成肌分化的最重要因素。他认为不同的微环境导致了不同的体外和体内分化率。随着科技的发展，如何模拟人体微环境成为科学家们研究的热点。如 Egusa 等将骨骼肌纤维与支架上的骨髓间充质干细胞排列方向一致，可显著提高骨髓间充质干细胞的成肌分化效率。事实上，有部分学者认为，BMSC 并没有直接参与骨骼肌再生过程，而是通过激活卫星细胞来调控损伤组织修复，原因是 BMSC 移植到损伤部位后会在短时间内发生凋亡。微环境中的细胞因子类型和炎症反应决定了卫星细胞在体内的生物活性。目前，众所周知，BMSC 在体内能够分泌 FGF、HGF 和 IGF-1，这些都调控卫星细胞的成肌分化。来自骨髓间充质干细胞的免疫抑制因子（IL-6、IL-8 等）可通过抑制炎症促进新肌纤维的形成，维持微环境的稳定性。组织中少量的卫星细胞可能不足以完全恢复受损的肌纤维，因此可以认为骨骼肌再生过程可能参与了 BMSC 和卫星细胞的成肌分化。目前还没有足够的证据来证明这一假设，未来还需要更多的研究。

4）胚胎干细胞

胚胎干细胞是来源于人类胚胎中未分化的内细胞团的干细胞。ESC 具有多能性，因为它们可以无限生长并分化为三个初级胚芽层的所有衍生物。ESC 已被提出作为一个有吸引力的和可行的细胞替代治疗，包括 VML。ESC 具有发育可塑性、潜在的无限自我更新能力和诱导分化为不同谱系的能力等特点，这使它们成为抵消受损愈合的最佳候选细胞。Caspi 等研究表明，在 3D 可降解高孔聚合物支架上种植的 ESC 改善了组织的血管化和再生，可进一步提高组织移植功能和存活率。尽管胚胎干细胞在组织再生方面有着巨大的潜力，但迄今为止，还没有通过研究胚胎干细胞来进行药物治疗的先例。Cananzi 等列出了 ESC 在组织再生中抑制其应用的主要约束条件：① 从人类胚胎中分离这些物质的伦理问题/争议；② 在体内注射未分化或仅部分分化时，观察到的肿瘤形成倾向的安全性问题;③ 宿主对同种细胞移植可能的免疫排斥反应。所有这些缺点都阻碍了 ESC 在细胞治疗中的探索。

5）羊水干细胞

考虑到 ESC 和成人间充质干细胞带来的所有挑战,探索从人羊水中获得的胚胎来源干细胞作为细胞基础治疗的替代方法具有重要意义。利用 c-Kit 特异性抗体免疫选择可分离羊水干细胞(AFSC)。AFSC 代表了一种新型多能干细胞,具有介于胚胎和成人间充质干细胞之间的中间特性,因为它们能够分化成代表所有三个胚层的谱系,但在体内注射时不会形成肿瘤。Sessarego 等报道,尽管 AFSC 广泛增殖,但在不同传代检测的 AFSC 上未见核型异常。相反,在不同传代的成人骨髓间充质干细胞中观察到核型异常。基于 AFSC 提供的高增殖和分化潜能、低免疫原性和缺乏伦理问题等特性,AFSC 已成为 VML 损伤治疗中基于细胞治疗的潜在的种子细胞。到目前为止,关于用 AFSC 治疗肌肉损伤的文献非常有限。Zia 等进行的一项研究表明,AFSC 能够调节与肌肉再生有关的特定生长因子的表达,如通过减少去核纤维和纤维化所显示的转化生长因子 β。考虑到 AFSC 治疗肌肉缺损的潜力,关于 AFSC 生物安全性的研究,应该主要集中在免疫排斥反应、致瘤性和意外分化为非期望的细胞类型上。例如,Bollini 等报道,移植的人 AFSC 在大鼠心脏自发形成软骨成骨块。然而,他们认为体外诱导心肌细胞可以避免这种意外的分化。如果免疫排斥和出乎意料的分化为不希望的细胞类型等障碍被成功克服,AFSC 可以提供一种恢复受损和损伤组织与器官正常功能的长期替代方法。由于羊水干细胞具有多能性和缺乏与人类胚胎干细胞研究相关的伦理问题,其可以作为一个有前途的再生医学细胞来源。

6）诱导多能干细胞(iPSC)

由于诱导多能干细胞易于扩展和维持其全部干细胞潜能的能力,预计诱导多能干细胞技术将显著促进再生医学、发病机制和药物筛选领域的研究和发展。然而,难以大量生产高纯度的多能干细胞仍然是主要的挑战,因为细胞疗法在治疗期间需要大量的细胞。在肌肉损伤的情况下,需要大量的细胞,因为肌肉再生的进展完全取决于注射到该区域的细胞数量。然而,治疗肌肉缺损所需的细胞群数量仍然未知,有关此方面的临床试验或大型动物试验的数据尚鲜见报道。大部分可用的数据都来自小鼠模型。Van Der Wal 等将 5×10^5 个 iPSC 注射到肌肉损伤的小鼠模型中,以研究 iPSC 在体内迁移的有效性。他们发现,肌内移植后,诱导多能干细胞成功迁移和分化为肌纤维。此外,通过优化分化过程,他们进一步发现细胞可快速表达主要组织相容性复合体和骨骼肌蛋白,并形成自发收缩的功能性肌瘤。

3.7.2.2 组织工程肌肉构建的支架材料

由于微环境的复杂性和干细胞的特性,仅靠干细胞不足以充分促进组织再生。因此,科学家们尝试使用生物材料来协助完成组织缺损的修复。生物材料组织支架的使用已被证明可以在体外和体内促进成肌细胞的增殖和成熟。其主要原因在于:一方面,支架材料可以通过模拟天然骨骼肌微环境来提供结构支持,并通过释放细胞黏附分子和生长因子等来支持肌肉组织的发育,这些都是肌肉祖细胞分化和形成功能性肌肉组织所必需的;另一方面,生物材料也可以作为生物屏障保护细胞免受宿主免疫攻击,使其更好地发挥修复作用。

随着合成技术的发展,生物材料的生物、物理和化学性能不断提高。但是,生物材料仍然有很多缺点,需要更加有选择性地去应用。例如,合成生物材料对细胞的吸引力不如天然材料,一些生物材料可能会引起宿主的炎症。而良好的生物相容性是避免组织纤维化和由此导致的移植失败的关键要求。生物相容性的机理尚不完全清楚,然而,植入医疗设备和器官移植的经验证明了自体有机材料或惰性无机材料的巨大优势。科学家认为,今后对于支架材料的研究应集中在生物材料的生物安全性、生物相容性和有效性等方面。

综上所述,干细胞和生物材料联合应用有望为临床医生修复损伤骨骼肌提供新策略。尽管目前这一方法仍需完善,但干细胞和生物材料联合应用在再生医学领域的发展前景是十分明朗的。目前,比较常见的生物材料支架有脱细胞支架、水凝胶、纳米纤维等。

1) 脱细胞支架

脱细胞支架可以来自异种、异体或自生骨骼肌组织[425]。通过去胶质化除去了组织中的细胞,剩余的细胞外基质则保留了原生的 3D 微结构、分子组成和生长因子,从而支持骨骼肌再生。不同研究的脱细胞方法不尽相同,通常包括使用去垢剂和酶,如脱氧核糖核酸酶和胰蛋白酶;脱细胞方案的有效性对于降低支架的免疫原性至关重要。与需要大量合成工作才能获得类似特征的合成支架相比,脱细胞支架支持肌生成和血管生成的能力更接近天然基质是一个显著的优势。然而,脱细胞支架的获取依赖于合适的供体组织,且操作中有被病原微生物污染、导致受体疾病的风险;同时,理想情况下自体移植以降低产生免疫排斥反应的风险。

2) 水凝胶

水凝胶是一类亲水性聚合物,由天然材料或合成材料组成。天然水凝胶由胶原蛋白、纤维蛋白、壳聚糖和透明质酸等材料组成;它们具有良好的可降解性,但机械强度有限,在体内可引起免疫反应[426]。合成水凝胶,如聚乙二醇,具有优越的机械性能,可以更容易地定制,然而,由于它们缺乏天然的生物分子,需要进一步修饰来支持细胞黏附、分化和生长。水凝胶的力学性能已经得到了很好的验证,它们可以通过混合生产出具有优越性能的组织工程复合水凝胶。例如,Ⅰ型胶原蛋白在细胞外基质中普遍存在,在骨骼肌组织中具有良好的机械性能,如在崩解前机械抗拉伸性能的显著提高,其互连的纤维和细小的内部孔隙结构限制了细胞迁移,同时允许氧气和营养物质的扩散[427,428]。

水凝胶也非常适合包裹细胞和生物分子,如生长因子,在水凝胶中促进细胞增殖、成肌分化和血管再生。良好的工程化水凝胶微环境可以为骨骼肌再生创造理想的人工生态位;光刻等技术可以为水凝胶设计空间结构,在支架内产生空间变化,从而能够引导细胞行为,具有不同机械性能的水凝胶分层沉积则可以用于控制组织微结构的再生。控制水凝胶中包裹的生物分子的释放有助于促进再生的有序进行,如调控细胞分化,但这种调控行为的实现对材料的合成技术有了更高的要求。目前已有多篇文献报道,如使用双层纳米球能够有序调控生物分子的释放等[429]。

3)纳米纤维

纳米纤维支架被定义为由纳米级(0~100 nm)合成纤维组成的网状结构,这些网状结构可以很好地模拟天然细胞外基质的结构。制造纳米纤维可以通过以下几种方法,如热循环、相分离和静电纺丝等。静电纺丝能够产生非均质的、几何排列的纳米纤维,进而能够引导新生肌纤维的有序排列[430-433],因此在骨骼肌组织工程中得到了广泛的应用。与水凝胶类似,纳米纤维支架既可以利用天然材料,如胶原蛋白,也可以利用人工聚合物,如聚己内酯(PCL)。纳米纤维还可以与水凝胶结合使用,如以核-壳结构排列来发挥两种材料各自特性[434]。纳米纤维的几何布局可以指导肌纤维的分化和排列,而水凝胶的存在则有利于细胞的生存。可以通过多种方式来修饰纳米材料支架的性能,以改善其机械性能、润湿性、细胞黏附性、细胞分化和电导率等。

4)电活性支架

在体内,骨骼肌受运动神经元的支配,通过神经肌肉接点引起细胞膜除极和肌纤维收缩。这种电化学刺激不仅影响成熟肌纤维的功能,而且还是胚胎发育[435]过程中成肌细胞正常分化所必需的。在体外,对骨骼肌组织结构的电刺激可以促进肌细胞的成熟并提高其收缩能力[436-438]。然而,并不是所有的电刺激的效果都是相同的,对于肌纤维发育的最佳电刺激方案正在探索中[437,439]。电活性支架是通过结合碳纳米管、石墨烯、金属和导电纳米聚合物来制备新型纳米复合材料而发展起来的。其中,碳纳米管因其卓越的强度、弹性和导电性而备受关注[440-442]。Ramón-Azcón 等演示了用电泳制备含有各向异性碳纳米管的水凝胶,从而使水凝胶的机械强度、电导率和非均质性更适合骨骼肌再生[443]。尽管碳纳米管具有有趣的特性,但其应用于临床之前,需要解决其潜在毒性的问题。

与碳纳米管一样,石墨烯具有优异的导电性能和机械强度,已被用于制造电活性纳米复合支架。研究表明,将石墨烯及其衍生物(如氧化石墨烯)与水凝胶结合制备的导电复合支架可促进成肌细胞增殖、分化和成熟[444,445]。虽然石墨烯在体外实验中被证实几乎没有细胞毒性,但其不可降解的生物性能对于临床转化应用存在一定的阻碍,因此需要进一步的体内研究来确定其生物安全性和生物相容性。

由于金属(如金和银)具有良好的导电性,构建含有金属的纳米复合材料也得到了一定的尝试,以纳米颗粒和纳米纤维的形式加入,提高了水凝胶的导电性[446]。尤其在电导率和机械强度方面,金纳米颗粒与碳纳米管和石墨烯相比具有巨大优势,其用于人体的安全性也已得到公认。

导电性纳米聚合物是一类高度通用的聚合物,可用于复合水凝胶或静电纺丝纳米纤维。据报道,目前已经有至少 25 种不同类型的导电聚合物[447]。聚苯胺与聚合物(如PCL 和静电纺丝成纳米纤维)结合,形成导电的、非均质的支架,从而增强成肌细胞分化和成熟[448,449]。类似地,聚吡咯和聚噻吩衍生物基纳米聚合物也具有相似的性能。导电纳米聚合物还具有生物可降解性,并且被证明具有良好的生物相容性[450]。

随着材料学的不断进步,在改进材料的理念和工艺方面又有了许多重大进展,探索一种能够用于肌肉组织工程再生的最佳支架仍正在进行中。同时通过探讨如何将不同的生物支架结合起来,以复合支架的性能,势必会带来更多新的惊喜。然而,生物材料的设计也只是肌肉组织工程再生方案中的一部分。如何将带有细胞的支架植入体内,并调控支架微环境来驱动其成熟并发挥功能同样重要,以下将对肌肉组织工程的构建方法进行探讨。

3.7.2.3 组织工程肌肉的构建方法

1) 支架体外成熟

组织工程肌肉的构建是一个具有挑战性的、多阶段的过程,许多研究通过一段时间的体外组织培养来促进成肌细胞增殖及其结构和功能成熟。如通过添加生长因子,与支持细胞共培养、机械拉伸和电刺激等。

许多生长因子被用于促进肌肉再生,包括成纤维细胞生长因子、肝细胞生长因子、前列腺素 E2 和胰岛素样生长因子,而 TGF-β1 已被证明通过增强肌细胞收缩力来促进支架功能成熟。此外,促血管生成因子(如血管内皮生长因子)已被用于改善骨骼肌组织的血管形成。

成肌细胞与支持细胞的共培养已被证明可以促进肌肉再生。在体内,成纤维细胞增殖并与再生肌纤维共定位,虽然已知成纤维细胞在细胞外基质重塑中发挥重要作用,但 Mackey 等通过体外共培养证明,人类成纤维细胞还以接触依赖的方式促进成肌细胞的分化和成熟。分化的神经细胞也被证明在与成肌细胞共培养时可支持肌肉再生。虽然额外添加细胞,如成纤维细胞和神经细胞可能有助于体外骨骼肌结构构建的功能化,但它们是否有效仍有待观察,特别是要明确这些细胞在天然肌肉生长发育中所扮演的角色。

与电刺激一样,发育中的肌肉在体内也会经历机械拉伸。Vandenburg 等证明,体外机械张力促进肌纤维沿张力轴对齐,并刺激收缩蛋白积累。研究中使用了大量的拉伸方案,通常需要定制设备来有效地将其应用于组织结构,但对于其是否是植入前促进肌肉成熟的最佳方案仍有待考察。

影响骨骼肌结构在体外成熟的各种因素,以及满足在此时期支持代谢活跃的组织的需要,科学家研制出了生物反应器,其可以维持结构的稳态并监测其功能化进度。然而,目前的生物反应器还处于初级阶段,为了实现将组织工程方法应用于临床实践的目标,需要更加可靠、可扩展、无菌、能够实时监测并控制组织构造微环境的生物反应器。目前已有一些研究表明,生物反应器能够支持组织结构并实时监测它们,但需要进一步开发以确保其对代谢微环境的充分控制。

2) 3D 打印

成功地将组织工程肌肉构建转化服务于临床应用,需要根据患者的组织缺损设计组织工程肌肉的结构。组织工程、新型成像方式和 3D 打印技术的结合,为组织工程肌肉结构的个性化三维设计提供了可能,以满足患者的临床需求。3D 打印是一种被称为增材制造的方法,最早由查尔斯·赫尔(Charles Hull)在 1983 年描述,它利用计算机辅助设计软件,通过连续沉积材料层来设计并打印结构。3D 打印兼容支架、细胞和其他生物分子的生物墨水造就了 3D 生物打印的概念,及以一种空间控制的方式,而不是传统的组织工程组装方法,将非特异性的细胞植入支架。

目前常用的 3D 生物打印技术有 5 种,分别是:① 立体光刻技术;② 挤压打印技术;③ 激光辅助生物打印技术;④ 喷墨打印技术;⑤ 纳米生物打印技术。

(1) 立体光刻技术。

这被认为是第一种 3D 打印技术,它使用激光束逐层聚合光固化树脂。最初开发它是为了创建高分辨率的快速原型,因此细胞毒性成分和缺乏生物相容性的树脂材料限制了它在生物制造中的应用。但立体光刻技术制作复杂形状的能力以及在制造解剖模型和间接模具方面具有一定优势。通过对树脂的生物相容性和生物可降解性的持续改进,以及对加工过程中的细胞的包裹,使得立体光刻技术有望未来在组织工程肌肉构建中发挥作用。

(2) 基于挤出的生物打印技术。

该技术通过喷嘴或注射器释放黏性生物墨水(兼容生物材料、生物分子、细胞)。打印后,黏性生物墨水可以通过物理或化学方式逐层固化,这使得这种技术比其他技术慢。尽管有较高的剪切力和拉伸力或较高的温度,但研究表明,产物中的细胞活力可高达 90%。基于挤压的生物打印技术的一个主要缺点是对于材料的黏度具有一定要求,如果黏度不够,将会导致生物墨水的泄漏并影响最终打印组织的分辨率。

（3）激光辅助生物打印技术。

该技术包括在激光束中捕获和沉积细胞（即激光引导直接打印），或通过脉冲激光诱导源膜上的物质以微滴的形式转移到附近的受体底物。激光辅助生物打印是无喷嘴的，因此对于生物材料黏度的要求较低，避免了挤出打印技术中的堵塞问题。与其他技术相比，激光辅助生物打印的细胞存活率较低，但另有研究证明，激光辅助生物打印可以打印哺乳动物细胞，而不会影响其功能或造成 DNA 损伤。

（4）喷墨打印技术。

喷墨打印（如热敏、压电）可快速打印高分辨率结构。其主要限制是打印过程中较高温度和压力对于细胞活力的影响，以及由于细胞聚集导致的喷嘴堵塞。喷墨打印能够结合多种类型的细胞，它的高分辨率和对于提高其打印细胞浓度的研究使它成为一项有前景的复杂组织打印技术。

（5）新兴的纳米生物打印技术。

使用纳米尺度的支架表面修饰来增加细胞与基质的相互作用，或将纳米颗粒加入生物墨水，如超顺磁性氧化铁，以非侵入性操纵跟踪组织工程结构中的细胞，如使用外部磁体等。

3D 生物打印领域是一个迅速扩展的世界范围内的研究领域，在组织工程肌肉的构建中可以发挥巨大作用。突出的事实是，3D 生物打印仍处于起步阶段，目前大多数研究只是在体外进行了概念的验证。该技术的最终成功取决于正确的细胞源混合、合适的可打印支架和理想的微环境来模拟天然组织各向异性等基本科学问题的解答。

3）肌腱连接

骨骼肌在体内发挥功能依赖于通过其肌腱锚固器有效地将力量从收缩肌肉转移到骨骼。虽然肌腱连接处的基本结构已经得到了描述，但对其在体内具体形成方式的认知还十分有限。通过利用功能健全的肌腱来合成骨骼肌的研究十分有限。虽然肌腱连接是合成完整肌肉组织的必要条件，但对于有效治疗临床上肌肉缺损，可能不是必需的，因为已有研究证实骨骼肌结构可以与体内残留的天然肌肉进行整合。

4）体内存活

临床转化需要在体内研究，以证明组织工程构建肌肉成功地整合到缺损位点，并可长期发挥功能效应。截至目前，大多数的体内研究都是在动物模型中进行的，这些已经证明了构建肌肉与宿主骨骼肌在体内血管系统具有初步整合的能力，一些研究表明，在随后发挥肌肉作用方面也有一定的改善。Quarta 等在骨骼肌缺损小鼠模型中证明，骨骼肌结构不仅可以改善动态机械性能，如力的产生，还可以减少骨骼肌缺损后的病理纤维化，并将病理状态下长度-张力曲线还原为损伤前特征。另外，Kim 等演示了生物打印水凝胶构建肌肉的使用,该构建肌肉由人类肌肉祖细胞和微通道支架组成,可在新生血管形成之前维持构建肌肉在体内的活力,他们在啮齿类动物骨骼肌缺损模型上进行了实验,并表明,其肌肉功能改善了 82%,证明了组织工程构建肌肉在治疗患者肌肉缺损、使其恢复解剖结构上发挥了组织功能的潜力。

3.7.2.4 影响组织工程肌肉再生的因素

1) 生长因子

生长因子(growth factor,GF)是促进细胞分裂和分化的天然蛋白,对组织发育和修复很重要。如损伤后肌肉组织释放肝细胞生长因子(HGF)诱导卫星干细胞向损伤部位迁移和增殖。心肌细胞和巨噬细胞相继表达胰岛素样生长因子 1(IGF-1)和 2,刺激成肌细胞在损伤的肌肉组织中增殖和分化,而 TGF-β_1 则抑制分化。对于 GF 的传递方法的研究已有 30 多年,然而,GF 在临床转化应用中的成果并不令人满意,主要原因是使用重组技术合成成本过高、时空控制的有限性和克服蛋白质不稳定性所必需的生理剂量,而蛋白质不稳定性会导致有害的不良反应。因此,对 GF 具有更高亲和力的给药方法可能会减少这些不良反应。在提高 GF 生物利用度的同时,保持时空控制的 ECM 模拟物可以提高治疗的有效性,并减少目前使用 GF 的生理剂量。

内源性细胞外基质在组织形成和修复中发挥着关键作用,作为支架对细胞黏附和增殖具有重要贡献。细胞外基质负载并呈递由邻近细胞分泌的 GF 可以调节细胞生存、增殖和分化。细胞外基质通过静电相互作用调节 GF 的保留和呈递,同时也控制其他事件,如调控 GF 信号的整合素聚集。因此,许多科学家寻求通过模仿细胞外基质的特点使用合成材料或 ECM-derived 蛋白质和组织结合其他生物材料实现 GF 对肌肉组织再生的促进作用。

2) 表观遗传

骨骼肌的发育和再生是由肌肉干细胞介导的,这些细胞协调作用,确保肌纤维的有效形成,同时重新生成生态位,以允许未来损伤后的修复。为了介导肌纤维的形成,肌肉干细胞在达到完全分化状态之前必须经历多个阶段。这些中间细胞的每个阶段都有一个相同的基因组,这个基因组被用作确定它们身份的蓝图。然而,每个细胞阶段的特征是通过对基因组蓝图的交替表达来呈现的,在基因组蓝图中,表观遗传机制被用来决定将要表达的基因子集。这些表观遗传机制通过控制转录机制对特定位点的可及性来实现差异基因表达。事实上,并不是所有的基因都可以在细胞核内进行基因表达,因为人类二倍体基因组编码的 60 亿碱基对遗传信息必须高度密集才能被容纳在核膜内。DNA 的压缩通过连接 147 bp 的核小体来实现,并在整个基因组中连接组蛋白 H1 形成纤维。这些 10 nm 的纤维通过无序的自聚集形成染色单体。虽然每个细胞内的 DNA 组织都被认为是独一无二的,但还是存在一些普遍规律的。例如,未表达的基因倾向分布于核外周,而表达的基因则倾向于聚集在核腔内。这种细胞内核组织的分布规律是建立和维持细胞特异性基因表达程序的基础。染色质是流体,允许通过改变时空方式来表达所需的基因,染色质结构具有流动性的原因是核小体可以与 DNA 动态结合,核小体位移允许在新形成的核小体中合并未标记组蛋白。这种组蛋白交换不仅仅是一种简单的转换机制,因为核小体中的典型组蛋白可以被不同的组蛋白变体所取代,组蛋白改变会影响核小体的化学性质并改变其稳定性。

改变染色质组织对于介导细胞命运和分化是至关重要的。作为对环境变化的响应,染色质组织通过自身修饰来改变转录机制,这个过程由多个水平的调控来共同调节。第一级位于 DNA 内部,基因周围的特定序列元件如启动子或增强子可以作为转录因子的结合位点,启动子与增强子之间的相互作用可以通过染色质环来调节基因表达,从而增加招募转录工具的能力。第二个水平的调控是通过转录因子或转录工具对 DNA 元件的不同可及性建立的。这可以通过染色质构象的调节来实现,并依赖于表观遗传过程中 DNA 或组蛋白的可逆修饰性。

DNA 甲基化是一种广泛用于调控染色质可及性的表观遗传机制。哺乳动物中主要的 DNA 修饰是 CpG 甲基化,即在脱氧核糖核酸胞嘧啶的 ^{5}C 上添加一个甲基基团,改变了一种转录调控因子对其 DNA 元素的亲和力。CpG 甲基化通过两种可能的模式来稳定基因沉默:① 通过损害转录所需的 DNA 结合蛋白与 DNA 元件的结合能力来阻断它们的通路;② 对包含甲基 CpG 结合域的转录因子的吸引,这些区域能够抑制转录。有人提出,DNA 甲基化不会触发基因抑制,而是稳定了已经沉默的基因的抑制。

与有限数量的特征 DNA 修饰相比,组蛋白经历广泛的翻译后修饰(PTM),包括乙酰化、甲基化、磷酸化、泛素化、ADP 核糖化和瓜氨酸化。其中,一些组蛋白 PTM 已知允许染色质压缩,而其他直接染色质分解。例如,组蛋白 3 的赖氨酸 9 和赖氨酸 27 的三甲基化(H3K9me3 和 H3K27me3)或组蛋白 4 的赖氨酸 20 的三甲基化(H4K20me3)与局部染色质压缩有关。这种压缩调节 TF 或 RNA 聚合酶 II 对靶序列的访问,导致基因表达的抑制。相反,组蛋白 3 中赖氨酸 9(H3K9Ac)和组蛋白 4 中赖氨酸 20(H4K20Ac)的乙酰化和组蛋白 3 中赖氨酸 4(H3K4me3)的三甲基化会导致染色质状态的松弛,提高转录机制的可及性,增加局部基因表达。组蛋白 3 中赖氨酸 20 的单甲基化(H3K20me1)和组蛋白 3 中赖氨酸 27 的乙酰化(H3K27Ac)导致基因增强子处染色质松弛,也调节基因表达。因此,组蛋白修饰与转录输出之间的关系揭示了表观遗传密码是如何调控基因表达的。

关于肌肉再生机制的研究早在几十年前就开始了。在发现肌生成调节因子后,对表观遗传机制的理解增加了对肌肉发生每一步过渡的新见解。另外,DNA 甲基化和组蛋白转录后调控已经在肌肉中得到了很好的研究,尽管仍有许多未解之谜。最近的研究强调,必须考虑到这些规定正在以间隔/时间方式变化。由于其复杂性,任何这些机制的失调都可能导致异常的肌原性程序以致不能正确地再生肌肉。在衰老或肌肉病理过程中遇到的肌肉干细胞表观基因组的改变导致基因失调,以及细胞再生能力下降。最近,有报道称,这些调节的变化改变了小鼠模型中正常肌肉干细胞的命运。这些变化还没有被很好地解释,可能分析少量细胞表观基因组技术的重要进展有助于发现导致肌肉干细胞异常细胞命运决定的机制。

3) 免疫系统

炎症是再生过程的一个明显特征,对肌肉损伤的炎症反应的研究表明,创伤引起的明显的非特异性炎症反应实际上是肌肉和免疫系统之间复杂而协调的相互作用,决定了组织再生的成败。急性骨骼肌损伤经常发生,部分原因是肌肉构成了整个身体质量的主要部分,尤其是许多肌肉位于容易受伤的表面,因它们发挥机械功能,使它们容易损伤。在过去20年里,世界各地肌肉损伤的病例有所增加,部分原因是武装冲突中爆炸伤害和道路交通事故中肌肉骨骼损伤的数量增加,仅这两方面每年就造成数千万人受伤。此外,由于肌肉再生和生长速度有限,包括继发性肌肉丢失在内的医疗状况的恢复可能会大大减慢,即使患者恢复日常活动后,也会导致长期的功能损害。随着世界人口的老龄化,这些并发症的费用和频率将继续增加。因此,确定干预措施以促进损伤或停用后的肌肉生长或再生具有直接的临床价值。肌肉再生和急性损伤与炎症之间在功能上存在重要的联系已经假定了几十年。然而,发育生物学家、细胞免疫学家和肌肉病理生理学家的合作努力直到最近才提供了肌肉炎症和再生之间的机制联系,并揭示了这两个过程之间惊人的协调水平。重要的是,白细胞衍生分子如何对肌肉发挥表观遗传控制的细节已被确定。虽然髓系细胞在白细胞调节肌肉再生的研究中占据了中心位置,新的发现也显示了淋巴细胞在调节肌肉再生中意想不到的作用。也许最令人满意的是,最近的进展正在导致新的治疗与再生策略,通过操纵肌肉损伤的炎症反应,可以促进再生,不仅是在肌肉创伤后,也可用于慢性肌肉疾病的治疗。

白细胞是健康骨骼肌中一个非突发性、长期被忽视的组成部分。虽然在组织学观察中白细胞数量较少,但成年啮齿类动物肢体肌肉每立方毫米有 $500\sim2\,000$ 个白细胞,相当于每升肌肉约有 10^9 个白细胞。考虑到一个典型成年人血液中的白细胞浓度为 $1\,011$ 个/L,这是一个令人惊讶的大数值;血液中约含有 4×10^{11} 个白细胞,而肌肉中约有 4×10^{10} 个白细胞。虽然肌内白细胞包括多种不同的细胞类型,如 CD8$^+$ 细胞毒性 T 细胞、调节性 T(Treg)细胞、中性粒细胞和嗜酸性粒细胞,但每个群体都只占健康肌肉白细胞总群体的一小部分。绝大多数肌内白细胞是单核细胞或巨噬细胞,主要分布于包围整个肌肉或血管的结缔组织鞘内。与卫星细胞类似,巨噬细胞在健康肌肉中处于静止状态,但肌肉使用的增加或创伤会导致它们的快速激活,这是正常肌肉再生所必需的。

对肌肉再生的免疫细胞调节的兴趣集中在骨髓细胞上,因为它们具有在肌肉再生中的巨大优势。然而,就像骨髓细胞一样,早期组织学观察显示,CD4$^+$和CD8$^+$淋巴细胞在损伤和再生肌肉中数量增加。然而,在近20年的时间里,这些观察都没有得到跟进,直到最近人们对肌肉的免疫生物学有了进一步的了解,其才崭露头角。也许最令人惊讶的是,Treg细胞在肌肉再生中起着重要的调节作用。这一不可能的发现来自对表达CD4$^+$T细胞的叉头盒蛋白3(FOXP3)的观察,其动力学与M$_2$巨噬细胞相似,在损伤后4天达到峰值,每升肌肉约10^{7}个细胞。此外,肌肉再生过程中Treg细胞的消耗减缓了修复速度,延长了炎症时间,扰乱了肌源性转录因子的表达,类似于肌肉再生过程中消耗F4/80$^+$巨噬细胞的影响。Treg细胞耗竭的这些作用可能部分是由其对巨噬细胞表型调控的破坏所介导的;Treg细胞的消耗损害了再生肌肉中从M1偏型到M2偏型巨噬细胞的正常转变。然而,Treg细胞也可以对再生产生影响,这可能受到Treg细胞衍生的IL-10或双向调节因子的影响。关于Treg细胞和肌肉之间的相互调节作用的可能还有待发现。由于存在于健康肌肉中的Treg细胞具有调节免疫反应和直接影响肌肉分化的能力,它们理想的位置是充当监视器,在再生过程中协调免疫细胞与肌肉的相互作用。它们也可能给肌肉提供记忆。从肌肉来源的Treg细胞的T细胞受体(TCR)测序显示,在多个小鼠损伤后的配对互补决定区CDR3$_\alpha$和CDR3$_\beta$。然而,保守的CDR3序列在脾Treg细胞或来自肌肉的传统T细胞中没有出现。这就提出了一种可能,在肌肉再生过程中,不仅存在一种或多种共同抗原驱动Treg细胞激活,而且可能存在记忆性Treg细胞,调节肌肉损伤产生的常见TCR配体的反应。

虽然最近的发现阐明了免疫系统和肌肉之间影响再生的相互作用,但它们是否更接近于开发改善人类肌肉再生的疗法?炎症阶段和肌肉再生阶段之间的紧密联系为临床前研究提供了一个跳板,以探索操纵白细胞数量是否能促进肌肉生长和再生。例如,很多不足之处在缺血引起的肌肉功能恢复中,当止血带应用于肢体时,可以通过直接向受伤的肌肉注射BMSC来阻止。随着人们对免疫系统在肌肉再生中作用的不断了解,目前研究人员已经尝试利用可植入材料修复容积性肌肉损失(VML)。VML是指由手术、爆炸伤、车祸或其他严重创伤引起的创伤性肌肉损失。对于这一领域的研究主要集中在设计合成人工或天然支架材料,通过将其植入体内为肌肉再生提供结构基础。因此,具有良好的生物相容性以防止植入后引起机体不必要的免疫反应,是支架发挥既定作用的前提。然而,更难以预料的是,用于修复VML的生物支架经过处理后,其植入促进了先天2型免疫反应,与产生促炎性反应的支架相比,再生更成功。事实上,成功用于修复VML的骨骼肌支架增加了植入支架中CD163$^+$细胞和ARG1$^+$细胞的数量,增加了IL-10的表达,降低了IFN-γ的表达。尽管一些可植入材料驱动与更好的植入相关的2型免疫反应的机制尚不清楚,但现在,选择手术植入材料的高通量筛选包括在选择标准中,以分析试验材料影响 M2 偏压表型极化的能力。

尽管研究显示人工操纵再生肌肉中炎症细胞的数量或表型已经获得了令人满意的结果,但免疫反应与肌肉再生之间关系的阐明目前还难以有效地应用于临床治疗。更多地了解免疫系统促进或阻碍肌肉再生的具体调节机制,可以帮助人们弥合这一鸿沟。然而,即使有了这些更精细的知识,实现治疗物质对受伤肌肉的适当的空间和时间靶向无疑将是开发有效治疗方法的主要挑战。在损伤后第 1 天消融肌肉中的 CD11b$^+$ 细胞,虽然在第 4 天消融对肌肉再生没有影响,但却造成了实质性的肌肉再生缺陷,这一发现强调了这一点。同样,虽然内源性 IL-10 表达于受伤或病变的肌肉中能促进再生,但在修复的早期阶段,将超生理水平的 IL-10 传递到受伤的肌肉会减慢再生速度。这提示,以免疫细胞为基础的干预改善肌肉修复的时间窗口可能很小。错过目标窗口不仅会导致无效的治疗效果,不及时也可能是有害的。然而,肌肉免疫生物学的领域还很年轻,未来几年将会带来意想不到的见解,可以操纵调节过程,以改善肌肉损伤或疾病的恢复。发展生物学家、免疫学家、生理学家、系统生物学家、临床医生和材料科学家之间的迅速互动,来重点研究肌肉再生的免疫生物学机制,这将有助于把这些新发现转化为临床有用的工具。

3.7.3 组织工程肌肉再生技术的应用转化

3.7.3.1 组织工程肌肉构建的临床应用

1) 容积性肌肉丧失

骨骼肌在轻微损伤后可再生,但更严重的容积性肌肉丧失(VML)会导致永久性功能障碍、组织纤维化、畸形和慢性残疾。VML 可发生在创伤、缺血和肿瘤切除等多种损伤后,但对于其发生率的记录还比较缺乏。在美国,每年发生的 15 万例开放性骨折中,大多数涉及软组织丢失,约 58% 的严重开放性胫骨骨折伴有明显的肌肉损伤。在军事领域,VML 占严重开放性胫骨骨折致残患者的 65%,除去手术费用,每位患者终身致残所需的治疗费用在 34 万至 44 万美元之间。目前 VML 的标准治疗包括带肌肉组织的游离皮瓣转移以覆盖软组织缺损,并辅以支撑和广泛的康复理疗。但这种治疗的愈后恢复效果比较有限,成功出现包括血管和神经支配的功能性肌肉的报道较少。尽管会有多种干预措施来辅助恢复,但此类损伤的恢复往往较差,患者通常伴有严重且长期的毁容和残疾。此外,组织移植技术有许多缺点,包括供体部位可能会发生疾病,供体组织的有限性,以及异体移植需要长期的免疫抑制。临床上较高的发病率使得对于治疗 VML 新策略的需要日益迫切。组织工程构建的方法有望通过制造仿生骨骼肌并调节内源性再生机制来彻底改善该领域的此种状况。

2) 进行性假肥大性肌营养不良

进行性假肥大性肌营养不良(duchenne muscular dystrophy, DMD)是一种严重的、快速进行性的神经肌肉疾病，属于Ⅰ类遗传疾病，其典型特征是肌肉萎缩导致残疾。肌肉营养不良有许多不同的类型，它们在严重程度、发病年龄和预期寿命上差异很大。DMD是一种较为常见且严重的疾病，每10万名新生婴儿中有15.9～19.5人感染。DMD是营养不良蛋白基因突变造成的，导致营养不良蛋白的缺失或缺乏以及肌肉纤维的持续退化。虽然主要是一种影响男性的X-连锁病症，但一些女性携带者也有症状，表现出较温和的表型。最初的症状往往在1～3岁之间被注意到，小腿、骨盆和大腿周围的肌肉往往最先受到影响，从而造成走路迟缓、经常跌倒、跑步和爬楼梯困难。患有DMD的儿童通常在8～14岁时需要依靠轮椅，因为肌肉萎缩导致无法行走。但在患者依靠轮椅后，某些并发症的进展将加快，如脊柱侧凸和肌肉挛缩。脊柱侧弯包括脊柱向前或向后弯曲，易导致其他骨科问题。由于患者一侧肩膀或臀部比另一侧更高，从而造成胸腔狭小，进而引发潜在的呼吸问题。DMD患者可能在青少年晚期或更早时期出现心肌病的症状。心肌病导致心室扩大，心室壁变薄，在十几岁或二十岁出头的人，一旦心脏和呼吸肌肉活动受限这种情况易危及生命。即使有良好的医疗护理，大多数患有DMD的人在30岁之前或在30多岁时死于心脏或呼吸衰竭。DMD目前尚无合适的治愈方法，目前的治疗方案主要侧重于减轻症状和处理并发症。人们认识到需要一种能够改变DMD基本病程的治疗方法，组织工程肌肉构建技术的不断成熟为这种新型治疗方法的产生提供了可能。

　　研究发现，靶向DMD的干细胞治疗尽管使用了免疫抑制剂，但仍受到有限的植入和排斥反应的影响。目前迫切需要引进新的基于干细胞的治疗方法，这种治疗方法具有低同种异体增生和改善细胞植入。为此，有科学家开发并测试了一种新的基于人类干细胞的方法，以增加植入，限制排斥，通过使用两种表达抗肌萎缩蛋白的嵌合细胞系，分别由来自两个正常供体（MB^{N1}/MB^{N2}）和正常供体（MB^{N}/MB^{DMD}）的人成肌细胞（MB）的体外融合产生。体外实验表明，该嵌合细胞表现出供体细胞的表型和基因型，表达抗肌萎缩蛋白，维持增殖和肌原性分化。在体内，局部注入该种嵌合细胞恢复了抗肌萎缩蛋白的表达（17.27％ 8.05 MB^{N1}/MB^{N2} 和 23.79％ 3.82 MB^{N}/MB^{DMD}），体内实验也证明，在抗肌萎缩蛋白缺失的MDX/SCID小鼠腓肠肌中植入嵌合细胞系90天后，肌肉收缩力和疲劳耐受性都有显著改善。从而明确了嵌合细胞作为治疗DMD和其他类型肌肉营养不良疾病的可行性。

　　干细胞疗法还可以与基因治疗相结合，对来自DMD患者的干细胞进行基因修复，基因修复后的干细胞在实验室中培养分化为肌肉细胞，再将这些肌肉细胞注射进患者体内以产生健康的肌肉纤维和肌肉卫星细胞，进而恢复肌肉功能。这类设想的可行性在小鼠实验动物模型中已得到了一定的验证，科学家曾报道，在小鼠移植含有抗肌营养不良基因位点（DYS-HAC）的鼠肌祖细胞后，营养不良表型得到改善。然而，将这种策略应用到人类肌肉祖细胞需要增强细胞的增殖能力,以抵御 HAC 移植后克隆细胞的扩张。研究发现,通过慢病毒转染可敲除 $hTERT$ 和 $Bmi1$ 基因,从而介导的可逆细胞永生化促进了细胞增殖,使新型的 DYS-HAC 能够转运到 DMD 卫星细胞衍生的成肌细胞和血管周围细胞衍生的系膜成血管细胞内。基因矫正细胞保持稳定的核型,不发生致瘤转化,并保留其迁移能力。细胞在体外保持肌原性,并在移植后再生出小鼠骨骼肌。这类研究为将复杂基因转移到临床相关的人肌肉祖细胞中进行 DMD 基因治疗开拓了一个新的方向。

3.7.3.2 组织工程肌肉构建的临床瓶颈

目前,对组织工程构建肌肉的研究主要局限于体外和体内实验,应用于人体的临床转化试验十分有限。来自动物组织的脱细胞支架已用于人类,但它们在再生功能性肌肉组织方面的作用还十分有限。一种可应用于临床的治疗策略产生需要解决几个关键的技术问题,并通过监管认可和伦理审查。从用于研究的组织构建物到治疗产品的工业制造的转变,需要在速度、效率、成本和构建物的标准化方面有数量级的改进。封闭的自动化制造系统目前仅限于初级生物反应器;这类技术的进一步发展对生产工业规模的组织构造至关重要。同时,组织工程构建肌肉的临床转化还需通过监管机构的审查,并达到临床医生所要求的安全性和临床有效性。组织工程构建体精确的监管机构在多地仍不清楚。在欧盟,欧洲药品管理局(European Medicines Agency,EMA)根据先进治疗药品法规监管组织工程产品,美国 FDA 则将其归类为组合产品;为了满足任何一个监管机构的严格标准,都需要在临床试验中进行完善的测试,此外,还可能需要开发新的监管框架。

支架设计是一个核心功能,需要优化。近年来,自体水凝胶、电活性纳米纤维和核-壳复合支架等方面的研究进展非常重要,然而,支架在生物相容性、生物降解性和有效引导体内肌生成等方面的最佳特性尚未得到证实。肌肉缺损患者使用的最佳自体干细胞种群尚未明确;虽然很多研究都利用了肌肉来源的干细胞群,如卫星细胞,但这需要患者提供大量的自体成肌细胞来实现缺损区的完全修复,如在体内进行,则会由于有限的增殖而失败;如在体外扩张后再进行移植,则易出现衰老。使用诱导性多能干细胞是一种具有良好前景的替代方法,然而,目前的细胞重编程方法效率非常低,而且关于体内实验可能造成肿瘤发生的安全性问题还有待解决。另一个关键的挑战是可伸缩性。目前体内研究所构建的模型通常是体积约为 $1~cm^3$ 的小型组织构建体。为了在人类肌肉缺损中实现功能恢复的效果,则需要更大的构建体,随之而来的便是对构造新血管形成和神经支配的更高要求。生理组织需要广泛的血管网络,营养物质的最大扩散距离为 $150\sim200~\mu m$。目前利用促血管生成生长因子等方法诱导血管再生的过程仍比较慢,无法维持大型构建体的存活。因此,大型构建体可能需要在植入前预先血管化。例如,近期在心脏组织工程再生中,使用氧扩散模型设计 3D 打印微血管系统取得了较好的效果。将这类方法与体外成熟相结合可能会是一种可行的解决方案。

最后,要将组织工程疗法应用于临床实践,医生和患者不仅需要克服技术和监管障碍,还需要遵守一定的道德标准。干细胞科学是组织工程技术的关键组成部分,并在很长一段时间内面临伦理挑战,最显著的是在使用人类胚胎干细胞方面;这些考虑对于寻找合适的祖细胞种群非常重要。类似地,在脱细胞支架中使用异种材料对某些患者群体可能是不可接受的。最后,组织工程中可能对利益冲突的透明度要求更高,因为临床医生和科学家在这些新疗法的开发、测试和临床应用方面存在明显的交叉重复。

3.7.4　小结与展望

骨骼肌是人体最丰富的组织,也是运动所必需的组织,有重要的生理作用。即使轻微的肌肉功能损伤,也会对生活质量产生巨大的影响。由于 MuSC 能产生肌肉发育、维持和再生所需的细胞池,人们很早就认识到控制它们的活动可能为治疗肌肉疾病提供新的机会。技术的快速发展为干细胞研究领域带来了重大的进展,这使人们能够更好地分析 MuSC 的行为,表征肌肉组织细胞的多样性及与微环境介导的相互作用。即使已被发现了几十年,复杂而精细的 MuSC 调控方式仍然吸引着该领域的研究人员。在稳态和病理条件下,MuSC 的激活、代谢和肌发生调节是一个复杂的过程,它需要通过精细的转录调控和信号通路的协调控制 MuSC 的动态。因此,更好地描述微环境内各成分的组成及其对 MuSC 的作用对于开发新疗法至关重要。对肌纤维内肌核亚群的鉴定为研究开辟了新的途径。未来的研究可能会进一步评估这些结构域如何受到病理条件的挑战,以及它们如何调节 MuSC 的功能。最近,计算策略被用于预测/模拟 MuSC 和微环境的相互作用及微环境介导的细胞转化。有理由相信,未来通过将生物信息学、原位测序以及 3D 成像等新技术相结合,人们将进一步了解 MuSC 的异质性和细胞动力学规律,从而尽快找到治疗肌肉损伤的有效方法。

然而,肌肉免疫生物学的领域还很年轻,未来几年将会带来意想不到的发现,可以操纵调节过程,以改善肌肉损伤或疾病的恢复。增强生物学家、免疫学家、生理学家、系统生物学家、临床医生和材料科学家之间的学科交融,将有助于把这些新发现转化为有用的临床工具,促进人类医疗事业的进一步发展。

3.8　组织工程心肌及心肌梗死修复

3.8.1　组织工程心肌及心肌梗死修复概述

尽管预防医学经历了超过半个世纪的发展,但是心血管疾病的发病率和死亡率依旧居高不下。2017 年发布的最新全球统计数据显示,全球范围内每年有超过 4 亿例心血管疾病患者,其中因病死亡的患者约为 1 800 万[451],其中心肌梗死(myocardial infarction,MI)为主要致死病因之一,其发病率在世界范围内有持续上升的趋势[452,453],成为严重危害人类身体健康的重症之一。哺乳动物的肺、肝、肠道、骨骼肌和皮肤等组织器官如若病损,通过其组织内部常驻干细胞的再生能力即可修复,与这些组织器官不同的是,哺乳动物的心脏实际上是不可再生的[454],因为心脏内没有一个强大的可以产生新的心肌细胞的祖细胞池[455,456]。心肌梗死后,心脏进入炎症阶段,其特征为:首先,免疫细胞浸润和肉芽组织形成[457,458];随后炎症阶段消退导致心肌纤维细胞胶原沉积,形成薄薄一层纤维化组织;心肌细胞的减少及纤维性瘢痕组织的形成会导致严重的并发症,如丧失机械收缩能力[459];并发症严重者会发展为心力衰竭,最终导致死亡。

传统治疗 MI 的方法包括药物治疗和冠脉搭桥手术等,其目的是依赖于缓解血流动力学负担,来减轻剩余心肌的压力,并调节神经激素通路的药物来补偿心肌功能。虽然这些治疗措施均可以改善心衰症状和冬眠心肌的功能,减缓心肌重构带来的不良影响,却无法有效促进受损心肌的明显修复与再生,治疗效果具有一定局限性[460]。因此,基于生物材料、干细胞以及生物制造技术的组织工程策略作为一种潜在的、强大的治疗方法,为受损心肌的修复提供了全新的治疗途径,现已成为心肌梗死修复研究的前沿与热点,成为加速发展患者特异性再生医学、精准医学、化合物筛选和疾病建模等领域的主要驱动力之一。近年来,随着材料科学、生命科学、医学和工程学的发展,以及成像、纳米、组学等技术在生物科学领域的交叉与融合,在干细胞筛选与培养、支架材料设计与研制、工程化心肌构建以及心梗修复研究方面已取得了突破性研究进展,但也存在一些亟须解决的科学与技术问题。

3.8.2　组织工程心肌的种子细胞

种子细胞是心肌组织工程策略和细胞治疗策略的基础。目前用于受损心肌修复的种子细胞包括终末分化的心肌细胞,各种不同来源和不同发育阶段的组织干细胞——如脂肪间充质干细胞(adipose-derived stromal cell,ADSC)、骨髓间充质干细胞(bone marrow mesenchyml stem cell,BMSC)等,以及全能干细胞,如胚胎干细胞(embryonic stem cell,ESC)和诱导多能干细胞(induced pluripotent stem cell,iPSC)等。由于 ESC、iPSC 以及组织干细胞(mesenchyml stem cell,MSC)等具有无限自我更新能力,同时还能保持多潜能的分化状态[461,462],在体外 3D 培养条件下,这些干细胞可以模拟自然条件下人类胚胎生长及细胞间相互作用[463]。所以,全能干细胞以及组织干细胞来源的心肌细胞在基础研究、疾病建模、药物开发和再生医学等方面具有重要意义。

3.8.2.1 胚胎干细胞

ESC 是来自早期胚胎内细胞团的多能干细胞[464]。最初是要在小鼠胚胎成纤维细胞(mouse embryonic fibroblast,MEF)上培养人胚胎干细胞(human ESC,hESC),这对于保存 hESC 的多能性很重要[465]。因此要选择正确的培养环境才能够使得 hESC 细胞向心肌细胞分化,如化学诱导剂、心脏细胞外基质和/或整合了心肌细胞分泌物的水凝胶基质等方法。动物实验结果表明,心脏环境可诱导小鼠 ESC 分化为功能性心肌细胞,转化生长因子-β(TGF-β)和骨形态发生蛋白-2(bone morphogenetic protein 2,BMP-2)可以上调心脏特异转录因子(如 Nkx2.5、MEF2C)的 mRNA[466]。然而,ESC 在再生医学中的应用还是避免不了伦理和安全问题,研究开发新型多能干细胞迫在眉睫,iPSC 应运而生。

3.8.2.2 诱导多能干细胞

与 ESC 类似,iPSC 可用于心血管系统再生[467]。已有研究表明,通过表达 Flk-1/KDR 和 PDGF 受体 α(PDGFRA)、激活素/节点和 BMP-4 信号通路的中胚层期可有效提高 iPSC 分化为心肌细胞的概率(高达 60%)。iPSC 没有伦理限制,可以自体移植,为定制疾病建模、心脏疾病的治疗和药物筛选提供了良好的平台[468]。将骨形态发生蛋白-4(bone morphogenetic protein 4,BMP-4)、糖原合成酶激酶 3(glycogen synthase kinase 3,GSK-3)的抑制剂 CHIR99021 和抗坏血酸按照一定比例混合,可以促进单层培养的人诱导多能干细胞(hiPSC)分化为均质心血管祖细胞[469]。除了化学诱导,利用3D 自组装 iPSC 为基础的心脏仿生组织的构建也是再生医学的新方向。多项研究表明,将 hiPSC 来源的心肌细胞和 hiPSC 来源的内皮细胞一起移植到豚鼠心脏梗死部位后,左心室功能改善了 31%[470];将 hiPSC 来源的心肌细胞移植到豚鼠心脏梗死部位可以重新创建心肌细胞网络,减少瘢痕面积的同时改善左心室功能[471]。多能干细胞虽然已经用于临床试验,但其广泛临床应用仍存在一些局限性,例如自发突变、群体异质性、饲养层生长条件不确定、与自体心脏组织不完全整合、搏动功能恢复不足等,这些问题仍有待解决。

3.8.2.3 间充质干细胞

众所周知,MSC 具有多向分化潜能,在一定的诱导条件下可分化为除心肌细胞外的血管内皮细胞、血管平滑肌细胞等。MSC 具有无免疫源性、细胞来源充足、取材损伤小、扩增能力强等优势,是心肌组织工程中重要的细胞来源,可以成功用于心脏损伤的修复[472,473]。

近年来,有研究人员建议将 MSC 重命名为"药用信号细胞",主要是因为发现了它的旁分泌作用[474]。MSC 通过分泌多种细胞因子和生长因子发挥旁分泌和自分泌作用,能够抑制免疫细胞产生炎症反应,抑制细胞纤维化和凋亡,同时增强血管生成,刺激有丝分裂和干细胞分化[475]。因此,当心肌细胞大量流失时,间充质干细胞作为心脏再生的细胞来源,被研究人员广泛使用,其中包括人类骨髓间充质干细胞(BMSC)、脂肪间充质干细胞(ADSC)和牙髓来源的间充质干细胞等,这些都被证明了可以分化为表达GATA4 和 Nkx2.5 的心肌细胞[476]。有研究表明,心肌梗死 1 周后,将成年平滑肌(smooth muscle, SM)来源的 MSC 和 ADSC 注射到裸鼠心梗部位中,可通过缩小梗死面积和增加边界区血管化的肉芽组织来改善左心室射血分数。虽然裸鼠的左室射血分数和梗死面积有所改善,但是人类骨骼肌来源的 MSC 和 ADSC 却没有分化为心肌细胞或任何血管细胞[477]。

有研究表明,间充质干细胞可以减轻心肌梗死区的退行性病变,但其作用并不是直接替代失去的组织,而是通过局部调节作用——释放旁分泌因子,如生长因子、趋化因子和细胞因子——促进了血管生成、防止细胞凋亡和调节炎症炎性反应等来进行修复的[478]。然而,由于间充质干细胞安全性、可用性、高增殖分化潜力、免疫调节和迁移特性机制并不清楚,目前还不确定哪种成年 MSC 最适合心脏的分化和再生。经过比较,自体和同种异体间骨髓来源的间充质干细胞似乎是心脏组织工程中最具实用前景的细胞类型[479]。

3.8.3 组织工程心肌的支架材料

支架材料作为心肌组织工程研究的重要组成部分,在心肌组织体外构建与体内移植修复受损心肌过程中都发挥着极其重要的作用,直接影响着再造心肌的质量与移植后心梗部位的修复效果。目前,用于工程化心肌构建的支架材料主要包括天然支架材料和人工合成支架材料。天然支架材料通常具有良好的生物相容性,以模拟细胞外基质材料为主。天然材料虽然能够支持细胞的黏附和生长,但是在力学、电学、微结构特征方面与天然心肌的性能差距较大,而且缺乏主动调控心梗微环境的能力,从而导致其对受损心肌的修复效果受到了一定的影响。随着现代医学、生命科学和材料科学的发展和交叉,基于材料可控制备、多尺度组装和微纳仿生制造的各类人工合成的心肌组织,及对受损心肌组织修复已成为当前研究的热点和焦点。

3.8.3.1 天然生物材料

胶原和海藻酸是最常用的天然的心脏组织工程支架材料。2006 年,Wang 等采用胶原/Matrigel 结合鼠来源的胚胎干细胞体外成功构建出具有节律性收缩的组织工程心肌[480]。此外,研究人员在单纯胶原材料的基础上针对心梗微环境特性,设计出系列功能化修饰的胶原材料。如戴建武实验室于 2009 年研制出了一种基因工程重组的人内皮生长因子(CBD-VEGF),这种生长因子能够特异性结合胶原材料。他们将心肌梗死纤维化区域内源的胶原蛋白基质作为 CBD-VEGF 的结合靶点,二者结合在一起形成心肌再生的支架。最终在大鼠心肌梗死模型中验证了心梗部位的胶原蛋白确实能够成为 CBD-VEGF 有效结合的靶点,通过对心脏功能的多项测试和病理学分析,得出结论:CBD-VEGF 能够促进心肌再生,改善受损心肌的功能[480]。但是这种方法不能完全修复心脏功能,因为心肌受损程度因人而异,其根本在于微环境中的有害因素会随时间的变化而变化,因此,改善受损心肌微环境是从根本上解决这一问题的研究方向之一。2019 年该团队针对心肌损伤微环境的特点,设计了一种微环境依赖的缓释型胶原水凝胶,其包含一种全新的通过基因重组得到的生物大分子(GST-TIMP-bFGF),在水凝胶上修饰了谷胱甘肽(GSH),通过 GST-GSH 的特异性结合,将基质金属蛋白酶抑制剂(TIMP)和纤维细胞生长因子 bFGF 修饰到水凝胶上,将合成的基质金属蛋白酶(MMP)相应的水凝胶注射至心梗区时,不仅可以利用 TIMP 对 MMP 活性的抑制,减弱对心肌 ECM 的降解,而且通过释放 bFGF 来促进新血管的生成,可明显改善心脏功能[482]。

另外一种备受关注的天然生物材料是海藻酸。海藻酸是存在于海带、巨藻等褐藻细胞壁中的一种天然多糖醛酸,是一类具有可调节性和非血栓形成性的高分子材料。从海藻中得到的提取物一般以海藻酸钠的形式存在。海藻酸钠具有增稠、稳定、易形成凝胶和薄膜的特点,多用于食品及化妆品等工业领域内,近年来在生物医学领域也有应用。有研究表明,利用多孔海藻酸盐支架体外培养胎鼠心肌细胞获得心脏补片,将其植入大鼠腹膜腔一周后观察,心脏补片可发育形成血管[483]。此外,研究人员对海藻酸盐进行进一步功能化修饰,发现当其与氧化石墨烯结合形成的复合水凝胶具有高抗氧化活性,培养在这种复合材料上的 MSC 移植到梗死心脏的部位后,能够减少细胞的剪切适应能力[484]。目前,可注射的海藻酸盐水凝胶已用于Ⅰ和Ⅱ期临床试验,其稳定性、安全性及有效性已得到证实。由此可见,海藻酸在组织工程心肌构建与心梗修复方面具有较好的临床应用前景。

壳聚糖是由从甲壳质中提取的脱乙酰化阳离子聚合物,甲壳质主要来源于蟹和虾的壳。研究表明,壳聚糖具有良好的亲水性和细胞黏附性能,形成的基质为细胞提供维持高浓度的生长因子和强大的细胞受体粘连的微环境[485]。壳聚糖水凝胶还改善了大鼠 ADSC 移植的微环境,增强了 ADSC 移植到梗死大鼠心脏内的存活率[486]。在藻酸盐和明胶纳米纤维支架上培养的心肌细胞具有优越的细胞运动性、增殖和心室心肌细胞成熟的特点,心肌细胞共培养在壳聚糖支架上的黏附和迁移性能可以通过预涂纤维连接蛋白和添加 RGD 片段进一步改善,增强了移植给新生大鼠的心肌细胞的黏附,防止细胞凋亡,还能加速心肌组织再生[487,488]。

3.8.3.2 生物材料的功能化

在利用天然生物材料进行组织工程心肌构建与心梗修复研究的同时,生物材料的功能化逐渐受到研究人员的关注。研究人员从心梗组织的微环境出发,通过在生物材料中引入特定的官能基团或生物活性物质来调控病变组织的微环境,从而为正常细胞的生长和组织的再生提供适宜的微环境[489]。

针对心肌损伤区域由于炎症微环境而导致局部 pH 值低于正常心脏组织微环境的特点,研究人员设计了系列 pH 值敏感性功能化水凝胶材料[490]。当梗死心脏部位的 pH 值较低时,水凝胶会凝固,但在血流中不会凝固,且水凝胶以 pH 值依赖的方式降解,其对细胞生长和心脏标志物——如心肌肌钙蛋白 T、肌球蛋白重链 α、钙通道 CACNA1c、心肌肌钙蛋白 I 和连接蛋白 43(connexin 43,Cx43)的表达也会有影响[491]。例如,Garbern 等设计了一种壳聚糖基 pH 值敏感可注射水凝胶,该材料通过注射来改善心肌再生[492]。pH 值和温度响应的无规则共聚物聚(N-异丙基丙烯酰胺-丙基烯丙酸-丙烯酸-丙烯酸丁酯)可用于携带成纤维细胞或其他生长因子到缺血大鼠模型,从而提高心梗修复效果[493]。此外,针对心梗 ROS 特性,研究人员研制了一种 ROS 敏感的交联聚乙烯醇(PVA)水凝胶,该功能性材料不仅可以响应心梗 ROS 微环境,同时可提供碱性成纤维细胞生长因子(bFGF)进行心肌修复[493]。

3.8.3.3　生物材料的纳米化

由于纳米结构生物材料的比表面积比较大,利于蛋白和细胞在表面的生长,可增强支架内部蛋白吸附能力以及促进细胞在支架内部生长等特性,因此生物材料的纳米化受到众多研究者的青睐。已有研究表明纳米形貌可调控细胞黏附等细胞行为。如 Li 等研究团队发现 PANi 导电纳米材料能够促进细胞黏附和增殖行为,并在电刺激信号后产生响应,影响细胞及其形成组织的电生理活动[494]。京都大学 Liu 团队在由可生物降解的聚(D,L-乳酸-乙醇酸)聚合物制成的取向纳米纤维上培养 hiPSC-CM,发现心肌细胞可沿着定向排列纤维的方向高密度多层组装,形成功能更好的心肌样组织[495]。

而纳米图案化技术则可以从更深的分子或超分子水平研究细胞外基质配体(如 RGD)对于细胞黏附的影响。构建具有特定纳米图案的生物材料对于组织工程心肌构建具有十分重要的意义。如 Kim 等制备了一种仿生纳米图案化的 PEG 水凝胶,该图案化的表面沟槽尺寸为 150 nm×150 nm 到 800 nm×800 nm,该纳米图案化的水凝胶表面可诱导心肌细胞的生长。华盛顿大学研究人员制备了由纳米槽结构组成的纳米凝胶培养阵列(沟槽宽度为 350~2 000 nm),并将 hiPSC 来源的心肌细胞培养在这一纳米结构上,发现了不同纳米结构对心肌细胞的发育成熟有很大的影响。

同时,导电纳米材料的引入能够明显提高组织工程心肌用材料的导电性,赋予其导电等心梗微环境调控特性,用于心肌组织工程领域的研究取得明显进展。如加入碳纳米管的明胶水凝胶可显著增加新生大鼠心室心肌细胞的电导率[495]。研究表明,碳纳米管还可以加入明胶甲基丙烯酰水凝胶中,与没有加入碳纳米管的水凝胶相比,能够更好地促进小鼠胚胎体的心脏分化[496]。现代心肌工程需要更完善的调控机制来同步心肌细胞跳动,因此,仿生心肌有望成为具有极化和除极周期的收缩组织。这些标准推动了心肌组织工程中导电材料的进一步研究。

3.8.4 组织工程心肌仿生构建与心肌梗死修复

心肌组织工程旨在将具有心肌组织形成能力的种子细胞与支架材料复合,体外构建组织工程化心肌组织。目前,传统的心肌组织工程的策略主要包括:① 三维立体组织工程心肌体外构建与"创可贴"式心肌梗死治疗策略;② 可注射性心肌组织工程策略。基于心脏创可贴策略的心肌补片旨在体外再造三维心肌组织,移植贴合到心梗表面,通过与受体宿主心脏发生结构、功能整合,进而改善心脏功能。同时心肌补片也可作为载体携带治疗性药物、生长因子等,从而支持细胞生长、促进新生血管形成,修复受损心肌。可注射性策略的心梗修复旨在将细胞、因子、核酸等与可注射性支架材料复合注射到心肌损伤部位,改善心肌梗死局部微环境以及提高细胞存活率,进而实现心肌梗死精准修复。该策略操作简单,且无需制备特殊支架材料,对患者损伤较小,更易应用于临床研究。

3.8.4.1 基于"创可贴"策略的心肌组织工程研究

基于"创可贴"策略的心肌组织工程研究进展迅速,研究人员已通过在体外将细胞-支架复合,成功构建出高度分化且具有强烈收缩功能的组织工程化心肌,将其移植到心肌梗死部位,可以改善心脏的收缩和舒张功能,展现了基于组织工程策略进行心梗治疗良好的应用前景。早在 2002 年,Zimmermann 和 Eschenhagen 实验室利用细胞与Ⅰ型胶原蛋白和基质凝胶混合并结合机械拉伸,成功制备出了一种可自主收缩的组织工程心肌组织。将构建的组织工程心肌组织移植到梗死 14 天大鼠心肌,4 周后与宿主心肌形成了无延迟电耦合,且没有诱发心律失常[497,498]。研究人员将种子细胞陆续接种在温敏性的材料上,使其生长形成单层的片层,随后用于心梗的修复。近年来,随着 iPSC 细胞的广泛应用,制备出的组织工程心肌不仅在厚度及功能上都更为成熟。如杜克大学研究人员利用纤维蛋白原加 Matrigel 混合制备水凝胶材料,结合动态培养系统,使复合在其中的 hiPSC-CM 在没有任何外界刺激的条件下短期内快速成熟,5 周内制备4 cm×4 cm 的人工心脏补丁,该补片可以像正常心肌一样跳动,输出频率接近人心肌正常值,甚至可以分泌酶和生长因子来促进受损组织的再生,实现了人类通常需要数年发育才能达到的组织特性[499]。阿拉巴马大学医学和工程学院的研究人员将 iPSC 来源的心肌细胞、血管内皮细胞、成纤维细胞一起与 Fibrin 支架复合构建了尺寸为 4 cm×2 cm×1.25 mm 的心肌补片,培养 1 天就有自发收缩跳动,移植到小型猪心肌梗死模型中发现对于心功能改善效果明显[500]。

　　然而,尽管如此,目前基于"创可贴"策略的组织工程心肌移植治疗心肌梗死的效果仍不理想。一方面是由于现有再造心肌的质量与在体心肌还存在较大差距,所构建的心肌组织缺乏类似在体心肌组织良好的兴奋收缩耦联特性。另一方面,构建的组织工程心肌在移植后缺乏与心肌梗死区组织充分的结构与电生理整合。因此,基于导电纳米材料的心肌组织工程研究受到了研究人员的格外青睐。在基于导电纳米材料的心肌组织工程研究中,最引人注意的是 2012 年 Dvir 研究团队通过将纳米金线掺入海藻酸多孔支架中,产生三维多孔导电支架,利用这一导电多孔支架构建的心肌组织具有更好的收缩特性和心肌电生理特性,成为近几年基于导电金属纳米材料的心肌组织工程研究领域标志性研究成果[501]。Wang 和 Zhou 团队利用创可贴移植策略开展了基于导电纳米材料的心肌仿生构建与治疗研究,并对导电纳米材料促进心脏再生的机制进行了深入探讨。该团队采用仿生制造的理念,首次基于碳纳米管/明胶的复合导电纳米材料体外构建组织工程心肌,并发现在模拟窦房结单点电刺激时 ECT 不同区域形成一致性电传导响应。进一步将 ECT 移植到心肌梗死部位,结果显示在移植物与宿主心肌之间已经没有明显的界线,与宿主心肌形成了良好的结构整合,并证明碳基导电纳米材料用于心肌仿生构建与心肌梗死治疗中潜在的作用价值[502]。研究人员进一步将电生理特性仿生与心肌取向性、机械特性等相结合,形成新型生物支架,引导心肌细胞定向可控生长,并实现了心肌补片与天然心肌相似的多点同步起搏。如 2017 年,上海交通大学李毅刚团队构建了一种基于取向碳纳米管材料的新型心脏补片。其利用干法纺丝技术模仿天然的心脏组织结构制备了超取向碳纳米管薄膜,其具有质量极轻、柔韧性及支撑性良好、可引导心肌细胞取向生长并降低心肌组织电生理异质性等优点。在体外培养新生大鼠心肌细胞,模拟排列结构和自然心肌电信号的传递行为,并实现了心肌补片的多点同步起搏功能[503]。2017 年,西安交通大学郭保林教授课题组采用干湿法静电纺丝技术制备导电纳米纤维纱网(NFY-NET,组成:聚己内酯、丝素蛋白和碳纳米管)材料,其具有类似天然心肌组织的交错排列网状结构,同时用水凝胶将多层纳米纤维束网络包裹形成三维复合支架用于组织工程心肌组织构建。研究结果表明该纳米纤维束网络-水凝胶复合支架可有效地促进 CM 的 3D 取向生长及成熟[504]。

　　近年来,随着 3D 打印技术的发展,为精确模拟天然心肌的组成和结构提供了新的途径,并得到越来越多的关注。研究人员研制了系列可用于 3D 打印的"生物墨水",通过模型重建和 3D 打印构建了一批具有特殊结构的组织工程心肌。如 2019 年,韩国天主教大学 Hun-Jun Park 团队利用 3D 打印技术,以猪心脏脱细胞基质水凝胶混合 hMSC 打印出复合人间充质干细胞的组织工程心肌组织,并结合 hiPSC-CM,通过双干细胞补片协同作用用于心肌梗死修复。hMSC 通过延长旁分泌因子的分泌提高血管再生能力,并显著改善 hiPSC-CM 在心肌内的滞留。阿拉巴马大学 Jianyi Zhang 团队在

2017 年发表的一篇文章,利用使用多光子激发的 3D 打印制备了具有亚微米分辨率的类似天然的细胞外基质(ECM)支架,然后在支架上植入 iPSC 分化获得的心肌细胞、平滑肌细胞和内皮细胞,构筑组织工程心肌。研究结果显示,培养 1 天后心肌补片就有很好的收缩和电传导,并且与单纯细胞移植相比,在心肌梗死修复方面的作用更加明显[505]。

3.8.4.2 基于可注射策略的心肌组织工程研究

除心肌创可贴策略外,用于心肌梗死修复的可注射策略也引起了越来越多的关注,主要分为两种形式:① 将携带或不携带生长因子的可注射水凝胶注射到心肌梗死区域,实现心肌梗死微环境调控,达到减轻炎症、促进心肌细胞存活、血管再生的目的。② 将与细胞混合的可注射水凝胶注射到心肌梗死部位,目的是提高移植细胞的存活、增殖、分化及功能,提高心肌梗死的治疗效果。

1) 单纯的可注射水凝胶的心肌梗死修复研究

对于基于可注射水凝胶的心肌梗死修复策略,简单的可注射水凝胶为心肌梗死区域心肌组织提供了必要的力学支持。进一步对可注射性水凝胶材料进行功能化,使其具有一定的心肌梗死微环境调控功能。如研究人员构建出炎症响应性可注射水凝胶系统,响应性递送介孔二氧化硅纳米粒子重塑巨噬细胞功能并调节炎症微环境。同时介孔二氧化硅纳米粒子向内皮细胞递送小分子核酸(microRNA-21)促进了微血管形成。在猪心肌梗死模型中,通过"抗炎-促血管"双重作用促进了炎症环境下缺血心肌的恢复,有效地改善了心梗发生后的心脏功能[506]。2021 年,研究人员研制出了可缓释锶离子(Sr^{2+})的复合水凝胶,其可通过减少心肌缺血/再灌注引起的心肌细胞凋亡、促进血管新生和心血管细胞间的相互支持,有效改善心肌梗死[507]。

为克服 MI 区导电阻滞带来的不利影响,导电纳米材料的添加可以调节心肌梗死的导电微环境,提高 MI 区电导率,帮助修复受损心肌,维持心脏功能。例如,在天然聚合物水凝胶材料(如海藻酸、壳聚糖等)中添加导电聚合物和碳基导电纳米材料的方法,有助于在健康心肌和心肌细胞之间形成导电桥结构。Wang 的团队于 2018 年成功制备了可调节导电微环境的低聚(聚乙二醇)富马酸酯/氧化石墨烯(OPF/GO)水凝胶支架。该工作证实了 OPF/GO 水凝胶支架具有良好的力学和电导率特性。此外,该研究还发现 OPF/GO 水凝胶能显著促进心肌机械和电化学连接的形成,增强受损心肌与正常心肌之间的功能连接[508]。此外,导电纳米材料作为基因传递载体受到广泛关注。一个代表性的工作是 2014 年,Paul 和实验室其他成员利用氧化石墨烯(GO)功能化 PEI,将其与 VEGF-DNA 分子复合,然后与 GelMA 水凝胶混合。通过这一工艺,研究人员成功制备了 fGOVEGF/GelMA 水凝胶复合物。该水凝胶复合物能在体外有效转染心肌细胞。注射入心肌梗死大鼠模型后,心肌梗死区新生血管明显增加,瘢痕区减少,有效改善心肌梗死[509]。

2) 基于可注射材料携带细胞的心肌梗死修复研究

除了单纯的可注射生物材料外,可注射生物材料携带干细胞也被广泛用于心肌梗死修复。这种策略可以有效提高移植干细胞在心肌梗死区域的保留时间和存活率,并与可注射生物材料的力学支持以及移植细胞的旁分泌作用相配合。如研究人员先将 20多个小鼠胚胎干细胞植入一个由半通透性的海藻酸盐水凝胶外壳包裹的微囊内,通过引入 BMP-4 和 bFGF 等转录因子,用 3 天的时间将微囊中的干细胞团初步诱导为处于早期分化阶段的心肌细胞。进一步将这些包裹由初步分化心肌细胞的 ACM 微囊植入小鼠的心肌梗死部位。结果显示,显著改善了小鼠的射血分数、心输出量、每搏输出量,且发生纤维化的比例下降[510]。

一些具有代表性的研究工作包括研究人员将孔径很小的纳米级聚异丙基丙烯酰胺(polyisopropylacrylamide,PNIPAAm)材料与心脏干细胞联合,探索其对大鼠和小型猪心肌梗死的治疗作用,研究发现 PNIPAAm 可以隔离心脏细胞,在一定程度上避免炎性反应,有效提高对受损心肌的修复效果[511]。近年来,人们开发了一种交联聚噻吩-3-乙酸(PTAA)和甲基丙烯酸胺化明胶(MAAG)的导电双网络(HEDN)水凝胶,研究表明 HEDN 水凝胶能够支持 BADSC 的存活和增殖,并能有效地抑制 BADSC 的增殖。该复合物被证实是心脏组织工程的理想支架[512]。由于富勒烯纳米材料的导电性和抗氧化性也得到了广泛的研究。将富勒烯导电纳米材料与海藻酸水凝胶混合并携带BADSC 制备的可注射水凝胶用于 MI 修复,结果表明富勒烯修饰水凝胶能有效促进移植后干细胞的保留,有助于 MI 修复[452]。Wang 团队设计了一种基于碳纳米管的温敏导电水凝胶支架。该水凝胶支架具有良好的促进干细胞黏附、延伸和增殖的作用。它能在 37 ℃下快速形成凝胶,是干细胞移植治疗的良好载体。在心肌梗死的治疗中,制备的可注射水凝胶产生了很多积极的效果,包括提高移植干细胞的保留率,增加壁厚,减少壁梗死面积,抑制左心室重建,改善心肌梗死后受损心肌功能,效果显著[513]。

3.8.5　小结与展望

尽管基于干细胞与支架材料的组织工程心肌构建与心肌梗死修复方面取得了系列成果,但仍存在诸多科学问题尚未解决,如目前制造手段较为简单,制造工艺有待进一步提高,材料的表面功能化修改可进一步改善。对工程化心肌组织体外重塑的发育机制以及治疗有效性的相关机制探索尚不明确,对支架材料在干细胞增殖、分化、取向生长等特性的影响尚未表明。此外,研究人员应更加关注生物材料在体内移植研究方面的安全性和稳定性,进而有效推动未来临床的转化应用。随着现代医学、生命科学和材料科学的发展和交叉,基于干细胞与生物材料的心肌组织工程在心肌梗死治疗中已经展现出巨大的应用前景。未来,以仿生学为指导,通过多学科交叉融合,将推动心肌组织工程研究关键技术的不断突破,相关技术与相应产品将极大推进组织工程策略在治疗终末期心肌梗死的转化应用。

3.9 组织工程角膜再生技术及其应用转化

3.9.1 组织工程角膜再生技术及其应用转化概述

眼睛作为人体内至关重要的器官,不仅赋予人们视觉能力,还让人们能够对周围环境产生直观的感知。然而,角膜完整性和透明度的丧失却会导致视力下降。角膜疾病(或损伤)已经成为全球范围内引起视力障碍的第二大常见原因,仅次于白内障,影响了超过2 300万人。尽管角膜移植手术目前仍是治疗角膜疾病的主要方法,但由于眼库资源稀缺,以及受到宗教、人口老龄化、政策等多方面因素的影响,不断增长的移植需求很难得到满足。因此,全球范围内供体角膜组织日益短缺的问题亟待解决,迫切需要一种能够替代全厚度角膜,适用于穿透性角膜移植的解决方案。近年来,组织工程和再生医学的崛起与发展为实现组织工程角膜的体外重建及临床应用创造了条件,也为角膜疾病患者通过移植组织工程角膜重见光明带来了新的希望。与此同时,角膜移植在排斥反应方面的风险相对较低,因为角膜是无血管结构,并且很少受免疫系统的暴露影响。与器官移植中复杂多样的细胞类型相比,角膜只包含少量细胞类型,主要是角膜上皮细胞、角膜细胞以及角膜内皮细胞。鉴于这些因素,通过研发合适的替代移植材料来解决供体角膜短缺的问题具有广阔的前景和重要的意义。

近年来,组织工程角膜等效物的研发已取得重大进展。迄今为止,基于干细胞的应用已被证实能够在角膜的三个主要层次(上皮、基质和内皮)中恢复功能。鉴于角膜每个细胞层的特异性,未来仍存在许多挑战。本节主要介绍组织工程角膜制备技术所涉及的种子细胞、脱细胞基质作为角膜替代物、角膜基质等效物的3D生物打印及磁引力递送细胞技术,组织工程角膜包括羊膜、脱细胞角膜、胶原蛋白和丝素蛋白的研究进展,组织工程角膜的潜在应用包括外泌体、纳米技术及临床转化情况。

3.9.2 组织工程角膜制备技术

组织工程角膜通过适当地选择生物材料,并将不同来源的细胞接种而构建。植入后,支架将临时充当细胞外基质(extracellular matrix, ECM),促使种子细胞自然生长,最终形成可发挥功能的融合组织。目前已报道的临床或临床前开发中的角膜替代品可分为两大类:供体角膜和人工生物合成角膜。生物合成角膜替代品比供体角膜有几个显著优势:良好的生产管理和机械化的制造系统可确保无毒、无菌以及质量控制;大规模生产为人类供体角膜短缺提供了潜在的解决方案;脱细胞角膜替代物可避免异体细胞带来的免疫排斥；具有均匀性和有限的溶胀性以满足临床需求。用于组织工程角膜的天然生物材料包括胶原、明胶、壳聚糖、透明质酸（HA）、丝素蛋白、硫酸软骨素及脱细胞角膜。天然生物材料具有高度的生物相容性和可控性，并且可以在分子水平上发挥作用。然而，天然生物材料会引起免疫反应，增加宿主排斥的机会，并且其降解速度可能过快，提供的机械支持不足。当需要严密控制物理和化学性质时，合成生物材料可以通过控制孔隙率等因素模仿天然组织的特性。合成生物材料在体内测试之前需要仔细考虑和评估，因为某些合成生物材料的降解会引起有害的不良反应，例如在降解或与特定环境接触时，有些有毒的浸出物会损害人体。下面将概述几种常见的种子细胞及脱细胞角膜支架的制备方法，并介绍新兴的角膜等效物的 3D 打印技术及种子细胞的磁引力递送方法。

3.9.2.1　组织工程角膜的种子细胞

组织工程角膜是将体外培养的种子细胞接种于可降解的生物支架材料上构建的生物相容性良好的角膜替代物，并植入患者眼内形成新的具有角膜形态和功能的组织工程角膜，对病损角膜达到永久性的修复和重建。理想的种子细胞来源应满足以下特征：易于分离培养、可在体外大量扩增且能长期保持其特有的生物活性和特性。如表 3-1 所示，为角膜组织工程中常用的细胞类型，以及使用这些细胞的优点与不足。此外，列举了角膜再生领域中使用的几种细胞类型以及三维角膜构建体。

表 3-1　用于合成组织工程角膜组织的细胞来源及其优缺点

细　胞	优　点	缺　点
间充质干细胞（MSC）	-可以分化为所需的角膜细胞 -灵活地在体内和体外起作用 -广泛应用 -允许在基质层中产生新的胶原蛋白 -重组胶原蛋白以提高透明度 -抑制局部炎症	-潜在的免疫排斥 -难以大规模获得 -后代的 MSC 分化能力有限
脐带间充质干细胞	-简单易得 -改进的自我更新能力 -由免疫抑制因素导致排斥反应的风险降低 -与人角膜成纤维细胞相当	-很少自体使用 -细胞储存困难 -准备支架植入过程耗时
骨髓间充质干细胞	-大量临床数据 -角质形成细胞的良好分化潜能 -建议在无法获得角膜缘干细胞时使用 -减少新血管形成 -减少角膜混浊	-痛苦且难以提取 -不能保持脐带干细胞的多能性

细　　胞	优　　点	缺　　点
脂肪来源的间充质干细胞	-用于模仿角膜基质层 -能够以层状方式水平组织,代表自然角膜基质结构	-不能有效抵抗角膜水合作用
自体角膜缘干细胞	-可与脱细胞支架结合以在组织学上模拟天然角膜 -良好的透明度 -修复角膜损伤后的厚度 -研究表明这种细胞可以最佳地改善伤口愈合 -减少新血管形成	-自体的角膜缘干细胞数量可能不足以用于提取和扩增
自体眼外干细胞	-获得细胞的途径非过度侵入并且有效 -可以来自人脂肪组织 -良好的分化能力	-如果组织来源不是角膜(例如来自皮肤),则组织学特征可能会因天然角膜而异
胚胎干细胞(ESC)	-上皮 ESC 允许形成角膜的分层上皮层,可模仿天然角膜 -可以进行生物打印	-存在伦理问题 -临床数据较少
诱导多能干细胞(iPSC)	-可分化成任何细胞类型 -来源于分化的成体干细胞 -可以有效地进行生物打印 -自我更新	-成纤维细胞需要诱导成为 iPSC -区分细胞的方法昂贵 -低效率和缓慢的采购方法 -如果在体内使用,有发生畸胎瘤的风险

1) 角膜缘干细胞

角膜上皮是一种自我更新的组织,角膜缘周围的干细胞位居于角膜巩膜交界,即角巩膜缘,并提供终生供应的增殖细胞用于上皮再生。早在 1965 年就有研究证实,通过移植含干细胞的角膜缘活检组织,可以治疗角膜缘干细胞缺乏症。近期,一项改进的技术将角膜缘组织碎片移植到粘连组织羊膜上,已在 190 例患者中取得很高的成功率,这些患者的角膜基础基质保持了良好的透明度。

2) 间充质干细胞

间充质干细胞可从脂肪组织、骨髓、毛囊、胎盘和脐带等多种组织中获得。骨髓和脂肪组织来源的间充质干细胞已显示出在角膜组织再生方面的潜力[514]。特别值得注意的是,植入人脐带间充质干细胞能够增强角膜的透明度并增加角膜的厚度[515]。

3) 多能干细胞

针对全双侧角膜缘干细胞缺乏症(LSCD),供体组织的稀缺性是制约治疗的主要因素,这促使研究人员不仅考虑使用角膜缘上皮干细胞,还开始探索其他细胞来源的干细胞,如口腔黏膜上皮干细胞或毛囊干细胞。人多能干细胞(iPSC),即胚胎干细胞(ESC)和人类诱导的多能干细胞(iPSC)为基于细胞的组织工程提供了新的机会,由于它们具有出色的自我更新能力,可以无限供应。此外,PSC衍生的细胞提供了研究人类发育、发现和测试新药物的新颖方法。大量研究旨在利用明确的体外诱导条件从 iPSC 生成角膜上皮细胞(corneal epithelical cell,CEC),从而使实验方案具有可重复性,并推动角膜上皮细胞向临床转化的发展。iPSC 定向分化为 CEC 取决于细胞角蛋白(CK)12 和13 的表达,而 CK3 的表达在源自 CEC 的细胞系中很明显。为了提高成熟 CEC 的产量并获得类似于天然角膜内皮的分层细胞片,必须采用一致且有效的分层方法。供体的身份和性别的变化导致 iPSC 品系之间的分化潜能变化,因此,应对多种不同来源的iPSC 品系进行严格的细胞形态、基因和蛋白质表达方面的测试。

近期,涉及干细胞分化的新研究成果,如将多能干细胞和间充质干细胞诱导为角膜内皮细胞,为临床治疗带来了新的前景。特别是,iPSC 分化为无限个角膜内皮样细胞(iCEC)是一种有前途的、针对患者的方法,它消除了术后免疫抑制的需求。2016 年,一份报道描述了从人包皮成纤维细胞衍生的 iPSC 分化为 CEC 细胞。同样,另一项研究设计了成人成纤维细胞来源的 iPSC 分化为 CEC 的方案。然而,尽管在干细胞领域取得了积极的进展,但仍需进一步研究可用于临床的 iCEC 以及提供适宜的微环境以支持细胞生存和完全分化的最佳支架。

4)三维角膜构建体

研究表明,在适宜的生长条件下,角膜成纤维细胞能够在培养基中产生胶原,这一发现可追溯至 20 世纪 70 年代末[516]。类似的发现表明,在成纤维细胞刺激下,可能会产生由天然角膜 ECM 组件制成的无 3D 支架的构建体。其中,Zieske 和 Karamichos 的研究特别引人注目。他们在兔基质成纤维细胞制作的胶原蛋白基质上培养了兔角膜上皮细胞和永生化的小鼠角膜内皮细胞,首次证明了制备含有三种细胞类型的三维角膜构建体的可行性[517]。1999 年,Griffith 等在 *Science* 上发表了有关角膜组织工程的里程碑式论文[518],展示了一种基于硫酸软骨素的水凝胶的开发,该水凝胶接种有永生化的人角膜基质角膜细胞,并在其顶部和底部分别覆盖有永生化的人角膜上皮细胞和内皮细胞层。然后在添加蛋白酶抑制剂的标准组织培养基中培养这些构建体,抗坏血酸和上皮细胞在汇合后暴露于气液界面。这种方法的关键是对细胞系进行电生理相似性预筛,以检测与正常细胞中相似的全细胞电流。所得的角膜等效物在关键的生理功能(包括形态、生化标志物表达、透明度、离子和液体转运以及基因表达)上类似于正常人角膜。

此后,为了研究体外生理过程,研究人员还开发了其他基于自组装原理的模型。例如,使用原代人成纤维细胞角膜基质自组装构建 3D 模型的角膜。这种模式被证明是研究糖尿病和圆锥角膜疾病的一种有用的工具[519,520]。这种 3D 基质构造最初比天然角膜基质薄得多,但最近对其进行了改进,以便在尺寸方面更好地模拟角膜基质[521]。研究显示永生化人类角膜上皮细胞和角膜基质成纤维细胞共培养 4 周,可允许细胞外基质沉积、共培养系统的发展、并且具备组织成熟的特征[522]。角膜基质构建物也可通过添加人角膜内皮细胞而升级[523]。这些研究都强调了多细胞角膜 3D 模型在体外研究中的重要性和潜力。

3.9.2.2 脱细胞基质作为角膜替代物

组织工程角膜迈向临床应用中最具挑战性的步骤之一是寻找合适的将细胞移植到眼表的支架。理想的支架应当透明、坚固,且具备足够的弹性,以承受操作和缝合的应力,同时还要能够支持细胞的生长。天然角膜基质,由大约 200 个薄片组成,其厚度约为 $500~\mu m$,占整个角膜厚度的 90%。这些薄片由高度有序的胶原 I 纤维原状排列而成,彼此平行,上面分散着直径均匀的小角质形成细胞,它们静止并分散在纤维之间以维持细胞外基质,这对于角膜透明性至关重要。由于角膜特殊的生物力学性能和光学透明性,其高度有序的分级超微结构难以复制。

随着组织工程的发展,体外构建组织工程化角膜成为可能。模拟人角膜的主要材料包括羊膜、胶原蛋白和其他合成聚合物复合物。但是,它们每个都有其自身的局限性。羊膜相对较薄,仅适用于浅表角膜损伤的治疗。胶原蛋白材料的生物力学特性不足,并且易于降解,限制了它们在角膜组织工程中的应用。尽管根据 Griffith 的研究,基于重组人III型胶原蛋白的人工角膜正在临床试验中,但其推广仍受限。此外,合成聚合物材料通过使用交联和其他复合支架材料,具有更好的生物力学性能。然而,它们倾向于诱发非特异性炎症,导致较差的透明度和生物相容性。与上述材料相比,其他物种的角膜具有丰富的来源和相似的组织结构等优点已成为有吸引力的支架选择。脱细胞角膜基质保留了天然角膜基质胶原蛋白支架,可通过一系列严格控制的步骤来制备,包括从角膜中去除细胞成分、杂蛋白和多糖等抗原。另外,角膜中有某些生长因子有助于细胞的生长、增殖和分化。同时,较低的免疫原性有利于神经再生和角膜感觉的恢复。

在各种组织工程角膜基质中,猪角膜由于其相似的尺寸、厚度和稳定的屈光状态,已被广泛地作为人角膜支架的候选者而进行研究。2015 年,无细胞猪角膜基质作为世界上第一个商业化的组织工程化角膜被中国食品药品监督管理局所批准,可在临床上用作在板层角膜移植的人角膜的替代品。研究表明,脱细胞猪角膜基质移植物似乎可以安全有效地治疗人类真菌性角膜炎引起的角膜溃疡。在一定程度上,脱细胞猪角膜基质移植物可以替代供体角膜,以缓减供体角膜短缺的问题。

到目前为止,已有各种方法用于脱去猪角膜中基质细胞以降低其免疫力,包括化学方法和物理方法。其中一些物理方法（渗透压、冻融循环、高静水压、超临界流体萃取）会导致角膜胶原纤维受损，从而导致原纤维结构疏松，孔隙率不均匀以及透射率低，尤其是高静水压力会影响角膜胶原纤维的结构；化学方法，例如最常用的十二烷基硫酸钠（SDS）、Triton X-100 和胰磷脂酶，尽管完全去除了角膜细胞并观察到了良好的生物相容性，但脱细胞试剂不可避免地改变了细胞外基质（ECM）的组成，该过程可能会去除层粘连蛋白、纤连蛋白和糖胺聚糖，并引起一定程度的超微结构中断。因此，寻求最佳的角膜脱细胞方法具有重要的临床意义。

1）化学脱细胞方法

Gonzalez-Andrade 等开发了一种基于去污剂的方案，用于实现完整的角膜缘脱细胞。使用组织学或免疫荧光染色方法观察在组织中是否存在细胞核，可评估脱细胞技术的功效。此外，还可以借助 PicoGreen 双链 DNA（分子探针）分析来测定剩余 DNA 的含量。而细胞外基质蛋白的丢失，包括糖胺聚糖，可能会影响基质的特性。

2）物理脱细胞方法

物理脱细胞方法可消除化学物质或辐射的毒性作用，且具有较短的处理时间和较低的成本。Hashimoto 等[524]使用了高静水压（high hydrostatic pressure，HHP）技术。HHP 方法通过静水加压破坏组织中的细胞、细菌和病毒，然后通过用细胞培养基去除包括脂质、蛋白质和核酸的细胞成分的残基。猪角膜在 10 ℃下经受 980 MPa 的静水压力 10 分钟以破坏细胞，然后用细胞培养基洗涤以去除细胞碎片。加压后，角膜的厚度没有变化，但在清洗过程中它们膨胀了。当将这些厚度为 300 μm、直径为 6 mm 的脱细胞猪角膜移植物移植到兔眼中时立即不透明，但在两周内变得完全透明，移植后透明性至少维持 12 个月。此外，在植入期间未观察到炎症细胞，例如巨噬细胞、单核细胞或血管化。另一种角膜脱细胞方法是通过冷冻/融化离心法来实现的，其侧重于保留角膜基质的完整性。

与传统的组织处理方法相比，Hung 等开发了一种使用超临界二氧化碳（$SCCO_2$）制备脱细胞猪角膜的方法[525]。超临界流体是指在气体和液体之间具有扩散系数的物质，并且超临界流体的黏度等于气体的黏度。在高于临界点的温度和压力条件下，超临界流体同时表现出气态黏度和扩散特性。通过改变温度和压力可以连续改变的高传输速率和高渗透率，使超临界流体适用于各种实验室过程和工业领域。在生物医学领域，$SCCO_2$ 已用于骨骼的脱脂、猪主动脉的脱细胞以及用于组织移植的羊膜灭菌。在温和的萃取条件下使用 $SCCO_2$ 技术，苏木精和曙红染色显示细胞已完全溶解，并且细胞碎片（包括细胞核）已从猪角膜中有效清除。经 $SCCO_2$ 治疗的角膜表现出完整的基质结构和适当的机械性能。此外，在兔片状角膜移植术后未观察到免疫反应和新血管形成。所有移植的移植物和动物均存活，无并发症。移植的脱细胞角膜（APC）在手术后是不透明的,但在 2 周内变成透明的。移植的 APC 在 4 周内完全重新上皮化。经 $SCCO_2$ 处理过的角膜具有的优势之一是接受者的安全性更高,因为 $SCCO_2$ 会破坏病原体。另外,$SCCO_2$ 处理的角膜可以在绝对干燥的条件下存储,这表明 $SCCO_2$ 处理的角膜可以在需要使用之前保存更长的时间。

不同脱细胞角膜制备方法的研究结果存在差异,可能是由于组织来源的差异(完整的角膜与小透镜、供体之间的变异性,猪角膜与人角膜之间的物种差异),也可能是由于使用单一指标去确定最佳的脱细胞方法,包括纤维间距、总体结构、基膜结构或蛋白质含量。并且在有无细胞的情况下恢复角膜透明性和功能所需的原始 ECM 结构和成分的量是不确定的。这可能受特定应用需求的影响,例如设计完整的角膜替代物或者支架以鼓励宿主细胞向内生长。从使用脱细胞角膜的多个研究可以看出,所有这些脱细胞方法都可以产生具有积极结果的支架材料,而应用于临床的脱细胞角膜支架需具备最有效、经济、快捷的特点,因此可能难以为所有应用选择最佳的单一脱细胞方法以用于临床。

3.9.2.3　角膜基质等效物的 3D 生物打印

角膜基质替代物的关键光学和物理特性包括透明度、折射、形状和生物力学特性。角膜屈光力的关键影响因素是角膜厚度和角膜光学界面的曲率。3D 生物打印技术因其指导组织构建三维生物结构的层次化组装的能力而在组织工程应用中引起了广泛关注。基于单个角膜几何数据,可以使用三维计算机辅助设计(CAD)模型通过快速原型制作个性化人造角膜。3D 生物打印还可以精确控制人造角膜结构,从而在理论和实践上都可以恢复光学功能。3D 打印的灵活性可以实现人造角膜的整体结构,该结构具有多层、多单元以及某些特定于单元的曲面结构排列。在体外角膜模型构建和超微结构研究中,3D 打印具有共同构建诸如角膜上皮、基质、内皮和角膜缘干细胞等复杂结构以及组织环境的潜力和优势,这对于微体系结构研究具有重要意义,可以精确地制作角膜的三维模型以及人类角膜的形态和功能等价物。3D 生物打印提供了一种新的体外策略用于角膜组织工程,角膜微/纳米尺度结构重建和角膜再生的药物筛选及毒理学研究。例如,Isaacson 等[526]将挤压印刷技术应用于角膜组织工程领域,并制造出了像角膜一样充满细胞的结构。另外,微电扫描和微电写入可以在微纳米尺度上控制纤维取向,这是可用于角膜超微结构重建的极好的方法。3D 打印方法可以精确地控制几何形态,适用于构造多层多材料结构,其在生物合成角膜制造领域的研究意义重大。

3.9.2.4　磁引力递送种子细胞

在动物模型中,研究人员已经测试了不同的细胞传输方案,然而如何实现与天然角膜类似的透明性和结构强度仍是种子细胞递送方法面临的主要挑战。其中一种方法是通过直接注射培养的内皮细胞来实现,利用磁引力将细胞吸附在 Descemet 膜上,从而防止细胞在前房中分散。三村等在兔角膜内皮细胞中掺入铁粉球,并在眼睑前放置钕磁铁以吸引细胞悬浮液注射后的颗粒。他们证明使用 $5\sim10\ \mu mol/L$ 的铁粉溶液具有良好的细胞存活率,并且在 12 个月后没有出现明显的毒性。由于兔子的内皮细胞能够自发再生,因此,受到相同角膜损伤的对照组没有接受细胞注射,对照组显示内皮功能衰竭的迹象。磁场后来被用于人体离体模型,超顺磁性微球被整合到人角膜内皮细胞的细胞质中,并促进细胞迁移和附着,而不会影响细胞活力或透光率。氧化磁铁颗粒用作磁共振成像造影剂,已进行了安全性和有效性研究,但当递送至眼前段时,该试剂的毒性特征可能会有所不同。因此,其对细胞和其他眼组织的毒性仍然是一个问题,其安全性仍有待证明。

3.9.3 组织工程角膜的研究进展

鉴于全球范围内供体角膜短缺的情况,需要开发用于修复天然角膜或工程角膜组织的材料,以替代供体角膜,恢复视力。组织工程支架是细胞生长为特定形状的必要但暂时的支撑,该形状应随时间而降解,与假体不同,从而使组织完全再生并更自然地运转。组织工程支架应具有生物相容性,可作为植入其中的细胞的 ECM,并具有足够的强度以在体内自我支撑。在过去的五年中,羊膜(amniotic membrane,AM)、脱细胞角膜、胶原蛋白和丝素蛋白已成为广泛研究的用于角膜组织工程和再生的材料,人们采用多种方法来制造并改进这些支架,并获得不同程度的成功。

3.9.3.1 羊膜用于组织工程角膜内皮

羊膜位于胎盘的最内层,是在怀孕期间围绕并保护胎儿的结构。由于其具有抑制炎症、组织瘢痕形成和血管生成的特性,已在临床上被广泛应用。羊膜的结构类似于角膜上皮,其特征是上皮细胞层由基膜支撑,其下方具有无血管基质组织,故而成为修复或工程化角膜上皮的有吸引力的生物材料。1940 年,羊膜被首次证明可用于眼科治疗眼灼伤,但直到 20 世纪 90 年代人们开始将其用于结膜组织置换时才在该领域得到普及[527]。目前,市场上有几种获得美国 FDA 批准的羊膜产品(例如 Prokera 和 Amniograft),可在临床上用于辅助眼表的愈合。尽管在临床上已有应用,但羊膜作为组织工程角膜替代物仍存在一些局限:缺乏完全的透明度和填补大型缺陷所需的机械强度。此外,操作时它很容易折叠,缝合时可能导致撕裂或表面起皱。供体与供体之间在结构和 ECM 组成方面也存在差异,并且由于可能的疾病传播,每个 AM 必须经过广泛且昂贵的测试。在这里,主要讨论使用 AM 的最新临床研究或测试其在其他角膜中的应用情况,旨在改善 AM。

一种常见的用于提高 ECM 等材料强度的方法是使用[1-乙基-3-(3-二甲基氨基丙基)碳二亚胺(EDC)]和 N-羟基琥珀酰亚胺(NHS)使羧酸与蛋白质中的伯胺交联,这些交联键可稳定蛋白质结构并提高材料的机械强度。在最近的一项研究中,该技术与多层 AM 的堆叠结合使用[528],不仅增加了材料的强度,还增加了材料的厚度。所述堆叠 AM 第一层为干燥层,然后在顶部施加湿层,并重复此过程直到达到所需数目层。在与 EDC/NHS 交联之前将确定构建体干燥的最后时间,干燥和交联还具有增加结构透明度的附加好处。已发现至少需要 4 层才能显著提高强度并清除结构。然而,需要 8 层来达到将构造物进行兔角膜移植缝合所必需的强度。植入后重新上皮的 8 层构建体对胶原酶具有抗性,并且不会引起任何新血管形成。与未经修饰的 AM 相比,EDC/NHS 交联的 AM 具有更高的刚性和更粗糙的超微结构,可以更好地保留人角膜缘上皮祖细胞的表型,并使其更耐细胞消化。在患者眼表不稳定、标准 AM 效果不佳的情况下,这种类型的修饰以及使用培养的或移植的细胞可以提高 AM 的功效,但在交联之前堆叠八层 AM 的过程十分繁琐。

尽管 AM 已在临床上用于修复上皮和间质,但其不适用于具有内皮缺陷的患者。然而,超过 40% 的角膜移植失败归因于内皮功能障碍。在最近的文献报道中,有两个小组使用 AM 对角膜内皮进行工程改造。在一项研究中[529],从 AM 去除上皮层后,其余部分涂有纤连蛋白和 IV 胶原蛋白的混合物,并用作制造高密度(每平方毫米约 3 600 个细胞)角膜内皮细胞单层的基质。然后,通过移去全角膜纽扣,从纽扣上剥离现有的内皮和 Descemet 的膜,并用组织工程化的内皮替代,将内皮移植到兔角膜中,然后再移植到兔眼中。将经修饰的 AM 无细胞移植的兔用作对照组。那些移植了组织工程角膜内皮的眼睛在近一年的随访期内清除并保持透明,而那些仅修饰了 AM 的眼睛在整个过程中仍然不透明。这些结果表明,即使 AM 本身不是透明的,当存在内皮细胞时,角膜仍能清除并保持透明。一项较早的研究完成了将 AM 支持的组织工程化的角膜内皮细胞单层移植到猫眼中[530],并观察到了相似的结果,其中需要细胞使角膜变得透明并保持透明。由于内皮没有干细胞来源,类似上皮和基质,因此其可能需要从宿主组织迁移而来,以帮助恢复透明性,但这确实增加了工程设计的复杂性,并且角膜内皮细胞也不易在体外扩增。

3.9.3.2 脱细胞角膜支架

近年来,脱细胞角膜(APC)作为组织工程角膜的支架备受关注。APC 在结构和大小上与人类供体角膜相似,甚至更为丰富。许多研究已经比较了动物移植模型中有或没有细胞的 APC。与 APC 结合测试的细胞类型为角膜缘干细胞、角膜上皮细胞、角膜基质细胞(包括成纤维细胞和角化细胞)、羊膜上皮细胞以及直接从角膜外植体中长出的细胞。在这些研究中,无论动物模型在摘除前是否具有健康的角膜或受损的角膜(例如在烧伤模型中),结果都是一致的。当 APC 移植至少植入一种细胞类型,无论是在顶部或底部掺入 APC,角膜均可清除,并使厚度恢复正常;而仅植入角膜缘干细胞时,天然宿主少数情况下角膜细胞会渗入 APC。该效果也在其他研究中观察到，APC 的薄片切下并层叠成基质缺陷，具有或不具有角膜滴落在每层的顶部。这些细胞没有像其余研究中那样预先培养到 APC 中，但是再次形成角膜透明性是必需的。这与使用羊膜的研究结果类似，暗示了仅使用单一材料可能无法完全修复角膜损伤，至少需要部分细胞化的构建体。

Zhang 等[531]通过在 APC 支架上共培养源自人胚胎干细胞(hESC)的角膜缘上皮细胞样细胞(LEC)和角膜内皮样细胞(CEC)，成功构建了全厚度人工角膜替代品。借助丁苯丙氨酸和专用设备，他们制备了厚度为 400 μm，直径为 11 mm 的 APCM 薄片，其中包含 Bowman 膜。通过特殊的 24 孔板插入物，从 hESC 衍生的 LEC 和 CEC 被共同培养在支架两侧。组织学染色结果显示，细胞均匀覆盖支架，形成三层或四层上皮样细胞和均匀的单层 CEC。该构建体的厚度、内皮细胞密度和机械性能与天然兔角膜相似。此外，CEC 中的 N-钙黏着蛋白、ZO-1 和 Na^+/K^+ ATPase 表达较高。角膜替代物很好地整合在宿主角膜内，并且在兔移植后的 8 周随访中透明度逐渐增加。

多项研究探索了微透镜在角膜修复中的应用。例如，在兔的同一只眼中，将自体小球再植入同一只眼中，结果显示在植入后 28 天，角膜保持透明，角膜的厚度得以恢复[532]。另一项自体研究者从兔的一只眼中取一个小微透镜并放在另一只眼的基质袋中。手术后立即在移植的眼中观察到水肿，一直持续到第 10 天。移植后 1 个月，观察到神经纤维再生；3 个月时，小球融合并且 ECM 逐渐清除；6 个月时，基质的外观恢复正常。这些研究提出了自体修复小基质缺损的可能性，类似于如果仅一只眼睛受到影响，如何使用自体角膜外植体治愈角膜缘干细胞缺乏症(LSCD)。该方法以及同种异体小孔植入的一个局限性在于，只能用于小的缺损，无法修复或替代完整的角膜。为了解决这一问题，研究人员采用纤维蛋白胶将许多脱细胞衍生的微孔结合成更大的基质，用于角膜组织工程。在兔角膜层移植模型中，该结构能够修复上皮的前部，使上皮表面保持透明，并恢复角膜的超微结构，同时避免血管形成、降解或排异反应。未来，该方法可以应用于烧伤或其他损伤模型，特别是在眼表不稳定的情况下。

然而，大多数猪角膜研究都是使用兔模型进行的，因此很难预测人类患者对异种材料的反应。另一个潜在的异种来源是脱细胞的鸵鸟角膜，其结构与人角膜更相似，与混浊的猪角膜相比，植入兔模型后没有排斥迹象。然而，尽管研究人员在基于天然组织的角膜支架方面取得了一些进展，仍然需要进行持续的研究以应对机械强度、光学透明性以及低免疫原性等方面的挑战。

3.9.3.3　胶原基材料

角膜的主要 ECM 成分是胶原蛋白，约占其干重的 71%。它主要由Ⅰ型胶原蛋白(COLI)组成，具有两个 α2(Ⅰ)和一个 α1(Ⅰ)链，形成异三聚体。此外，Ⅲ型胶原蛋白与

Ⅴ型胶原蛋白的含量较小。由于胶原蛋白提纯形式广泛且可商购，并且可以消除供体之间的差异，因此是用于角膜修复和再生的有吸引力的材料。对于角膜组织工程来说，医学级人胶原蛋白可广泛使用，考虑其来源的成本效益是必需的。已使用重组人COLⅠ和COLⅢ，后者可提高光学清晰度并在临床试验中取得成功。但是，由于COLⅠ水凝胶缺乏缝合或易于处理所需的机械强度，并且其自然状态是半透明的而存在局限性。过去5年中，文献中的许多研究都集中在提高COLⅠ材料的强度和透明度以及通过物理或添加其他生物活性分子来修饰COLⅠ底物的方法上。

一种增强COLⅠ水凝胶强度的方法是去除大部分水分，从而增加聚合物链之间的相互作用，被称为塑性压缩[533]。与未压缩的水凝胶相比，所得凝胶具有改善的处理特性，并已显示可改善角膜缘上皮细胞的生长。这可能是因为当完全水合时，未压缩凝胶中的COLⅠ纤维会更加杂乱无章，并且在压缩凝胶中纤维会更加致密和均匀地堆积，从而导致平均孔径较小的表面。在后续的研究中，这种塑料压缩的COLⅠ凝胶被植入兔模型的角膜基质袋中，尽管植入物在植入前是白色且半透明的，但一旦进入角膜，其在视觉上是看不见的。

另一种压缩COLⅠ凝胶的方法是，通过将亲水性多孔吸收剂置于水凝胶顶部以更温和地去除水[534]。生成的压缩COLⅠ凝胶称为3D实时架构、3D组织或3D筏，已经显示支持角膜缘上皮细胞的生长和愈合。

压缩COLⅠ凝胶的第三种方法是让凝胶在其自身重量下压缩，这会导致多余的水被轻轻地挤出，从而形成更致密、更薄的凝胶。在室温下完全脱水，最后再水化以形成非常致密的薄COLⅠ膜。有研究表明使用表面引发的组装技术可以制造厚为5～10 nm的ECM蛋白层(胶原Ⅳ或胶原Ⅳ与层粘连蛋白的混合物)[535]，并将ECM层保形地附着在压缩COLⅠ上，以工程化模仿Descemet膜结构的基膜(EBM)。与在未经修饰的压缩COLⅠ上培养的相比，在EBM上培养的牛角膜内皮细胞单层具有更高的细胞密度。此外，人角膜内皮细胞在胶原蛋白Ⅳ EBM上形成了单层，这在未经修饰的压缩COLⅠ上是不可能的。这种方法的一个缺点是所得的材料在体外是半透明或不透明的。也许将重组人COLⅢ的使用与本文中介绍的其他一些技术结合起来，将产生累加的积极效果，并产生与胶原同类产品相比具有优异性能和结果的植入材料。

3.9.3.4 真丝

丝素蛋白是另一种有前途的材料，具有足够的强度和透明度。与胶原蛋白相比，由丝绸衍生的材料已显示出更高的机械强度。蚕丝还具有可调节的生物降解能力，其氨基酸降解产物和光学特性可以通过制造过程控制。它也易于成型和模制以引导角膜基质细胞排列和基质产生，这可能有助于工程化角膜组织以进行植入。但是，丝素蛋白由于是异种材料并且缺乏特定的细胞结合基序而具有局限性。最近的研究集中在优化丝支架的结构以对准细胞和基质沉积，并且还用细胞黏附肽或蛋白质修饰支架以增加附着。例如，将人角膜基质细胞或人角膜成纤维细胞培养在经 RGD 修饰的多孔丝膜上，一旦融合，将七层膜彼此正交堆叠以形成 3D 构建体。经过 9 周的培养，细胞在整个构建体中保持存活，排列并产生 ECM，维持其透明性。与单层构建体相比，3D 构建体中的角膜细胞标记得到了上调。在随后的研究中，将五层脱细胞 RGD 修饰的真丝构建体植入兔的基质中，角膜在 180 天的时间内保持透明，没有明显的免疫反应或新血管形成[536]。这些结构的未来测试将需要在烧伤或疾病模型中进行，以评估在更具挑战性的条件下的性能。此外，在可能没有健康的患者细胞浸润植入物的严重损伤如烧伤或大溃疡中，添加角膜基质干细胞可能是有益的。

细胞黏附肽与丝绸进行化学交联的替代方法是将蛋白质溶液涂覆到最终的丝绸支架上。该技术可能不适用于需要承受较大张力的细胞，例如排列的基质细胞，因为如果蛋白质未共价结合，它们可能会脱落。然而，对于工程化角膜内皮，在丝支架上的 COL I 溶液涂层足以增加兔内皮细胞的附着和增殖。第二种增加细胞附着的方法是在流涎过程中添加蛋白质溶液。在将丝溶液浇铸成薄膜之前，向其中添加芦荟可提高角膜内皮细胞的生存率，并在材料上形成完整的单层[537]。当植入兔角膜中时，接受芦荟混合丝膜的眼睛在手术后 4 周的透明性比纯丝膜高，这并不意外，因为混合膜在制作后立即具有更高的透明性。最后，作为一种改良桑蚕丝的替代方法，这种桑蚕丝是由非桑蚕 a 蚕(antheraea mylitta)生产的，包含天然 RGD 序列，因此可以按原样使用[538]。这种形式的丝绸也是营养渗透性的，将消除形成多孔膜的需要。用这种丝制成的薄膜具有足够的机械强度，可以轻松处理，并支持角膜外植体上皮细胞、角膜缘干细胞和角化细胞的生长。当植入兔角膜中时，这些丝膜不会引起任何炎症反应或新血管形成，并且角膜通过上皮恢复了透明性和表面完整性。在作为生物材料的组织工程应用之前，这些材料不需要进行额外的修饰，这是它们的明显优势。

近年来，角膜组织工程领域取得了许多显著进展。但要实现对生物相容性、机械稳定性和光学透明性的细胞和组织进行工程改造，仍面临着巨大的挑战。为了克服这些挑战，研究人员采用了两种基本方法：基于细胞的策略来操纵细胞以创建自己的细胞外基质，以及基于支架的策略来提供强大且透明的基质来生长细胞。两种策略都取得了一定程度的成功。另外，在神经组织工程设计的构造方面取得了最新进展。未来的工作需要集中在进一步改善工程构造的机械稳定性以及改善宿主对植入的反应方面。

3.9.4　组织工程角膜的应用转化

组织工程角膜的 ECM 和细胞组成与天然角膜相对相似，这使其成为各种研究和临床应用的理想模型。实际上，人工培养的角膜上皮细胞(hTEC)可用于研究细胞和分子水平的各种生理过程,例如角膜伤口闭合的机制。hTEC 还可以用于体外设计和测试可能证明对治疗角膜病变(如 LSCD)有效的药物或程序。其范围可以从简单的局部治疗到患者的组织移植再到基因治疗。

3.9.4.1 无细胞产品(外泌体)的潜在应用

近年来,由于外泌体是介导和执行 MSC 生物学功能的最重要的分泌成分之一,引起了眼疾治疗领域的关注。Han 等于 2017 年鉴定了角膜上皮释放的外泌体,证明了外泌体在通过角膜修复促进上皮层和基质层之间的细胞间相互作用中的重要作用,提示外泌体在眼表伤口愈合中的有效性和重要性[539]。在最近的研究中,Bai 等发现人脐带 MSC 来源的外泌体通过减少眼睛中 T 细胞亚群和其他炎性细胞的浸润,大大降低了正在进行的实验性自身免疫性葡萄膜视网膜炎的强度[540]。此外,Yu 等研究表明人脐带 MSC 衍生的外泌体通过涉及单核细胞趋化蛋白 1(MCP-1)下调的机制改善了激光视网膜损伤[541]。在另一项研究中,Han 等发现小鼠角膜上皮衍生的外泌体在体外与基质角膜细胞融合并诱导成肌纤维细胞转化,表明外泌体可能参与角膜伤口的愈合[539]。

外泌体在制造、储存、处理、产品保质期和作为现成的生物产品的潜力方面,比细胞或干细胞产品具有明显的优势。外泌体可通过离心分离,提供了 MSC 介导的旁分泌修复的益处,并且无免疫排斥、恶性转化和与细胞治疗相关的小血管阻塞的风险。此外,由于它们具有出色的稳定化学性质和高生物安全性,因此可以安全地存储。外泌体的双层膜可以在稳定的条件下维持包封的蛋白质、mRNA 和 miRNA,以发挥持久作用。因此,它们可以配制成局部凝胶或滴剂并局部给药,也可以被重新编程为治疗剂的载体。最后,由于其较小的尺寸,与细胞相比,它们还能够深深地迁移到角膜基质中。仍需要进一步的研究来确定 MSC 外泌体诱导角膜上皮伤口愈合的确切机制。特别是,有必要根据其含量分析(蛋白质、mRNA 和 miRNA)进行进一步研究,以阐明其再生作用的机制。

3.9.4.2 组织工程角膜和纳米技术

纳米技术在多种生物医学应用系统中的应用越来越广泛,包括用于组织工程再生医学。分子水平的技术能够修饰和改善系统特性,利用其与细胞的相互作用,通过纳米加工形成的拓扑结构以及药物或活性物质的响应释放。例如,目前正在为周围神经再生开发组织工程中的纳米技术方法,其中将基于天然、合成或半合成材料的不同支架与纳米技术结合起来,以改善靶向性或活性物质(如神经营养因子)的释放。类似的策略正在不同的组织器官中发展如膀胱、血管、心脏、皮肤、骨以及颅面和牙齿。纳米技术在组织工程中集成的这些最新进展可以显著改善组织特性,并对其临床发展产生重大影响。

为了减少动物实验的数量,如美国 FDA 最近宣布在细胞毒性试验和药代动力学研究中,将越来越多地采用3D模型作为临床前模型[542]。活性物质通常是疏水性和不稳定的,根据给药途径,必须优化其制剂以使其具有生物相容性以及更好的渗透性和效率。因此,组织工程学在测试大量实验条件时具备出色的体系。

最近,研究人员开发了一种名为动态微组织工程系统的组织工程角膜平台,用于评估前眼的药物吸收[543]。在荧光素钠和不同浓度的苯扎氯铵存在下,构建了人类半角膜构建体。这一概念证明将组织工程角膜用于新药的药代动力学研究的价值所在。此外,人组织工程技术在神经支配方面的研究逐渐完成[544]。这种新功能允许探索不同药物对角膜神经支配的影响。组织工程技术另一种可商购的模型(SkinEthic Laboratories,尼斯,法国)用于通过生存力分析评估化学物质对眼睛的刺激性[545]。牛组织工程化角膜用于毛果芸香碱的眼科渗透研究,目前用于青光眼治疗,以评估不同制剂的影响[546]。此外,相比于猪角膜构建体、切除的猪角膜及人类供体角膜,利用组织工程角膜研究药物渗透减少了动物模型的使用,将在药物和药物递送系统开发期间的临床前测试中发挥关键作用。最近一项研究证明了药理学改变信号转导介质激活状态的临床意义,其在体外角膜伤口愈合中也起着关键作用[547]。然而,这些化合物的低溶解度和稳定性可受益于纳米技术以改善其性能。例如,黏膜黏附超稳定的金纳米颗粒目前正通过调节它们的配比以获得更好的效率。因此,在这种情况下,组织工程角膜可以用作进行临床前测试(如细胞毒性、生物分布、药物释放和效率测定)的平台。

3.9.4.3 角膜组织工程的临床试验

组织工程学结合了生物学和工程学,旨在开发可以恢复或改善组织功能的人造组织。这项技术需要使用从人体器官中分离出来的干细胞。使用经美国FDA批准的产品进行细胞工程改造,需要特定的生长表面和遵循特定的规程,这是一项具有挑战性的工作。已经开发出不同的方法来促进角膜样细胞片的收集,包括使用血纤蛋白胶、隐形眼镜、热响应表面和分散酶,后3种方法将用于人体研究。对于大多数已报道的临床试验,羊膜被用于收集和移植细胞片(临床试验的71.4%)。羊膜首先被直接移植到角膜上,然后再用作细胞片载体。Tseng等显示当同种异体角膜缘干细胞移植到角膜上时,将其移植到羊膜上可以改善愈合过程和角膜上皮的恢复。当在羊膜上培养角膜上皮细胞时,可获得相似的结果。对于总的上皮缺损,与仅带有羊膜的移植物相比,上皮细胞与羊膜的结合产生了更高且更快的角膜再上皮化。在两种情况下,羊膜均用作细胞片移植的载体和饲养细胞。羊膜广泛用于角膜细胞片移植。然而,它们的可用性受到限制,并且膜需要使用缝合线将细胞片附着在角膜上。小鼠成纤维细胞饲养细胞与羊膜共培养。一种创新方法涉及使用热响应表面,该表面通过将温度降低到32 ℃以下来使细胞片与培养物分离。聚N-异丙基丙烯酰胺由Heskins和Guillet于1968年开发。这种智能聚合物的疏水性随温度而变化。通过在低于32 ℃时变得亲水,水会渗透到细胞膜之下并使其脱离,而不会损坏细胞膜或细胞膜下的细胞外基质。使用热响应表面成功测试了多种类型的细胞,包括角质形成细胞、内皮细胞、肝细胞、心肌细胞、口腔黏膜上皮细胞和角膜上皮细胞。Nishida 及其同事率先使用热响应表面来制造角膜缘干细胞缺乏症的细胞片[548]。在两项研究中,存在小鼠饲养细胞的情况下,将分层的细胞片工程化在智能表面上,并将其移植到角膜缘干细胞缺陷的眼睛上。该聚合物不影响细胞片的分层、细胞片的极性和接种的祖细胞的干性。收获后,细胞间连接和细胞外基质得以维持。Kim 等在人体研究中使用了柔和的酶促方法(占人体研究的 9.52%)[549]。他们通过使用分散酶来分离工程细胞片,该酶可以分解细胞外基质中的胶原蛋白和纤连蛋白。虽然在这些研究中没有细胞片形态和表型的研究,但是移植后的结果表明,分散酶处理不会改变细胞片的治疗性能。所有这些方法不需要缝合线就可以将细胞片固定在角膜上,这是修复受损角膜的重要特征。但是,大多数临床试验仍然报告使用缝线(通常为 0~10 号)将细胞片固定在角膜顶部,并使用隐形眼镜保护细胞片免受眼睑的机械损伤。

在过去的几十年中,细胞培养和组织工程学的进步推动了人类角膜替代品的发展。另外,将人角膜替代品用作药物毒理学研究和新药开发的工具,具有诸多潜在应用。目前,人们已经成功地利用了天然细胞产生基质样 ECM 的能力,并产生了具有完整基膜的上皮和内皮细胞片;已经能够创建基于胶原蛋白的工程基质,该基质可支持细胞生长并显示适当的光学特性。另外,在改善胶原蛋白和非胶原蛋白基质的机械性能方面已经取得了许多进步。最近,对在压力下生长构造物的关注显示出有重建复杂的角膜结构以及影响细胞行为的希望。未来的研究需要将这些方法整合起来,以创建具有适当厚度和机械强度的结构,并进一步研究细胞对这些基质的反应,以确定伤口愈合表型在培养过程中是否随着时间的推移而分解。最后,减少对植入材料的炎症反应的研究对于任何角膜替代物的临床成功都至关重要。

参考文献

[1] 金岩. 组织工程学原理与技术[M]. 西安:第四军医大学出版社,2004.

[2] PRIYA S G, JUNGVID H, KUMAR A. Skin tissue engineering for tissue repair and regeneration [J]. Tissue Eng (Part B Rev), 2008, 14(1): 105-118.

[3] PRESLAND R B, DALE B A. Epithelial structural proteins of the skin and oral cavity: function in health and disease[J]. Crit Rev Oral Biol Med, 2000, 11(4): 383-408.

[4] MADISON K C. Barrier function of the skin: "La Raison d'tre" of the epidermis[J]. J Invest Dermatol, 2003, 121(2): 231-241.

[5] WATT F M. The stem cell compartment in human interfollicular epidermis[J]. J Dermatol Sci, 2002, 28(3): 173-180.

［6］ GHAZIZADEH S，TAICHMAN L B. Multiple classes of stem cells in cutaneous epithelium：a lineage analysis of adult mouse skin［J］. EMBO J，2001，20(6)：1215-1222.

［7］ CLAYMAN M A，CLAYMAN S M，MOZINGO D W. The use of collagen-glycosaminoglycan copolymer (Integra) for the repair of hypertrophic scars and keloids［J］. J Burn Care Res，2006，27(3)：404-409.

［8］ PURDUE G F，HUNT J L，STILL J M，et al. A multicenter clinical trial of a biosynthetic skin replacement，Dermagraft-TC，compared with cryopreserved human cadaver skin for temporary coverage of excised burn wounds［J］. J Burn Care Rehabil，1997，18(1 Pt 1)：52-57.

［9］ BELLO Y M，FALABELLA A F. The role of Graftskin Apligraf In difficult-to-heal venous leg ulcers［J］. J Wound Care，2002，11(5)：182-183.

［10］ ZHANG Z，MICHNIAK-KOHN B B. Tissue engineered human skin equivalents ［J］. Pharmaceutics，2012，4(1)：26-41.

［11］ 刘亚玲,金岩,胡大海,等.组织工程全层活性皮肤在深度烧伤创面的临床应用[J].第四军医大学学报,2004,25(3):224-228.

［12］ 聂鑫,柴家科,金岩,等.组织工程活性皮肤用于皮肤慢性溃疡创面[J].临床研究生物医学工程与临床,2006,10(4):342-345.

［13］ BROHEM C A，CARDEAL L，TIAGO M，et al. Artificial skin in perspective：concepts and applications［J］. Pigment Cell Melanoma Res，2011，24(1)：35-50.

［14］ KANNAN R Y，SALACINSKI H J，SALES K，et al. The roles of tissue engineering and vascularisation in the development of micro-vascular networks：a review［J］. Biomaterials，2005，26(14)：1857-1875.

［15］ FENTEM J H，BOTHAM P A. ECVAM's activities in validating alternative tests for skin corrosion and irritation［J］. Alltern Lab Anim，2002，30(Suppl 2)：61-67.

［16］ RODDY E，DEBAUN M R，DAOUD-GRAY A，et al. Treatment of critical-sized bone defects：clinical and tissue engineering perspectives［J］. Eur J Orthop Surg Traumatol，2018，28(3)：351-362.

［17］ WANG W H，YEUNG K W K. Bone grafts and biomaterials substitutes for bone defect repair：A review［J］. Bioact Mater，2017，2(4)：224-247.

［18］ 南方医药经济研究所.我国骨修复材料行业研究报告[R].广州：国家食品药品监督管理局南方医药经济研究所,2020.

［19］ OLLIVIER M，GAY A M，CERLIER A，et al. Can we achieve bone healing using the diamond concept without bone grafting for recalcitrant tibial nonunions? ［J］. Injury，2015，46 (7)：1383-1388.

［20］ MAHYUDIN F，UTOMO D N，SUROTO H，et al. Comparative effectiveness of bone grafting using xenograft freeze-dried cortical bovine，allograft freeze-dried cortical New Zealand white rabbit，xenograft hydroxyapatite bovine，and xenograft demineralized bone matrix bovine in bone defect of femoral diaphysis of white rabbit：experimental study in vivo［J］. Int J Biomater，2017，2017：7571523.

［21］ ZHAO M D，ZHOU J A，LI X L，et al. Repair of bone defect with vascularized tissue engineered bone graft seeded with mesenchymal stem cells in rabbits［J］. Microsurg，2011，31(2)：130-137.

［22］ GEHRKE S A，MAZÓN P，PÉREZ-DÍAZ L，et al. Study of two bovine bone blocks (sintered and non-sintered) used for bone grafts：physico-chemical characterization and in vitro bioactivity and cellular analysis［J］. Materials，2019，12(3)：452.

[23] GONG T, XIE J, LIAO J F, et al. Nanomaterials and bone regeneration[J]. Bone Res, 2015, 3 (3): 123-129.

[24] WANG Q F, YAN J H, YANG J L, et al. Nanomaterials promise better bone repair[J]. Materials today (Kidlington, England), 2016, 19(8): 451-463.

[25] HO-SHUI-LING A, BOLANDER J, RUSTOM L E, et al. Bone regeneration strategies: Engineered scaffolds, bioactive molecules and stem cells current stage and future perspectives[J]. Biomaterials, 2018, 180: 143-162.

[26] NIKOLOVA M, CHAVALI M. Recent advances in biomaterials for 3D scaffolds: A review[J]. Bioact Mater, 2019, 4: 271-292.

[27] KOONS G L, DIBA M. MIKOS A G. Materials design for bone-tissue engineering[J]. Nat Rev Mater, 2020, 5: 584-603.

[28] CRANE G M, ISHUG S L, MIKOS A G. Bone tissue engineering[J]. Nat Med, 1995, 1(12): 1322-1324.

[29] XIE C, YE J C, LIANG R J, et al. Advanced strategies of biomimetic tissue-engineered grafts for bone regeneration[J]. Adv Healthc Mater, 2021, 10(14): e2100408.

[30] LAI Y X, LI Y, CAO H J, et al. Osteogenic magnesium incorporated into PLGA/TCP porous scaffold by 3D printing for repairing challenging bone defect[J]. Biomaterials, 2019, 197: 207-219.

[31] FERNANDES M H, ALVES M M, CEBOTARENCO M, et al. Citrate zinc hydroxyapatite nanorods with enhanced cytocompatibility and osteogenesis for bone regeneration[J]. Mater Sci Eng C, 2020, 115: 111147.

[32] LIN Y N, XIAO W, BAL B S, et al. Effect of copper-doped silicate 13-93 bioactive glass scaffolds on the response of MC3T3-E1 cells in vitro and on bone regeneration and angiogenesis in rat calvarial defects in vivo[J]. Mater Sci Eng C, 2016, 67: 440-452.

[33] SHEN X K, MA P P, HU Y, et al. Mesenchymal stem cell growth behavior on micro/nano hierarchical surfaces of titanium substrates[J]. Colloid Surface B, 2015, 127: 221-232.

[34] KHAN W S, HARDINGHAM T E. Mesenchymal stem cells, sources of cells and differentiation potential[J]. J Stem Cells, 2012, 7(2): 75-85.

[35] TEVLIN R, WALMSLEY G G, MARECIC O, et al. Stem and progenitor cells: advancing bone tissue engineering[J]. Drug Deliv Transl Res, 2016, 6(2): 159-173.

[36] CHIMUTENGWENDE-GORDON M, KHAN W S. Advances in the use of stem cells and tissue engineering applications in bone repair[J]. Curr Stem Cell Res Ther, 2012, 7(2): 122-126.

[37] SZPALSKI C, BARBARO M, SAGEBIN F, et al. Bone tissue engineering: current strategies and techniques — part Ⅱ: Cell types[J]. Tissue Eng Part B Rev, 2012, 18(4): 258-269.

[38] BERNER A, REICHERT J C, WOODRUFF M A, et al. Autologous vs. allogenic mesenchymal progenitor cells for the reconstruction of critical sized segmental tibial bone defects in aged sheep [J]. Acta Biomater, 2013, 9(8): 7874-7884.

[39] ROBERTS S J, VAN GASTEL N, CARMELIET G, et al. Uncovering the periosteum for skeletal regeneration: The stem cell that lies beneath[J]. Bone, 2015, 70: 10-18.

[40] LOU Y T, WANG H M, YE G C, et al. Periosteal tissue engineering: current developments and perspectives[J]. Adv Healthc Mater, 2021, 10(12): e2100215.

[41] AMBROSI T H, MARECIC O, MCARDLE A, et al. Aged skeletal stem cells generate an inflammatory degenerative niche[J]. Nature, 2021, 597(7875): 256-262.

［42］DEBNATH S，YALLOWITZ A R，MCCORMICK J，et al. Discovery of a periosteal stem cell mediating intramembranous bone formation［J］. Nature，2018，562(7725)：133-139.

［43］DUCHAMP D L O，JULIEN A，ABOU-KHALIL R，et al. Periosteum contains skeletal stem cells with high bone regenerative potential controlled by Periostin［J］. Nat Commun，2018，9(1)：773.

［44］ORTINAU L C，WANG H，LEI K，et al. Identification of functionally distinct Mx1＋αSMA＋periosteal skeletal stem cells［J］. Cell Stem Cell，2019，25(6)：784-796.

［45］BAI Y，YU T，DENG J Z，et al. Connective tissue growth factor from periosteal tartrate acid phosphatase-positive monocytes direct skeletal stem cell renewal and fate during bone healing［J］. Front Cell Dev Biol，2021，9：730095.

［46］CHEN R G，SHEN J. The synthesis of hydroxyapatite crystals with various morphologies via the solvothermal method using double surfactants［J］. Mater Lett，2020，259：126881.

［47］YAO Q，COSME J G，XU T，et al. Three dimensional electrospun PCL/PLA blend nanofibrous scaffolds with significantly improved stem cells osteogenic differentiation and cranial bone formation ［J］. Biomaterials，2017，115：115-127.

［48］CHEN J Y，TU C，TANG X Y，et al. The combinatory effect of sinusoidal electromagnetic field and VEGF promotes osteogenesis and angiogenesis of mesenchymal stem cell-laden PCL/HA implants in a rat subcritical cranial defect［J］. Stem Cell Res Ther，2019，10(1)：379.

［49］BHATTACHARJEE P，KUNDU B，NASKAR D，et al. Silk scaffolds in bone tissue engineering：an overview［J］. Acta Biomater，2017，63：1-17.

［50］KHOJASTEH A，FAHIMIPOUR F，ESLAMINEJAD M B，et al. Development of PLGA-coated beta-TCP scaffolds containing VEGF for bone tissue engineering［J］. Mat Sci Eng C-Mater，2016，69：780-788.

［51］ZHOU M，YANG X B，LI S Y，et al. Bioinspired channeled，rhBMP-2-coated β-TCP scaffolds with embedded autologous vascular bundles for increased vascularization and osteogenesis of prefabricated tissue-engineered bone［J］. Mater Sci Eng C，2021，118：111389.

［52］LIN S，CUI L，CHEN G H，et al. PLGA/beta-TCP composite scaffold incorporating salvianolic acid B promotes bone fusion by angiogenesis and osteogenesis in a rat spinal［J］. Biomaterials，2019，196：109-121.

［53］ZHU B T，WU H Y，TU S C，et al. Graphene oxide-reinforced thermo-sensitive hydrogel consistently release alendronate for enhanced cranial defect repair［J］. J Control Release，2017，259：E12-E13.

［54］YU D，HUANG C S，JIANG C，et al. Features of a simvastatin-loaded multi-layered co-electrospun barrier membrane for guided bone regeneration［J］. Exp Ther Med，2021，22(1)：713.

［55］DOU C，LI J M，HE J，et al. Bone-targeted pH-responsive cerium nanoparticles for anabolic therapy in osteoporosis［J］. Bioact Mater，2021，6(12)：4697-4706.

［56］MA Q Y，LIANG M M，WU Y T，et al. Osteoclast-derived apoptotic bodies bridge bone resorption and formation in bone remodeling［J］. Bone Res，2021，9(1)：5.

［57］DONG R，BAI Y，DAI J J，et al. Engineered scaffolds based on mesenchymal stem cells/preosteoclasts extracellular matrix promote bone regeneration［J］. J Tissue Eng，2020，11：2041731420926918.

［58］CHEN Y Q，HU W H，DONG Z C，et al. Multi-functional osteoclasts in matrix-based tissue engineering bone[J]. Chin J Traumatol，2022，25：132-137.

[59] WITTKOWSKE C，REILLY G C，LACROIX D，et al. In vitro bone cell models：impact of fluid shear stress on bone formation[J]. Front Bioeng Biotechnol，2016，4：87.

[60] ROBERTS W E，HARTSFIELD J K. Bone development and function：genetic and environmentalmechanisms[J]. Semin Orthod，2004，10(2)：100-122.

[61] DALLAS S L，PRIDEAUX M，BONEWALD L F. The osteocyte：an endocrine cell and more[J]. Endocr Rev，2013，34：658-690.

[62] HUANG C，OGAWA R. Mechanotransduction in bone repair and regeneration[J]. FASEB J，2010，24(10)：3625-3632.

[63] BONEWALD L F. The amazing osteocyte[J]. J Bone Miner Res，2011，26(2)：229-238.

[64] NETTELHOFF L，GRIMM S，JACOBS C，et al. Influence of mechanical compression on human periodontal ligament fibroblasts and osteoblasts[J]. Clin Oral Investig，2016，20(3)：621-629.

[65] ZHANG L Q，LIU W J，ZHAO J D，et al. Mechanical stress regulates osteogenic differentiation and RANKL/OPG ratio in periodontal ligament stem cells by the Wnt/beta-catenin pathway[J]. Biochim Biophys Acta，2016，1860(10)：2211-2219.

[66] KASPAR D，SEIDL W，NEIDLINGER-WILKE C，et al. Dynamic cell stretching increases human osteoblast proliferation and CICP synthesis but decreases osteocalcin synthesis and alkaline phosphatase activity[J]. J Biomech，2000，33(1)：45-51.

[67] ZAHANICH I，GRAF E M，HEUBACH J F，et al. Molecular and functional expression of voltage-operated calcium channels during osteogenic differentiation of human mesenchymal stem cells[J]. J Bone Miner Res，2005，20(9)：1637-1646.

[68] WOOD M A，YANG Y，THOMAS P B，et al. Using dihydropyridine-release strategies to enhance load effects in engineered human bone constructs[J]. Tissue Eng，2006，12(9)：2489-2497.

[69] KAUR G，VALARMATHI M T，POTTS J D，et al. Regulation of osteogenic differentiation of rat bone marrow stromal cells on 2D nanorod substrates[J]. Biomaterials，2010，31(7)：1732-1741.

[70] DE PEPPO G M，AGHELI H，KARLSSON C，et al. Osteogenic response of human mesenchymal stem cells to well-defined nanoscale topography in vitro[J]. Int J Nanomed，2014，9：2499-2515.

[71] MCMURRAY R J，GADEGAARD N，TSIMBOURI P M，et al. Nanoscale surfaces for the long-term maintenance of mesenchymal stem cell phenotype and multipotency[J]. Nat Mater，2011，10(8)：637-644.

[72] WOO D G，SHIM M S，PARK J S，et al. The effect of electrical stimulation on the differentiation of hESCs adhered onto fibronectin-coated gold nanoparticles[J]. Biomaterials，2009，30(29)：5631-5638.

[73] BURG K J，PORTER S，KELLAM J F. Biomaterial developments for bone tissue engineering[J]. Biomaterials，2000，21(23)：2347-59.

[74] LOPES D，MARTINS-CRUZ C，OLIVEIRA M B，et al. Bone physiology as inspiration for tissue regenerative therapies[J]. Biomaterials，2018，185：240-275.

[75] GÓMEZ-LIZÁRRAGA K K，FLORES-MORALES C，DEL PRADO-AUDELO M L，et al. Polycaprolactone- and polycaprolactone/ceramic-based 3D-bioplotted porous scaffolds for bone regeneration：a comparative study[J]. Mater Sci Eng C Mater Biol Appl，2017，79：326-335.

［76］ FARAHPOUR M R，SHARIFI D，B A A，et al． Radiological evaluation of the effect of biphasic calcium phosphate scaffold（HA＋TCP）with 5，10 and 20 percentage of porosity on healing of segmental bone defect in rabbit radius［J］. Bratisl Lek Listy，2012，113(9)：529-533.

［77］ LEE J W，AHN G，KIM J Y，et al． Evaluating cell proliferation based on internal pore size and 3D scaffold architecture fabricated using solid freeform fabrication technology［J］. J Mater Sci Mater Med，2010，21(12)：3195-3205.

［78］ MYGIND T，STIEHLER M，BAATRUP A，et al． Mesenchymal stem cell ingrowth and differentiation on coralline hydroxyapatite scaffolds［J］. Biomaterials，2007，28(6)：1036-1047.

［79］ PEREZ R A，MESTRES G． Role of pore size and morphology in musculo-skeletal tissue regeneration［J］. Mater Sci Eng C，2016，61：922-939.

［80］ TEIXEIRA L N，CRIPPA G E，LEFEBVRE L P，et al． The influence of pore size on osteoblast phenotype expression in cultures grown on porous titanium［J］. Int J Oral Maxillofac Surg，2012，41(9)：1097-1101.

［81］ YAMANE S，IWASAKI N，KASAHARA Y，et al． Effect of pore size on in vitro cartilage formation using chitosan-based hyaluronic acid hybrid polymer fibers［J］. J Biomed Mater Res A，2007，81(3)：586-593.

［82］ CARIDADE S G，MONGE C，ALMODOVAR J，et al． Myoconductive and osteoinductive free-standing polysaccharide membranes［J］. Acta Biomater，2015，15：139-149.

［83］ ZHANG Y，XIANG Q，DONG S W，et al． Fabrication and characterization of a recombinant fibronectin/cadherin bio-inspired ceramic surface and its influence on adhesion and ossification in vitro［J］. Acta Biomater，2010，6(3)：776-785.

［84］ XU J B，LI S H，HU F F，et al． Artificial biomimicking matrix modifications of nanofibrous scaffolds by hE-cadherin-Fc fusion protein to promote human mesenchymal stem cells adhesion and proliferation［J］. J Nanosci Nanotechnol，2014，14(6)：4007-4013.

［85］ LEE J W，AN H，LEE K Y． Introduction of N-cadherin-binding motif to alginate hydrogels for controlled stem cell differentiation［J］. Colloids Surf B Biointerfaces，2017，155：229-237.

［86］ 王彦夫，王程越，王绍刚，等. 两种配比纳米羟基磷灰石复合胶原材料对犬拔牙窝骨缺损修复效果的比较［J］.中华口腔医学杂志，2016，51(2)：98-103.

［87］ TAN S，WANG Y，DU Y，et al． Injectable bone cement with magnesium-containing microspheres enhances osteogenesis via anti-inflammatory immunoregulation［J］. Bioact Mater，2021，6(10)：3411-3423.

［88］ ZHONG Z Y，WU X D，WANG Y F，et al． Zn/Sr dual ions-collagen co-assembly hydroxyapatite enhances bone regeneration through procedural osteo-immunomodulation and osteogenesis［J］. Bioact Mater，2021，10：195-206.

［89］ ULLAH I，ZHANG W，YANG L，et al． Impact of structural features of Sr/Fe co-doped HAp on the osteoblast proliferation and osteogenic differentiation for its application as a bone substitute［J］. Mater Sci Eng C，2020，110：110633.

［90］ CUI W，YANG L，ULLAH I，et al． Biomimetic porous scaffolds containing decellularized small intestinal submucosa and Sr^{2+}/Fe^{3+} co-doped hydroxyapatite accelerate angiogenesis/osteogenesis for bone regeneration［J］. Biomed Mater，2022，17(2)：025008.

［91］ QUAN H Y，HE Y W，SUN J J，et al． Chemical self-assembly of multifunctional hydroxyapatite with a coral-like nanostructure for osteoporotic bone reconstruction［J］. ACS Appl Mater Interfaces，2018，10(30)：25547-25560.

[92] GU Y F, ZHANG J, ZHANG X Z, et al. Three-dimensional printed Mg-doped beta-TCP bone tissue engineering scaffolds: effects of magnesium ion concentration on osteogenesis and angiogenesis in vitro[J]. Tissue Eng Regen Med, 2019, 16(4): 415-429.

[93] WANG Z T, LIU Q, LIU C C, et al. Mg^{2+} in beta-TCP/Mg-Zn composite enhances the differentiation of human bone marrow stromal cells into osteoblasts through MAPK-regulated Runx2/Osx[J]. J Cell Physiol, 2020, 235(6): 5182-5191.

[94] FIELDING G A, SARKAR N, VAHABZADEH S, et al. Regulation of osteogenic markers at late stage of osteoblast differentiation in silicon and zinc doped porous TCP[J]. J Funct Biomater, 2019, 10(4): 48.

[95] WU T T, SHI H S, LIANG Y Y, et al. Improving osteogenesis of calcium phosphate bone cement by incorporating with manganese doped β-tricalcium phosphate[J]. Mater Sci Eng C, 2020, 109: 110481.

[96] LI J M, DENG C J, LIANG W Y, et al. Mn-containing bioceramics inhibit osteoclastogenesis and promote osteoporotic bone regeneration via scavenging ROS[J]. Bioact Mater, 2021, 6(11): 3839-3850.

[97] ZHANG H, CUI Y L, ZHUO X L, et al. Biological fixation of bioactive bone cement in vertebroplasty: The first clinical investigation of borosilicate glass (BSG) reinforced PMMA bone cement[J]. ACS Appl Mater Interfaces, 2022, 14(46): 51711-51727.

[98] POBLOTH A M, CHECA S, RAZI H, et al. Mechanobiologically optimized 3D titanium-mesh scaffolds enhance bone regeneration in critical segmental defects in sheep[J]. Sci Transl Med, 2018, 10(423): eaam8828.

[99] TAKIZAWA T, NAKAYAMA N, HANIU H, et al. Titanium fiber plates for bone tissue repair [J]. Adv Mater, 2018, 30(4): adma. 201703608.

[100] WANG C, XU D L, LIN L, et al. Large-pore-size Ti6Al4V scaffolds with different pore structures for vascularized bone regeneration[J]. Mater Sci Eng C Mater Biol Appl, 2021, 131: 112499.

[101] YUAN L C, XU X X, SONG X T, et al. Effect of bone-shaped nanotube-hydrogel drug delivery system for enhanced osseointegration[J]. Biomater Adv, 2022, 137: 212853.

[102] CALDERON P D S, ROCHA F R G, XIA X, et al. Effect of silicon carbide coating on osteoblast mineralization of anodized titanium surfaces[J]. J Funct Biomater, 2022, 13(4): 247.

[103] KANG H L, DONG Y M, LIU H Y, et al. Titania-nanotube-coated titanium substrates promote osteogenesis and suppress osteoclastogenesis via integrin αvβ3[J]. ACS Appl Bio Mater, 2022, 5 (12): 5832-5843.

[104] KADHIM D R, HAMAD T I, FATALLA A A. Use of eggshells as bone grafts around commercially pure titanium implant screws coated with nano calcium sulfate[J]. Int J Biomater, 2022, 2022: 8722283.

[105] LI D Z, LI Y H, SHRESTHA A, et al. Effects of programmed local delivery from a micro/nano-hierarchical surface on titanium implant on infection clearance and osteogenic induction in an infected bone defect[J]. Adv Healthc Mater, 2019, 8(11): e1900002.

[106] ILEA A, VRABIE O G, BĂBȚAN A M, et al. Osseointegration of titanium scaffolds manufactured by selective laser melting in rabbit femur defect model[J]. J Mater Sci Mater Med, 2019, 30(2): 26.

[107] GENTILE P, CHIONO V, CARMAGNOLA I, et al. An overview of poly(lactic-co-glycolic)

acid（PLGA）-based biomaterials for bone tissue engineering[J]. Int J Mol Sci, 2014, 15：3640-3659.

[108] MURCIA VALDERRAMA M A, VAN PUTTEN R J, GRUTER G M. PLGA barrier materials from CO₂. The influence of lactide co-monomer on glycolic acid polyesters[J]. ACS Appl Polym Mater, 2020, 2(7)：2706-2718.

[109] HASSAN M, SULAIMAN M, YUVARAJU P D, et al. Biomimetic PLGA/strontium-zinc nano hydroxyapatite composite scaffolds for bone regeneration[J]. J Funct Biomater, 2022, 13(1)：13.

[110] HAN B, FANG J, YANG Z, et al. PEGylated coating affects DBM osteoinductivity in vivo by changing inflammatory responses[J]. ACS Appl Bio Mater, 2020, 3(12)：8722-8730.

[111] LI J M, KANG F, GONG X S, et al. Ceria nanoparticles enhance endochondral ossification-based critical-sized bone defect regeneration by promoting the hypertrophic differentiation of BMSCs via DHX15 activation[J]. FASEB J, 2019, 33(5)：6378-6389.

[112] PETERS M C, POLVERINI P J, MOONEY D J. Engineering vascular networks in porous polymer matrices[J]. J Biomed Mater Res, 2002, 60(4)：668-678.

[113] SHI H L, ZHAO Z C, JIANG W D, et al. A review into the insights of the role of endothelial progenitor cells on bone biology[J]. Front Cell Dev Biol, 2022, 10：878697.

[114] BYAMBAA B, ANNABI N, YUE K, et al. Bioprinted osteogenic and vasculogenic patterns for engineering 3D bone tissue[J]. Adv Healthc Mater, 2017, 6(16)：1700015.

[115] DRUECKE D, LANGER S, LAMME E, et al. Neovascularization of poly(ether ester) block-copolymer scaffolds in vivo：long-term investigations using intravital fluorescent microscopy[J]. J Biomed Mater Res Part A, 2004, 68(1)：10-18.

[116] SUN X Q, KANG Y Q, BAO J G, et al. Modeling vascularized bone regeneration within a porous biodegradable CaP scaffold loaded with growth factors[J]. Biomaterials, 2013, 34(21)：4971-4981.

[117] WALTHERS C, NAZEMI M, PATEL S, et al. The effect of scaffold macroporosity on angiogenesis and cell survival in tissue-engineered smooth muscle[J]. Biomaterials, 2014, 35(19)：5129-5137.

[118] SIMONS M, ALITALO K, ANNEX B H, et al. State-of-the-art methods for evaluation of angiogenesis and tissue vascularization：a scientific statement from the American Heart Association[J]. Circ Res, 2015, 116(11)：e99-e132.

[119] THOMPSON W D, SMITH E B, STIRK C M, et al. Angiogenic activity of fibrin degradation products is located in fibrin fragment E[J]. J Pathol, 1992,168(1)：47-53.

[120] RAO R R, PETERSON A W, CECCARELLI J, et al. Matrix composition regulates three-dimensional network formation by endothelial cells and mesenchymal stem cells in collagen/fibrin materials[J]. Angiogenesis, 2012, 15(2)：253-264.

[121] AHLFELD T, AKKINENI A R, FORSTER Y, et al. Design and fabrication of complex scaffolds for bone defect healing：combined 3D plotting of a calcium phosphate cement and a growth factor-loaded hydrogel[J]. Ann Biomed Eng, 2017, 45(1)：224-236.

[122] LIU Y, SUN L J, HUAN Y H, et al. Effects of basic fibroblast growth factor microspheres on angiogenesis in ischemic myocardium and cardiac function：analysis with dobutamine cardiovascular magnetic resonance tagging[J]. Eur J Cardiothorac Surg, 2006, 30(1)：103-107.

[123] LIU Y, FANG J R, ZHANG Q, et al. Wnt10b-overexpressing umbilical cord mesenchymal stem

cells promote critical size rat calvarial defect healing by enhanced osteogenesis and VEGF-mediated angiogenesis[J]. J Orthop Translat，2020，23：29-37.

[124] SUN G，SHEN Y I，KUSUMA S，et al. Functional neovascularization of biodegradable dextran hydrogels with multiple angiogenic growth factors[J]. Biomaterials，2011，32(1)：95-106.

[125] BAI Y，LI P P，YIN G F，et al. BMP-2，VEGF and bFGF synergistically promote the osteogenic differentiation of rat bone marrow-derived mesenchymal stem cells[J]. Biotechnol Lett，2013，35(3)：301-308.

[126] NIE L，CHANG P B，SUN M，et al. Composite Hydrogels with the simultaneous release of VEGF and MCP-1 for enhancing angiogenesis for bone tissue engineering applications[J]. Appl Sci，2018，8：2438.

[127] SCOTTI C，TONNARELLI B，PAPADIMITROPOULOS A，et al. Recapitulation of endochondral bone formation using human adult mesenchymal stem cells as a paradigm for developmental engineering[J]. Proc Natl Acad Sci U S A，2010，107(16)：7251-7256.

[128] KNUTH C A，SASTRE E，FAHY N B，et al. Collagen type X is essential for successful mesenchymal stem cell-mediated cartilage formation and subsequent endochondral ossification[J]. Eur Cell Mater，2019，38：106-122.

[129] BAI Y，LIU C，FU L，et al. Mangiferin enhances endochondral ossification-based bone repair in massive bone defect by inducing autophagy through activating AMP-activated protein kinase signaling pathway[J]. FASEB J，2018，32(8)：4573-4584.

[130] QUARTO R，MASTROGIACOMO M，CANCEDDA R，et al. Repair of large bone defects with the use of autologous bone marrow stromal cells[J]. N Engl J Med，2001，344(5)：385-386.

[131] 杨志明,赵雍凡,解慧琪,等.组织工程肋骨移植修复胸壁巨大缺损[J].中国修复重建外科杂志，2000,14(6)：365-368.

[132] JIANG H J，CHENG P Z，LI D L，et al. Novel standardized massive bone defect model in rats employing an internal eight-hole stainless steel plate for bone tissue engineering[J]. J Tissue Eng Regen Med，2018，12(4)：e2162-e2171.

[133] 吴治林,侯天勇,刘杰,等.个体化组织工程骨与同种异体骨修复骨纤维异常增殖症术后骨缺损的对比研究[J].第三军医大学学报,2014,36(9)：945-949.

[134] YANG P，XING J C，LIU J，et al. Individual tissue-engineered bone in repairing bone defects：a 10-year follow-up study[J]. Tissue Eng Part A，2020，26(15-16)：896-904.

[135] LUO K Y，GAO X L，GAO Y，et al. Multiple integrin ligands provide a highly adhesive and osteoinductive surface that improves selective cell retention technology[J]. Acta Biomater，2019，85：106-116.

[136] LUO F，WANG X H，WANG S L，et al. Induced membrane technique combined with two-stage internal fixation for the treatment of tibial osteomyelitis defects[J]. Injury，2017，48(7)：1623-1627.

[137] WU H R，SHEN J，YU X，et al. Two stage management of cierny-mader type IV chronic osteomyelitis of the long bones[J]. Injury，2017，48(2)：511-518.

[138] XING J C，LU Y Z，CUI Y G，et al. A standardized and quality-controllable protocol of constructing individual tissue-engineered grafts applicable to treating large bone defects[J]. Tissue Eng Part C Methods，2019，25(3)：137-147.

[139] KAMISAN N，NAVEEN S V，AHMAD R E，et al. Chondrocyte density，proteoglycan content and gene expressions from native cartilage are species specific and not dependent on cartilage

thickness: a comparative analysis between rat, rabbit and goat[J]. BMC Vet Res, 2013(9): 62.

[140] LANE N E, SHIDARA K, WISE B L. Osteoarthritis year in review 2016: clinical[J]. Osteoarthritis Cartilage, 2017, 25(2): 209-215.

[141] BLANEY DAVIDSON E N, VAN CAAM A P, VAN DER KRAAN P M. Osteoarthritis year in review 2016: biology[J]. Osteoarthritis Cartilage, 2017, 25(2): 175-180.

[142] WILKES G H, WONG J, GUILFOYLE R. Microtia reconstruction[J]. Plast Reconstr Surg, 2014, 134(3): 464e-479e.

[143] CORREA D, LIETMAN S A. Articular cartilage repair: current needs, methods and research directions[J]. Semin Cell Dev Biol, 2017(62): 67-77.

[144] 曹谊林. 组织工程学: 理论与实践[M]. 上海: 上海科学技术出版社, 2004: 3-7.

[145] TUAN R S, CHEN A F, KLATT B A. Cartilage regeneration[J]. J Am Acad Orthop Surg, 2013, 21(5): 303-311.

[146] WANG M J, YUAN Z G, MA N, et al. Advances and prospects in stem cells for cartilage regeneration[J]. Stem Cells Int, 2017: 4130607.

[147] GE Z G, LI C, HENG B C, et al. Functional biomaterials for cartilage regeneration[J]. J Biomed Mater Res A, 2012, 100(9): 2526-2536.

[148] RAI V, DILISIO M F, DIETZ N E, et al. Recent strategies in cartilage repair: a systemic review of the scaffold development and tissue engineering[J]. J Biomed Mater Res A, 2017, 105(8): 2343-2354.

[149] DENG Z T, JIN J W, ZHAO J N, et al. Cartilage defect treatments: with or without cells? Mesenchymal stem cells or chondrocytes? Traditional or matrix-assisted? A systematic review and meta-analyses[J]. Stem Cells Int, 2016: 2527349.

[150] HUANG B J, HU J C, ATHANASIOU K A. Cell-based tissue engineering strategies used in the clinical repair of articular cartilage[J]. Biomaterials, 2016(98): 1-22.

[151] YASUI Y, ANDO W, SHIMOMURA K, et al. Scaffold-free, stem cell-based cartilage repair [J]. Clin Orthop Trauma, 2016, 7(3): 157-63.

[152] VACANTI C A, LANGER R, SCHLOO B, et al. Synthetic polymers seeded with chondrocytes provide a template for new cartilage formation[J]. Plast Reconstr Surg, 1991, 88(5): 753-759.

[153] DEWAN A K, GIBSON M A, ELISSEEFF J H, et al. Evolution of autologous chondrocyte repair and comparison to other cartilage repair techniques [J]. Biomed Res Int, 2014 (2014): 272481.

[154] PHULL A R, EO S H, ABBAS Q, et al. Applications of chondrocyte-based cartilage engineering: an overview[J]. Biomed Res Int, 2016: 1879837.

[155] ZHANG L, HE A, YIN Z Q, et al. Regeneration of human-ear-shaped cartilage by co-culturing human microtia chondrocytes with BMSCs[J]. Biomaterials, 2014, 35(18): 4878-4887.

[156] KOBAYASHI S, TAKEBE T, INUI M, et al. Reconstruction of human elastic cartilage by a CD44+ CD90+ stem cell in the ear perichondrium[J]. Proc Natl Acad Sci U S A, 2011, 108 (35): 14479-14484.

[157] KAGIMOTO S, TAKEBE T, KOBAYASHI S, et al. Autotransplantation of monkey ear perichondrium-derived progenitor cells for cartilage reconstruction[J]. Cell Transp, 2016, 25 (5): 951-962.

[158] NAKAO H, JACQUET R D, SHASTI M, et al. Long-term comparison between human normal conchal and microtia chondrocytes regenerated by tissue engineering on nanofiber polyglycolic acid

scaffolds[J]. Plast Reconstr Surg, 2017, 139(4): 911e-921e.

[159] ASHRAF S, CHA B H, KIM J S, et al. Regulation of senescence associated signaling mechanisms in chondrocytes for cartilage tissue regeneration[J]. Osteoarthritis Cartilage, 2016, 24(2): 196-205.

[160] FREYRIA A M, MJALLEIN-GERIN F. Chondrocytes or adult stem cells for cartilage repair: the indisputable role of growth factors[J]. Injury, 2012, 43(3): 259-265.

[161] ELMALLAH R K, CHERIAN J J, JAUREGUI J J, et al. Genetically modified chondrocytes expressing TGF-β1: a revolutionary treatment for articular cartilage damage? [J]. Expert Opin Biol Ther, 2015, 15(3): 455-464.

[162] SIMENTAL-MENDÍA M, LARA-ARIAS J, ÁLVAREZ-LOZANO E, et al. Cotransfected human chondrocytes: over-expression of IGF-I and SOX9 enhances the synthesis of cartilage matrix components collagen-II and glycosaminoglycans[J]. Braz J Med Biol Res, 2015, 48(12): 1063-1070.

[163] ORTVED K F, BEGUM L, MOHAMMED H O, et al. Implantation of rAAV5-IGF-I transduced autologous chondrocytes improves cartilage repair in full-thickness defects in the equine model[J]. Mol Ther, 2015, 23(2): 363-373.

[164] GUAN P P, GUO J W, YU X, et al. The role of cyclooxygenase-2, interleukin-1β and fibroblast growth factor-2 in the activation of matrix metalloproteinase-1 in sheared-chondrocytes and articular cartilage[J]. Sci Rep, 2015, 5(1): 10412.

[165] O'CONNELL G D, TAN A R, CUI V, et al. Human chondrocyte migration behaviour to guide the development of engineered cartilage[J]. J Tissue Eng Regen Med, 2017, 11(3): 877-886.

[166] SMITH R L, LINDSEY D P, DHULIPALA L, et al. Effects of intermittent hydrostatic pressure and BMP-2 on osteoarthritic human chondrocyte metabolism in vitro[J]. J Orthop Res, 2011, 29(3): 361-368.

[167] FARNSWORTH N L, ANTUNEZ L R, BRYANT S J. Dynamic compressive loading differentially regulates chondrocyte anabolic and catabolic activity with age [J]. Biotechnol Bioeng, 2013, 110(7): 2046-2057.

[168] SITTINGER M, SCHULTZ O, KEYSZER G, et al. Artificial tissues in perfusion culture[J]. Int J Artif Organs, 1997, 20(1): 57-62.

[169] KIMURA T, YASUI N, OHSAWA S, et al. Chondrocytes embedded in collagen gels maintain cartilage phenotype during long-term cultures [J]. Clin Orthop Relat Res, 1984, 6(186): 231-239.

[170] BONAVENTURE J, KADHOM N, COHEN-SOLAL L, et al. Reexpression of cartilage-specific genes by dedifferentiated human articular chondrocytes cultured in alginate beads[J]. Exp Cell Res, 1994, 212(1): 97-104.

[171] MAMIDI M K, DAS A K, ZAKARIA Z, et al. Mesenchymal stromal cells for cartilage repair in osteoarthritis[J]. Osteoarthritis Cartilage, 2016(8): 1307-1316.

[172] MAZOR M, LESPESSAILLES E, COURSIER R, et al. Mesenchymal stem-cell potential in cartilage repair: an update[J]. J Cell Mol Med, 2014, 18(12): 2340-2350.

[173] GUGJOO M B, AMARPAL, SHARMA G T, et al. Cartilage tissue engineering: role of mesenchymal stem cells along with growth factors & scaffolds[J]. Indian J Med Res, 2016, 144(3): 339-347.

[174] DE KROON L M, NARCISI R, BLANEY DAVIDSON E N, et al. Activin receptor-like

kinasereceptors ALK5 and ALK1 are both required for TGFβ-induced chondrogenic differentiation of human bone marrow-derived mesenchymal stem cells[J]. PLoS One, 2015, 10 (12): e0146124.

[175] FRISCH J, VENKATESAN J K, REY-RICO A, et al. Influence of insulin-like growth factor I overexpression via recombinant adeno-associated vector gene transfer upon the biological activities and differentiation potential of human bone marrow-derived mesenchymal stem cells[J]. Stem Cell Res Ther, 2014, 5(4): 103.

[176] YANG Y H, BARABINO G A. Differential morphology and homogeneity of tissue-engineered cartilage in hydrodynamic cultivation with transient exposure to insulin-like growth factor-1 and transforming growth factor-β1[J]. Tissue Eng Part A, 2013, 19(21-22): 2349-2360.

[177] TANGTRONGSUP S, KISIDAY J D. Effects of dexamethasone concentration and timing of exposure on chondrogenesis of equine bone marrow-derived mesenchymal stem cells [J]. Cartilage, 2016, 7(1): 92-103.

[178] VERONESI F, MAGLIO M, TSCHON M, et al. Adipose-derived mesenchymal stem cells for cartilage tissue engineering: state-of-the-art in in vivo studies[J]. J Biomed Mater Res A, 2014, 102(7): 2448-2466.

[179] OGATA Y, MABUCHI Y, YOSHIDA M, et al. Purified human synovium mesenchymal stem cells as a good resource for cartilage regeneration[J]. PLoS One, 2017, 10(6): e0129096.

[180] SAKAGUCHI Y, SEKIYA I, YAGISHITA K, et al. Comparison of human stem cells derived from various mesenchymal tissues: superiority of synovium as a cell source[J]. Arthritis Rheum, 2010, 52(8): 2521-2529.

[181] KLONTZAS M E, KENANIDIS E I, HELIOTIS M, et al. Bone and cartilage regeneration with the use of umbilical cord mesenchymal stem cells[J]. Expert Opin Biol Ther, 2015, 15(11): 1541-1552.

[182] LIAO J F, SHI K, DING Q X, et al. Recent developments in scaffold-guided cartilage tissue regeneration[J]. J Biomed Nanotechnol, 2014, 10(10): 3085-3104.

[183] HUANG J J, YANG S R, CHU I M, et al. A comparative study of the chondrogenic potential between synthetic and natural scaffolds in an in vivo bioreactor[J]. Sci Technol Adv Mater, 2013, 14(5): 054403.

[184] BERNHARD J C, VUNJAK-NOVAKOVIC G. Should we use cells, biomaterials, or tissue engineering for cartilage regeneration? [J]. Stem Cell Res Ther, 2016, 7(1): 56.

[185] BHARDWAJ N, DEVI D, MANDAL B B. Tissue-engineered cartilage: the crossroads of biomaterials, cells and stimulating factors[J]. Macromol Biosci, 2015, 15(2): 153-182.

[186] RAGHUNATH J, ROLLO J, SALES K M, et al. Biomaterials and scaffold design: key to tissue-engineering cartilage[J]. Biotechnol Appl Biochem, 2007, 46(Pt2): 73-84.

[187] HAAPARANTA A M, JÄRVINEN E, CENGIZ I F, et al. Preparation and characterization of collagen/PLA, chitosan/PLA, and collagen/chitosan/PLA hybrid scaffolds for cartilage tissue engineering[J]. J Mater Sci Mater Med, 2014, 25(4): 1129-1136.

[188] ANBINDER P, MACCHI C, AMALVY J, et al. Chitosan-graft-poly (n-butyl acrylate) copolymer: Synthesis and characterization of a natural/synthetic hybrid material[J]. Carbohydr Polym, 2016, 10(145): 86-94.

[189] LIU Y, ZHANG L, ZHOU G D, et al. In vitro engineering of human ear-shaped cartilage assisted with CAD/CAM technology[J]. Biomaterials, 2010, 31(8): 2176-2183.

[190] ZHENG R, DUAN H C, XUE J X, et al. The influence of Gelatin/PCL ratio and 3-D construct shape of electrospun membranes on cartilage regeneration[J]. Biomaterials, 2014, 35 (1): 152-164.

[191] SUH S W, SHIN J Y, KIM J, et al. Effect of different particles on cell proliferation in polymer scaffolds using a solvent-casting and particulate leaching technique[J]. ASAIO J, 2002, 48(5): 460-464.

[192] VISHWANATH V, PRAMANIK K, BISWAS A. Optimization and evaluation of silk fibroin-chitosan freeze-dried porous scaffolds for cartilage tissue engineering application[J]. J Biomater Sci Polym Ed, 2016, 27(7): 657-674.

[193] POURSAMAR S A, LEHNER A N, AZAMI M, et al. The effects of crosslinkers on physical, mechanical, and cytotoxic properties of gelatin sponge prepared via in-situ gas foaming method as a tissue engineering scaffold[J]. Mater Sci Eng C, 2016(63): 1-9.

[194] CHEN C, BANG S M, CHO Y, et al. Research trends in biomimetic medical materials for tissue engineering: 3D bioprinting, surface modification, nano/micro-technology and clinical aspects in tissue engineering of cartilage and bone[J]. Biomater Res, 2016, 4(20): 10.

[195] SVOBODOVÁ J, PROKS V, KARABIYIK Ö, et al. Poly (amino acid)-based fibrous scaffolds modified with surface-pendant peptides for cartilage tissue engineering[J]. J Tissue Eng Regen Med, 2017, 11(3): 831-842.

[196] Privalova A, Markvicheva E, SevrIN C H, et al. Biodegradable polyester-based microcarriers with modified surface tailored for tissue engineering[J]. J Biomed Mater Res A, 2015, 103(3): 939-948.

[197] CHEN C H, LEE M Y, SHYU V B, et al. Surface modification of polycaprolactone scaffolds fabricated via selective laser sintering for cartilage tissue engineering[J]. Mater Sci Eng C, 2014 (40): 389-397.

[198] CHEN J P, SU C H. Surface modification of electrospun PLLA nanofibers by plasma treatment and cationized gelatin immobilization for cartilage tissue engineering[J]. Acta Biomater, 2011, 7 (1): 234-243.

[199] MORILLE M, VENIER-JULIENNE M C, MONTERO-MENEI C N. Scaffolds for controlled release of cartilage growth factors[J]. Methods Mol Biol, 2015(1340): 171-180.

[200] WANG Y H, XU Y, ZHOU G D, et al. Biological evaluation of acellular cartilaginous and dermal matrixes as tissue engineering scaffolds for cartilage regeneration[J]. Front Cell Dev Biol, 2021, 8: 624337.

[201] SPILLER K L, LIU Y, HOLLOWAY J L, et al. A novel method for the direct fabrication of growth factor-loaded microspheres within porous PVA hydrogels: controlled release for cartilage tissue engineering[J]. J Control Release, 2012, 157(1): 39-45.

[202] CRECENTE-CAMPO J, BORRAJO E, VIDAL A, et al. New scaffolds encapsulating TGF-β3/BMP-7 combinations driving strong chondrogenic differentiation[J]. Eur J Pharm Biopharm, 2017(114): 69-78.

[203] WU G, WANG L, LI H, et al. Function of sustained released resveratrol on IL-1β-induced hBMSC MMP13 secretion inhibition and chondrogenic differentiation promotion[J]. J Biomater Appl, 2016, 30(7): 930-939.

[204] HUNG K C, TSENG C S, DAI L G, et al. Water-based polyurethane 3D printed scaffolds with controlled release function for customized cartilage tissue engineering[J]. Biomaterials, 2016

(83): 156-168.

[205] CHUAH Y J, PECK Y, LAU J E, et al. Hydrogel based cartilaginous tissue regeneration: recent insights and technologies[J]. Biomater Sci, 2017, 5(4): 613-631.

[206] YANG J Z, ZHANG Y S, YUE K, et al. Cell-laden hydrogels for osteochondral and cartilage tissue engineering[J]. Acta Biomater, 2017(57): 1-25.

[207] REDDI A H, BECERRA J, ANDRADES J A. Nanomaterials and hydrogel scaffolds for articular cartilage regeneration[J]. Tissue Eng Part B Rev, 2011, 17(5): 301-305.

[208] MELLATI A, FAN C M, TAMAYOL A, et al. Microengineered 3D cell-laden thermoresponsive hydrogels for mimicking cell morphology and orientation in cartilage tissue engineering[J]. Biotechnol Bioeng, 2017, 114(1): 217-231.

[209] D'ESTE M, SPRECHER C M, MILZ S, et al. Evaluation of an injectable thermoresponsive hyaluronan hydrogel in a rabbit osteochondral defect model[J]. J Biomed Mater Res A, 2016, 104(6): 1469-1478.

[210] NEUMANN A J, QUINN T, BRYANT S J. Nondestructive evaluation of a new hydrolytically degradable and photo-clickable PEG hydrogel for cartilage tissue engineering[J]. Acta Biomater, 2016, 15(39): 1-11.

[211] SHI D Q, XU X Q, YE Y Q, et al. Photo-cross-linked scaffold with kartogenin-encapsulated nanoparticles for cartilage regeneration[J]. ACS Nano, 2016, 10(1): 1292-1299.

[212] LIU X L, YANG Y L, LI Y, et al. Integration of stem cell-derived exosomes with in situ hydrogel glue as a promising tissue patch for articular cartilage regeneration[J]. Nanoscale, 2017, 9(13): 4430-4438.

[213] KIKUCHI A, OKANO T. Nanostructured designs of biomedical materials: applications of cell sheet engineering to functional regenerative tissues and organs[J]. J Control Release, 2005, 101 (1-3): 69-84.

[214] YOKOYAMA M, SATO M, UMEZAWA A, et al. Assessment of the safety of chondrocyte sheet implantation for cartilage regeneration[J]. Tissue Eng C Methods, 2016, 22(1): 59-68.

[215] LIAO H T, ZHENG R, LIU W, et al. Prefabricated, ear-shaped cartilage tissue engineering by scaffold-free porcine chondrocytes membrane[J]. Plast Reconstr Surg, 2015, 135(2): 313-321.

[216] CAO Y, VACANTI J P, PAIGE K T, et al. Transplantation of chondrocytes utilizing a polymer-cell construct to produce tissue-engineered cartilage in the shape of a human ear[J]. Plastic Reconstr Surg, 1997, 100(2): 297-304.

[217] SHIEH S J, TERADA S, VACANTI J P. Tissue engineering auricular reconstruction: in vitro and in vivo studies[J]. Biomaterials, 2004, 25(9): 1545-1557.

[218] HAISCH A, KLARING S, GROGER A, et al. A tissue-engineering model for the manufacture of auricular-shaped cartilage implants[J]. Eur Arch Otorhinolaryngol, 2002, 259(6): 316-321.

[219] ZHOU L B, POMERANTSEVA I, BASSETT E K, et al. Engineering ear constructs with a composite scaffold to maintain dimensions[J]. Tissue Eng A, 2011(17): 1573.

[220] KUSUHARA H, ISOGAI N, ENJO M, et al. Tissue engineering a model for the human ear: assessment of size, shape, morphology, and gene expression following seeding of different chondrocytes[J]. Wound Repair Regen, 2009(17): 136.

[221] LUO X S, LIU Y, ZHANG Z Y, et al. Long-term functional reconstruction of segmental tracheal defect by pedicled tissue-engineered trachea in rabbits[J]. Biomaterials, 2013, 34(13): 3336-3344.

［222］WANG D A，VARGHESE S，SHARMA B，et al. Multifunctional chondroitin sulphate for cartilage tissue-biomaterial integration［J］. Nat Mater，2007，6(5)：385-392.

［223］HE A J，LIU L N，LUO X S，et al. Repair of osteochondral defects with in vitro engineered cartilage based on autologous bone marrow stromal cells in a swine model［J］. Sci Rep，2017，7(1)：40489.

［224］SHARMA B，FERMANIAN S，GIBSON M，et al. Human cartilage repair with a photoreactive adhesive-hydrogel composite［J］. Sci Transl Med，2013，5(167)：167ra6.

［225］MUMME M，BARBERO A，MIOT S，et al. Nasal chondrocyte-based engineered autologous cartilage tissue for repair of articular cartilage defects：an observational first-in-human trial［J］. Lancet，2016，388(10055)：1985-1994.

［226］YANAGA H，IMAI K，FUJIMOTO T，et al. Generating ears from cultured autologous auricular chondrocytes by using two-stage implantation in treatment of microtia［J］. Plast Reconstr Surg，2009，124(3)：817-825.

［227］OSENI A，CROWLEY C，LOWDELL M，et al. Advancing nasal reconstructive surgery：the application of tissue engineering technology［J］. J Tissue Eng Regen Med，2012，6 (10)：757-768.

［228］LANGER R，VACANTI J P. Tissue engineering［J］. Science，1993，260(5110)：920-926.

［229］CAO Y，VACANTI J P，MA X，et al. Generation of neo-tendon using synthetic polymersseeded with teno-cytes［J］. Transplant Proc，1994，26(6)：3390-3392.

［230］LIU W，CHEN B，DENG D，et al. Repair of tendon defect with dermalfibroblast engi-neered tendon in a porcine model［J］. Tissue Eng，2006，12(4)：775-788.

［231］DENG D，LIU W，XU F，et al. Engineering human neo-tendon tissue in vitro with human dermal fibro-blasts under static mechanical strain［J］. Biomaterials，2009，30(35)：6724-6730.

［232］CHEN B，WANG B，ZHANG W J，et al. In vivo tendon engineering with skeletal muscle derived cells in a mouse model［J］. Biomaterials，2012，33(26)：6086-6097.

［233］DHINSA B S，MAHAPATRA A N，KHAN W S. Sources of adult mesenchymal stem cells for ligament and tendon tissue engineering［J］. Curr Stem Cell Res Ther，2014，10(1)：26-30.

［234］DENG D，WANG W B，WANG B，et al. Repair of Achilles tendon defect with autologous ASCs engineered tendon in a rabbit model［J］. Biomaterials，2014，35(31)：8801-8809.

［235］CHEN X，SONG X H，YIN Z，et al. Stepwise differentiation of human embryonic stem cells promotes tendon regeneration by secreting fetal tendon matrix and differentiation factors［J］. Stem Cells，2009，27(6)：1276-1287.

［236］LIU Y，RAMANATH H S，WANG D A. Tendon tissue engineering using scaffold enhancing strategies［J］. Trends Biotechnol，2008，26(4)：201-209.

［237］NAGHASHZARGAR E，FARÈ S，CATTO V，et al. Nano/micro hybrid scaffold of PCL or P3HB nanofibers combined with silk fibroin for tendon and ligament tissue engineering［J］. J Appl Biomater Funct Mater，2014，13(2)：e156-e168.

［238］INGRAM J H，KOROSSIS S，HOWLING G，et al. The use of ultrasonication to aid recellularization of acellular natural tissue scaffolds for use in anterior cruciate ligament reconstruction［J］. Tissue Eng，2007(13)：1561-1572.

［239］CAO D J，LIU W，WEI X，et al. In vitro tendon engineering with avian tenocytes and polyglycolic acids：a preliminary report［J］. Tissue Eng，2006，12(5)：1369-1377.

［240］GARVIN J，QI J，MALONEY M，BANES A J. Novel system for engineering bioartificial tendons and applica-tion of mechanical load[J]. Tissue Eng, 2003, 9(5): 967-979.

[241] YOUNGSTROM D W, RAJPAR I, KAPLAN D L, et al. A bioreactor system for in vitro tendon differentiation and tendon tissue engineering[J]. J Orthop Res, 2015, 33(6): 911-918.

[242] KAUX J F, DRION P V, COLIGE A, et al. Effects of platelet-rich plasma (PRP) on the healing of Achilles tendons of rats[J]. Wound Repair Regen, 2012, 20(5): 748-756.

[243] PATTERSON-KANE J C, RICH T. Achilles tendon injuries in elite athletes: lessons in pathophysiology from their equine counterparts[J]. ILAR J, 2014, 55(1): 86-99.

[244] ZHU J, LI J, WANG B, et al. The regulation of phenotype of cultured tenocytes by microgrooved surface structure[J]. Biomaterials, 2010, 31(27): 6952-6958.

[245] ZHANG Y J, WANG B, ZHANG W J, et al. Enhanced proliferation capacity of porcine tenocytes in low O_2 tension culture[J]. Biotechnology Letters, 2010, 32(2): 181-187.

[246] SCHULZE-TANZIL G, MOBASHERI A, CLEGG P D, et al. Cultivation of human tenocytes in high-density culture[J]. Histochem Cell Biol, 2004, 122(3): 219-228.

[247] WANG W B, HE A J, ZHANG Z Y, et al. Induction of transient tenogenic phenotype of high density cultured human dermal fibroblasts[J]. Connect Tissue Res, 2015, 56(4): 1.

[248] BI Y, EHIRCHIOU D, KILTS T M, et al. Identification of tendon stem/progenitor cells and the role of the extracellular matrix in their niche[J]. Nat Med, 2007, 13(10): 1219-1227.

[249] ZHANG J, LI B, WANG J H. The role of engineered tendon matrix in the stemness of tendon stem cells in vitro and the promotion of tendon-like tissue formation in vivo[J]. Biomaterials, 2011, 32(29): 6972-6981.

[250] YIN Z, CHEN X, ZHU T, et al. The effect of decellularized matrices on human tendon stem/progenitor cell differentiation and tendon repair[J]. Acta Biomater, 2013, 9(12): 9317-9329.

[251] AWAD H A, BUTLER D L, BOIVIN G P, et al. Autologous mesenchymal stem cell-mediated repair of tendon[J]. Tissue Eng, 1999, 5(3): 267-277.

[252] OUYANG H W, GOH J C, THAMBYAH A, et al. Knitted poly-lactide-co-glycolide scaffold loaded with bone marrow stromal cells in repair and regeneration of rabbit Achilles tendon[J]. Tissue Eng, 2003, 9(3): 431-439.

[253] SAHOO S, ANG L T, CHO-HONG GOH J, et al. Bioactive nanofibers for fibroblastic differentiation of mesenchymal precursor cells for ligament/tendon tissue engineering applications [J]. Differentiation, 2010, 79(2): 102-110.

[254] OMAE H, ZHAO C, SUN Y L, et al. Multilayer tendon slices seeded with bone marrow stromal cells: a novel composite for tendon engineering[J]. J Orthop Res, 2009, 27(7): 937-942.

[255] NAM H Y, PINGGUAN-MURPHY B, AMIR ABBAS A, et al. The proliferation and tenogenic differentiation potential of bone marrow-derived mesenchymal stromal cell are influenced by specific uniaxial cyclic tensile loading conditions[J]. Biomech Model Mechanobiol, 2015, 14(3): 649-663.

[256] KISHORE V, BULLOCK W, SUN X, et al. Tenogenic differentiation of human MSCs induced by the topography of electrochemically aligned collagen threads[J]. Biomaterials, 2012, 33(7): 2137-2144.

[257] OTABE K, NAKAHARA H, HASEGAWA A, et al. Transcription factor Mohawk controls tenogenic differentiation of bone marrow mesenchymal stem cells in vitro and in vivo[J]. J Orthop Res, 2015, 33(2): 1-8.

[258] CHAI W, NI M, RUI Y F, et al. Effect of growth and differentiation factor 6 on the tenogenic differen-tiation of bone marrow-derived mesenchymal stem cells[J]. Chin Med J Eng, 2013, 126 (8): 1509-1516.

[259] YANEZ R, LAMANA M L, GARCIA-CASTRO J, et al. Adipose tissue-derived mesenchymal stem cells have in vivo immunosupressive properties applicable for the control of the graft-versus-host disease[J]. Stem Cells, 2006, 24(11): 2582-2591.

[260] SHEN H, GELBERMAN R H, SILVA M J, et al. BMP12 induces tenogenic differentiation of adipose-derived stromal cells[J]. PLoS One, 2013, 8(10): e77613.

[261] KRAUS A, WOON C, RAGHAVAN S, et al. Co-culture of human adipose-derived stem cells with tenocytes increases proliferation and induces differentiation into a tenogenic lineage[J]. Plast Reconstr Surg, 2013, 132(5): 754e-766e.

[262] GULATI B R, KUMAR R, MOHANTY N, et al. Bone morphogenetic protein-12 induces tenogenic differentiation of mesenchymal stem cells derived from equine amniotic fluid[J]. Cells Tissues Organs, 2013, 198(5): 377-389.

[263] MOHANTY N, GULATI B R, KUMAR R, et al. Immunophenotypic characterization and tenogenic differen-tiation of mesenchymal stromal cells isolated from equine umbilical cord blood [J]. In Vitro Cell Dev Biol Anim, 2014, 50(6): 538-548.

[264] XIA D S, SUMITA Y, LIU Y N, et al. GDFs promote tenogenic characteristics on human periodontal ligament-derived cells in culture at late passages[J]. Growth Factors, 2013, 31(5): 165-173.

[265] CHEN X, YIN Z, CHEN J L, et al. Force and scleraxis synergistically promote the commitment of human ES cells derived MSCs to tenocytes[J]. Sci Rep, 2012(2): 977.

[266] CHEN X, YIN Z, CHEN J L, et al. Scleraxis-overexpressed human embryonic stem cell-derived mesenchymal stem cells for tendon tissue engineering with knitted silk-collagen scaffold[J]. Tissue Eng Part A, 2014, 20(11-12): 1583-1592.

[267] COMMANDEUR S, BEUSEKOM H, GIESSEN W. Polymers, drug release, and drug-eluting stents[J]. J Interv Cardiol, 2010, 19(6): 500-506.

[268] FREED L E, MARQUIS J C, NOHRIA A, et al. Neocartilage formation in vitro and in vivo using cells cultured on synthetic biodegradable polymers[J]. J Biomed Mater Res, 1993, 27(1): 11-23.

[269] YAN D, ZHOU G D, ZHOU X, et al. The impact of low levels of collagen IX and pyridonoline on the mechanical properties of in vitro engineered cartilage[J]. Biomaterials, 2009, 30(5): 814-821.

[270] KUMBAR S G, NUKAVARAPU S P, JAMES R, et al. Electrospun poly(lactic acid-co-glycolic acid) scaffolds for skin tissue engineering[J]. Biomaterials, 2008, 29(30): 4100-4107.

[271] CAO Y L, LIU Y T, LIU W, et al. Bridging tendon defects using autologous teno-cyte engineered tendon in a hen model[J]. Plast Reconstr Surg, 2002, 110(5): 1280-1289.

[272] SAHOO S, CHO-HONG J G, SIEW-LOK T. Development of hybrid polymer scaffolds for potential applications in ligament and tendon tissue engineering[J]. Biomed Mater, 2007, 2(3): 169-173.

[273] COOPER J A, LU H H, KO F K, et al. Fiber-based tissue-engineered scaffold for ligament replacement: design considerations and in vitro evaluation[J]. Biomaterials, 2005, 26(13): 1523-1532.

[274] CZAPLEWSKI S K, TSAI T L, DUENWALD-KUEHL S E, et al. Tenogenic differentiation of human induced pluripotent stem cell-derived mesenchymal stem cells dictated by properties of braided submicron fibrous scaffolds[J]. Biomaterials, 2014, 35(25): 6907-6917.

[275] LIU W, CAO Y L. Application of scaffold materials in tissue reconstruction in immunocompetent mammals: our experience and future requirements[J]. Biomaterials, 2007(28): 5078-5086.

[276] WANG B, LIU W, ZHANG Y J, et al. Engineering of extensor tendon complex by an ex vivo approach[J]. Biomaterials, 2008, 29(20): 2954-2961.

[277] JUNCOSA-MELVIN N, BOIVIN G P, GOOCH C, et al. The effect of autologous mesenchymal stem cells on the biomechanics and histology of gel-collagen sponge constructs used for rabbit patellar tendon repair[J]. Tissue Eng, 2006, 12(2): 369-379.

[278] TISCHER T, VOGT S, ARYEE S, et al. Tissue engineering of the anterior cruciate ligament: a new method using acellularized tendon allografts and autologous fibroblastsineering[J]. Arch Orthop Trauma Surg, 2007, 127(9): 735-741.

[279] BADYLAK S F, TULLIUS R, KODINI K, et al. The use of xenogeneic small intestinal submucosa as a biomaterial for Achilles tendon repair in a dog model[J]. J Biomed Mater Res, 1995, 29(8): 977-985.

[280] ALTMAN G H, DIAZ F, JAKUBA C, et al. Silk-based biomaterials[J]. Biomaterials, 2003, 24(3): 401-416.

[281] FAN H, LIU H, WONG E J, et al. In vivo study of anterior cruciate ligament regeneration using mesenchymal stem cells and silk scaffold[J]. Biomaterials, 2008, 29(23): 3324-3337.

[282] FAN H, LIU H, TOH S L, et al. Enhanced differentiation of mesenchymal stem cells cocultured with ligament fibroblasts on gelatin/silk fibroin hybrid scaffold[J]. Biomaterials, 2008, 29(8): 1017-1027.

[283] CHEN X, QI Y Y, WANG L L, et al. Ligament regeneration using a knitted silk scaffold combined with collagen matrix[J]. Biomaterials, 2008, 29(27): 3683-3692.

[284] BAGNANINCHI P O, YANG Y, ZGHOUL N, et al. Chitosan microchannel scaffolds for tendon tissue engineering characterized using optical coherence tomography[J]. Tissue Eng, 2007, 13(2): 323-331.

[285] FUNAKOSHI T, MAJIMA T, IWASAKI N, et al. Novel chitosan-based hyaluronan hybrid polymer fibers as a scaffold in ligament tissue engineering[J]. J Biomed Mater Res A, 2005, 74(3): 338-346.

[286] ISIK S, ORTURK S, GURSES S, et al. Prevention of restrictive adhesions in primary tendon repair by HA-membrane: experimental research in chickens[J]. Br J Plast Surg, 1999, 52(5): 373-379.

[287] MOOSAVI S R, MOTAMEDI A R, TOFIGH A M. Use of vein graft as a tendon sheath substitute following tendon repair: an innovative technique in tendon surgery[J]. Int J Surg, 2005, 3(2): 113-116.

[288] XU L, CAO D J, LIU W, et al. In vivo engineering of a functional tendon sheath in a hen model [J]. Biomaterials, 2010, 31(14): 3894-3902.

[289] SEIFU D G, PURNAMA A, MEQUANINT K, et al. Small-diameter vascular tissue engineering[J]. Nat Rev Cardiol, 2013, 10(7): 410-421.

[290] COLUNGA T, DALTON S. Building blood vessels with vascular progenitor cells[J]. Trends Mol Med, 2018, 24(7): 630-641.

［291］RACHEL H. Framingham contribution to cardiovascular disease［J］. Heart Views，2016，17 (2)：78.

［292］PASHNEH-TALA S，MACNEIL S，CLAEYSSENS F. The tissue-engineered vascular graft-past，present，and future［J］. Tissue Eng Part B Rev，2016，22(1)：68-100.

［293］CICHA I，SINGH R，GARLICHS C D，et al. Nano-biomaterials for cardiovascular applications：Clinical perspective［J］. J Control Release，2016，229：23-36.

［294］SONG H H G，RUMMA R T，OZAKI C K，et al. Vascular tissue engineering：progress，challenges，and clinical promise［J］. Cell Stem Cell，2018，22(3)：340-354.

［295］MO B，MEL A D，YILDIRIMER L，et al. In vivo study of a model tissue-engineered small-diameter vascular bypass graft［J］. Biotechnol Appl Biochem，2011，58(1)：14-24.

［296］MITAL D，SEIFALIAN A M，GEORGE H. Role of prosthetic conduits in coronary artery bypass grafting［J］. Eur J Cardiothorac Surg，2011，40(2)：394-398.

［297］KANNAN R Y，SALACINSKI H J，BUTLER P E，et al. Current status of prosthetic bypass grafts：a review［J］. J Biomed Mater Res B Appl Biomater，2005，74(1)：570-581.

［298］MCBANE J E，SHARIFPOOR S，LABOW R S，et al. Tissue engineering a small diameter vessel substitute：engineering constructs with select biomaterials and cells［J］. Curr Vasc Pharmacol，2012，10(3)：347-360.

［299］HOENIG M R，CAMPBELL G R，ROLFE B E，et al. Tissue-engineered blood vessels：alternative to autologous grafts? ［J］. Arterioscler Thromb Vasc Biol，2005，25(6)：1128-1134.

［300］HASAN A，MEMIC A，ANNABI N，et al. Electrospun scaffolds for tissue engineering of vascular grafts［J］. Acta Biomater，2014，10(1)：11-25.

［301］ROH J D，SAWH-MARTINEZ R，BRENNAN M P，et al. Tissue-engineered vascular grafts transform into mature blood vessels via an inflammation-mediated process of vascular remodelin ［J］. Proc Natl Acad Sci U S A，2010，107(10)：4669-4674.

［302］RADKE D，JIA W K，SHARMA D，et al. Tissue engineering at the blood-contacting surface：a review of challenges and strategies in vascular graft development［J］. Adv Healthc Mater，2018，7(15)：e 1701461.

［303］NOVOSEL E C，KLEINHANS C，KLUGER P J. Vascularization is the key challenge in tissue engineering［J］. Adv Drug Deliv Rev，2011，63(4-5)：300-311.

［304］ZHANG F，XIE Y，CELIK H，et al. Engineering small-caliber vascular grafts from collagen filaments and nanofibers with comparable mechanical properties to native vessels ［J］. Biofabrication，2019，11(3)：035020.

［305］VALENCE S D，TILLE J C，MUGNAI D，et al. Long term performance of polycaprolactone vascular grafts in a rat abdominal aorta replacement model［J］. Biomaterials，2012，33(1)：38-47.

［306］MRÓWCZYŃSKI W，MUGNAI D，VALENCE S D，et al. Porcine carotid artery replacement with biodegradable electrospun poly-e-caprolactone vascular prosthesis［J］. J Vasc Surg，2014，59 (1)：210-219.

［307］WANG Z H，CUI Y，WANG J N，et al. The effect of thick fibers and large pores of electrospun poly(ε-caprolactone) vascular grafts on macrophage polarization and arterial regeneration［J］. Biomaterials，2014，35(22)：5700-5710.

［308］ZHU M F，WANG Z H，ZHANG J M，et al. Circumferentially aligned fibers guided functional neoartery regeneration in vivo［J］. Biomaterials，2015，61：85-94.

[309] HINZ B, GABBIANI G. Fibrosis: recent advances in myofibroblast biology and new therapeutic perspectives[J]. F1000 Biol Rep, 2010, 2(1): 78.

[310] ROBINSON K G, NIE T, BALDWIN A D, et al. Differential effects of substrate modulus on human vascular endothelial, smooth muscle, and fibroblastic cells[J]. J Biomed Mater Res A, 2012, 100A(5): 1356-1367.

[311] LI W, CHEN J R, XU P, et al. Long-term evaluation of vascular grafts with circumferentially aligned microfibers in a rat abdominal aorta replacement model[J]. J Biomed Mater Res B Appl Biomate, 2018, 106(7): 2596-2604.

[312] ZHU M F, WU Y F, LI W, et al. Biodegradable and elastomeric vascular grafts enable vascular remodeling[J]. Biomaterials, 2018, 183: 306-318.

[313] TAINIO J, PAAKINAHO K, AHOLA N, et al. In vitro degradation of borosilicate bioactive glass and poly (l-lactide-co-ε-caprolactone) composite scaffolds [J]. Materials, 2017, 10 (11): 1274.

[314] JEONG S, KIM B, LEE Y, et al. Morphology of elastic poly(L-lactide-co-epsilon-caprolactone) copolymers and in vitro and in vivo degradation behavior of their scaffolds [J]. Biomacromolecules, 2004, 5(4): 1303-1309.

[315] ARSIWALA A, DESAI P, PATRAVALE V. Recent advances in micro/nanoscale biomedical implants[J]. J Control Release, 2014, 189: 25-45.

[316] DONG X H, YUAN X G, WANG L N, et al. Construction of a bilayered vascular graft with smooth internal surface for improved hemocompatibility and endothelial cell monolayer formation [J]. Biomaterials, 2018, 181: 1-14.

[317] GRENIER S, SANDIG M, HOLDSWORTH D W, et al. Interactions of coronary artery smooth muscle cells with 3D porous polyurethane scaffolds[J]. J Biomed Mater Res A, 2010, 89A(2): 293-303.

[318] YAMAMOTO M, RAFII S, RABBANY S Y. Scaffold biomaterials for nano-pathophysiology [J]. Adv Drug Deliv Rev, 2014, 74(4): 104-114.

[319] KENAR H, KOSE G T, TONER M, et al. A 3D aligned microfibrous myocardial tissue construct cultured under transient perfusion[J]. Biomaterials, 2011, 32(23): 5320-5329.

[320] WU P L, WANG L, LI W, et al. Construction of vascular graft with circumferentially oriented microchannels for improving artery regeneration[J]. Biomaterials, 2020, 242: 119922.

[321] ZHU M F, LI W, DONG X H, et al. In vivo engineered extracellular matrix scaffolds with instructive niches for oriented tissue regeneration[J]. Nat Commun, 2019, 10(1): 1-14.

[322] BLINDER Y J, MOONEY D J, LEVENBERG S. Engineering approaches for inducing blood vessel formation[J]. Curr Opin Chem Eng, 2014, 3: 56-61.

[323] TAN X, GAO P, LI Y L, et al. Poly-dopamine, poly-levodopa, and poly-norepinephrine coatings: Comparison of physico-chemical and biological properties with focus on the application for blood-contacting devices[J]. Bioact Mater, 2021, 6(1): 285-296.

[324] SUN X T, ALTALHI W, NUNES S S. Vascularization strategies of engineered tissues and their application in cardiac regeneration[J]. Adv Drug Deliv Rev, 2016, 96: 183-194.

[325] ISSA BHALOO S, WU Y F, LE BRAS A, et al. Binding of dickkopf-3 to CXCR7 enhances vascular progenitor cell migration and degradable graft regeneration[J]. Circ Res, 2018, 123(4): 451-466.

[326] WANG W Z, LIU D H, LI D J, et al. Nanofibrous vascular scaffold prepared from miscible

polymer blend with heparin/stromal cell-derived factor-1 alpha for enhancing anticoagulation and endothelialization[J]. Colloids Surf B: Biointerfaces, 2019, 181: 963-972.

[327] CHEN J, ZOU X N. Self-assemble peptide biomaterials and their biomedical applications[J]. Bioact Mater, 2019, 4: 120-131.

[328] WANG Z Y, LIU L Y, MITHIEUX S M, et al. Fabricating organized elastin in vascular grafts [J]. Trends Biotechnol, 2021, 39(5): 505-518.

[329] NIKLASON L, LAWSON J. Bioengineered human blood vessels[J]. Science, 2020, 370 (6513): eaaw8682.

[330] ARMENTANO R L, LEVENSON J, BARRA J G, et al. Assessment of elastin and collagen contribution to aortic elasticity in conscious dogs[J]. Am J Physiol, 1991, 260(6 Pt 2): H1870-H1877.

[331] SPARKS C H. Die-grown reinforced arterial grafts: observations on long-term animal grafts and clinical experience[J]. Ann Surg, 1970, 172(5): 787.

[332] HALLIN R W. Complications with the mandril-grown (Sparks) dacron arterial graft[J]. Am Surg, 1975, 41(9): 550.

[333] HALLIN R. The Sparks' mandril graft. A seven year follow-up of mandril grafts placed by Charles H. Sparks and his associates[J]. Am J Surg, 1976, 132(2): 221-223.

[334] WEINBERG C, BELL E. A blood vessel model constructed from collagen and cultured vascular cells[J]. Science, 1986, 231(4736): 397-400.

[335] MIRONOV V, KASYANOV V, SHU X Z, et al. Fabrication of tubular tissue constructs by centrifugal casting of cells suspended in an in situ crosslinkable hyaluronan-gelatin hydrogel[J]. Biomaterials, 2005, 26(36): 7628-7635.

[336] FIECHTER A. Advances in biochemical engineering/biotechnology[J]. Adv Biochem Eng, 2003, 85(61): 43-93.

[337] GRASSL E D, OEGEMA T R, TRANQUILLO R T. A fibrin based arterial media equivalent [J]. J Biomed Mater Res A, 2003, 66(3): 550-561.

[338] SYEDAIN Z, REIMER J, LAHTI M, et al. Tissue engineering of acellular vascular grafts capable of somatic growth in young lambs[J]. Nat Commun, 2016, 7(1): 1-10.

[339] SYEDAIN Z, GRAHAM M L, DUNN T B, et al. A completely biological "off-the-shelf" arteriovenous graft that recellularizes in baboons[J]. Sci Transl Med, 2017, 9(414): eaan4209.

[340] MCKEE J A, BANIK S, BOYER M J, et al. Human arteries engineered in vitro[J]. EMBO Rep, 2003, 4(6): 633-638.

[341] DAHL S, KYPSON A P, LAWSON J H, et al. Readily available tissue-engineered vascular grafts[J]. Sci Transl Med, 2011, 3(68): 68ra9.

[342] LUO J E, QIN L F, ZHAO L P, et al. Tissue-engineered vascular grafts with advanced mechanical strength from human iPSCs[J]. Cell Stem Cell, 2020, 26(2): 251-261.

[343] HUANG A H, NIKLASON L E. Engineering of arteries in vitro[J]. Cell Mol Life Sci, 2014, 71 (11): 2103-2118.

[344] L'HEUREUX N, PÂQUET S, LABBÉ R, et al. A completely biological tissue-engineered human blood vessel[J]. FASEB J, 1998, 12(1): 47-56.

[345] L'HEUREUX N, DUSSERRE N, MARINI A, et al. Technology insight: the evolution of tissue-engineered vascular grafts — from research to clinical practice[J]. Nat Clin Pract Cardiovasc Med, 2007, 4(7): 389-395.

[346] L'HEUREUX N, DUSSERRE N, KONIG G, et al. Human tissue-engineered blood vessels for adult arterial revascularization[J]. Nat Med, 2006, 12(3): 361-365.

[347] PECK M, DUSSERRE N, MCALLISTER T N, et al. Tissue engineering by self-assembly[J]. Mater Today, 2011, 14(5): 218-224.

[348] PECK M, GEBHART D, DUSSERRE N, et al. The evolution of vascular tissue engineering and current state of the art[J]. Cells Tissues Organs, 2011, 195(1-2): 144-158.

[349] PECK M K, DUSSERRE N, ZAGALSKI K, et al. New biological solutions for hemodialysis access[J]. J Vasc Access, 2011, 12(3): 185-192.

[350] GEELHOED W J, MORONI L, ROTMANS J I. Utilizing the foreign body response to grow tissue engineered blood vessels in vivo[J]. J Cardiovasc Transl Res, 2017, 10(2): 167-179.

[351] FURUKOSHI M, MORIWAKI T, NAKAYAMA Y. Development of an in vivo tissue-engineered vascular graft with designed wall thickness (biotube type C) based on a novel caged mold[J]. J Artif Organs, 2016, 19(1): 54-61.

[352] SPARKS C H. Development of a successful silicone rubber arterial graft[J]. Ann Thorac Surg, 1966, 2(4): 585-593.

[353] SPARKS C H. Die-grown reinforced arterial grafts: observations on long-term animal grafts and clinical experience[J]. Ann Surg, 1970, 172(5): 787-794.

[354] HALLIN R W. Complications with the mandril-grown (Sparks) dacron arterial graft[J]. Am Surg, 1975, 41(9): 550-554.

[355] STICKLER P, DE VISSCHER G, MESURE L, et al. Cyclically stretching developing tissue in vivo enhances mechanical strength and organization of vascular grafts[J]. Acta Biomater, 2010, 6 (7): 2448-2456.

[356] NAKAYAMA Y, KANEKO Y, OKUMURA N, et al. Initial 3-year results of first human use of an in-body tissue-engineered autologous "Biotube" vascular graft for hemodialysis[J]. J Vasc Access, 2020, 21(1): 110-115.

[357] DIMITRIEVSKA S, NIKLASON L E. Historical perspective and future direction of blood vessel developments[J]. Cold Spring Harb Perspect Med, 2018, 8(2): a025742.

[358] QIU X F, LEE B L, WONG S Y, et al. Cellular remodeling of fibrotic conduit as vascular graft [J]. Biomaterials, 2021, 268: 120565.

[359] ZHI D K, CHENG Q, MIDGLEY A C, et al. Mechanically reinforced biotubes for arterial replacement and arteriovenous grafting inspired by architectural engineering[J]. Sci Adv, 2022, 8 (11): eabl3888.

[360] FU J Y, WANG M, DE VLAMINCK I, et al. Thick PCL fibers improving host remodeling of PGS-PCL composite grafts implanted in rat common carotid arteries[J]. Small, 2020, 16 (52): e2004133.

[361] BADYLAK S F, VALENTIN J E, RAVINDRA A K, et al. Macrophage phenotype as a determinant of biologic scaffold remodeling[J]. Tissue Eng Part A, 2008, 14(11): 1835-1842.

[362] MURRAY-WIJELATH J, LYMAN D J, WIJELATH E S. Vascular graft healing. III. FTIR analysis of ePTFE graft samples from implanted bigrafts[J]. J Biomed Mater Res B Appl Biomater, 2004, 70(2): 223-232.

[363] WU W, ALLEN R A, WANG Y D. Fast-degrading elastomer enables rapid remodeling of a cell-free synthetic graft into a neoartery[J]. Nat Med, 2012, 18(7): 1148-1153.

[364] ROTHUIZEN T C, DAMANIK F F R, LAVRIJSEN T, et al. Development and evaluation of in

vivo tissue engineered blood vessels in a porcine model[J]. Biomaterials, 2016, 75: 82-90.

[365] FU J Y, DING X C, STOWELL C E T, et al. Slow degrading poly (glycerol sebacate) derivatives improve vascular graft remodeling in a rat carotid artery interposition model[J]. Biomaterials, 2020(257): 120251.

[366] VALENCE S D, TILLE J C, MUGNAI D, et al. Long term performance of polycaprolactone vascular grafts in a rat abdominal aorta replacement model[J]. Biomaterials, 2012, 33(1): 38-47.

[367] PARK H J, KIM Y, KIM M K, et al. Infection of porphyromonas gingivalis increases phosphate-induced calcification of vascular smooth muscle cells[J]. Cells, 2020, 9(12): 2694.

[368] BESSUEILLE L, MAGNE D. Inflammation: a culprit for vascular calcification in atherosclerosis and diabetes[J]. Cell Mol Life Sci, 2015, 72(13): 2475-2489.

[369] YIU G, HE Z G. Glial inhibition of CNS axon regeneration[J]. Nat Rev Neurosci, 2006, 7(8): 617-627.

[370] SHENG Y, ZHANG H H, GONG L L, et al. Deep sequencing and bioinformatic analysis of lesioned sciatic nerves after crush injury[J]. PLoS One, 2015, 10(12): e0143491.

[371] YANG Z Y, ZHANG A F, DUAN H M, et al. NT3-chitosan elicits robust endogenous neurogenesisto enable functional recovery after spinal cord injury[J]. Proc Nat Acad Sci U S A, 2015, 112(43): 13354-13359.

[372] SUN T T, LI S S, YANG J, et al. Identification of a microRNA regulator for axon guidance inthe olfactory bulb of adult mice[J]. Gene, 2014, 547(2): 319-328.

[373] SHI J Y, LIU G S, LIU L F, et al. Glial cell line-derived neurotrophic factor gene transfer exerts protective effect on axons in sciatic nerve following constriction-induced peripheral nerve injury [J]. Hum Gene Ther, 2011, 22(6): 721-731.

[374] KIM D, LEE S, LEE S J. Toll-like receptors in peripheral nerve injury and neuropathic pain[J]. Curr Top Microbiol Immunol, 2009, 336: 169-186.

[375] JIANG J J, LIU C M, ZHANG B Y, et al. MicroRNA-26a supports mammalian axon regenerationin vivo by suppressing GSK3 beta expression [J]. Cell Death Dis, 2015, 6 (8): e1865.

[376] GU Y, ZHU J B, XUE C B, et al. Chitosan/silk fibroin-based, Schwann cell-derived extracellularmatrix-modified scaffolds for bridging rat sciatic nerve gaps[J]. Biomaterials, 2014, 35(7): 2253-2263.

[377] GU X S, DING F, WILLIAMS D F. Neural tissue engineering options for peripheral nerve regeneration[J]. Biomaterials, 2014, 35(24): 6143-6156.

[378] GOKEY N G, SRINIVASAN R, LOPEZ A C, et al. Developmental regulation of microRNA expression in schwann cells[J]. Mol Cell Biol, 2012, 32(2): 558-568.

[379] DONG Y F, CHEN Z Z, ZHAO Z, et al. Potential role of microRNA-7 in the anti-neuroinflammation effects of nicorandil in astrocytes induced by oxygen-glucose deprivation[J]. J Neuroinflamm, 2016, 13(1): 60.

[380] ABEMATSU M, TSUJIMURA K, YAMANO M, et al. Neurons derived from transplanted neural stem cells restore disrupted neuronal circuitry in a mouse model of spinal cord injury[J]. J Clin Invest, 2010, 120(9): 3255-3266.

[381] CARONI P, SCHWAB M E. Two membrane protein fractions from rat central myelin with inhibitory properties for neurite growth and fibroblast spreading[J]. J Cell Biol, 1988, 106(4):

1281-1288.

[382] YANG Y M, DING F, WU J, et al. Development and evaluation of silk fibroin-based nerve grafts used for peripheral nerve regeneration[J]. Biomaterials, 2007, 28(36): 5526-5535.

[383] CEBALLOS D, NAVARRO X, DUBEY N, et al. Magnetically aligned collagen gel filling a collagen nerve guide improves peripheral nerve regeneration[J]. Exp Neurol, 1999, 158(2): 290-300.

[384] WANG X D, HU W, CAO Y, et al. Dog sciatic nerve regeneration across a 30-mm defect bridged by a chitosan/PGA artificial nerve graft[J]. Brain, 2005, 128(8): 1897-1910.

[385] DING F, WU J, YANG Y M, et al. Use of tissue-engineered nerve grafts consisting of a chitosan/poly(lactic-co-glycolic acid)-based scaffold included with bone marrow mesenchymal cells for bridging 50-mm dog sciatic nerve gaps[J]. Tissue Eng Part A, 2010, 16(12): 3779-3790.

[386] FITCH M T, DOLLER C, COMBS C K, et al. Cellular and molecular mechanisms of glial scarring and progressive cavitation: in vivo and in vitro analysis of inflammation-induced secondary injury after CNS trauma[J]. J Neurosci, 1999, 19(19): 8182-8198.

[387] GU J H, HU W, DENG A D, et al. Surgical repair of a 30 mm long human median nerve defect in the distal forearm by implantation of a chitosan-PGA nerve guidance conduit[J]. J Tissue Eng Regen Med, 2012, 6(2): 163-168.

[388] GU X S, DING F, YANG Y M, et al. Construction of tissue engineered nerve grafts and their application in peripheral nerve regeneration[J]. Prog Neurobiol, 2010, 93(2): 204-230.

[389] HASHIMOTO T, SUZUKI Y, KITADA M, et al. Peripheral nerve regeneration through alginate gel: analysis of early outgrowth and late increase in diameter of regenerating axons[J]. Exp Brain Res, 2002, 146(3): 356-368.

[390] HUANG J K, PHILLIPS G R, ROTH A D, et al. Glial membranes at the node of ranvier prevent neurite outgrowth[J]. Science, 2005, 310(5755): 1813-1817.

[391] HUNT D, COFFIN R S, ANDERSON P N. The nogo receptor, its ligands and axonal regeneration in the spinal cord: A review[J]. J Neurocytol, 2002, 31(2): 93-120.

[392] IDE C. Peripheral nerve regeneration[J]. Neurosci Res, 1996, 25(2): 101-121.

[393] LIU C N, CHAMBERS W W. Intraspinal sprouting of dorsal root axons: development of new collaterals and preterminals following partial denervation of the spinal cord in the cat[J]. AMA Arch Neurol Psychiatry, 1958, 79(1): 46-61.

[394] LUNDBORG G, ROSEN B, DAHLIN L, et al. Tubular repair of the median or ulnar nerve in the human forearm: a 5-year follow-up[J]. J Hand Surg Br, 2004, 29(2): 100-107.

[395] MCLEAN J, BATT J, DOERING L C, et al. Enhanced rate of nerve regeneration and directional errors after sciatic nerve injury in receptor protein tyrosine phosphatase sigma knock-out mice[J]. J Neurosci, 2002, 22(13): 5481-5491.

[396] MCGEE A W, STRITTMATTER S M. The Nogo-66 receptor: focusing myelin inhibition of axon regeneration[J]. Trends Neurosci, 2003, 26(4): 193-198.

[397] MI S, MILLER R H, LEE X, et al. LINGO-1 negatively regulates myelination by oligodendrocytes[J]. Nat Neurosci, 2005, 8(6): 745-751.

[398] NORRIS R W, GLASBY M A, GATTUSO J M, et al. Peripheral nerve repair in humans using muscle autografts. A new technique[J]. J Bone Joint Surg Br, 1988, 70(4): 530-533.

[399] PROFYRIS C, CHEEMA S S, ZANG D, et al. Degenerative and regenerative mechanisms governing spinal cord injury[J]. Neurobiol Dis, 2004, 15(3): 415-436.

［400］SILVER J，MILLER J H. Regeneration beyond the glial scar［J］. Nat Rev Neurosci，2004，5（2）：146-156.

［401］VOURC'H P，ANDRES C. Oligodendrocyte myelin glycoprotein（OMgp）：evolution，structure and function［J］. Brain Res Brain Res Rev，2004，45（2）：115-124.

［402］WANG X D，HU W，CAO Y，et al. Dog sciatic nerve regeneration across a 30-mm defect bridged by a chitosan/PGA artificial nerve graft［J］. Brain，2005，128(Pt 8)：1897-1910.

［403］WEBER R A，BREIDENBACH W C，BROWN R E，et al. A randomized prospective study of polyglycolic acid conduits for digital nerve reconstruction in humans［J］. Plast Reconstr Surg，2000，106（5）：1036-1045.

［404］ZHAO Z，WANG Y，PENG J，et al. Repair of nerve defect with acellular nerve graft supplemented by bone marrow stromal cells in mice［J］. Microsurgery，2011，31（5）：388-394.

［405］KORNFELD T，VOGT P M，RADTKE C. Nerve grafting for peripheral nerve injuries with extended defect sizes［J］. Wien Med Wochenschr，2019，169(9-10)：240-251.

［406］MUKHAMEDSHINA Y O，GRACHEVA O A，MUKHUTDINOVA D M，et al. Mesenchymal stem cells and the neuronal microenvironment in the area of spinal cord injury［J］. Neural Regen Res，2019，14（2）：227-237.

［407］WU T，XUE J J，XIA Y N. Engraving the surface of electrospun microfibers with nanoscale grooves promotes the outgrowth of neurites and the migration of schwann cells［J］. Angew Chem Int Ed Engl，2020，59（36）：15626-1532.

［408］WURZELMANN M，ROMEIKA J，SUN D. Therapeutic potential of brain-derived neurotrophic factor（BDNF）and a small molecular mimics of BDNF for traumatic brain injury［J］. Neural Regen Res，2017，12（1）：7-12.

［409］ZHANG D H，CHEN Q，ZHANG W J，et al. Silk-inspired beta-peptide materials resist fouling and the foreign-body response［J］. Angew Chem Int Ed Engl，2020，59（24）：9586-9593.

［410］ZHOU X，CUI H T，NOWICKI M，et al. Three-dimensional-bioprinted dopamine-based matrix for promoting neural regeneration［J］. Acs Appl Mater Int，2018，10（10）：8993-9001.

［411］MADEMTZOGLOU D，ASAKURA Y，BOROK M J，et al. Cellular localization of the cell cycle inhibitor Cdkn1c controls growth arrest of adult skeletal muscle stem cells［J］. Elife，2018，7：e33337.

［412］GRIGER J，SCHNEIDER R，LAHMANN I，et al. Loss of Ptpn11 (Shp2) drives satellite cells into quiescence［J］. Elife，2017，6：e21552.

［413］WANG G，ZHU H，SITU C H，et al. p110α of PI3K is necessary and sufficient for quiescence exit in adult muscle satellite cells［J］. EMBO J，2018，37（8）：e98239.

［414］RION N，CASTETS P，LIN S，et al. mTOR controls embryonic and adult myogenesis via mTORC1［J］. Development，2019，146（7）：dev172460.

［415］RODGERS J T，SCHROEDER M D，MA C，et al. HGFA is an injury-regulated systemic factor that induces the transition of stem cells into GAlert［J］. Cell Rep，2017，19（3）：479-486.

［416］SCARAMOZZA A D，PARK S，KOLLU S，et al. Lineage tracing reveals a subset of reserve muscle stem cells capable of clonal expansion under stress［J］. Cell Stem Cell，2019，24（6）：944-957. e5.

［417］TIERNEY M T，SACCO A. Satellite cell heterogeneity in skeletal muscle homeostasis［J］. Trends Cell Biol，2016，26（6）：434-444.

［418］CHANG N C，SINCENNES M C，CHEVALIER F P，et al. The dystrophin glycoprotein complex regulates the epigenetic activation of muscle stem cell commitment[J]. Cell Stem Cell, 2018, 22(5): 755-768. e6.

[419] ZISMANOV V, CHICHKOV V, COLANGELO V, et al. Phosphorylation of eIF2α is a translational control mechanism regulating muscle stem cell quiescence and self-renewal[J]. Cell Stem Cell, 2016, 18(1): 79-90.

[420] HAUSBURG M A, DOLES J D, CLEMENT S L, et al. Post-transcriptional regulation of satellite cell quiescence by TTP-mediated mRNA decay[J]. Elife, 2015, 4: e03390.

[421] BYE-A-JEE H, PUGAZHENDHI D, WOODHOUSE S, et al. The RNA-binding proteins Zfp36l1 and Zfp36l2 act redundantly in myogenesis[J]. Skelet Muscle, 2018, 8(1): 37.

[422] DE MORRÉE A, VELTHOVEN C, QIANG G, et al. Staufen1 inhibits MyoD translation to actively maintain muscle stem cell quiescence[J]. Proc Nat Acad Sci, 2017, 114(43): E8996-E9005.

[423] KITAJIMA Y, SUZUKI N, NUNOMIYA A, et al. The ubiquitin-proteasome system is indispensable for the maintenance of muscle stem cells[J]. Stem Cell Rep, 2018, 11(6): 1523-1538.

[424] QUARTA M, BRETT J O, DIMARCO R, et al. An artificial niche preserves the quiescence of muscle stem cells and enhances their therapeutic efficacy[J]. Nat Biotechnol, 2016, 34(7): 752-759.

[425] QUARTA M, CROMIE LEAR M J, BLONIGAN J, et al. Biomechanics show stem cell necessity for effective treatment of volumetric muscle loss using bioengineered constructs. [J]. NPJ Regen Med, 2018(3): 18.

[426] MEGANE B L, ALEJANDRO G G, FIRAS F, et al. Biomaterials in tendon and skeletal muscle tissue engineering: current trends and challenges[J]. Materials, 2018, 11(7): 1116.

[427] POLLOT B E, RATHBONE C R, WENKE J C, et al. Natural polymeric hydrogel evaluation for skeletal muscle tissue engineering[J]. J Biomed Mater Res B Appl Biomater, 2018, 106(2): 672-679.

[428] KARANDE T S, ONG J L, AGRAWAL C M. Diffusion in musculoskeletal tissue engineering scaffolds: design issues related to porosity, permeability, architecture, and nutrient mixing[J]. Ann Biomed Eng, 2004, 32(12): 1728-1743.

[429] CHEN R Y, CAI X J, MA K N, et al. The fabrication of double-layered chitosan/gelatin/genipin nanosphere coating for sequential and controlled release of therapeutic proteins [J]. Biofabrication, 2017, 9(2): 025028.

[430] KISHAN A P, COSGRIFF-HERNANDEZ E M. Recent advancements in electrospinning designfor tissue engineering applications: A review[J]. J Biomed Mater Res A, 2017, 105(10): 2892-2905.

[431] YUZHANG D U, JUAN G E, YANNAN L I, et al. Biomimetic elastomeric, conductive and biodegradable polycitrate-based nanocomposites for guiding myogenic differentiation and skeletal muscle regeneration[J]. Biomaterials, 2018, 157: 40-50.

[432] LIU Y, ZHOU G Q, LIU Z, et al. Mussel inspired polynorepinephrine functionalized electrospun polycaprolactone microfibers for muscle regeneration[J]. Sci Rep, 2017, 7(1): 8197.

[433] MEHRALI M, THAKUR A, PENNISI C P, et al. Nanoreinforced hydrogels for tissue engineering: biomaterials that are compatible with load-bearing and electroactive tissues[J]. Adv Mater, 2017, 29(8): 1603612.

[434] WANG L, WU Y B, GUO B L, et al. Nanofiber yarn/hydrogel core-shell scaffolds mimicking native skeletal muscle tissue for guiding 3D myoblast alignment, elongation, and differentiation [J]. ACS Nano, 2015, 9(9): 9167-9179.

[435] ROSS J J, DUXSON M J, HARRIS A J. Neural determination of muscle fibre numbers in embryonic rat lumbrical muscles[J]. Development, 1987, 100(3): 395-409.

[436] KAJI H T, ISHIBASHI K, NAGAMINE K, et al. Electrically induced contraction of C2C12 myotubes cultured on a porous membrane-based substrate with muscle tissue-like stiffness[J]. Biomaterials, 2010, 31(27): 6981-6986.

[437] KHODABUKUS A, MADDEN L, PRABHU N K, et al. Electrical stimulation increases hypertrophy and metabolic flux in tissue-engineered human skeletal muscle[J]. Biomaterials, 2019, 198: 259-269.

[438] ITO A, YAMAMOTO Y, SATO M, et al. Induction of functional tissue-engineered skeletal muscle constructs by defined electrical stimulation[J]. Sci Rep, 2014, 4: 4781.

[439] SADEGHIAN R B, EBRAHIMI M, SALEHI S. Electrical stimulation of microengineered skeletal muscle tissue: Effect of stimulus parameters on myotube contractility and maturation[J]. J Tissue Eng Regen Med, 2018, 12(4): 912-922.

[440] ROBERTS G S, SINGJAI P. Joining carbon nanotubes[J]. Nanoscale, 2011, 3(11): 4503-4514.

[441] YU M F, LOURIE O, DYER M J, et al. Strength and breaking mechanism of multiwalled carbon nanotubes under tensile load[J]. Science, 2000, 287(5453): 637-640.

[442] ZHEN Y, KANE C L, DEKKER C. High-field electrical transport in single-wall carbon nanotubes[J]. Phys Rev Letters, 2000, 84(13): 2941-2944.

[443] RAMÓN-AZCÓN J, AHADIAN S, ESTILI M, et al. Dielectrophoretically aligned carbon nanotubes to control electrical and mechanical properties of hydrogels to fabricate contractile muscle myofibers[J]. Adv Mater, 2013, 25(29): 4028-4034.

[444] SU R S, AGHAEI-CHAREH-BOLAGH B, TRAM T. et al. Cell-laden microengineered and mechanically tunable hybrid hydrogels of gelatin and graphene oxide[J]. Adv Mater, 2013, 25(44): 6385-6391.

[445] JO H M, SIM S, KIM S, et al. Electrically conductive graphene/polyacrylamide hydrogels produced by mild chemical reduction for enhanced myoblast growth and differentiation[J]. Acta Biomater, 2017, 48: 100-109.

[446] DVIR T, TIMKO B P, BRIGHAM M D, et al. Nanowired three-dimensional cardiac patches [J]. Nat Nanotechnol, 2011, 6(11): 720-725.

[447] BALINT R, CASSIDY N J, CARTMELL S H. Conductive polymers: towards a smart biomaterial for tissue engineering[J]. Acta Biomater, 2014, 10(6): 2341-2353.

[448] KU S H, LEE S H, PARK C B. Synergic effects of nanofiber alignment and electroactivity on myoblast differentiation[J]. Biomaterials, 2012, 33(26): 6098-6104.

[449] OSTROVIDOV S, EBRAHIMI M, BAE H, et al. Gelatin-polyaniline composite nanofibers enhanced excitation-contraction coupling system maturation in myotubes[J]. Acs Appl Mater Interfaces, 2017, 9(49): 42444-42458.

[450] GUO B L, MA P X. Conducting polymers for tissue engineering[J]. Biomacromolecules, 2018, 19(6): 1764-1782.

[451] ROTH G A, JOHNSON C, ABAJOBIR A, et al. Global, regional, and national burden of

cardiovascular diseases for 10 causes, 1990 to 2015[J]. J Am Coll Cardiol, 2017, 70(1): 1-25.

[452] FABIAN S G, CARME P Q, ROMAN L, et al. Epidemiology of coronary heart disease and acute coronary syndrome[J]. Ann Transl Med, 2016, 4(13): 256.

[453] GIANLUIGI S, LUND L H. Global public health burden of heart failure[J]. Card Fail Rev, 2017, 3(1): 7-11.

[454] BERGMANN O, ZDUNEK S, FELKER A, et al. Dynamics of cell generation and turnover in the human heart[J]. Cell, 2015, 161(7): 1566-1575.

[455] LI Y, HE L J, HUANG X I, et al. Genetic lineage tracing of non-myocyte population by dual recombinases[J]. Circulation, 2018, 138(8): 793-805.

[456] VAN BERLO J H, KANISICAK O, MAILLET M, et al. c-kit$^+$ cells minimally contribute cardiomyocytes to the heart[J]. Nature, 2014, 509(7500): 337-341.

[457] VIRAG J I, MURRY C E. Myofibroblast and endothelial cell proliferation during murine myocardial infarct repair[J]. Am J Pathol, 2003, 163(6): 2433-2440.

[458] PRABHU S D, FRANGOGIANNIS N G. The biological basis for cardiac repair after myocardial infarction: from inflammation to fibrosis[J]. Circulat Res, 2016, 119(1): 91-112.

[459] THYGESEN K, ALPERT J S, WHITE H D. Universal definition of myocardial infarction[J]. J Am Coll Cardiol, 2007, 50(22): 2173-2195.

[460] BHATT A S, AMBROSY A P, VELAZQUEZ E J. Adverse remodeling and reverse remodeling after myocardial infarction[J]. Curr Cardiol Rep, 2017, 19(8): 71.

[461] PEISCHARD S, PICCINI I, STRUTZ-SEEBOHM N, et al. From iPSC towards cardiac tissue-a road under construction[J]. Pflugers Arch, 2017, 469(10): 1233-1243.

[462] ABOU-SALEH H, ZOUEIN F A, El-YAZBI A, et al. The march of pluripotent stem cells in cardiovascular regenerative medicine[J]. Stem Cell Res Ther, 2018, 9(1): 201.

[463] SACHLOS E, AUGUSTE D T. Embryoid body morphology influences diffusive transport of inductive biochemicals: a strategy for stem cell differentiation[J]. Biomaterials, 2008, 29(34): 4471-4480.

[464] MARTIN G R. Isolation of a pluripotent cell line from early mouse embryos cultured in medium conditioned by teratocarcinoma stem cells[J]. Proc Natl Acad Sci, 1981, 78(12): 7634-7638.

[465] XU C, IAOKUMA M S, DENHAM J, et al. Feeder-free growth of undifferentiated human embryonic stem cells[J]. Nat Biotechnol, 2001, 19(10): 971-974.

[466] BEHFAR A, ZINGMAN L V, HODGSON D M, et al. Stem cell differentiation requires a paracrine pathway in the heart[J]. FASEB J, 2002, 16(12): 1558-1566.

[467] KATTMAN S J, WITTY A D, GAGLIARDI M, et al. Stagespecific optimization of activin/nodal and BMP signaling promotes cardiac differentiation of mouse and human pluripotent stem cell lines[J]. Cell Stem Cell, 2011, 8(2): 228-240.

[468] MATSA E, BURRIDGE P W, WU J C. Human stem cells for modeling heart disease and for drug discovery[J]. Sci Transl Med, 2014, 6(239): 239ps6.

[469] CAO N, LIANG H, HUANG J J, et al. Highly efficient induction and long-term maintenance of multipotent cardiovascular progenitors from human pluripotent stem cells under defined conditions [J]. Cell Res, 2013, 23(9): 1119-1132.

[470] WEINBERGER F, BRECKWOLDT K, PECHA S, et al. Cardiac repair in guinea pigs with human engineered heart tissue from induced pluripotent stem cells[J]. Sci Transl Med, 2016, 8 (363): 363ra148.

[471] CASTRO L, GEERTZ B, REINSCH M, et al. Implantation of hiPSC-derived cardiac-muscle patches aftermyocardial injury in a guinea pig model[J]. J Vis Exp, 2019(145): 1-6.

[472] JACKSON R, MOUNT S, YE B, et al. Isolation of human explant derived cardiac stem cells from cryopreserved heart tissue[J]. PLoS One, 2017, 12(4): e0176000.

[473] DENU R A, NEMCEK S, BLOOM D D, et al. Fibroblasts and mesenchymal stromal/stem cells are phenotypically indistinguishable[J]. Acta Haematol (Basel), 2016, 136(2): 85-97.

[474] CAPLAN A I. Mesenchymal stem cells: time to change the name[J]. Stem Cells Transl Med, 2017, 6(6): 1445-1451.

[475] CAPLAN A I, DENNIS J E. Mesenchymal stem cells as trophic mediators[J]. J Cell Biochem, 2006, 98(5): 1076-1084.

[476] ARMINAN A, GANDIA C, BARTUAL M, et al. Cardiac differentiation is driven by NKX2.5 and GATA4 nuclear translocation in tissuespecific mesenchymal stem cells[J]. Stem Cells Dev, 2009, 18(6): 907-918.

[477] BEITNES J O, OIE E, SHANDADFAR A, et al. Intramyocardial injections of human mesenchymal stem cells following acute myocardial infarction modulate scar formation and improve left ventricular function[J]. Cell Transplant, 2012, 21(8): 1697-1709.

[478] CUNNINGHAM C J, REDONDO-CASTRO E, ALLAN S M. The therapeutic potential of the mesenchymal stem cell secretome in ischaemic stroke[J]. J Cereb Blood Flow Metab, 2018, 38(8): 1276-1292.

[479] GUO X F, BAI Y, ZHANG L, et al. Cardiomyocyte differentiation of mesenchymal stem cells from bone marrow: new regulators and its implications[J]. Stem Cell Res Ther, 2018, 9(1): 44.

[480] Guo X M, Zhao Y S, Chang H X, et al. Creation of engineered cardiac tissue in vitro from mouse embryonic stem cells[J]. Circulation, 2006, 113(18): 2229-2237.

[481] ZHANG J, DING L, ZHAO Y N, et al. Collagen-targeting vascular endothelial growth factor improves cardiac performance after myocardial infarction[J]. Circulation, 2009, 119(13): 1776-1784.

[482] FAN C X, SHI J J, ZHUANG Y, et al. Myocardial-infarction-responsive smart hydrogels targeting matrix metalloproteinase for on-demand growth factor delivery[J]. Adv Mater, 2019, 31(40): 1902900.

[483] AMIR G, MILLER L, SHACHAR M, et al. Evaluation of a peritonea-generated cardiac patch in a rat model of heterotopic heart transplantation[J]. Cell Transplant, 2009, 18(3): 275-282.

[484] CHOE G, KIM S W, PARK J, et al. Anti-oxidant activity reinforced reduced graphene oxide/alginate microgels: mesenchymal stem cell encapsulation and regeneration of infarcted hearts[J]. Biomaterials, 2019, 225: 119513.

[485] HUSSAIN A, COLLINS G, YIP D, et al. Functional 3-D cardiac co-culture model using bioactive chitosan nanofiber scaffolds[J]. Biotechnol Bioeng, 2013, 110(2): 637-647.

[486] WANG H B, SHI J X, WANG Y, et al. Promotion of cardiac differentiation of brown adipose derived stem cells by chitosan hydrogel for repair after myocardial infarction[J]. Biomaterials, 2014, 35(13): 3986-3998.

[487] AMAND F K, ESMAEILI A. Investigating the properties of electrospun nanofibers made of hybride polymer containing anticoagulant drugs[J]. Carbohydr Polym, 2020, 228: 115397.

[488] SHEKARAN A, GARCIA A J. Nanoscale engineering of extracellular matrix-mimetic

bioadhesive surfaces and implants for tissue engineering[J]. BBA-General Subjects, 2011, 1810 (3), 350-360.

[489] LIN C R, KE X G, CVETANONIC I, et al. The inflfluence of extracellular acidosis on the effect of IKr Blockers[J]. J Cardiovasc Pharmacol Ther, 2005, 10(1): 67-76.

[490] SOSUNOV E A, ANYUKHOVSKY E P, SOSUNOV A A, et al. pH (low) insertion peptide (pHLIP) targets ischemicmyocardium[J]. Proc Natl Acad Sci U S A, 2013, 110(1): 82-86.

[491] ALIMIRZAEI F, VASHEGHANI-FARAHANI E, GHIASEDDIN A, et al. pH-sensitive chitosan hydrogel with instant gelation for myocardial regeneration[J]. J Tissue Sci Eng, 2017, 8 (3): 1-10.

[492] GARBERN J C, MINAMI E, STAYTON P S, et al. Delivery of basic fifibroblast growth factor with a pH-responsive, injectable hydrogel to improve angio-genesis in infarcted myocardium[J]. Biomaterials, 2011, 32(9): 2407-2416.

[493] LI Z D, ZHU H Q, BI J, et al. Injection of ROS-responsive hydrogel loaded with basic fibroblast growth factor into the pericardial cavity for heart repair[J]. Adv Funct Mater, 2021, 31 (15): 2004377.

[494] LI J, MINAMI I, SHIOZAKI M, et al. Human pluripotent stem cell-derived cardiac tissue-like constructs for repairing the infarcted myocardium[J]. Stem Cell Reports, 2017, 9(5): 1546-1559.

[495] LI J, MINAMI I, SHIOZAKI M, et al. Human pluripotent stem cell-derived cardiac tissue-like constructs for repairing the infarcted myocardium[J]. Stem Cell Reports, 2017, 9(5): 1546-1559.

[496] AHADIAN S, ZHOU Y, YAMADA S, et al. Graphene induces spontaneous cardiac differentiation in embryoid bodies[J]. Nanoscale, 2016, 8(13), 7075-7084.

[497] ESCHENHAGEN T, FINK C, REMMERS U, et al. Three-dimensional reconstitution of embryonic cardiomyocytes in a collagen matrix: a new heart muscle model system[J]. FASEB J, 1997, 11(8): 683.

[498] ZIMMERMANN W. Tissue engineering of a differentiated cardiac muscle construct[J]. Circ Res, 2002, 90(2): 223-230.

[499] SHADRIN I Y, ALLEN B W, QIAN Y, et al. cardiopatch platform enables maturation and scale-up of human pluripotent stem cell-derived engineered heart tissues[J]. Nat Commun, 2017, 8(1): 1825.

[500] GAO L, GREGORICH Z R, ZHU W, et al. Large cardiac muscle patches engineered from human induced-pluripotent stem cell-derived cardiac cells improve recovery from myocardial infarction in swine[J]. Circulation, 2017, 137(16): 1712-1730.

[501] DVIR T, TIMKO B P, BRIGHAM M D, et al. Nanowired three-dimensional cardiac patches [J]. Nat Nanotechnol, 2012, 6(11): 720-725.

[502] ZHOU J, CHEN J, SUN H Y, et al. Engineering the heart: Evaluation of conductive nanomaterials for improving implant integration and cardiac function[J]. Sci Rep, 2014, 16 (4): 3733.

[503] JING R, XU Q F, CHEN X M, et al. Superaligned carbon nanotubes guide oriented cell growth and promote electrophysiological homogeneity for synthetic cardiac tissues[J]. Adv Mater, 2017, 29(44): 1-8.

[504] WU Y B, WANG L, GUO B L, et al. Interwoven aligned conductive nanofiber yarn/hydrogel

composite scaffolds for engineered 3d cardiac anisotropy[J]. ACS Nano, 2017, 11 (6): 5646-5659.

[505] LING G, GREGORICH Z R, ZHU W Q, et al. Large cardiac-muscle patches engineered from human induced-pluripotent stem-cell-derived cardiac cells improve recovery from myocardial infarction in swine[J]. Circulation, 2017, 137(16): 1712-1730.

[506] LI Y, CHEN X, JIN R H, et al. Injectable hydrogel with msns/microrna-21-5p delivery enables both immunomodification and enhanced angiogenesis for myocardial infarction therapy in pigs[J]. Sci Adv, 2021, 7(9): eabd6740.

[507] XING M, JIANG Y N, BI W, et al. Strontium ions protect hearts against myocardial ischemia/reperfusion injury[J]. Sci Adv, 2021, 7(3): eabe0726.

[508] JIN Z, YANG X N, WEI L, et al. Injectable opf/graphene oxide hydrogels provide mechanical support and enhance cell electrical signaling after implantation into myocardial infarct[J]. Theranostics, 2018, 8(12): 3317-3330.

[509] PARL A, HASAN A, KINDI H A, et al. Injectable graphene oxide/hydrogel-based angiogenic gene delivery system for vasculogenesis and cardiac repair[J]. ACS Nano, 2014, 8(8), 8050-8062.

[510] EKERDT B L, FUENTES C M, LEI Y, et al. Thermoreversible hyaluronic acid-pnipaam hydrogel systems for 3d stem cell culture[J]. Adv Healthc Mater, 2018, 7(12): e1800225.

[511] YANG B G, YAO F L, HAO T, et al. Development of electricallyconductive double-network hydrogels via one-step facile strategy for cardiac tissue engineering[J]. Adv Healthc Mater, 2016, 5(4): 474-488.

[512] HAO T, LI J J, YAO F L, et al. Injectable fullerenol/alginate hydrogel for suppression of oxidative stress damage in brown adipose-derived stem cells and cardiac repair[J]. ACS Nano, 2017, 11(6): 5474-5488.

[513] LI X, ZHOU J, LIU Z Q, et al. A PNIPAAm-based thermosensitive hydrogel containing SWCNTs for stem cell transplantation in myocardial repair[J]. Biomaterials, 2014, 35(22): 5679-5688.

[514] DEMIRAYAK B N, YÜKSEL O S, ÇELIK, et al. Effect of bone marrow and adipose tissue-derived mesenchymal stem cells on the natural course of corneal scarring after penetrating injury [J]. Exp Eye Res, 2016, 151: 227-235.

[515] COULSON-THOMAS V J, CATERSON B, KAO W W. Transplantation of human umbilical mesenchymal stem cells cures the corneal defects of mucopolysaccharidosis VII mice[J]. Stem Cells, 2013, 31(10): 2116-2126.

[516] STOESSER T R, CHURCH R L, BROWN S I. Partial characterization of human collagen and procollagen secreted by human corneal stromal fibroblasts in cell culture[J]. Invest Ophthalmol Vis Sci, 1978, 17(3): 264-271.

[517] ZIESKE J D, MASON V S, WASSON M E, et al. Basement membrane assembly and differentiation of cultured corneal cells: importance of culture environment and endothelial cell interaction[J]. Exp Cell Res, 1994, 214(2): 621-633.

[518] GRIFFITH M, OSBORNE R, MUNGER R, et al. Functional human corneal equivalents constructed from cell lines[J]. Science, 1999, 286(5447): 2169-2172.

[519] PRIYADARSINI S, SARKER-NAG A, ROWSEY T G, et al. Establishment of a 3D in vitro model to accelerate the development of human therapies against corneal diabetes[J]. PLoS One,

2016, 11(12): e0168845.

[520] KARAMICHOS D, ZAREIAN R, GUO X, et al. Novel in vitro model for keratoconus disease [J]. J Funct Biomater, 2012, 3(4): 760-775.

[521] PRIYADARSINI S, NICHOLAS S E, KARAMICHOS D. 3D stacked construct: A novel substitute for corneal tissue engineering[J]. Methods Mol Biol, 2018, 1697: 173-180.

[522] MCKAY T B, KARAMICHOS D, HUTCHEON A E K, et al. Corneal epithelial-stromal fibroblast constructs to study cell-cell communication in vitro[J]. Bioengineering (Basel), 2019, 6(4): 110.

[523] HUTCHEON A E K, ZIESKE J D, GUO X. 3D in vitro model for human corneal endothelial cell maturation[J]. Exp Eye Res, 2019, 184: 183-191.

[524] HASHIMOTO Y, FUNAMOTO S, SASAKI S, et al. Preparation and characterization of decellularized cornea using high-hydrostatic pressurization for corneal tissue engineering[J]. Biomaterials, 2010, 31(14): 3941-3948.

[525] HUANG Y H, TSENG F W, CHANG W H, et al. Preparation of acellular scaffold for corneal tissue engineering by supercritical carbon dioxide extraction technology[J]. Acta Biomater, 2017, 58: 238-243.

[526] ISAACSON A, SWIOKLO S, CONNON C J. 3D bioprinting of a corneal stroma equivalent[J]. Exp Eye Res, 2018(173): 188-193.

[527] DUA H S, GOMES J A, KING A J, et al. The amniotic membrane in ophthalmology[J]. Surv Ophthalmol, 2004, 49(1): 51-77.

[528] HARIYA T, TANAKA Y, YOKOKURA S, et al. Transparent, resilient human amniotic membrane laminates for corneal transplantation[J]. Biomaterials, 2016, 101: 76-85.

[529] ZHAO J, MA X Y, FAN T J. Construction of a tissue-engineered human corneal endothelium and its transplantation in rabbit models[J]. Tur J Biol, 2016, 40(2): 420-429.

[530] FAN T J, MA X Y, ZHAO J, et al. Transplantation of tissue-engineered human corneal endothelium in cat models[J]. Mol Vis, 2013, 19: 400-407.

[531] ZHANG C W, DU L Q, SUN P, et al. Construction of tissue-engineered full-thickness cornea substitute using limbal epithelial cell-like and corneal endothelial cell-like cells derived from human embryonic stem cells[J]. Biomaterials, 2017, 124: 180-194.

[532] ANGUNAWELA R I, RIAU A K, CHAURASIA S S, et al. Refractive lenticule re-implantation after myopic ReLEx: a feasibility study of stromal restoration after refractive surgery in a rabbit model[J]. Invest Ophthalmol Vis Sci, 2012, 53(8): 4975-4985.

[533] XIAO X H, PAN S Y, LIU X N, et al. In vivo study of the biocompatibility of a novel compressed collagen hydrogel scaffold for artificial corneas[J]. J Biomed Mater Res A, 2014, 102 (6): 1782-1787.

[534] MASSIE I A, URESHI K K, CHRADER S S, et al. Optimization of optical and mechanical properties of real architecture for 3-dimensional tissue equivalents: Towards treatment of limbal epithelial stem cell deficiency[J]. Acta Biomater, 2015, 24: 241-250.

[535] PALCHESKO R N, FUNDERBURGH J L, FEINBERG A W. Engineered basement membranes for regenerating the corneal endothelium[J]. Adv Healthc Mater, 2016, 5(22): 2942-2950.

[536] WANG L Q, MA R J, DU G P, et al. Biocompatibility of helicoidal multilamellar arginine-glycine-aspartic acid-functionalized silk biomaterials in a rabbit corneal model[J]. J Biomed Mater Res B Appl Biomater, 2015, 103(1): 204-211.

［537］KIM D K，SIM B R，KHANG G. Nature-derived aloe vera gel blended silk fibroin film scaffolds for cornea endothelial cell regeneration and transplantation［J］. ACS Appl Mater Interfaces，2016，8(24)：15160-15168.

［538］HAZRA S，NANDI S，NASKAR D，et al. Non-mulberry silk fibroin biomaterial for corneal regeneration［J］. Sci Rep，2016，6：21840.

［539］HAN K Y，TRAN J A，CHANG J H，et al. Potential role of corneal epithelial cell-derived exosomes in corneal wound healing and neovascularization［J］. Sci Rep，2017，7：40548.

［540］BAI L H，SHAO H，WANG H，et al. Effects of mesenchymal stem cell-derived exosomes on experimental autoimmune uveitis［J］. Sci Rep，2017，7(1)：4323.

［541］YU B，SHAO H，SU C，et al. Exosomes derived from MSCs ameliorate retinal laser injury partially by inhibition of MCP-1［J］. Sci Rep，2016，6：34562.

［542］GIBBONS M C，FOLEY M A，CARDINAL K O. Thinking inside the box：keeping tissue-engineered constructs in vitro for use as preclinical models［J］. Tissue Eng(Part B)，2013，19(1)：14-30.

［543］BEIBNER N，BOLEA ALBERO A，FÜLLER J，et al. Improved in vitro models for preclinical drug and formulation screening focusing on 2D and 3D skin and cornea constructs［J］. Eur J Pharm Biopharm，2018，126：57-66.

［544］SUURONEN E J，MCLAUGHLIN C，STYS P K，et al. Functional innervation in tissue engineered models for in vitro study and testing purposes［J］. Toxicol Sci，2004，82(2)：525-533.

［545］GOETHEM F V，ADRIAENS E，ALÉPÉE N，et al. Prevalidation of a new in vitro reconstituted human cornea model to assess the eye irritating potential of chemicals［J］. Toxicol In Vitro，2006，20(1)：1-17.

［546］TEGTMEYER S，PAPANTONIOU I，MÜLLER-GOYMANN C C. Reconstruction of an in vitro cornea and its use for drug permeation studies from different formulations containing pilocarpine hydrochloride［J］. Eur J Pharm Biopharm，2001，51(2)：119-125.

［547］COUTURE C，DESJARDINS P，ZANIOLO K，et al. Enhanced wound healing of tissue-engineered human corneas through altered phosphorylation of the CREB and AKT signal transduction pathways［J］. Acta Biomater，2018，73：312-325.

［548］NISHIDA K，YAMATO M，HAYASHIDA Y，et al. Corneal reconstruction with tissue-engineered cell sheets composed of autologous oral mucosal epithelium［J］. N Engl J Med，2004，351(12)：1187-1196.

［549］KIM K W，LEE S J，PARK S H，et al. Ex vivo functionality of 3D bioprinted corneal endothelium engineered with ribonuclease 5-overexpressing human corneal endothelial cells［J］. Adv Healthc Mater，2018，7(18)：e1800398.

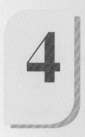

4 基于组织工程与再生医学原理的器官再生

前已述及骨、软骨、皮肤等结构类组织的再生技术已步入临床及产业转化阶段。本章将重点介绍器官再生。器官由不同组织构成,其结构更复杂,功能更多样。实现器官再生对人类具有重大意义,有望显著延长人类寿命,改变人类进化史。

4.1 基于组织工程与再生医学原理的肝脏再生

4.1.1 肝脏概述

肝脏是人体中最大的消化腺,也是机体进行新陈代谢的中心站,在机体中承担着重要的使命。肝脏在调节糖、脂质、蛋白质等大分子新陈代谢中发挥着重要的作用,兼具解毒、造血和凝血功能,是人体中非常重要的器官之一。

4.1.1.1 肝脏——机体的重要器官

肝脏是维持机体生命活动必不可少的器官。机体通过不断地进行新陈代谢得以生存,而肝脏是新陈代谢较活跃的器官,具有调节其他器官功能的作用,被称为器官调控中心。肝脏是人体中唯一具有再生功能的器官,即使正常肝细胞低于 25%,仍可以再生为正常肝脏。

1) 肝脏的位置和形态

人体肝脏大部分位于右季肋部及上腹部,小部分位于左季肋部,上临右锁骨中线平第五肋,紧贴膈肌,约在右侧第五肋间与右肺和心脏相邻。肝脏有一定的活动度,可随体位的改变及呼吸的改变而上下移动,一般不超过 3 cm,下面与胃、十二指肠、结肠右曲相邻,一般不超过肋弓,有时在剑突下可触及,而小儿多在肋缘下可触及;后临右肾、肾上腺和食管贲门部。正常肝脏由于血供丰富外观呈红褐色,质地柔软,略呈不规则楔形,右侧钝厚,左侧扁薄,可分为上、下两面,前、后两缘,左、右两叶。

2) 肝脏的结构特征

肝脏表面覆有一层致密的结缔组织构成的被膜,被膜表面大部分由浆膜覆盖,被膜深入浆膜内形成网状支架,将肝实质分为许多结构和功能相似的基本单位,称为肝小叶。肝小叶是肝脏结构和功能的基本单位,由肝腺泡、肝细胞、肝血窦、中央静脉和毛细胆管组成,呈不规则多角棱柱形。中轴是中央静脉,小叶内的肝细胞组成海绵状的单层细胞"板块"样结构,在板层之间有血窦穿行,并汇集至中央静脉呈放射状排列。

肝内包含门脉系统和肝静脉系统。其中,门脉系统包括门静脉、肝动脉和肝管。门静脉指来自腹腔内消化道及脾、胰、胆囊等部位的静脉血进入肝的通道。肝动脉则是腹腔动脉的分支,和门静脉一同入肝。因此,肝脏的血液供应是双重的,它同时接受动脉和静脉的血液,肝动脉主要将含氧丰富的血液输入肝脏,门静脉则把来自消化道富含营养成分的血液输入肝脏。二者在肝门处汇入,逐级分支,形成血窦,与肝细胞接触后进行物质交换,随后进入肝小叶的中央静脉,最终汇合成肝静脉进入下腔静脉。因此肝脏内血管网络密布,血液流向是"二进一出"。流入肝脏的血液,一般认为80%来自门静脉,20%来自肝动脉。另外,与门静脉、肝动脉并行的还有肝管,有左右之分,通常左肝管由肝脏左内叶和左外叶肝管汇合而成,主要引流左半肝的胆汁;右肝管由右前叶和右后叶肝管汇合而成,主要引流右半肝的胆汁。左、右肝管汇合成肝总管,然后进入胆总管。

3) 肝脏的功能

(1) 参与机体代谢功能。

① 维生素代谢。多种维生素,如维生素 A 族和 B 族、维生素 C、维生素 D、维生素 K_1 的合成与储存均与肝脏密切相关。② 激素代谢。肝脏参与激素的灭活。③ 肝脏通过神经与体液的调节作用参与水代谢,抵消脑下垂体后叶分泌的抗利尿激素的作用,以保持正常的排尿量。

(2) 合成蛋白质。

白蛋白、转运蛋白、凝血因子等在肝脏合成,肝脏负责维持机体凝血和抗凝两个系统的动态平衡。

(3) 分泌胆汁。

肝脏分泌的胆汁经胆管运输到胆囊,胆囊起浓缩和排放胆汁的作用,帮助消化和吸收脂肪,促进脂溶性维生素在小肠内的消化和吸收。

(4) 解毒。

外来或体内代谢产生的有毒物质,均要在肝脏内代谢为无毒的或溶解度大的物质,随胆汁或尿液排出体外。

（5）储血和造血。

胎儿时肝脏是机体主要的造血器官，到成人时肝脏的造血功能被骨髓取代，肝脏的造血功能停止，但在某些病理情况下可部分恢复。

4.1.1.2　肝脏——癌细胞转移的重要场所

原发肿瘤多指结直肠癌、胃癌、胰腺癌和胃、肠平滑肌肉瘤等，而肺癌、乳腺癌、肾癌、宫颈癌、卵巢癌和前列腺癌等恶性肿瘤多会发生肝转移。相对于原发性肝癌，转移性肝癌的发生率要高出 20 倍。肝脏之所以成为转移常驻点，在于其丰富的血供。肿瘤细胞为了在肝脏中成功定植，必须适应周围基质，其过程包括转移前生态位的形成、纤维化和免疫抑制环境的创建、血管生成和肿瘤细胞的适应性[1]。近期研究发现，肝转移肿瘤能够改变肿瘤免疫微环境，将全身的 $CD8^+$ T 细胞"吸"到肝脏中，诱导其凋亡，遏制抗肿瘤免疫和免疫治疗效果，即肝转移通过募集巨噬细胞和改变巨噬细胞表型，最终改变肝脏的免疫微环境[2]。约有 28%～33% 的肺癌出现肝转移，结直肠癌肝转移的发生率高达 15%～20%。研究发现，"癌症之王"胰腺癌在早期就会胁迫周围组织分泌 IL-6，改造肝脏微环境，增加髓系细胞数量，并引起细胞外基质沉积，便于癌细胞转移。在各种肿瘤中，胰腺癌最偏爱肝脏，85% 的胰腺癌会转移到肝脏，其中 74% 只转移到肝脏[3-5]。统计发现，肿瘤转移到肝脏比转移到其他部位的预后更差，患者几乎无法从免疫疗法中获益，并且肝转移靶向全身的治疗受到多重限制。对于单发的转移性肝肿瘤，最有效的治疗方法是肝切除。多发的转移性肝肿瘤是否能进行肝切除尚有争议。

4.1.1.3　肝脏微环境

肝脏中除了肝细胞和胆管细胞两大上皮细胞外，还包括常驻巨噬细胞、基质成纤维细胞（如星状细胞）、间充质细胞和内皮细胞等，使得肝脏具有独特的免疫系统。① 在肝脏中存在多种淋巴细胞，包括 T 细胞、NK 细胞、NKT 细胞等，它们可以识别病原微生物和毒素，启动免疫应答以清除外来有害异物。② 从小肠中吸收来的大量营养物质通过门静脉进入肝脏代谢，同时带来大量无害的食物抗原。肝脏局部免疫反应需要精细的调节，才能保证在特定的环境中启动免疫应答或是诱导免疫耐受。③ 巨噬细胞作为肝脏微环境的重要组成部分，一方面与肝窦内皮细胞等构成肝脏的第一道防线，吞噬进入肝血窦的循环肿瘤细胞或诱导其凋亡；另一方面，与循环肿瘤细胞结合活化后的巨噬细胞，释放多种细胞因子如肝细胞生长因子等，刺激肿瘤细胞增殖，促进肝转移。④ 肝窦内皮细胞作为血液和肝细胞进行物质交换的媒介，主要通过与肝星状细胞、肝细胞、库普弗细胞（Kupffer cell）相互作用调节肝脏硬度、血管再生，从而调控肝脏微循环，参与肝纤维化进展。肝脏微环境具有独特的功能，通过对不同细胞的分化及功能进行调控，从而在免疫应答和耐受维持中发挥重要作用。

4.1.1.4　肝脏相关疾病

1) 肝纤维化及肝硬化

肝纤维化是多种慢性肝病共有的病理改变。肝纤维化进展中微环境的改变指肝实质细胞变性、坏死、分泌或释放炎性小体、募集和激活炎症细胞,活化后的炎症细胞(尤其是库普弗细胞)分泌转化生长因子-β_1(TGF-$\beta1$)、肿瘤坏死因子 α(TNF-α)等,激活肝星状细胞或其他致纤维化细胞使其转化为肌成纤维细胞(myofibroblasts),肌成纤维细胞持续分泌和沉积细胞外基质(ECM),最终形成肝纤维化。主要特征为,ECM 在肝内过多沉积,而肝星状细胞是产生 ECM 的主要细胞。TGF-β 是目前已知最强的促肝纤维化的细胞因子,其促进肝星状细胞活化,导致 ECM 合成增加,降解减少。

肝硬化(liver cirrhosis)是指在各种致病因素作用下,肝脏经历慢性炎症、弥漫性纤维化、假小叶、再生结节和肝内外血管增殖为特征的病理阶段。代偿期无明显症状,失代偿期以门静脉高压和肝功能减退为临床特征。

2) 病毒性肝炎

病毒性肝炎是指由嗜肝病毒所引起的肝脏感染性疾病,病理学上以急性肝细胞变性、坏死和炎症反应为特点。引发病毒性肝炎的病毒有五种:① 甲型肝炎病毒(HAV),为 RNA 病毒;② 乙型肝炎病毒(HBV),为分子量较小的 DNA 病毒;③ 丙型肝炎病毒(HCV),为 RNA 病毒;④ 丁型肝炎病毒(HDV),为 RNA 病毒;⑤ 戊型肝炎病毒(HEV),为 RNA 病毒。

嗜肝病毒引起肝细胞的损伤,主要包括感染者的免疫应答因素和病毒因素。肝炎病毒进入肝脏后,激活机体的免疫应答反应,细胞毒性 T 细胞可直接作用于肝细胞,也会分泌多种细胞因子,如 TNF-α、干扰素 γ(IFN-γ)等,引起肝细胞死亡;病毒感染后,肝组织局部的炎症细胞(中性粒细胞、巨噬细胞等)浸润可导致组织损害。HAV、HBV所致的肝脏损伤主要就是由免疫应答所致。其他嗜肝病毒除了免疫应答因素外,还有病毒本身也对肝细胞造成损害。

3) 肝癌(liver cancer)

原发性肝癌(primary carcinoma of the liver)指起源于肝细胞或肝内胆管上皮细胞的恶性肿瘤,包括肝细胞癌(HCC)、肝内胆管癌(ICC)和 HCC-ICC 混合型三种不同的病理类型。肝癌是我国常见的恶性肿瘤之一。日常所称的肝癌指肝细胞癌,是最常见的肝脏恶性肿瘤,约占 90%。目前认为,肝癌发病与肝硬化、病毒性肝炎、黄曲霉素以及某些化学致癌物质和水土等因素有关。早期治疗采用以手术切除为主的综合治疗。

4) 其他肝病

急性肝衰竭(acute liver failure,ALF)多是由药物、肝毒性物质、病毒、酒精等因素诱发的一组临床综合征,患者肝功能急剧恶化,显现为意识障碍和凝血功能紊乱等,发病迅速、病死率高。在我国,引起肝衰竭的首要因素是乙型肝炎病毒,其引起的慢加急性肝衰竭最为常见。其他病因包括药物性肝损伤、病毒性肝炎、自身免疫性肝病及休克等引起的缺血性肝损伤。发病机制涉及内毒素及细胞因子介导的免疫炎症损伤、肝微循环障碍、细胞凋亡、肝细胞再生抑制、肝脏能量代谢及解毒功能丧失等,导致多器官功能衰竭进而加速肝衰竭患者死亡。

药物性肝病(drug induced liver injury,DILI)是指由各类处方或非处方的化学药物、传统中药、天然药、保健品、生物制剂等所诱发的肝损伤。随着新药种类的增多,药物性肝病的发病率逐年上升。临床可表现为急性或慢性肝损伤,易进展为肝硬化,严重者可致急性肝衰竭甚至死亡。发病机制通常分为两大类,药物的直接肝毒性和异质性肝毒性作用,前者是摄入体内的药物或其代谢产物对肝脏产生的直接损伤;后者的机制涉及代谢异常、线粒体损伤、氧化应激、免疫反应、炎症应答及遗传因素。

自身免疫性肝病包括自身免疫性肝炎(autoimmune hepatitis,AIH)、原发性硬化性胆管炎(primary sclerosing cholangitis,PSC)、原发性胆汁性胆管炎(primary biliary cholangitis,PBC)及这三种疾病中任意两者兼有的交叉综合征。近年来,IgG4 相关肝胆疾病也被归为此类。其共同点是,在肝脏出现病理性炎症损伤的同时,血清中可发现与肝脏有关的自身抗体。遗传易感性是自身免疫性肝病的主要病因,在此基础上病毒感染、药物和环境因素可能是促发因素,调节性 T 细胞(T regulation cells,Treg)数量及功能的失衡是患者免疫紊乱的主要机制之一。

脂肪性肝病(fatty liver disease,FLD)是指肝细胞脂肪过度贮积和脂肪变性为特征的临床病理综合征。肥胖、饮酒、糖尿病、营养不良、部分药物、妊娠以及感染等是 FLD 发生的危险因素。根据组织学特征,FLD 分为脂肪肝和脂肪性肝炎;根据有无长期过量饮酒的病因,又分为非酒精性脂肪性肝病和酒精性脂肪性肝病。

4.1.2　肝脏再生

4.1.2.1　肝脏再生概述

肝脏部分切除(partial hepatectomy,PH)后,残余肝细胞经过激活、去分化、增殖、再分化、组织结构重建、功能恢复等生理生化过程,以代偿受损或丢失的肝组织,称为肝再生(liver regeneration,LR)。尽管在某些极为严重的肝损伤情况下,胆管细胞可以转分化贡献形成肝细胞,但是在肝脏生理稳态和损伤再生过程中的更新主要依赖于原有肝细胞的自我增殖。肝脏在稳态时,只有不超过 2% 的肝细胞通过缓慢的增殖维持自我更新[6,7]。

4.1.2.2　肝脏再生的调控机制

1) 肝脏部分切除后肝脏再生调控

肝脏再生是肝脏部分切除和肝部分移植术后经历的自然过程,剩余健康肝脏的体积和再生能力制约着患者的预后。肝病患者在接受肝切除术后肝细胞数量明显减少，在各种生物信号的刺激下，患者机体会进行反馈调节，主要目的是促进患者肝细胞快速增殖和分化，使患者肝脏功能快速恢复至正常状态，这个过程被称为生理性肝脏再生。肝脏具有较强的再生能力，有利于部分肝切除和活体肝移植等手术后的恢复[8]。在部分肝切除术后，小鼠和大鼠的肝脏可在 3 到 7 天之内恢复至原来的大小。人类肝切除60%之后，肝脏器官可在 10 天内达到其原始大小的 75%，足以使肝脏发挥正常的生物化学功能。但是，如果残余肝组织或移植物的功能不足或体积较小，则可能会导致术后肝功能障碍，这是导致高死亡率的主要原因[9-11]。此外，具有再生功能障碍的供体移植物会导致某些并发症，如早期同种异体移植功能障碍（early allograft dysfunction，EAD）和原发性无功能（primary non-function，PNF），不能满足受体的代谢需求[12]。肝脏再生涉及 HGF、TNF-α、EGF、IL-6[13,14] 等细胞因子及 NF-κB[15]、PI3K/AKT[16]、MAPK[17] 等信号通路。

2）肝脏胆管和血管再生

胆管是肝脏的废物处理系统，目前针对胆管功能不全还没有有效的治疗方法。通过单细胞测序技术对人胆道树不同区域的转录数据进行分析，明确了胆道树不同区域细胞表达谱不同。研究发现，Hippo-YAP/Notch、HGF/c-Met 信号转导通路与肝细胞转分化为胆管细胞有关；TWEAK/Fn14 信号转导通路在一些损伤情况下会促进肝祖细胞和胆管细胞增殖。有研究表明，在肝脏损伤诱导下会发生反应性胆管增生，即胆管反应，也是一种胆管增生。剑桥大学的研究人员利用"离体常温灌注移植模型"维持体外捐赠器官的活力，结果显示将实验室培养的胆管细胞移植到受损的人类肝脏中能够执行修复功能。该方法可以推广应用于多疾病治疗中，加速了细胞治疗的临床应用[18]。

肝再生是受多因素调控的精细过程，血管形成是其中重要的一环，该过程受大量促血管生长因子和抗血管生长因子共同调节。其中由肝实质细胞分泌的血管内皮生长因子（vascular endothelial growth factor，VEGF）在血管再生中尤为重要，它通过诱导组织胶原酶、血纤维蛋白酶原激活，增加血管的通透性，促进肝窦内皮细胞的增殖分裂，启动血管再生。血管再生不仅能为肝再生提供血液支持，还能促进肝脏结构的重建。

4.1.2.3 肝脏再生的相关代谢改变

肝脏外科手术应激、缺血损伤以及肝脏损伤再生过程伴随的细胞和分子生物学改变，可能会激活潜伏的癌灶，加速肿瘤的代谢和转移进程。肝切除术后肝功能不全（post-hepatectomy liver dysfunction，PLD）是影响患者术后恢复及诱发术后肝衰竭（post-hepatectomy liver failure，PHFL）乃至死亡的主要原因，其病理机制仍未清晰阐明。研究发现，肝切除术后炎症反应的激活是诱发 PLD 甚至 PHLF 的重要因素。大量研究表明过度的炎性反应会抑制肝再生过程，适度的炎症反应促进肝再生。此外，作为机体固有免疫中重要组成部分的巨噬细胞,在协调炎症发展过程中发挥重要作用,经典活化型巨噬细胞(M1型)通过分泌多种促炎因子,促进炎症反应发生;选择性活化型巨噬细胞(M2型)则通过分泌多种抗炎因子抑制炎症反应。

1) 脂类代谢

肝脏是人体内脂类代谢的主要器官,也是脂肪运输的枢纽。它不仅是体内脂肪酸、胆固醇和磷脂合成的主要部位,更是脂肪酸β氧化产生能量的主要器官,也是酮体生成的唯一部位。此外,肝脏通过血液向脑、肌肉和心脏提供酮体作为能量的补充来源,因此与体内能量代谢有着密切的联系。消化吸收后的脂肪先进入肝脏,后续再转变为体脂储存;饥饿时,储存的体脂先被运送到肝脏,然后进行分解。

肝再生过程中,增殖性肝细胞脂质组中的变化包括脂肪生成、脂肪酸去饱和及磷脂酰胆碱(PC)的产生。再生早期,肝脏会出现短暂的脂肪样改变,目的是为肝脏再生提供充足的能量,促使肝再生顺利进行,但具体机制不明。此外,肝脏摄取的游离脂肪酸(FFA)会在肝细胞胞浆内以脂滴的形式存在,当机体供能不足时,脂滴可被自噬小体吞噬后转运至溶酶体,在溶酶体内降解成FFA,而后FFA进入线粒体完成β氧化,产生大量的腺苷三磷酸(ATP)为机体供能。

2) 蛋白质代谢

从基因到蛋白质再到组织代谢,生命活动离不开物质代谢,肝脏再生过程也不例外。肝脏再生涉及很多蛋白质代谢过程,如白蛋白合成、血浆蛋白质分解以及凝血酶原、纤维蛋白原和多种载脂蛋白(ApoA、ApoB、ApoC、ApoE)的合成等。因此,出现肝功能障碍时,会伴随水肿出现及血液凝固机能障碍。

当前,利用蛋白质组学及代谢组学两种高通量研究手段分别从蛋白质水平及代谢物水平对肝脏再生进行分析,可以揭示肝脏再生过程中基因表达谱和代谢谱的变化情况。对差异蛋白与代谢物进行整合分析,有助于从整体角度把握肝脏再生各个阶段的变化规律,进一步阐明肝脏再生的分子机制。

3) 维生素代谢

肝脏在维生素的吸收、贮存、运输、改造和利用等方面都发挥重要作用,肝脏是体内含维生素最多的器官,人体95%的维生素A都贮存在肝脏内。肝脏分泌的胆汁酸盐可以协助脂溶性维生素的吸收,一般肝胆疾病患者,常伴有维生素吸收障碍。严重肝病时,维生素A、K等代谢异常导致出血倾向及夜盲症。所以,肝功能异常时,其他脏器合成的维生素不能通过肝脏利用,导致机体维生素缺乏。

4.1.2.4　肝脏再生的途径

1) 成熟肝细胞群再生

肝细胞占肝实质的95%,并负责执行大部分肝脏代谢和合成功能。体外再生肝脏组织/器官可以解决供体来源问题,但对肝脏细胞的数量、纯度、质量及安全性等提出了很高要求。因此,关注肝细胞再生尤为重要。

大量研究表明,肝细胞由前体细胞发育而来,在肝脏损伤时,肝细胞会以"去分化"的方式逆向分化成类肝前体细胞,实现体外扩增后再次分化成更多的肝细胞,某些情况下也可分化成胆管细胞,参与肝脏再生。这些经由肝细胞"去分化-再分化"的再生方式可以贡献到30%以上的肝组织再生。近几年研究发现,肝细胞重编程是在门静脉肝脏损伤时实现肝细胞再生的主要方式。小鼠体内谱系追踪结果显示,白蛋白阳性、TERT[high] 阳性、HNF4a 阳性肝细胞在肝脏受损情况下会再生为成熟的肝细胞并发挥功能。最新研究揭示,移植到损伤肝脏的肝细胞并非替代原有损伤细胞,而是诱导微环境重塑从而完成肝脏再生过程[19,20]。

2)胆管上皮细胞群再生

胆管上皮细胞可来源于肝内胆管、肝外胆管、胆囊管和胆囊。研究发现,肝脏严重受损时,少量胆管上皮细胞会转化为肝细胞发挥功能。体外研究发现,通过类器官培养模式可以在体外培养出类肝内胆管、类肝外胆管、类胆囊管,它们均可以执行部分胆管功能,尽管这些细胞在培养中失去了其亚群的一些特征,呈现出共同的器官特性,但暴露于不同胆汁酸和胆汁浓度的类器官随即恢复了与这种微环境相对应的体内特性。研究人员将体外培养的胆管类器官移植到小鼠体内,发现它们能够再生为类胆管结构并修复损伤的胆管[18]。上述研究工作为治疗胆管损伤性肝病的细胞疗法铺平了道路,即在实验室里培养的"类胆管结构"可以作为功能替代部件修复受损的胆管,这为再生医学在胆道系统疾病中的应用开辟了道路。

3)肝细胞再生

原代肝细胞是一种高度分化的细胞,正常状态下处于静止期,很难分化增殖,一旦离开体内生存微环境,在体外传统培养过程中极易丧失其结构特征和分化再生能力,呈"去分化"状态。10年前,科学家们通过基因编辑手段使得成纤维细胞重编程为类肝细胞,在体内外能模拟部分肝细胞功能。近年来,有研究表明通过小分子化学重编程手段诱导原代肝细胞"退分化",在体外以肝前体细胞形式能够实现成熟肝细胞的规模化扩增。与诱导多潜能干细胞(iPSC)衍生的类肝细胞相比,原代肝细胞直接再生的优点是无基因编辑、具有良好的遗传稳定性和传代稳定性。但是,如何获得数量多、功能好、质量优的肝细胞需要科学工作者继续努力。

4.1.2.5 肝脏再生中细胞与细胞外基质的相互作用

1)共培养

肝细胞单一培养是一种标准的体外研究模型,可用于代谢及药物间相互作用的研究。但是,越来越多的证据表明,肝细胞的单一培养体系并不总能体现真实的生理状态。近年来，许多研究证实肝细胞和非肝实质细胞在体外共培养，即通过异质细胞间的相互作用充分模拟肝细胞在体内的生存环境，可以形成缝隙连接、胆管样结构，从而有效延长肝细胞的生存时间，促进肝细胞增殖分化，保持肝细胞特有的生物学功能。有研究将 iPSC 与内皮细胞（HUVEC）和间充质干细胞（mesenchymal stem cell，MSC）共培养形成肝芽（liver bud），三者之间发生相互作用自组装成三维结构，可以血管化，形成成熟的类肝组织，移植到体内会分泌白蛋白，同时能够修复损伤的肝脏[21]。也有证据表明在正常及病理状态下，肝细胞的很多功能受邻近非实质细胞（NPC）所释放的物质影响，如库普弗细胞。Ouchi 等用 iPSC 诱导产生的肝细胞、星形细胞和库普弗细胞共培养开发了一种生成脂肪性肝炎类器官模型的方法，该方法体现了共培养模式在模拟复杂疾病表型特征方面的优越性[22]。Tanimizu 等研究发现，肝细胞与 EpCAM 阳性的胆管细胞混合培养在 Ⅰ 型胶原与基质胶的混合物中可以形成肝胆结构，肝细胞与胆管细胞建立紧密连接，最终形成管腔样结构。大量研究证实，共培养可以诱导一种细胞向另一种细胞分化，诱导细胞自身分化，维持细胞的功能[23]和活力，提高细胞代谢物产量。

2）类器官

肝脏类器官是在体外用三维培养技术对干细胞或肝脏祖细胞进行培养，形成具有稳定遗传学特征和表型的三维类组织，能够表现出细胞与细胞间、细胞与基质间的相互作用，在结构和功能上都类似源组织，已被应用于体外疾病模拟及药物有效性研究，并具有进行原位或异位移植治疗作用的应用潜能。目前报道的肝脏类器官由上皮细胞形成，是通过分离、扩增肝干细胞、祖细胞构建而成，保留了单层肝细胞的生理特征。肝脏中胆管细胞类器官的组织学特性和基因表达特征揭示，该类器官既包含干/祖细胞又含有胆管细胞和类肝细胞，移植体内后可以部分重建肝-胆结构。肝脏类器官与源组织的高度相似性使其成为细胞系及动物模型的有益补充。因此，率先在该领域布局具有重大的战略研究意义。利用类器官模型指导临床用药和个体化治疗也是近年类器官技术的发展方向之一。据报道，类器官技术已被纳入临床试验中，截至 2020 年 9 月，已有 63 项临床试验在美国 FDA 官方备案，其中有 8 项临床试验的地点位于中国，这些临床试验的适应证包括肺癌、胰腺癌、结肠癌、乳腺癌、肝癌、食管癌等。

3）生物 3D 打印技术

生物 3D 打印是一种使用 3D 打印技术来重建活体组织和器官的方法。该技术使用生物墨水（bioinks）作为原料，允许活细胞黏附和增殖。生物 3D 打印对于仿生构建具有人体生理功能与结构的组织与类器官十分重要，是组织工程学的重要发展方向。通过3D 打印，人们可以制作出整个肝脏的 3D 模型，包括其内部组织结构。逼真的肝脏模型使医生能够提前规划和模拟手术过程，从而增加手术的安全性，减少术后并发症。大约80％的复杂肝脏手术需要借助 3D 打印技术，3D 打印的医学模型在临床中发挥着重要的作用。我国科学家毛一雷团队打印出的功能性肝脏类器官被移植到肝衰竭小鼠体内后能够成功地形成功能性血管系统,并具有药物代谢功能,可以有效延长肝衰竭小鼠的寿命[24]。然而,这种模型的缺点也很明显。根据其结构的复杂程度,打印时间最少也需要 30 小时。制作这种 3D 打印肝脏模型,一方面可以帮助延长等待肝移植患者的生命,另一方面也可以帮助研究人员开发和测试新型药物。

4.1.2.6 肝脏再生的动物模型

肝再生动物模型多指分次或一次肝部分切除方法建立的再生模型,该方法量化肝脏切除程度的准确性高,手术成功率高,并发症发生率低,是常用的再生研究方法。化学药物(如四氯化碳)诱导肝脏损伤建立损伤再生模型也是常用的研究模型。在肝脏再生过程中,研究者发现在很短时间内,肝细胞就出现了内质网变形、线粒体减少等变化;在肝脏切除大约 24 小时,肝细胞出现分裂象,提示肝细胞正处于增殖期。利用啮齿类动物模型,研究者发现在肝切除后 16 小时左右,肝细胞开始出现分裂象,大约在 24~36 小时达到高峰;当再生完成时,所有肝细胞发生了一至两次增殖。我国科学家利用 ProTracer 技术可以直接标记新生肝细胞,不仅能对所有肝细胞类群进行分析,还可以直观精准地追踪新生肝细胞的来源。目前,除了有肝细胞再生动物模型,还有胆管再生动物模型。有研究人员利用肝细胞分裂缺陷型小鼠作为实验对象,发现胆囊上皮细胞参与了肝脏的再生过程。肝脏再生是一个复杂的过程,其中关于再生过程的诱导因素,组织完成再生后整个过程如何被终止,再生过程涉及的血管和胆管重建问题,免疫细胞对肝脏再生的影响等依然是研究的热点问题。

4.1.3 组织工程与人工肝

4.1.3.1 体外人工肝研究概述

人工肝脏简称为人工肝,又称人工肝支持系统(artificial extracorporeal liver support),是借助体外机械、化学或生物要素搭建的装置,暂时或部分替代肝脏功能,从而协助治疗肝脏功能不全或相关疾病。Sorrentino 于 1956 年证明了新鲜的肝组织匀浆能代谢酮体、巴比妥和氨,首次提出了"人工肝"的概念。人工肝是一种血液净化系统,在完全闭合的体外循环通路中,接入特制的纤维膜分子筛和吸附材料制作的血浆分离器、过滤器、吸附器等设备,清除血液中的致病因子后再将血液回输至人体内。根据组成和性质,人工肝可分为三类:非生物型人工肝、生物型人工肝和混合型人工肝。

非生物型人工肝支持系统通过体外装置暂时替代肝脏部分功能,其治疗机制是依靠肝细胞强大的再生能力,通过体外机械、物理及生物装置,清除各种有害物质,补充必需物质,改善内环境,为肝细胞再生及肝功能恢复创造条件,或者作为肝移植前桥接,目前主要用于治疗肝衰竭,极大地降低了肝衰竭患者的病死率。

生物人工肝主要由肝细胞、生物反应器以及体外循环装置三部分组成,其原理是通过体外循环装置将肝衰竭患者的血液或血浆引入生物反应器内,与其中包含的功能肝细胞进行物质交换,发挥代谢、解毒、合成及分泌等作用。通过灌流、吸附和透析等手段,人工肝可以清除肝衰竭患者血液中的有害物质,为实施肝移植术做准备。对于等待肝移植的患者,人工肝可以暂时替代受损肝脏发挥肝功能。

混合型人工肝是通过肝细胞/类肝细胞组成的生物反应器,辅以血浆置换和血液透析滤过,建立起肝细胞-血浆交换、血液透析滤过的体外混合生物人工肝支持系统,主要用于重型肝炎患者的治疗。

1) 体外人工肝的种子细胞

体外人工肝的种子细胞,需要满足长期存活、来源广泛、产量高、对人体安全、免疫原性小等要求。已被报道的种子细胞包括原代肝细胞、骨髓源干细胞、肝卵圆细胞、胚胎干细胞、肝细胞株等。理论上,原代肝细胞是最佳选择,因为它最接近人体肝细胞。然而,供体来源短缺、制备工艺复杂以及体外增殖能力弱、肝细胞功能难以维持等缺点阻碍了其临床应用。动物源性肝细胞通常来源于猪肝,具有解毒和代谢功能,但它们具有免疫原异质性,且可能携带反转录病毒(PERV)。在进入人体后,这些细胞可能面临免疫排斥反应,并可能引发 PERV 感染的风险。因此,目前在欧洲它们已经被禁止用于生物人工肝系统中。肿瘤源性细胞来源广泛、增殖能力强、具备某些肝细胞功能,但在解毒和代谢能力方面较弱,且肿瘤基因的存在使其有潜在致瘤性。人纤维细胞转分化获得的功能肝细胞(hiHep)具有解毒和蛋白表达的功能,可以规模扩增。包含 hiHep 细胞的生物人工肝系统已用于动物实验和临床研究。永生化肝细胞系作为新兴的种子细胞具有极强的尿素生成与氨清除能力,可以显著减轻肝性脑病症状和体征,但如何保证其生物安全性仍未解决。我国科学家采用小分子化合物重编程技术诱导成熟肝细胞得到肝前体细胞,可避免免疫排斥反应,更容易被患者接受,即使体系中有少量未分化细胞残留,也不会"疯狂生长"形成肿瘤,比多能干细胞更安全。据估计,体外制备的肝细胞数量需达到肝细胞总数的 1/10 才能发挥足够的代偿功能,而目前种子细胞的来源受限、扩增和分化效率低等都制约着体外人工肝的发展。要确保种子细胞按计划一步步变成想要的细胞,这就需要对细胞源、规模化制备过程、仪器选择进行质量控制。

2) 体外人工肝的生物材料

目前可用于人工肝构建的生物材料包括天然基质材料和合成高分子聚合物,主要包括中空纤维管式、微囊悬浮式/包裹式、单层/多层平板式、流化床式、微载体式、球式储存库等生物反应器。为了维持并改善肝细胞活力与代谢功能,可以通过三维环境模拟微重力培养肝细胞,形成类器官/类球体/海藻酸盐-壳聚糖包封的类球体。为了适应细胞培养环境的变化,生物反应器也需要进行优化,为肝细胞的生存和功能维持提供合适的环境。评估生物反应器内肝细胞状态的指标有葡萄糖消耗量、乳酸产生水平,评估肝细胞功能的指标有白蛋白分泌量、尿素合成速率等,这些指标均为离线检测,需要将反应器内细胞培养液定时送检,易造成污染,且检测指标不够全面。后续可以从支架材料表面优化,通过与功能化分子结合,制备与正常人体细胞外基质类似的、响应生理环境变化的、能够在分子水平上诱导细胞分化为特定组织,进而促进器官修复和组织重建的新型智能支架材料。

3) 体外人工肝的生物反应器

生物反应器是生物人工肝的核心部分,其性能直接关系到生物人工肝的治疗效果和作用。生物反应器具有包裹并固定细胞,提供免疫隔离,为细胞生长提供合理大小的三维生长空间的功能。从 1995 年起,我国科学家高毅带领课题组进行了长达 14 年的研究,最终在国际上率先创立了"微重力往复式人工肝生物反应器"及"新一代人源细胞组合型生物人工肝系统"。该成果在国内率先搭建人肝细胞大规模培养的技术体系。根据目前的组织工程发展趋势,组织工程反应器不仅需要模拟体内组织器官的力学微环境,提供血管、神经自然发育的空间,同时还应开发实时监测三维培养体系中细胞生理功能的非侵入成像技术,如果能同步在反应器内搭建无线无源智能检测模块,将会进一步推动生物反应器的应用。先进的人工肝系统需要最大程度模拟肝脏代谢、解毒、合成功能,同时做到模块化、智能化、标准化,最终大规模推广应用。

4.1.3.2 肝移植

肝移植(liver transplantation)适应证为进行性、不可逆性或致死性终末期肝病,且无其他有效治疗方法,患者预期生存期低于一年的肝脏良恶性病变。良性病变如病毒性或酒精性肝硬化失代偿期、先天性胆道闭锁、爆发性肝功能衰竭等,恶性病变如肝细胞肝癌等。肝移植费用昂贵,且我国需移植群体庞大,但供体来源却极度匮乏,这无疑极大地阻碍了肝移植技术的推广和应用。近年来,细胞治疗技术发展迅速,原位肝细胞移植治疗因风险小、价格低、操作简便等优点最可能成为肝移植治疗的替代方案。但是,肝细胞同样存在供体来源不足的问题,肝细胞高活力分离技术尚不成熟,体外扩增不稳定,这限制了肝细胞移植治疗的发展。

肝移植的经典术式,包括原位肝移植(orthotopic liver transplantation)、背驮式肝移植(piggyback liver transplantation)和改良背驮式肝移植(ameliorated piggyback liver transplantation)。其他肝移植方式包括:劈离式肝移植(split liver transplantation)、活体亲属供肝移植(living-related liver transplantation)、减体积肝移植(reduced-size liver transplantation)、异位辅助肝移植(heterotopic auxiliary liver transplantation)等,但近来临床应用有限。

4.1.4　肝脏再生临床研究及产业化

4.1.4.1　生物型人工肝的临床研究

生物型人工肝指以人工培养的肝细胞为基础元素构建的生物支持系统。它不仅有肝脏特异的解毒功能,还可以参与能量代谢,分泌促进肝生长的活性物质,延长患者移植等待期等。鉴于肝衰竭患者血浆中毒性物质对体外肝细胞有损害作用,生物人工肝一般先用活性炭吸附或血浆置换去除患者血浆中的毒性物质,再与反应器中的肝细胞进行物质交换。

目前,国内已经有获国家药品监督管理局批准的生物型人工肝支持仪用于临床治疗。该仪器由生物培养装置和混合血浆池构成,具有血浆分离、血浆吸附、血浆置换等功能,兼有自动化程度高、操作简单、安全可靠的特点。国外的生物型人工肝治疗仪多以猪肝细胞为生物部分,少数由人 C3A 细胞(人肝脏成纤维细胞癌)组成,目前这些生物人工肝正在进行临床试验,尚未获得美国 FDA 批准。动物和初步临床研究提示,目前人工肝装置对急性肝衰竭患者有一定疗效。

我国科学家鄢和新团队设计的创新型气液交互式新型人工肝支持系统(air-liquid interactive bioartificial liver,Ali-BAL),一方面提高了物质交换效率,促进细胞快速扩增,另一方面借助特殊的载体结构促进细胞在扩增过程中形成稳定的 3D 结构,进一步提高肝细胞的合成与解毒功能。该反应器克服了以往反应器的交换效率低、培养成本高、周期长、细胞无法形成 3D 结构等缺点,使得生物人工肝性能大幅提升。尽管如此,目前生物人工肝支持系统存在的问题仍然无法回避。① 使用体外培养的异种/异源肝细胞以及肿瘤细胞可能引起异体免疫排斥反应,并有潜在的人畜共患疾病及致癌危险。② 体外培养的肝细胞无法完全替代原代成熟肝细胞,且受肝细胞分离技术、培养技术、大规模生产、保存和运输等条件的限制,使生物人工肝的临床推广受到限制。③ 生物型人工肝不能完全替代功能复杂的肝脏。

4.1.4.2　非生物型人工肝的临床研究

我国非生物人工肝支持系统多指"李氏人工肝技术",由我国人工肝技术的开拓者——李兰娟院士及其团队创立并不断改进的血液净化技术,该技术将血液引到体外,在体外进行血浆置换、血浆吸附、血液滤过等,清除各种有害物质,补充蛋白质和凝血因子,可短暂执行肝功能,使肝细胞得以恢复再生,尤其对肝衰竭患者有显著疗效,已经成为全球医治人数最多、治疗技术最为成熟的人工肝技术(肝衰竭诊治指南、非生物型人工肝支持系统治疗肝衰竭指南)。血浆置换、双重血浆分子吸附及血浆透析滤过为临床常用的三种非生物型人工肝治疗方法,这三种治疗方法在一定程度上都取得了一定疗效,但由于不具备肝脏的代谢和合成功能,使用中均存在不足。

4.1.4.3　其他非生物型人工肝临床研究

1）连续性血液净化

近年应用的连续性血液净化（CBP），尤其连续性静脉-血液滤过，采用静脉-血管通路，借助血泵辅助驱动血液循环，以缓慢的血流速度持续稳定地进行溶质交换和水分清除。连续性静脉-血液滤过具有血流动力学稳定性好、生物相容性好、可以提供充分的营养支持、改善组织氧代谢、持续维持内环境稳定等优点。

2）双重滤过血浆净化

双重滤过血浆净化（DFPP）的原理是借助血浆交换机等设备，在持续抗凝的环境下将患者的血液引出体外，通过一级血浆分离器分离出血浆，再通过分子截留量在 30 nm 左右的二级血浆分离器过滤出血浆中的病毒。将消除病毒后的血浆重新与患者血液中的细胞成分混合，然后输回患者体内。

3）联合滤过-吸附系统

近年用于临床的分子吸附再循环系统（MARS），由活性炭、白蛋白再循环系统、树脂和透析等部分组成，能清除脂溶性、水溶性及与白蛋白结合的大、中、小分子量的毒素，同时对水、电解质和酸碱失衡有较好的调节作用。

4）其他非生物型人工肝方法的联合应用

有学者采用缓慢式血浆交换与持续性血液透析滤过联合的方法治疗严重肝功能不全的病例。这种治疗方法提高了患者的生存率，同时显著降低了血浆胶体渗透压的急剧变化以及血浆置换的不良反应。这种联合治疗会更好地保障患者的安全，在此基础上再追求有效性，可以达到更好的治疗效果。生物人工肝中肝细胞发挥功能需要更好的内环境状态，物理人工肝的吸附作用则可以快速清除血浆中的部分有害物质，从而和生物人工肝的生物转化功能起到互补作用。先通过物理吸附降低胆红素等有害物质，再辅以生物型人工肝治疗，这种混合型治疗模式可以达到更好的疗效。可以预见，把不同非生物型血液净化技术结合构成的人工肝支持系统在临床上的应用会愈加广泛。

4.1.5　小结与展望

科学家们早在 19 世纪就开始对肝脏再生的过程进行相关研究，迄今为止，虽然对肝脏再生的主要影响因素、参与的信号通路以及启动终止的过程都有了一定的认知，但依然存在很多尚未解开的谜团。人们对自然的认知取决于现有的技术和工具，技术和工具的局限性，使得很多研究无法深入，相关的结论和由此搭建的理论框架必然会不完整。此外新疗法的开发很容易受到挑战和延误，因为在临床试验之前，往往缺乏合适的模型来评估它们应用于人体的安全性和有效性。

研究肝脏再生机制对构建人工肝脏、肝脏移植、肝脏疾病及肝脏肿瘤诊治具有重要意义。今后的研究重点将包括以下几个方面：① 丰富种子细胞来源，利用非侵袭手段获取自体干细胞为种子细胞，建立低免疫原性且具有多向分化潜能的种子细胞库；② 通过在生物反应器内模拟体内细胞生长的微环境，利用微囊载体培养等方式，建立成本低、质量高、分化效率高、稳定性强的培养体系，通过基因改造等手段延长种子细胞在体外培养的生命期；③ 构建功能复杂的器官，使类组织或器官包含肝脏组织的双重血供、多级胆管和肝小叶等微环境与微结构；④ 寻找抑制干细胞移植后致瘤的新方法。综上所述，了解肝脏再生这一多细胞、多因素、多信号通路参与的生物机制已成为当今转化医学研究的热点和难点。

4.2 基于组织工程与再生医学原理的肾脏再生

4.2.1 基于组织工程与再生医学原理的肾脏再生概述

流行病学调查显示，在美国已有超过 50 万例终末期肾脏病患者，他们每年的医疗花费超过 2 900 万元[25]。目前，终末期肾脏病患者的治疗以替代治疗为主，包括透析和肾移植。透析只能替代肾脏的滤过功能，它不能很好地维持内环境的稳定，也不能替代肾脏的内分泌功能[26-28]，并且还有较多并发症。尽管肾移植能够有效替代肾脏功能，但肾源的严重不足以及移植后需长期服用抗排异药物等缺点，仅有 1/5 的终末期肾病患者能够进行肾移植[25]。美国每年至少有 112 000 例终末期肾脏病患者由于得不到器官移植而死亡[25]。在中国，每年有近百万患者因器官功能衰竭而需要进行器官移植[29]，同时此类人群每年以 10 万人以上的速度递增，但供体的数量却远远无法满足需求，每年只有几千人有幸接受器官移植。

近年来组织工程技术突飞猛进，组织工程肾脏未来有望成为移植器官的来源。组织工程肾脏的主要组成部分包括生物支架材料、肾脏组织特异性细胞以及适合组织细胞形成、成熟和维持的环境等。这些组织工程技术构建的肾脏组织或器官，通过移植到体内从而达到替代一定肾功能的目的。目前工程化器官的构建策略主要分为人工器官、类器官及组织工程器官三个方面，其中人工器官和类器官不具备解剖结构，但可部分实现器官生理功能的体外模拟，而组织工程器官具有解剖结构，同时可进行仿生制备用于器官移植替代。因此组织工程器官有望成为未来解决器官供体短缺的有效途径。

组织工程肾脏的构建策略基于脱细胞技术，通过获得具有生理解剖结构的器官支架，利用细胞灌注等方式实现再细胞化，形成细胞支架复合体，随后经过三维培养获得组织工程器官。这种策略目前被广泛应用于主要器官的组织工程构建。Ott 等通过在脱细胞的大鼠肾脏接种细胞构建出有一定功能的肾脏[30]。尽管在组织工程肾脏构建方面，近几年取得了许多重要进展，但仍存在一些技术瓶颈：一是具备能够自我更新的可大量扩增的肾系功能细胞,二是建立整体器官去细胞支架仿生修饰技术,三是器官的高效再细胞化和功能性脉管结构重建,四是实现细胞化三维器官的长期培养和功能维持。下面就个性化组织工程肾脏的构建策略进行介绍。

4.2.2 组织工程肾脏的种子细胞

组织工程肾脏构建所需种子细胞的来源、数量和质量目前依然是困扰组织工程发展的重要因素。组织工程所需的种子细胞可以来源于自体、同种异体或异种组织,也可以来自胚胎干细胞、成体干细胞、细胞系或转基因细胞系。一方面,构建组织工程肾脏所需的大量种子细胞是目前困扰组织工程发展的重要问题。胚胎干细胞、骨髓干细胞、脂肪干细胞等干细胞来源存在制约因素。因此,如何提高细胞的增殖能力,以便在有限的时间内获得足够的种子细胞,可能是解决组织工程肾脏种子细胞匮乏、实现快速构建的有效方法之一。另一方面,肾脏内存在多种细胞类型,同时将 10 多种细胞接种到肾脏生物支架内将变得异常困难。最佳策略是寻找一种或多种具有多向分化潜能的细胞,将其直接接种到肾脏脱细胞支架内,并利用肾脏脱细胞支架中保留的活性分子和信号来促使其向肾脏细胞分化。

1) 胚胎干细胞和诱导多能干细胞

干细胞作为种子细胞的主要来源近年来已经得到普遍认可。在各类干细胞中,胚胎干细胞和诱导多能干细胞是分化能力最强的细胞,也是器官再生中最有前途的干细胞。胚胎干细胞存在伦理问题,而且即使利用其成功再生出肾脏移植到患者体内,以后也可能会存在排异反应。诱导多能干细胞的出现解决了胚胎干细胞的伦理问题。2006年 Yamanaka 等利用四种重编程因子 Oct4、Sox2、Klf4、c-Myc 成功地将体细胞诱导成为具有胚胎干细胞特性的细胞[31],由于它是直接由体细胞经诱导后产生的,不会存在免疫排斥的问题,因此考虑如果直接利用终末期肾脏病患者的体细胞诱导成的诱导多能干细胞再生肾脏也不会存在免疫排斥的问题。目前组织工程的干细胞来源主要有骨髓,各种成体组织如脂肪、肌肉、皮肤,妊娠组织如脐带、卵黄囊、羊水以及着床前早期囊胚内细胞团等能逆转已分化细胞成为具有干细胞特征的多能细胞。

2) 自体干细胞、同种异体体细胞及其组织工程细胞

除了上述干细胞,在组织工程种子细胞获取以及长期培养等方面,可以利用自体干细胞,如骨髓间充质干细胞,作为种子细胞,经过定向诱导分化获得所需的功能细胞,以构建组织工程产品[32]。自体来源的细胞由于具有体内移植后不引起免疫排斥反应的优势而受到研究人员广泛青睐,是目前研究最多的组织工程种子细胞。然而,自体细胞作为种子细胞来源存在明显的局限性。自体组织往往取材较小,因此难以获得足够数量的细胞。此外,自体组织在体外难以有效地进行大规模培养和扩增,且存在细胞去分化

的问题。甚至，当自体细胞在体外培养一段时间后移植到体内，仍然可能引发免疫排斥等现象。当自体细胞数量不足时，可以考虑使用同种异体的体细胞作为种子细胞来源。然而，这可能会面临来源不足和配型等问题。此外，还可以考虑建立免疫原性较低且具有多种分化潜能的同种异体组织工程种子细胞库。目前，采用同种异体细胞作为种子细胞在组织工程领域已显示出成功的前景，如软骨组织的组织工程培养等。另外，还可以考虑建立安全有效的种子细胞培养扩增技术，以模拟体内细胞的生长环境。利用微载体、灌流培养等技术在生物反应器内大规模培养扩增种子细胞，从而实现高效、高质量的细胞扩增。此外，通过添加生长因子来调节和延缓细胞衰老等方法，可以解决种子细胞在长期体外培养过程中出现的老化问题。这些措施有助于增强细胞的增殖能力，延长细胞的寿命，维持干细胞的长期培养状态。

基于干细胞技术的现代组织工程在细胞来源、细胞扩增与定向诱导分化，以及重构不同类型的组织器官、提高重构效率、改善组织器官的植入等方面，与传统的组织工程相比，具有显著的差异和优势。此外，其他一些方面如合适的灭菌方法、先进的生物反应器、合适的诱导细胞分化方法、实时定量评估脱细胞支架的质量、免疫原性和生物降解以及评估重建器官的生长发育等方面也是今后组织工程种子细胞的研究方向[33]。

4.2.3　仿生化肾脏支架的研制

细胞支架是组织工程学的重要部分，考虑到肾脏的复杂结构，目前已有的各类人工合成支架尚未满足构建组织工程肾脏的要求。器官脱细胞方法的引入为构建复杂肾脏的去细胞支架提供了可能性。组织工程支架材料是构建组织工程器官或组织的关键基础。其中，细胞外基质（extracellular matrix，ECM）是由固有细胞分泌的蛋白质、多糖等物质，分布在细胞表面及细胞之间，形成错综复杂的网状结构。ECM 是一种良好的生物支架，同时也是细胞重要的信号调节分子，能调控细胞的生长、代谢与分化。ECM构建的脱细胞支架保留了原组织的宏观及微观结构，且富含胶原、弹力纤维、层粘连蛋白、纤维连接蛋白等成分。

4.2.3.1　肾脏脱细胞生物支架

2009 年，Ross 等成功地构建了大鼠的肾脏脱细胞支架[34]。2010 年，Nakayama 等构建了恒河猴的肾脏脱细胞支架[35]。Sullivan 等构建了猪的肾脏脱细胞支架[36]。目前关于肾脏脱细胞方法还没有统一标准。国内外制备的肾脏脱细胞支架[37,38]，其可溶性蛋白和细胞成分能被完全去除，保留的具有完整外观形态和组织学及超微结构的不溶性基质成分如胶原、纤维粘连蛋白及层粘连蛋白等[39]，此外，这些支架还表现出良好的生物相容性，并且能够在异种宿主中良好耐受[40]。目前，对生物支架材料的生物相容性检测主要包括血液相容性评价和组织相容性评价[41]。

在肾脏脱细胞支架材料的选择方面,可以考虑使用异种肾或者同种异体尸体肾脏,如人类肾脏。然而,后者通常来自器官捐赠者,而这种供应在实际中往往十分有限。因此,将异种肾脏,如猪肾,进行细胞洗脱后形成的"脱细胞支架",有望成为理想的人类肾脏移植"脱细胞支架"的来源。由于猪的脱细胞器官的脱细胞支架与人类器官大小相似,且猪的组织传播感染性疾病的风险也比较低[32],有研究者提出了一种"半异种移植"的概念。这种方法是用猪的脱细胞组织基质作为脱细胞支架,接种患者自身的细胞从而构建可供移植的组织或器官,目前这种方法已经进入临床试验阶段[42]。尽管利用脱细胞法构建再生器官面临许多挑战,如伦理问题和器官来源的安全性问题(如宿主对移植器官的排斥反应)[43],但这仍然是未来具有巨大前景的异种肾脏生物支架用于构建组织工程器官的方法。

在肾脏脱细胞支架洗脱试剂、洗脱流程等方面,国内外已取得重要进展,目前国内外 ECM 的制备方法日趋成熟,主要有两大类[44-46]:一是酶学法,常用的酶有胰蛋白酶、脱氧核糖核酸酶和核糖核酸酶;二是化学方法,常用的去垢剂有 SDS、Trition X-100、Trition X-200、脱氧胆酸钠等;此外,还有人将酶学法与化学方法相结合,通过灌注加浸泡的方法制备全肾细胞外基质支架。

Nakayama 等发现猴肾脏脱细胞支架 ECM 蛋白成分包含硫酸类肝素、纤连蛋白、Ⅰ型和Ⅳ型胶原蛋白及层粘连蛋白[35]。脱细胞试剂、灌注技术和脱细胞器官脱细胞支架的评价受多种因素的影响,不合适的试剂可能会损伤脱细胞支架的结构和成分,因此洗脱试剂的选择在整个脱细胞过程中非常重要。此外,将动态洗脱技术与机械方法相结合,可以有效去除细胞成分,适用于洗脱实质性器官内的细胞成分。

Ross 等发明了一种通过肾动脉向离体大鼠肾脏内灌注洗脱液洗脱肾脏细胞的方法[34]。刘春晓等也发明了一种通过肾动脉灌注洗脱液洗脱肾脏细胞的方法[45]。他们用的 SDS 溶液和 Triton X-100 溶液灌注洗脱肾脏细胞,洗脱的肾脏脱细胞支架无细胞成分残留,扫描电镜显示脱细胞支架中的基膜结构比较完整。苏木精-伊红(hematoxylin-eosin, HE)染色显示肾脏脱细胞支架的肾小球、肾小管的结构基本完整,电镜检查显示肾脏脱细胞支架内的超微结构保留也较完整。Baptista 等发明了一种洗脱器官的方法,利用 Triton X-100 溶液和脱氧胆酸溶液灌注器官,得到了血管网络完整的、无细胞成分的器官脱细胞支架[44]。研究发现 SDS 相对于 Triton X-100,对去除细胞核成分更有效。

在利用脱细胞肾脏脱细胞支架进行肾脏再生时,构建的支架必须与肾脏细胞具有良好的相容性。脱细胞支架必须有利于肾脏细胞的存活、生长和分化。由于在脱细胞的过程中使用了对细胞具有毒性的 SDS 和 Triton X-100,如果脱细胞支架内有较多的 SDS 和 Triton X-100 残留,接种的细胞的存活和生长肯定会受到影响,这样的脱细胞支架也不具备良好的细胞相容性。鉴于 SDS 与 Triton X-100 都是水溶性物质,可以通过培养液的浸洗来去除残留物。

目前除了心脏和肾脏,还有其他器官如肝脏、胰腺、肺的细胞外基质脱细胞支架也被成功洗脱出来。Park 等[47]利用大鼠的血液循环系统在大鼠体内灌注脱细胞试剂,同时使多个器官脱细胞。脱细胞的器官脱细胞支架将多能性的干细胞灌注于肾脏脱细胞支架内使其定植、分化产生新的肾脏,是较有前途的再造肾脏方法。而干细胞的黏附、定植、分化依赖于脱细胞支架内细胞外基质成分。文献报道,Ⅳ型胶原可促使小鼠胚胎干作为一种组织工程材料,以其为基础建立合适的培养体系、明确其对细胞的毒性非常重要。

在肾脏脱细胞支架的结构和功能成分保存以及仿生化方面:通过向实质性器官内灌注细胞洗脱试剂能够将器官内的细胞成分洗脱,留下完整的 ECM 成分和血管结构。脱细胞的器官脱细胞支架的主要成分是细胞外基质。细胞外基质在介导细胞黏附、生长和分化过程中发挥了重要作用[48]。脱细胞器官脱细胞支架中细胞外基质成分的完整保留是决定器官再生能否成功的重要因素,这些 ECM 成分必须具有能够支持细胞存活、黏附和分化的生物学活性。胶原蛋白、纤粘连蛋白、层粘连蛋白的保留对脱细胞器官的脱细胞支架内细胞接种的成功十分关键。当细胞与脱细胞的器官支架结合时,细胞的行为会受到生长因子和脱细胞支架内生物活性分子的影响。尽管生长因子由细胞分泌后很容易被降解,但在脱细胞支架内葡糖氨基葡聚糖(glycosaminoglycans,GAG)能够保护生长因子不受蛋白酶降解的影响[48]。生长因子锚定与 GAG 上可以在细胞接种时促进细胞黏附到器官脱细胞支架上。GAG 的另一作用是使细胞维持适合脱细胞支架内环境的表型[49]。透明质酸(hyaluronicacid,HA)是 GAG 的一种亚型,它能够改变细胞形态,并能够诱导细胞内的细胞脱细胞支架重新排列。然而,在目前的脱细胞方法中,有一些 GAG 被清除[50]。GAG 成分的减少可以导致生长因子的灭活,进而影响接种细胞的存活。

利用肾脱细胞支架基质和胚胎期发育有关的外泌体构建生理微环境,能够促进类肾细胞灌注生长、分化。在脱细胞支架质量控制方面:细胞洗脱结束后,还需要检测器官细胞洗脱程度以及脱细胞支架破坏程度。这些检测包括定性检测和定量检测。定性检测包括细胞成分残留量以及 ECM 保留量,可通过组织学和免疫荧光方法实现。器官脱细胞支架是否有细胞残留可以通过对组织进行 4,6-二脒基-2-苯基吲哚(4,6-diamidino-2-phenylindole,DAPI)或 HE 染色来实现;检测 ECM 成分的保留情况可以通过对胶原蛋白、葡糖氨基葡聚糖、弹性蛋白成分进行染色实现。此外,电子显微镜也可以用来检测脱细胞支架的超微结构是否完整。然而,这些方法对于脱细胞支架内残留 DNA 的定量分析并不敏感[43],而残留的 DNA 成分则直接影响宿主的移植排斥反应[51]。因此,人们开始寻找定量检测脱细胞支架内残留 DNA 的方法[43]。在前期研究结构简单的脱细胞组织脱细胞支架引起宿主反应的基础上,人们确定了脱细胞支架内的 DNA 残留量标准:① 小于 50 ng 双链 DNA/mg 干组织;② 小于 200 bp 的 DNA 片段。

基于脱细胞支架的器官再造是目前最有前途的器官再造方法,可最大程度保留有利于细胞定植、生长、分化的细胞外基质结构,再生出与原器官类似的人造器官。这种优点对于实质性器官尤为重要。实质性器官内部结构复杂,细胞种类繁多(如肾脏),人工合成的材料较难制作出与原器官细胞外基质脱细胞支架类似的脱细胞支架结构。因此,肾脏脱细胞支架作为组织工程的重要组成部分,必须要有良好的细胞相容性才能够保证细胞在脱细胞支架内存活。脱细胞的肾脏脱细胞支架还应具有良好的三维结构,保留重要的细胞外基质成分,这可为细胞的黏附、生长和分化提供良好的外部环境[32]。

4.2.3.2 生物打印材料支架

在中国每年有近百万患者因器官功能衰竭而需要进行器官的移植[29],但实际上供体的数量远远无法满足需求,因此在临床上有许多患者因为得不到供体器官而失去宝贵的救治机会。近年来迅速发展的 3D 打印技术让人们看到了希望,通过 CT 扫描等技术精确地采集患者拟替换的组织/器官的图像数据,通过计算机模拟设计,采用合适的生物材料,从三维结构上打印出患者所需的器官,并植入患者体内以替换病损组织。此技术不仅可以避免因个体差异带来的移植器官不能完全匹配的弊端,也有望解决移植器官供体严重不足的问题。

3D 生物打印(bioprinting)指的是使用生物材料进行打印[52],其工作原理是基于离散、堆积成型理论结合计算机辅助设计、数控技术、生物材料等,依据分层制造、逐层叠加的原理将材料精确、快速地制造成 1∶1 模型的新型数字化成型技术[53]。3D 生物打印逐层打印以构建出具有目标器官的外形和微观结构的活体支架。以此植入体内以达到修复和替代体内病变的组织或器官的目的。随着组织工程和再生医学的迅猛发展,生物材料的研发得到前所未有的重视,有了性能合适的生物材料的保障,3D 打印技术更是成了体外构建组织和器官所需支架的不可或缺的制备技术之一。目前,3D 生物打印已在骨科、牙科、矫形外科等外科领域得到重视和开发[52,53],相信随着 3D 打印技术的发展和不断完善,将会在越来越多的医疗领域得到研究和开发,体现出其应有的使用价值。

在选用 3D 打印生物材料方面,需要考虑以下几个方面:① 支架材料的降解吸收速率与组织或器官的再生速率相适应,降解吸收速率既不能太快也不能太慢。如果降解吸收速率太快,会起不到支架的作用,降解吸收速率太慢,组织或器官成熟后仍残留在体内,会诱发机体炎症反应。所以,需要通过专门的材料配比与设计来控制材料的降解吸收速率,使之与组织或器官的再生速率相适应。② 表面修饰与多孔性。当前有些支架材料与细胞间的亲和力及抗凝血能力差,其原因是聚合物基质表面没有细胞识别位点,需要对生物材料进行表面修饰,如用胎牛血清白蛋白修饰。为了进一步促进组织生长,用生物材料做成的支架应具有足够的表面积以供一定量的细胞贴附,解决这一问题的途径一般是应用多孔的支架材料,以利于细胞向孔内部生长,并且应保证孔之间的相互联合,以利于深层细胞与结构间的营养供应及废物排泄。在细胞外基质研究中,由于细胞是直接与生物支架接触,生物材料支架表面因其理化性质不同将影响细胞吸附、增殖、分化等一系列功能。对材料表面进行修饰分子生物学设计,制成携带生物信息的材料,将与细胞功能有关的物质,如酶、细胞因子、黏附蛋白等,固定在材料表面,促进细胞的定向分化、增殖和细胞间的信号传递以及细胞外基质的合成与组装,从而启动机体的再生系统。多孔材料支架的好处是,有利于细胞渗透生长、细胞外基质分泌、血管生成和组织再生。③ 支架材料的生物活性化和智能化。通过分子设计,制备合乎人体细胞外基质需要的、能对生理环境变化产生响应的、可在分子水平上激活基因诱导细胞组织分化从而实现器官修复和组织重建的新一代支架材料。④ 支架材料内部的几何特性。为了出现理想的细胞分化,就必须存在具有促进细胞与基质以及细胞与细胞间几何结构形成的物理特性的基质。从基质传导来的机械力的几何分布影响细胞的形状,甚至决定细胞是死还是活。所以,今后生物材料内部的几何特性将会受到越来越多的重视。⑤ 制备精细结构的多孔支架。结构精细的多孔支架材料可以保证细胞在大支架内部能够正常迁移、生长和增殖,最终获得功能正常的组织。⑥ 仿生纳米材料支架。利用纳米技术构建与人类天然组织相类似微环境的仿生纳米材料,研制适合细胞生长的纳米级三维聚合体支架,并对其表面进行修饰,使其具有黏附、识别、引导、诱导等作用,再生与人体组织器官相似的组织工程化替代组织。纳米支架材料具有较高的表面与体积比,它可以大大增加细胞的黏附和生物相容性,从而可以增加细胞的迁移、增殖及分化功能利用纳米材料的生物医学特性,促进干细胞分化和组织器官的三维再生。作为3D打印技术的基材如高分子材料和细胞生物材料得到了研究者的重视和研发。高分子材料由于其和细胞/组织的良好生物相容性及可塑性使其在软骨、矫形外科、心血管系统等组织/器官中被广泛研究[54]。目前用于组织工程支架的材料主要包括合成材料和天然材料。合成材料的主要优点是强度、降解速率、微结构和渗透性均可在生产过程中进行控制,天然材料的主要优点是生物相容性好,更易于细胞附着,因此可以综合两类材料的主要优点来设计具有特别需要特性的新一代材料。例如,制造具有模拟特定组织天然细胞外基质生物活性区域的可生物降解聚合物,其中包含 PGD,即细胞外基质蛋白质纤维连接素的一部分。PGD 是用构成它的三种氨基酸即精氨酸、甘氨酸和天冬酰胺的单字母缩写命名的。许多类型的细胞通常都通过附着到 PGD 而附着到纤维连接素上,包含 PGD 的聚合物能够为生长细胞提供更自然的环境,有助于减少瘢痕形成。

目前 3D 生物打印已在骨科、口腔科、矫形外科等外科领域得到重视和开发[55,56]，相信随着 3D 打印技术的发展和不断完善，将会在越来越多的医疗领域得到研究和开发，体现出其应有的使用价值。

4.2.3.3　脱细胞支架再细胞化

目前，肾脏器官脱细胞支架技术已相对成熟，选择合适的灌注细胞、诱导灌注细胞的定向分化以及保证再生器官在体内的存活等，将是构建组织工程肾脏的主要任务。干细胞的黏附、定植、分化依赖于脱细胞支架内细胞外基质成分。由于肾脏这种实质性器官体积较大、细胞数量众多，其营养成分需要依靠内部的微血管网络才能在器官内部达到有效扩散。而人工制作的器官如 3D 打印肾脏常缺乏内部的血管网络，因此在其内部种植的细胞所需营养只能依靠支架外部的养分扩散，而外部养分较难扩散到支架中心，可导致支架中心的细胞死亡，影响再生器官功能。然而，肾脏器官脱细胞支架则保留了实质器官内部大部分血管网络，种植到脱细胞支架内的细胞能够获得充分的血液供应。

在脱细胞支架再细胞化过程中，需要利用各种组学技术检测评价种子细胞及工程化组织质量。细胞对各种化学信号、细胞与基质黏附产生的物理应力的综合响应，以及细胞对内外环境在空间和时间上的变化做出的综合应答决定细胞的表型和功能，因此要在分子水平上研究物理、化学和生物学环境如何调控细胞组装成三维组织，并维持复杂群体发挥功能；同时需要将评价工程化组织细胞的生物标志物，用于评估细胞的生理状态包括分化状态，如利用基因组学、蛋白质组学、代谢组学的方法测定细胞或组织的功能状态，以确定分子标记和组织功能之间的相关性。

4.2.4　个体化组织工程肾脏的构建以及功能评测

目前工程化器官的构建策略主要涵盖人工器官、类器官及组织工程器官三个方面。人工器官和类器官不具备解剖结构，可部分实现器官生理功能的体外模拟；然而，组织工程器官具有解剖结构，可进行仿生制备，并用于器官移植替代，因此成为解决器官供体短缺的有效途径。

在构建肾脏脱细胞支架生理环境重塑平台时，核心技术包括脱细胞支架制备、再细胞化与脉管重建、三维构建与培养体系的建立。通过将种子细胞种植于脱细胞支架，并在体外进行长期灌注培养，可构建组织工程肾脏。组织工程肾脏构建后，应进行形态学、功能学等多方面评测。① 基于解剖学的生理结构评估：构建的组织工程肾脏应当包含完整肾脏单位结构（肾小球和肾小管）、肾脏动静脉以及输尿管。通过病理组织切片检测，应确保肾小球基膜结构基本完整，肾小管上皮细胞极性正常。② 基于器官功能的评估：应确保其具备滤过（菊粉清除率）、重吸收（葡萄糖、氨基酸等在近曲小管吸收)、内分泌(血管活性物质、促红细胞生成素及 1,25-二羟基维生素 D)、免疫调节性能,并能够产生尿液。③ 工程化器官的评估及验证体系建立:缓解尿毒症症状,具有主要功能指标,如排泄(生成尿液、排泄代谢废物)、调节电解质及酸碱平衡以及内分泌功能等。

在组织工程肾脏的发展中采用了几种策略,其中脱细胞支架再细胞化构建组织工程肾脏最有希望。大鼠、猪和人肾脏的脱细胞支架具备完整的血管、肾小球和管状隔室[38],使用体外和体内能够产生尿液的细胞进行支架再细胞化,观察到位点特异性黏附和在细胞接种过程中观察到细胞极性,观察到肾小球滤过,葡萄糖和电解质吸收以及大分子筛选,但与尸体肾相比,构建的组织工程肾功能并不成熟,还需要进一步的工作来优化细胞种植和工程器官培养方案。

目前已有多种利用上述方法构建的组织工程器官如肾脏等被移植到小动物体内进行实验,尽管这些方法具有良好的应用前景,但还有很多困难需要解决,如供体物种的选择和脱细胞方法的优化等,通过整体器官去细胞支架仿生修饰技术、高效的再细胞化和功能性脉管结构重建,以及实现细胞化三维器官的长期培养和功能维持,有望将来建立可用于临床的组织工程肾脏。

4.2.5　小结与展望

目前终末期肾脏病患者广泛应用的血液透析技术,其主要关注的是溶质清除方面,但不能发挥正常肾脏提供的代谢作用,以及内分泌和转运功能。而异种肾脱细胞支架仿生化技术,可以解决种子细胞种植分化的问题,且不被宿主免疫系统所识别。未来若能成功构建出可移植于体内的组织工程肾脏,可替代供体失功肾的功能,还能恢复机体生理功能,将会是组织工程领域又一令人兴奋的转化应用。

4.3　基于组织工程与再生医学原理的牙及牙周组织再生

4.3.1　牙髓发育生物学的研究进展

牙髓(dental pulp)是牙齿的内部软组织,主要包含间充质、神经、血管、淋巴管等组织。组织形态学观察,牙髓结构主要包括外周牙髓区(peripheral pulp zone)和中心牙髓区(central pulp zone)。从外至内,外周区可分为前期牙本质层(predentin)、成牙本质细胞层(odontoblastic zone)、无细胞层(cell-free zone)和富含细胞区(cell-richzone)。前期牙本质是由成牙本质细胞分泌的基质并初步矿化而形成的;成牙本质细胞层是成牙本质细胞极性化并规则排列而形成的细胞层;无细胞层包含大量的毛细微血管、牙本质胶原纤维(科尔夫纤维)及神经纤维(A-δ 纤维和 C 纤维)等[57];富含细胞区聚集着呈现凝聚形态的未分化间充质细胞群,可以迁移分化为牙本质细胞。牙髓与牙本质相连紧密,并且在牙齿发育过程中相互依存,牙本质可以为牙髓提供保护,而同时牙髓是牙本质营养和感知的来源,因此二者统称为牙髓-牙本质复合体,而牙髓-牙本质复合体的形成是牙齿发育的关键。

4.3.1.1 牙乳头的形成

牙发生是上皮和外胚间充质相互作用的结果,外胚间充质是胚胎期神经嵴迁移到达鳃弓而形成的细胞群落。牙齿形态发生启动时期,第一鳃弓口腔上皮增生突入外胚间充质形成牙蕾结构,牙蕾上皮释放的信号分子诱导其周围的间充质细胞聚集增生为牙乳头。帽状期时,牙乳头的组织学形态表现为一团密集分布于成釉器下方的凝聚细胞群。此时牙乳头的细胞呈椭圆形和多角形,细胞核圆,细胞间质少;其周围被细长的牙囊细胞包绕。牙胚重组研究表明,牙乳头可以诱导非牙源性上皮细胞形成成釉器,提示在钟状期之后,牙胚发生的主要信息调控中心转移至牙乳头。进入分泌期后,前期成牙本质细胞分化成熟,细胞轴突开始延伸,并分泌相关牙本质基质蛋白,呈高柱状的极性化形态,成为成牙本质细胞(odontoblast),此时牙乳头组织开始逐步转变为牙髓组织。牙冠发育期,牙髓组织中大多数细胞为未分化的间充质细胞(MSC),呈星形,细胞质较少,细胞核相对较大。伴随着牙髓的发育,牙髓中心的一部分细胞分化成为纤维细胞,形成胶原;而另一些细胞则维持不分化的状态,是牙髓组织的种子细胞,保留其分化的潜能。牙根发育期,在上皮根鞘(Hertwig's epithelial root sheath, HERS)的诱导下,根部牙本质和牙骨质形成,根部牙髓通过根尖孔与根尖周及牙周组织交通。根髓中的未分化间充质细胞常位于血管周围,当受到一定刺激后,这些细胞可向成纤维细胞及成牙本质细胞分化。

4.3.1.2 牙髓-牙本质复合体的形成

在钟状晚期牙乳头细胞在来自上皮信号的影响下开始分化,接触成釉器上皮基膜的细胞首先分化为前成牙本质细胞(preodontoblast),同时合成并分泌牙本质细胞外基质并促进矿化。此时的牙乳头已经携带牙齿形态发生的信息。成牙本质细胞首先合成的牙本质基质蛋白为Ⅰ型胶原蛋白,随后陆续合成各型胶原纤维以及牙本质涎磷蛋白(DSPP)、骨钙素(OCN)、骨连接素(ON)、骨桥素(OPN)、骨形态发生蛋白(BMP)、蛋白多糖等。此外成牙本质细胞还可以分泌大量的基质小泡,早期的小泡含胶原酶,能够消化成釉器上皮基膜,利于成牙本质细胞和成釉细胞直接接触并沟通信息。

4.3.1.3 牙髓血管和神经的形成

牙齿形态发生的早期,由神经管(neural tube)发育而来的神经纤维已经伸展至牙胚附近的外胚间充质组织中,包绕和分布于牙囊周围,而后进入牙乳头。首先进入发育中牙髓组织的神经纤维源于三叉神经,并与血管系统的形态发生相互伴随。研究显示钟状期早期,牙乳头组织中出现内皮细胞融合而成的微血管网,微血管网与牙乳头外周的毛细血管结构连接,逐渐形成位于成牙本质细胞以及成牙本质细胞下层的毛细血管床。随着牙本质的形成,成牙本质细胞层的毛细血管数量逐步增加。另有研究显示,血管内皮生长因子(VEGF)和ephs/ephrins的表达可以促进血管内皮细胞的增殖、存活和迁移运动,诱导血管样结构的形成。早期的这些神经纤维虽然是感觉神经来源的,但它们的作用主要是促进血管成熟和调控血流,通过控制血液供应及分泌神经信号分子影响牙胚的发育。钟状期末期牙髓组织中成牙本质细胞层开始出现神经营养因子(neurotrophin)、神经生长因子(nerve growth factor,NGF)及脑源性神经营养因子(brain-derived neurotrophic factor,BDNF)的表达信号,提示三叉神经纤维已经延伸并分布于该区域。随着牙胚的发育,这些感觉神经纤维在成牙本质细胞间交织成网并且可以深入牙本质小管,形成成牙本质细胞下神经丛,发挥末端感受器的生理作用。另有研究发现管内神经末梢不仅仅是牙本质持续形成过程中埋入的,而是神经轴突发育伸长的主动过程。在牙根形成之前,牙髓组织中的感觉神经纤维与微血管系统共同发育,分化为髓鞘化的A-δ纤维和无髓鞘的C纤维,牙冠部位尤其牙尖区域分布密集而牙根分布较少,牙髓外周组织中分支密布而中心区稀少,最终形成树冠样的分布模式。而自主神经分布晚于感觉神经,主要分布在根髓组织的主干血管附近,发挥调节新陈代谢和细胞分化的作用。

4.3.1.4 发育期根端复合体

牙齿的后天性发育一直延续至牙齿萌出以后,其中主要是牙根的发育。牙根发育是上皮根鞘、牙乳头以及牙囊相互作用的结果,三者在组织学上共同构成牙根发育的"生发中心",称为发育期根端复合体(developing apical complex,DAC)。DAC中包含大量未分化间充质细胞,比相邻的牙髓组织具有更高的增殖活性、克隆形成能力和体外多向分化能力,并且可以分化成为牙本质、牙骨质等组织[58]。同时,DAC组织中存在丰富的毛细血管网,可提供更多的原始细胞和营养物质。

当上皮根鞘逐渐断裂离开牙根表面进而形成牙周组织,最终逐渐退化为Malassez上皮剩余时,牙根发育完成并停止。牙根发育的结束,在形态学上表现为根端内聚闭合形成根尖孔,而临床上评价牙根发育完成,还包括牙髓组织形成足够的牙本质、牙骨质,从而达到一定厚度的根管壁。

牙髓组织的发育随着牙根尖孔的闭合而停止。但是在根尖孔的神经血管束以及牙髓组织内仍存在大量的未分化间充质细胞,它们是牙髓发育与再生的基础。

4.3.2 牙体牙髓疾病的治疗现状

牙体牙髓疾病是口腔疾病中最常见的疾病,主要分为龋病以及牙髓根尖周疾病,而当龋病进展严重时,也可导致牙髓坏死以致发展成为牙髓及根尖周疾病。患有牙髓及根尖周疾病的牙齿主要表现为牙齿停止发育、失去活力、牙体组织硬度降低,牙体色泽发生改变等[58]。

对于牙髓坏死的年轻恒牙来说,其牙根发育不完全,根尖孔未形成,根尖呈开放状态,无法进行常规根管治疗,其远期预后效果不佳。而传统的根尖诱导成形术(apexification)的细胞生物学基础是利用牙髓组织细胞和根尖牙乳头组织中细胞的增殖和分化活性,发育形成牙根尖周组织[59]。然而,临床工作中根尖诱导成形术的疗效取决于牙髓坏死的年轻恒牙根尖残存的健康组织量,如果根尖周炎症严重导致这些未分化细胞大量坏死,则根尖周组织不能重建,进而造成牙根发育长度不足,根管壁薄,根尖端形态异常,导致其远期疗效不佳。而对于牙根已经发育完全的成熟恒牙来说,其治疗方法主要为根管治疗术。不论以上何种情况或治疗方法,因为没有生活牙髓通过血液以及营养的供给,患牙随着时间的推移都会发生牙体变色以及因牙体组织强度下降导致的冠折、根折等不良的预后情况[60]。因为传统的牙髓治疗方式存在着种种的缺陷,越来越多的临床工作者致力于牙髓再生的研究,并取得了一定的成果。

为了解决年轻恒牙牙髓坏死疾病治疗中遇到的问题,Iwaya等在2001年创造出的牙髓血运重建术是一种具有组织再生理念的牙髓治疗方法。其方法是在根管彻底消毒下,尽可能保护根尖周牙乳头组织,形成以血凝块为主的天然支架并提供丰富的生长因子,诱导其分化为成牙本质细胞和成骨细胞等,从而促使牙髓再生和牙根继续发育[61]。尽管牙髓血运重建术被美国牙医学会(American Dental Association,ADA)以及国际儿童牙医协会(International Association of Paediatric Dentistry,IAPD)推荐应用,但是其临床研究多为个例报道,尚无明确的适应证及禁忌证。此外,前期文献综合分析发现,牙髓血运重建后根管内形成的硬组织均为类牙骨质样或类骨质样结构,而非管状牙本质;同样,在术后长期随访中也能发现,绝大多数患牙会出现根管弥漫性钙化及根管闭锁等并发症。组织学研究同样发现根管内组织多为纤维和肉芽组织混合物[62]。牙髓血运重建术不可能形成正常形态结构的牙髓-牙本质复合体,主要是由于血凝块中不具备诱导间充质干细胞成牙分化的生长因子;此外,根尖区牙乳头及根管内的血源性间充质干细胞的数目不足以支持全牙髓组织再生。

4.3.3　组织工程与牙髓再生

4.3.3.1　牙髓再生的种子细胞

牙髓再生是应用组织工程技术和牙齿发育原理分离、培养一定量具有牙源性分化潜力的细胞,通过提供所需的微环境,在体内或体外构建有一定外形、结构和功能的生物活性牙髓组织,其中种子细胞的选择是牙髓再生的关键。目前研究较多的有牙髓干细胞(dental pulp stem cell，DPSC)、根尖牙乳头干细胞(stem cells from apical papilla，SCAP)、脱落乳牙牙髓干细胞(stem cells from human exfoliated deciduous teeth，SHED)及骨髓间充质干细胞(bone marrow mesenchymal stem cell，BMSC)。

1) 牙髓干细胞

牙髓干细胞(DPSC)是从恒牙牙髓组织中分离培养出的干细胞，是牙髓再生研究中使用最多的一种细胞。其在体外可以保持低分化状态和有效的增殖能力，在条件性诱导下可以分化成为成骨细胞、成脂细胞、成软骨细胞、心肌细胞、肝细胞、肌管细胞、血管内皮细胞等[63]。与骨髓间充质干细胞相比，牙髓干细胞具有较弱的成骨、成软骨和成脂能力，在成神经和成牙能力方面优于骨髓间充质干细胞，且具有比骨髓间充质干细胞更好的免疫调节能力，抑制 T 细胞的同种异体反应。同时牙髓干细胞体内异位移植实验能形成牙本质牙髓样复合体结构、成牙本质样细胞及骨样组织。

2) 根尖牙乳头干细胞

根尖牙乳头干细胞(SCAP)是一类从年轻恒牙的根尖牙乳头组织中分离出的成体间充质干细胞群，相比于其他牙源性干细胞，其端粒酶活性呈阳性，提示根尖牙乳头干细胞为一种未成熟的干细胞。SCAP 可表达 STRO-1、CD13、CD29、CD34、CD44、CD73、CD90、CD105、CD106、CD146、Nanog、Oct3/4 等间充质干细胞标志，但不表达 CD18、CD45、CD117、c-Kit 和 CD150，此外根尖牙乳头干细胞还表达牙髓干细胞和骨髓间充质干细胞没有的表面抗原 CD24。SCAP 是根部牙本质内侧原发性成牙本质细胞的前体细胞，相比于牙髓干细胞，其增殖活性和克隆形成能力更强，群体倍增时间更短，迁移速度更快并且成牙能力更强[64]。

3) 脱落乳牙牙髓干细胞

脱落乳牙牙髓干细胞(SHED)是美国施松涛教授课题组首次从人类脱落乳牙的剩余牙髓组织中筛选和培养出的一类具有多向分化潜能和高度增殖能力的间充质干细胞[65]。脱落乳牙牙髓干细胞与牙髓干细胞、根尖牙乳头干细胞均为牙源性干细胞，且都来源于神经嵴间充质细胞，但是 SHED 是发育更早期的胚胎源性细胞，因此其增值水平、群体倍增数、克隆形成能力、多向分化能力均显著高于二者。SHED 不仅表达 STRO-1、CD13、CD29、CD44、CD73、CD90、CD105、MUC18、CD146 和 CD166 等间充质干细胞标志，还表达胚胎干细胞标志(Oct4 和 Nanog)、阶段特异性胚胎抗原(SSEA-3 和 SSEA-4)以及肿瘤识别抗原(TRA-1-60 和 TRA-1-81)等。其多向分化能力与 DPSC 相似，但成血管以及神经分化能力则要强于 DPSC。

4.3.3.2 基于组织工程原理的牙髓再生治疗

对于牙髓再生而言，以什么样的形式去递送种子细胞促进其再生能力一直是一个有待于研究的问题，在至今为止的组织修复再生的研究过程中，细胞的递送方式也发生着改变。

1) 细胞注射治疗

在组织器官修复及再生研究伊始,细胞注射治疗以及细胞诱导治疗是最为常见的方法。对于细胞注射来说,因注射细胞较低的存活率以及无法固定于损伤组织,这种方式的有效性较低,并且注射细胞的免疫排斥反应也是其治疗失败的主要原因。由于注射治疗的局限性,学者们随后进行了细胞的诱导治疗,通过体外诱导后使细胞能够行使某种特定的功能(如成骨、成脂、成神经等诱导),但是这种方式必须借助于载体而实现,因此其应用受到了限制。

2) 细胞复合生物支架材料治疗

细胞治疗方式的不足促使了另一种策略的出现,也就是细胞复合生物支架材料。支架材料能够为细胞的生长、分化、黏附以及迁移提供相应的生物三维环境。生物支架材料应当具有传送营养、氧分及代谢产物的能力,还可逐步降解进而被再生组织代替并保留最终组织结构的特征,而且应有良好的生物相容性、非毒性及合适的物理机械性。常用的生物支架材料主要有天然生物材料,脱细胞基质以及合成材料。天然生物材料主要为胶原和壳聚糖,对于牙髓再生而言,胶原纤维广泛存在于牙髓组织中,具有很强的伸缩能力,很好的生物相容性,其自身的多孔结构也适合于细胞的黏附与生长;但是胶原纤维的机械性能较差,容易发生收缩,不利于细胞的迁移、增殖。而壳聚糖在牙髓组织再生中的研究则相对较少。细胞外基质在再生领域因其较低的宿主反应以及较为良好的与机体整合的能力被广泛地利用,如皮肤创伤修复等领域。但是,对于牙髓再生而言,其较差的机械性能以及可塑性则限制了其使用。在再生领域,学者们一直在探索利用生物合成材料来实现组织器官再生,其原理就是将种子细胞复合至生物合成材料中并植入缺损器官。对于牙髓再生而言,这种方式有利于提高其机械性能,但是这种将无机物离子与生物聚合物混合容易形成不均匀的混合物,导致其结构和强度不稳定,会影响种子细胞的黏附、增殖以及分化。近来,有学者对这种制作生物支架材料的方式进行了改革,制作出一种纳米纤维凝胶和二氧化硅生物活性玻璃的混合支架材料(nanofibrous gelatin/silica bioactive glass,NF-gelatin/SBG),这种支架材料符合人体组织的纳米三维立体结构,其组织结构更加均匀,机械强度显著提高,具有利于细胞黏附、迁移和增殖的生物学性能。但是目前生物支架材料的研究仅限于体外或者动物实验,生物合成材料在临床应用的安全性和伦理性亟待研究。

3) 细胞聚合体技术

为了解决生物支架材料在牙髓组织再生中的各种问题,学者提出了细胞聚合体这一技术。传统牙髓再生的研究方法是将单细胞悬液复合生物支架材料构建组织工程牙髓,但是这种方式的有效性以及安全性相对较差。应用细胞膜片工程(cell sheet engineering)可以构建组织工程牙齿,这种培养方法通过细胞自身分泌的细胞外基质形成内源性支架(endogenous scaffold),有利于细胞与细胞间、细胞与细胞外基质间的交互作用和遗传信息的传递、维持细胞三维有序的发育空间,以及细胞外基质的分泌和局部微环境的建立,进而有利于工程牙组织的形态发生。但是单层细胞膜片厚度不足,塑形和机械性能不佳,在使用过程中会出现皱缩等现象,不利于操作。此外,人体的组织器官是三维立体结构,而单层细胞膜片在组织再生中则无法达到这样的要求。有学者提出多层细胞膜片(multi-layered cell sheet,MLCS)的结构,其方法是将多个单层细胞膜片复合进行培养以构建出多层的三维结构。但由于每层细胞间缺乏相互的连接和交流,不易获得血液供应从而导致了无法获取营养,同时代谢产物无法顺利排出的现象,故细胞容易死亡,导致三维组织结构的破坏。最近有学者提出了细胞聚合体(cell aggregate,CA)的概念,通过细胞体外长时间诱导培养,使其含有丰富的细胞外基质和足够的细胞量,同时其表面细胞伸张充分,细胞连接紧密,具有良好的弹性和可塑性,此外细胞聚合体富含生物因子和活性蛋白,利于维持干细胞的状态和分化潜能[66]。研究表明间充质干细胞对基质微环境的弹性非常敏感,可随细胞外基质(extracellular matrix,ECM)弹性指数变化而向某一谱系专向分化并产生相应的细胞表型,如类似于脑组织的软基质对干细胞有"神经向"诱导功能,或肌肉组织的弹性基质可诱导干细胞"肌向"分化,或软骨的硬基质有"骨向"诱导功能。细胞聚合体技术可为种子细胞提供较为丰富的细胞外基质环境,以维持其在一定时间内缺乏营养供给的状态下生理活动所需的营养物质,同时也避免了外源性支架材料以及生长因子安全性的担忧。研究显示,在将SHED细胞聚合体复合全长牙本质管植入裸鼠皮下3个月后,可见到根管内充满了再生牙髓组织,其形态较为规则并具有牙本质、血管及与神经形成相关的细胞和组织结构,并且再生组织细胞仍旧保有SHED的生物学特性。

4)牙髓疾病的干细胞临床转化研究

有学者在动物实验的基础上,体外通过基质细胞衍生因子-1(stromal cell-derived factor 1,SDF1)以及粒细胞集落刺激因子(granulocyte colony stimulating factor,G-CSF)诱导的自体牙髓干细胞复合胶原支架材料培养后,将细胞注入患者因牙髓坏死而彻底消毒的根管内,上方覆盖明胶海绵以及封闭材料后,进行观察。经过24周的观察后,MRI显示5例患者根管中均有类似于牙髓组织的软组织形成;数字化口腔X线成像(RVG)显示患牙的根管壁一定程度的增厚;牙髓活力测试显示,随着植入时间的增长,其测试数值有一定程度的下降,提示其牙髓活力在缓慢恢复。以上证据都提示此种方式能够实现牙髓组织的再生。但是通过该实验所展示的影像学结果发现,有些患牙的根管壁有过度、不规则增厚的现象,故这种体外诱导并复合胶原的细胞植入根管后的转归则还有待验证[67]。

有学者结合了牙髓血运重建术的基本原理,利用患者自体SHED细胞聚合体植入根管内并成功实现了牙髓组织再生。该学者在临床上收集了 40 例上颌切牙区牙髓坏死的年轻恒牙患者，平均年龄均在 6～10 岁，所有患牙的根尖口均未闭合。经过统计学的样本量估计后按照实验/对照以 3∶1 的比例将患者随机分为自体细胞聚合体移植组和传统的根尖诱导成形术组。实验组在首次就诊时进行彻底的根管消毒、封药，并且通过开髓拔髓的方式获得其自体乳尖牙牙髓组织并进行细胞聚合体培养。首次复诊时，在根管消毒、干燥的基础上，针刺根尖组织使之出血，随后将 SHED 细胞聚合体植入根管中并且在其上方用三氧矿物聚合物（mineral trioxide aggregate，MTA）进行封闭。对照组则按照传统的根尖诱导方法进行治疗。2 组均在术后 3、6、9、12、18 个月进行复诊。实验组在术后 6 个月复诊时通过锥形束 CT（cone beam CT，CBCT）及 RVG 可以看到牙根明显增长、根尖口缩窄以及根冠壁的增厚，而对照组则仅为单纯的根尖闭合，牙根长度并无明显的变化。同时，实验组在 6 个月或 9 个月时可以在根管口见到明显的钙化桥的形成，这些现象能够间接地证明植入的细胞聚合体在根管中已经分化成为牙髓组织。而在术后 12 个月复诊时，该学者又发现了一些较为特殊的现象，即在术后 12 个月对所有患者进行牙髓活力及血流测试时发现实验组患儿对于冷热刺激、牙髓活力仪以及机械磨改实验的反应均为阳性，对照组则均为阴性。同时，通过术前术后 CBCT 比较以及两组间的比较发现，实验组牙根增长的长度以及根尖口缩窄的宽度较对照组均有明显变化，且差异均有统计学意义。该学者的研究首次利用干细胞治疗的方式实现了牙髓组织的再生，也证明了组织工程化牙髓临床转化应用的安全性和有效性；同时，该研究也是国际上首个干细胞用于牙髓再生的临床试验[68]。

4.3.4 牙周及支持组织的发育

牙根的发育是一个复杂并且连续的生物学过程，和牙髓牙本质的发育过程相似，牙根的发育是由上皮性的颈环（cervical loop）以及间充质来源的牙乳头、牙囊共同在时空上协调有序诱导分化而成的。在牙冠发育基本完成后，牙根也随即开始发育形成。成釉器中的内、外釉上皮以及中间层中的细胞向根方延伸并且包绕着牙囊、牙乳头组织形成了牙根发育的"起始组织"，随着该组织的继续成熟以及分化，最终形成了赫特威上皮根鞘（Hertwig's epithelial root sheath，HERS），HERS 是牙根发育的生发中心。随后上皮根鞘所包绕的牙乳头向根方生长，牙乳头表层细胞和上皮根鞘基膜相接触，在其诱导下分化成为成牙本质细胞并合成矿化基质，初步形成根部牙本质。根部牙本质的发育过程与冠部牙本质类似，但是根部成牙本质细胞与冠部在形态上有较大的差别，因此分泌的胶原蛋白略有差异，同时根部牙本质的形成较冠部稍慢。当根部牙本质发育完成后，上皮根鞘断裂，此时牙囊细胞穿过断裂的上皮根鞘进入牙本质表面。一般认为牙囊细胞分为三层，中间层的细胞发育成为成纤维细胞形成牙周膜纤维；靠近牙槽骨的外层细胞分化成为成骨细胞(osteoblast)并分泌骨基质;靠近根部牙本质表面的牙囊细胞在 HERS 的诱导下分化成为成牙骨质细胞并分泌牙骨质基质,此时的牙骨质称之为原发性牙骨质或无细胞牙骨质。与牙本质发育相似,牙根的发育也是硬组织与软组织交替形成的动态过程。待牙根发育至 2/3,进入功能状态后,开始形成细胞性牙骨质,覆盖于原发性牙骨质表面,越靠近牙颈部,细胞性牙骨质层越薄,根尖 1/3 几乎全部都由细胞性牙骨质构成。随着牙齿萌出和移动,牙齿逐渐承受咬合力并行使咀嚼功能,牙周膜纤维中的细胞增殖并且分化成为致密的主纤维束,并在牙的全生命周期内,均匀不断地更新和改建。待牙根基本发育完成后,断裂的上皮根鞘发生退化,在牙根表面成团状或者条索状散在排列,形成 Malassez 上皮剩余(ERM)。上皮剩余的作用至今仍不完全明确,传统研究表明,上皮剩余平时处于静止状态,在受到局部炎症微环境的影响时,可能会增殖成为颌骨囊肿和牙源性肿瘤的来源;目前也有研究表明上皮剩余具有防止骨和基质的吸收能力,在维持牙根稳态中具有重要作用。上皮剩余在维持牙周微环境中具有重要的作用,研究表明牙再植和牙移植后牙根吸收的程度与剩余存活的上皮剩余量有着直接的关系。在牙根发育过程中牙骨质和牙周纤维形成的过程与牙髓牙本质复合体类似,都是软组织、基质以及矿化节律性更替的过程;但是与牙髓牙本质复合体相对单一的微环境不同,牙周微环境包括发育期上皮根鞘、牙囊、牙乳头这三种异质性细胞结构,这三种组织相互作用,共同构成了牙根-牙周嵌合体的三维微环境,这种微环境结构又称之为根端发育期复合体(DAC)。

4.3.5 牙周疾病的诊疗现状

牙周炎是一种以牙周支持组织进行性破坏为特征的慢性炎症性疾病。据最新统计,重度牙周炎已成为全球第六大流行疾病,是成人牙齿过早丧失的主要原因,严重影响患者口腔健康及美观[69]。同时,大量研究表明慢性牙周炎与其他系统性疾病如糖尿病、不良妊娠和动脉粥样硬化性血管疾病密切相关。因此,控制牙周炎疾病进程,修复牙周及牙槽骨组织是牙周疾病的最终治疗目标。但是传统的牙周治疗如刮治术及翻瓣术等,主要聚焦于炎症控制,无法达到组织再生的目的。因此,有效并且稳定的牙周组织再生技术研究具有非常重要的临床意义。

引导组织再生术(guided tissue regeneration,GTR)是在临床中最先使用的牙周再生手段,其原理是利用生物膜材料阻止牙龈结缔组织向根方生长,诱导组织形成牙周新附着。生物膜材料根据疾病程度可使用不可吸收型(聚四乙烯)和可吸收型(Bio-Gide等)材料。随着牙周植骨术和引导性组织再生术(GTR)的广泛开展和临床应用,在一定程度上改变了传统的牙周治疗现状,即以牙周再生为导向的治疗理念[70]。但是,目前可供选择的手段和方法需要严格的适应证选择,并在恢复牙周组织的生理结构和功能上还远远没有达到理想的目标。随着研究进一步深入,生长因子以及蛋白衍生物也在牙周再生中越来越广泛地使用,研究发现,成纤维生长因子2(FGF-2)[71]、血小板源性生长因子(PDGF)[72]、骨形态发生蛋白(BMP)[73]以及釉基质蛋白衍生物(EMD)[74]均在动物学实验中显示出一定的牙周再生以及骨组织修复能力,但是由于牙周及其支持组织结构微环境复杂,以上方式只能实现片段化的牙周再生,无法重建整个牙周组织结构。

4.3.6 组织工程与牙周再生

4.3.6.1 牙周内源性再生

目前基于干细胞的组织再生技术是组织工程和再生医学的研究热点,但由于干细胞应用的安全性、伦理等问题,临床转化应用则面临着严峻的挑战。而内源性再生则可为组织器官再生提供一种新的思路和理念。牙周组织内源性再生理念是指通过刺激机体自身修复(self-repair)再生潜能,活化机体自身的内源性间充质干细胞,通过细胞募集和归巢,实现牙周组织的原位再生。内源性再生具有三个重要的环节:① 诱导细胞归巢,通过局部释放生物活性物质(SDF-1、G-CSF等)募集术区以及血运中干细胞迁移至损伤区域;② 促进细胞定植,通过仿生纳米材料或者天然材料模拟细胞再生时所需微环境,促进细胞在损伤区域的定植;③ 调控细胞发挥再生功能,通过纳米生物材料调节局部微环境中细胞的免疫应答,激活干细胞的修复再生能力[75]。目前,富血小板纤维蛋白(platelet-rich fibrin, PRF)、浓缩生长因子(concentrate growth factor, CGF)在牙周组织再生中的使用则具有内源性再生的特点。PRF、CGF是通过低速以及变速离心的方式获取的天然血源性材料,其中不仅富含生长因子(TGF-β1、PDGF、SDF-1等)可以促进细胞的归巢,还具有大量的纤维蛋白,为细胞的存活以及分化提供了良好的局部微环境。研究显示,在大动物牙周缺损模型以及临床试验中,PRF、CGF单独或者结合生物骨粉使用均能够达到一定的临床牙周愈合效果,但是目前相关研究仅为散在报道,仍需大量的临床研究验证其安全性及有效性,同时PRF、CGF在牙周再生中使用的精确性、靶向性以及有效性也有所欠缺。目前有研究通过构建靶向控释的纳米生物材料的方式以期诱导细胞归巢并且模拟再生微环境,但目前的相关研究仍处于细胞学层面,尚无动物学实验结果。

4.3.6.2 牙周外源性再生

干细胞是一类未分化的、具有自我更新和多向分化潜能的细胞,是组织再生和重建的"基石",随着干细胞和组织工程技术的不断发展,干细胞治疗成了多种组织器官修复再生的新希望。

1) 胚胎干细胞与牙周再生

胚胎干细胞(embryonic stem cell, ESC)来源于体外培养的胚胎组织,具有保持未分化状态下无限增殖及能够朝三个胚层多向分化的潜能,是组织工程及再生医学领域中理想的种子细胞来源,并在发育生物学、药理学、毒理学及基因组学领域中得到了广泛应用。牙齿的发生发育来源于上皮与间充质的相互作用[76]。早在 2004 年[77],日本学者将小鼠胚胎口腔上皮细胞(E10)分别与胚胎间充质干细胞、神经干细胞及成体骨髓间充质干细胞进行了重组,构建出牙胚原基(primordia)。三种牙胚原基均成功地在体外表达成牙相关基因,并在移植回成年小鼠颌骨后发育为具有正常结构及功能的牙齿及牙槽骨,表明早期胚胎上皮细胞与牙源性及非牙源性间充质细胞构建的牙胚原基具有完整的牙齿再生潜能[78,79]。

牙周组织的三种组成成分(牙槽骨、牙周膜、牙骨质)均来源于胚胎期神经嵴的外胚间充质[80]。为了实现完整的牙周组织再生,种子细胞需同时具备向此三种组织分化的潜能。透彻了解牙周组织的发生与发育,以及胚胎期外胚间充质细胞向牙周组织的分化过程,有助于认识并指导牙周组织的再生策略。有研究表明,人 ESC 能够在体外诱导分化为成牙本质细胞及其他间充质前体细胞。随后有学者成功地将 ESC 诱导分化为牙周膜成纤维细胞,并在体外检测了其成骨分化能力。近期的一项动物实验将猪 ESC 移植于第二前磨牙颊侧根分叉缺损处,以观察其体内的牙周组织再生能力。结果表明,与对照组(单独应用胶原基质)相比,ESC 能够明显改善牙周病的临床指标;免疫组化分析结果提示 ESC 在缺损处成功分化再生出牙骨质、牙周膜及牙槽骨。尽管胚胎干细胞在牙周组织乃至牙齿再生中显示出了巨大的潜能,但在其广泛应用于临床之前,仍有诸多问题急需解决,如免疫排斥、伦理学争议及来源有限等问题。

2)成体干细胞与牙周再生

引导组织再生术、植骨术、生长因子及活性蛋白的使用虽然可以在一定程度上达到牙周缺损修复的目的,但是当牙周缺损较大、病情较为严重时,局部由于能够行使修复功能的干细胞数目不足,以上方法则无法实现牙周再生的目标。因此外源性干细胞移植技术成为牙周再生新的研究方向。大量研究表明,干细胞移植修复牙周组织缺损能够取得较好的牙周组织缺损治疗效果,其中牙源性干细胞疗效优于其他间充质或上皮性干细胞,但 DPSC 与 PDLSC 的治疗效果没有明显差异。干细胞移植术不仅能够解决损伤区域可用于修复再生的细胞数量不足的问题,同时由于干细胞自身的免疫调节作用,能够很好地调节术区的局部炎性微环境。研究显示,移植异体 PDLSC 能够在牙周缺损动物模型原位再生类似牙周膜的结构,将人来源的 SHED 细胞移植入牙周缺损区域,也能够在大型动物模型中实现类似牙周组织结构的再生,并且没有发生排异以及炎性反应。以上结果提示,牙源性干细胞不仅能够行使再生功能,还能够通过分泌前列腺素 E2(PGE2)诱导 T 细胞失活以及启动细胞凋亡蛋白 1 和其配体从而抑制 B 细胞活性,使其具有低免疫源性以及显著的免疫抑制作用。干细胞移植促进组织再生,使细胞能够准确达到损伤区域并行使修复功能,因此细胞移植的方式对于组织再生的效果至关重要。有研究将细胞复合支架材料进行移植后发现,材料降解过程中会引起局部的炎性反应,影响再生效果。因此,无支架材料的细胞移植技术,如细胞注射技术,在牙周缺损再生中应用较为广泛。研究显示,局部注射 PDLSC 或者 DPSC 能够修复牙周组织,但是由于细胞悬液流动性较大,注射后大量细胞流失,影响再生效果。因此,有研究通过构建细胞膜片以及细胞聚合体技术,利用细胞外基质作为天然支架材料,既避免了生物支架材料降解引起的局部炎性反映,又能够使细胞准确地植入损伤区域,发挥再生功能。最初的实验是在小型动物模型中进行的,如小鼠或大鼠。人牙周膜干细胞薄片采用自然生长的方法收获,然后移植到免疫缺陷大鼠手术制造的牙周缺损中。4 周之后,在所有的模型中都观察到新形成的牙骨质/牙周膜样结构,说明人来源牙周膜干细胞(hPDLSC)膜片能够再生牙周组织。随后,通过添加骨传导因子(如抗坏血酸、β-甘油磷酸酯和地塞米松)来优化生成 hPDLSC 膜片的培养条件,结果显示出 hPDLSC 在体内和体外的骨分化能力均能够增强。在大动物模型中,将犬来源牙周膜干细胞在骨诱导培养基中培养 5 天后移植到三壁骨缺损模型后,观察到了牙周韧带和牙骨质的形成,目前干细胞用于牙周疾病的治疗已经开展了多个临床试验,研究显示自体 PDLSC 注射以及自体 PDLSC 细胞膜片结合 Bio-Oss 在临床中能够较好地修复牙周炎中的骨缺损并在一定程度上实现牙周愈合,同时干细胞的应用也具有较好的安全性,但基于干细胞的牙周治疗疗效仍需进一步验证。

3)干细胞聚集体和牙周再生

近年来有学者提出了干细胞聚集体的概念,即将分散的细胞在特定的培养条件下使之聚集在一起,形成直径在 $100 \sim 500 \ \mu m$ 的细胞团,并在结构及功能上具有与来源组织相似的特性[81]。本课题组应用特定的方式培养人 PDLSC,并通过其自身分泌的 ECM 将其聚集在一起,开发出了一种由 PDLSC 细胞聚集体组成的牙周再生移植物[82],与细胞膜片相比具有更加简便的操作性,并能够在体内促进由牙周炎导致的牙周缺损再生。近期有学者开发出了一种混合干细胞聚集体培养系统,他们将 PDLSC 与BMSC 共培养后制备出聚集体,并通过体内实验展示了其优异的牙骨质-牙周膜样组织再生能力[83],表明具有双层结构的干细胞聚集体(成骨及成牙周膜)在牙周组织再生中具有更广阔的应用前景。

4.3.7 小结与展望

组织工程技术在医学各个领域的发展非常迅猛,组织工程心脏、肝脏、肾脏的研究也取得了较大程度的突破,而在口腔的应用中则处于初始阶段。但是,目前组织工程化牙髓在临床中的成功应用以及我国首个乳牙牙髓干细胞库在北京成功的建立都为后续的口腔组织甚至于全身其他器官的组织工程化构建提供了强有力的基础,相信在不久的将来,针对个体不同需求的个性化的组织工程器官的临床转化应用将越来越普及。

4.4 基于组织工程与再生医学原理的软组织再生修复

4.4.1 基于组织工程与再生医学原理的软组织再生修复概述

经过 20 余年的深入研究,多数结构类组织的工程化构建研究已取得很大进展,部分已形成产品或进入临床研究阶段。在此基础上进行器官的修复与功能重建,具有重要的科学价值和社会意义。肌性器官具有共同的解剖结构,即有浆膜层、肌层(骨骼肌、平滑肌、心肌)、弹力层或黏膜下层、黏膜层。同时具有基本相同的生理功能,即收缩、舒张、运输、贮存等。这些共同的特点决定了肌性器官的组织结构相对简单,功能相对单一,功能实现主要涉及构成器官的细胞与组织的生物学、力学、电学、化学及力-电耦合等基础及应用研究。这些个性化软组织形成的肌性器官的修复与功能重建研究,如食管(骨骼肌与平滑肌细胞构成)、尿道(平滑肌细胞构成)的相关基本科学问题,其中既有共性的问题,也存在特异性问题。本节简要介绍国内外目前在食管、尿道等再生修复方面已取得的一些研究进展,并对存在的问题进行探讨。

4.4.2 食管再生修复

4.4.2.1 概述

食管是咽和胃之间的一段肌性食物通道。食管上端在第 6 颈椎下缘续于咽,沿脊柱前方下行,于第 11 胸椎体左侧连于胃贲门。食管是一前后扁平的肌性管状器官,是消化管各部位中最狭窄的部分,长约 25 cm。食管壁分黏膜、黏膜下层、肌层和外膜四层。食管壁的肌层由骨骼肌和平滑肌混合组成。外膜由疏松结缔组织构成。黏膜下层含有较多较大的血管、神经和淋巴管。此外,还有大量的黏液腺。食管发挥功能是通过肌肉收缩产生蠕动,推动食物进入胃内。正常食管黏膜湿润光滑,在内镜下观察,色泽浅红或浅黄,黏膜下血管隐约可见。

食管作为一个食物通道,经常接受食物和液体的刺激,易导致食管病变或器质性变化。例如慢性食管炎是在热食、热饮、粗食和饮酒等因素的长期刺激下产生的一种慢性非特异性疾病。从良性疾病,如腐蚀性食管炎和食管闭锁,到恶性疾病,如癌症,都需要食管切除。即使只有相对较短的一段需要治疗,由于其解剖学上的复杂性,整个食管的置换也是强制性的。尽管手术方法有所进步,如最小化切除范围和腹腔镜技术,但使用天然替代物(如胃、结肠和空肠)进行食管重建的手术操作[84],由于器官损失和高发病率及死亡率,导致生活质量下降[85]。手术无一例外地与高发病率、生活质量下降和不可接受的死亡率有关。功能性组织替代的再生医学方法包括使用生物的和合成的支架促进组织重塑和生长。

4.4.2.2　食管的再生修复

食管担负着将食物从咽输送到胃的功能。长段型先天性食管闭锁、胃食管反流、食管肿瘤、吻合口瘘、化学性烧伤等造成的严重食管狭窄、瘢痕及缺损等的修复一直是临床面临的难题。我国是世界食管癌的高发地区,占全世界食管癌发病率的50%以上。食管外科手术中最困难的并不是肿瘤切除、畸形矫正或创伤修复,而是病变食管切除后食管的重建。食管是一个由非冗余组织构成的复杂器官,不具备再生能力[86]。食管重建主要有两大类:一是利用自体其他组织或器官替代;二是采用人工食管辅助重建。对于广泛的结构性缺损,唯一可行的治疗方案是通过手术替换受损的食管,即通过从结肠、胃、小肠获得的组织导管进行替代[87]。然而,使用胃肠段替代术会引起各种手术并发症,如感染、吻合口瘘、狭窄、坏死、呼吸问题、吞咽困难、反流等问题[88]以及较高的死亡率(约为4%)[89]。此外,胃肠替代术还需通过额外的腹部手术进行干预,从而造成其他器官不必要的损伤[90],如食管癌术后治疗,需要通过手术切除癌变区域,此过程会造成较大的创伤,有可能造成部分消化道缺失,容易导致消化功能紊乱和营养吸收障碍。有胃肠道疾病或做过胃、肠切除术的患者,该手术方法的应用也受到限制。此外,对婴幼儿开展此类手术也存在一定困难。在过去的100年里,食管置换已有过多次尝试。遗憾的是,由于其由自体和非自体器官替代的复杂性,研究很少,成功率也很有限,亟须开发新的方法和治疗手段用于食管术后重建。

人工食管是采用生物医学工程学、组织工程学及生物材料学等技术制造的一种可短暂替代食管功能,同时能够诱导新生食管再生重塑和功能重建的人工管状装置。相对于其他人工器官,如人工血管、人工关节、人工瓣膜等而言,人工食管植入后处于一个"污染"的环境,并且要求能不断经受食团、液体等反复的物理冲击而不会出现渗漏(植入后早期)和狭窄(植入后晚期)等并发症。因此,理想的人工食管应具备以下关键条件:① 符合人体解剖学及生理学要求,如有一定伸缩性、弹性和耐腐蚀性;② 符合人体生物力学要求及抗食物栓塞的压力,包括具有一定的韧度、机械强度及缝合强度等[91];③ 具有良好的生物相容性;④ 具有可控的生物降解性。随着研究的发展,构建人工食管的材料有自体组织及器官材料、人工合成材料、生物类材料、生物复合材料以及组织工程食管替代物等。

1) 自/异体其他组织或器官替代材料

自20世纪初,已有少数学者报道了多种自体组织和器官用于食管替代或重建。但由于食管穿越3个不同的体腔,其功能的复杂性和独特的血管结构,尚没有一种被普遍认可的食管置换或食管替代物。虽然用胃、空肠或结肠替代食管技术已经很成熟，且过去半个世纪移植医学的进一步发展证明其在许多其他器官上的成功案例，但在食管移植方面的成功案例却鲜有报道。此外，除胃、肠道等食管替代术，还有很多不太常见的自/异体和非自体食管替代方法。

（1）皮肤和筋膜皮瓣置换法。

Mikulicz 在 1886 年首次描述了用皮瓣自体置换颈部食管的方法[92]。此后，其他研究者描述了使用不同皮瓣的多种方法，如肌皮瓣、颈阔肌皮瓣、骨膜肋间肌瓣[93-95]，由于较高的发病率、需多次手术、大量的瘘管和皮肤刺激，基于皮瓣替代法效果不尽如人意。如当内脏部分因血供不足或需要额外长度的导管时，可考虑使用脚皮瓣作为重建的挽救手段，但由于术后并发症，在实践中也较少使用。Neuhoff 和 Ziegler 在 1922 年首次将筋膜转移用于犬的食管置换[96]。Robe 和 Bateman 后来在 1949 年用钽丝网覆盖筋膜重建咽部[97]。此后，也有研究者尝试将筋膜与其他非生理性替代方法结合使用，以促进肉芽生长来弥补食管节段切除的缺口，然而常导致术后早期渗漏和后期狭窄。由于筋瓣膜在组织愈合或维持通畅方面效果都不令人满意，因此放弃了使用筋膜瓣的替代法。国内有学者采用肺组织瓣替代食管缺损部分，其优点是根据胸内食管缺损部位，可就近取材，避免了开腹手术。此外，肺组织瓣有一定的延展性，选取不同的肺叶可制成长度不同的肺组织瓣。动物实验显示其具有组织相容性好、血运丰富、抗感染能力强、愈合能力好等优点，是一种可深入研究的食管替代组织[98,99]。

（2）主动脉替代法。

异体主动脉已被用于食管替代的动物模型中。新鲜和/或低温保存的异体主动脉在体外转化为气管或食管组织方面已显示出良好的效果[100-102]。Gaujoux 等[103]在一项研究中使用了主动脉异体移植，对颈部食管分段切除后的食管进行修复，并在吻合处加装自膨式食管支架保护，术后没有给予免疫抑制。12 个月后，观察到大多数移植物显示出收缩迹象且有足够的通畅性，正常喂食的情况下体重增加。此外还发现了组织成束状的平滑肌小体。研究表明，使用食管支架保护被主动脉异体移植取代的食管段，可以在没有免疫抑制疗法的情况下恢复食管管腔的通畅和营养的自主性。

（3）气管置换术。

Abbasidezfouli 等[104]成功地用 4 cm 长的气管段替换了犬的 8 cm 颈部食管缺损。气管置换食管后未出现犬死亡，且犬在 48 小时后开始吃流食，术后第 7 天开始吃普通饮食。两个月的随访显示没有出现气管狭窄或其他并发症。组织学检测显示柱状黏膜向鳞状黏膜上皮的过渡、软骨环的萎缩或消失以及黏膜下腺体炎症。研究者认为，在食管和气管之间保留的后纤维窝和外侧纤维窝的附着可以维持移植物的血液供应和存活，研究证实了用小段气管成功替代食管段的可行性。

（4）全段食管置换。

近年来，随着免疫抑制的发展及手术技术的不断完善，器官移植取得了很大的进展。在腐蚀性食管损伤、长狭窄、复杂的食管闭锁、严重的前肠功能障碍、缺乏其他可行的自体管道和大段食管肿瘤切除之后，均需要进行完全的食管置换，尽管很罕见，但紧急情况下，进行全段食管置换也是一种可供选择的策略[105]。

2）人工合成材料

自 Berman 等[106]1952 年率先采用特制的聚乙烯管代替食管缺损以来，人工食管的研究已经有 60 多年的历史。早期研究表明，用塑料管或 Marlex 网进行全段食管置换的动物模型的细胞生长非常差，修复后常出现渗漏、狭窄、瘘管、脱位等现象[107]。另一项早期研究试用了聚对苯二甲酸乙二醇酯（Dacron）和膨体聚四氟乙烯（PTFE）替代犬食管全层缺损。同样，这些材料细胞相容性较差，新上皮化程度有限，并引起了明显的异物反应，导致狭窄形成[108]。2004 年德国的一项研究使用了平均吸收时间为 3 个月的 Vicryl（polyglactin 910）网片和不可吸收的聚偏氟乙烯（PVDF）网片，用于兔全层食管损伤模型。结果表明 Vicryl 网片的早期渗漏率和失败率很高。在 3 个月的组织学检查中出现了有限的再上皮化，少量肌肉细胞的生长以及明显的炎症反应；而 PVDF 组没有渗漏，黏膜完全再生，一些肌肉细胞增生，对材料有轻微的异物反应，并有新血管生成[109]。后续又有人研究了镍钛合金、硅橡胶等食管替代材料，但均未获得理想的效果[110,111]。总的来说，人工合成材料与受体组织生物相容性较差，受体血管、组织无法长入、人工食管内腔不能完全内皮化，常常会导致严重的并发症，如感染、吻合口瘘、吻合口狭窄等，并且由于人工食管无法与受体组织完全愈合而得到生物学固定，最终不可避免会发生脱落。因此人工合成材料作为食管替代物在临床上并没有得到广泛的应用，于是研究者逐渐把目光集中在新的替代材料——生物类替代物的研究上。

3）生物源性材料

生物源性材料具有价格低廉、来源广泛、生物相容性好等特点。且材料理化性能与人体组织相似，利于组织黏附生长等优点。自然衍生的生物材料可分为以下几类：① 基于蛋白质的材料（胶原蛋白、丝、明胶等）；② 基于多糖的材料（壳聚糖、纤维素等）；③ 脱细胞外基质（ECM）。在这些替代物中，各种组织衍生的 ECM，如脱细胞食管、小肠黏膜下层（small intestinal submucosa，SIS）、膀胱黏膜下层（UBS）、脱细胞真皮移植物和胃脱细胞基质（GAM），已被研究应用于食管重建[112]。细胞外基质（ECM）是由宿主细胞释放的各种蛋白质、蛋白多糖和多糖组成的复杂网络。ECM 是信号运输、机械支持和组织黏附最重要的调节器之一。脱细胞的 ECM 支架保留了原生 ECM、生物力学特性和原生组织的表面形貌。理论上，这些 ECM 支架被认为可促进细胞生长、定向和增殖。此外，脱细胞的 ECM 保持了原生组织的成分，并含有生长因子、胶原蛋白、弹性蛋白、层粘连蛋白和纤连蛋白等多种成分有利于组织重建[107]。Badylak 等[113]用猪小肠黏膜下层(SIS)修复犬 5 cm 长半周径全层食管缺损,术后 35 天材料大部分被吸收,管腔内壁大部分上皮化,周缘束状肌肉延伸,中间有骨骼肌岛细胞再生;术后 50 天材料完全被吸收,腔壁完全上皮化,肌束塑形。但全周径完全缺损的食管于术后 45 天出现明显狭窄,周径收缩至周围正常组织的一半。Isch 等[114]利用皮肤去细胞基质材料(Alloderm)在 12 只犬颈部进行 2.0 cm×1.0 cm 的食管成形术,所有犬存活且未出现吻合口瘘、狭窄、憩室等。组织学显示,术后 1 个月已有局部上皮再生和新生血管形成,2 个月时出现完整的上皮,新生血管口径增加,但 Alloderm 修复更大的缺损或全周径缺损还存在问题。Urita 等[115]将小鼠胃制成去细胞基质,作为食管再生的支架,在移植修复小鼠食管片状缺损的实验中取得了一定的效果。移植段食管没有出现狭窄或扩张等问题,但仅观察到黏膜层的再生,没有肌肉层的再生,并且要将其运用于大型动物的长管状食管缺损修复还有待进一步研究。血管化对组织缺损的修复重建是十分重要的,微量元素铜(Cu)已被证实能促进血管化。Tan 等[116]用 SIS 复合不同浓度 Cu 用于犬颈段食管 5 cm 长半周径全层食管缺损的修复。研究表明 SIS 复合 25 μmol/L Cu 组能更有效促进动物的体重快速恢复、移植组织快速上皮化、新生血管和肌肉细胞再生明显,有良好的研究及开发应用前景。

生物源性材料相比合成材料具有明显的优势,因为它不会产生潜在的有毒降解产物或诱发炎症反应,而这些是食管缺陷再生过程中最重要的问题[117]。然而,天然生物材料存在机械强度低、来源缺乏、降解快速、易发生吻合口瘘以及随植入长度增加新生食管后期狭窄,全周径管状食管缺损修复困难等问题[112]。

4) 生物复合材料

在生物源性材料作为食管替代物的基础上,研究者又将生物可降解材料与非降解材料复合制成人工食管。结合两者优点,诱导自身食管组织的爬行和再生,同时非降解材料起支撑作用,尽可能使材料降解与组织再生相匹配,最终实现再生食管完全替代人工食管。

许多聚合物,如聚(乙醇酸)(PGA)、聚(L-乳酸)(PLLA)和聚己内酯(PCL)等高分子化合物及其聚合物来源广泛,降解可控,可塑性强,力学性能较好。与天然生物材料相结合可增强组织相容性,其中多数共聚物已获得美国食品药品监督管理局(FDA)的监管批准。近年来,一些共聚物已有用于食管组织工程的报道。Syed 等[118]研究了使用静电纺丝技术将聚乳酸-羟基乙酸(PLGA)纳米纤维与管状小肠黏膜下层(SIS)进行共纺,改善 SIS 力学性能。对复合材料体外评价显示,复合物能促进平滑肌细胞定向排列,支持肌肉细胞的定向生长,还能促进负载的活性因子—血管内皮生长因子(VEGF)缓慢释放。术后 4 周观察到植入体上细胞浸润良好,周向机械韧性增加,支架周围组织有血管密度增加。Chung 等[119]将多层聚（ε-己内酯）和丝纤维素混合移植物用于大鼠环形食管置换模型中，初步实验表明，术后 11 只大鼠中有 8 只在 2 周后完全愈合。Fan 等[120]通过将 SIS 与聚酯生物材料聚（3-羟基丁酸-3-羟基己酸）（PHBHHx）和聚（乳酸-聚乙二醇）（PLGA）复合，制备 SIS/PHBHHx-PLGA 复合膜片，复合材料保留了 SIS 膜的生物相容性及生长因子。同时，PHBHHx 的引入明显改善了 SIS 的机械性能。此外，制备的 SIS/PHBHHx-PLGA 复合材料具有适于食管修复再生的力学及降解性能，复合材料双层结构贴合紧密，支架材料表面胶原排列整齐，孔隙分布均匀，适于组织细胞的黏附与增殖，有望进一步用于长管状食管缺损的修复。

5）组织工程食管

鉴于单纯使用支架材料仍存在缺陷，人们的研究重点逐渐转向含细胞的食管修复材料，即组织工程食管。其基本思路是，将体外培养所得的种子细胞种植在组织相容性好的支架材料上并继续培养，促进其增殖分化，然后再植入体内完成食管修复或替代。因此，寻求理想的种子细胞来源，是组织工程食管研究首先需要解决的问题。

（1）组织工程食管的种子细胞。

构建组织工程食管的细胞应具有以下特点：容易培养、黏附性强、结构和功能与正常食管组织细胞相似、临床易获取且具有实用性。

① 上皮细胞：组织工程食管种子细胞的来源之一，是从患者自身获取正常食管黏膜，经体外分离、纯化、传代扩增，得到大量可用于组织工程的食管上皮细胞。因取自患者自身，可避免发生免疫排斥反应。相关基础研究证实，上皮细胞间及其与细胞外基质间的相互作用是维持上皮细胞生长增殖的重要因素。在此过程中，整合素（integrin）起重要作用，另外表皮生长因子（epidermal growth factor，EGF）、转化生长因子-β（transforming growth factor-β，TGF-β）等也促进其生长增殖。食管来源上皮细胞增殖速度较快，而从食管黏膜获得的上皮细胞，置于培养皿中仅 7 天便可融合并覆盖整个培养皿。但自体食管上皮细胞的获取十分有限，如食管广泛病变、机体健康状况不佳或患者年龄较大时，则不能保证获得状态良好的细胞，且食管黏膜在临床上需通过内镜才能获取，对患者有一定的损伤，还可能存在病灶扩散的风险。由于口腔上皮细胞取材方便，生物学特性与食管上皮细胞相近，可作为自体组织工程食管的种子细胞。Yang 等[121]从犬模型中，获取口腔上皮细胞（OMEC），体外培养成 3～5 层细胞厚的细胞层，作为内镜黏膜下切除术后损伤修复的种子细胞，通过内镜将上皮细胞片递送至二氟乙烯（PVDF）补片上，10 min 后移除 PVDF 膜片。28 天后，内镜观察到 OMEC 干预的食管缺损处完全愈合，未出现狭窄或瘢痕形成；而没有接种 OMEC 的单纯 PVDF 组则检测到纤维蛋白、炎症细胞和中央溃疡。Wei 等[122]通过将 OMEC 接种在 SIS 膜片上（与单独的 SIS 相比），用来替代犬的 5 cm 半周径食管缺损。发现术后 8 周能完全修复缺

损,与单独的 SIS 组相比,OMEC 组能更快地促进缺损处组织完全上皮化和肌肉细胞再生,且损伤炎症较轻。Saxena 等[123]将食管上皮细胞种植在胶原管状支架上,原位植入修复羊的食管缺损,取材后发现支架周围有血管生成,为组织工程食管血管化的后续研究提供了实验依据。

② 成肌细胞:食管的管状重建如果没有肌肉再生,对食管的正常蠕动功能将会产生较大的影响,也是食管狭窄的一个重要因素。成肌细胞是构建组织工程食管肌层可选用的种子细胞,可取材于食管的平滑肌组织。Marzaro 等[124]用猪颈部食管的平滑肌细胞与同源的去细胞食管支架复合,修复猪的颈段食管部分缺损,术后 3 周显示复合细胞的组织内可见平滑肌细胞生长,组织炎性反应小,而未复合细胞的组织则无肌肉再生。Diemer 等[125]通过将平滑肌细胞与上皮细胞接种在聚己内酯[Poly(ε-caprolactone),PCL]补片上,并用于修复大小为 0.6 cm×1.0 cm 的兔食管缺损。术后 28~30 天取材,取出补片连同周围的食管进行组织学检查。结果表明,在手术干预的 20 只兔中,15 只兔存活。并且其中 6 只兔无并发症发生,补片上有上皮细胞和平滑肌细胞的生长;9 只兔子出现假性憩室,可能是由于其中的补片降解过快,而上皮细胞和平滑肌细胞正常生长导致的。

③ 多细胞复合:食管主要由上皮、平滑肌、血管以及神经组成,以实现相适应的蠕动功能。食管的管腔由上皮细胞组成,它通过形成黏膜层来防止由于机械压力造成的组织损伤,外围由平滑肌细胞或骨骼肌细胞组成,在蠕动中起着关键作用。此外还有成纤维细胞等,这些主要细胞构成食管的黏膜层、黏膜下层和肌层。多细胞复合构建的组织工程食管更接近于食管的生理结构[91]。

由于上皮细胞和平滑肌细胞的生长、增殖和功能表达所需环境各不相同,因此需要一种多层复合支架,实现细胞整合的目的。Hayashi 等[126]在 Ⅰ 型胶原材料的两面分别复合人的平滑肌细胞和成纤维细胞,最后将人的食管上皮细胞接种到有成纤维细胞一面的胶原上,在体外构建了同时含食管三种细胞的细胞-材料复合物,然后植入裸鼠的背阔肌袋内,分别于术后 1、2 周取材行组织学检查,术后 1 周食管 3 层结构清晰,上皮分化为 6~8 层,2 周后上皮分化为 10~13 层。Saxena 等[127]将兔食管上皮细胞和平滑肌细胞复合在外涂胶原的基底膜基质上,在体外构建了含食管两种细胞的细胞-材料复合物。Zhu 等[128]将猪食管上皮细胞和成纤维细胞种植在共聚物聚 L-乳酸-聚-己内酯[Poly(L-lactic-co-ε-caprolactone),PLLC]上。结果发现,两种细胞与材料之间有较好的生物相容性。这种多细胞复合构建的组织工程食管更接近正常食管的解剖结构,但多细胞复合构建存在细胞间相互作用、细胞数量及比例等问题,尚需深入研究。

④ 干细胞:干细胞具有自我更新和分化的潜能,是组织工程理想的种子细胞。这里着重介绍胚胎干细胞和间充质干细胞。

a. 胚胎干细胞：胚胎干细胞(ESC)和 iPSC 具有分化为广泛的细胞谱系的多能性，是细胞移植和再生医学种子细胞的良好来源。Yamada 通过三维悬滴培养构建了一个体外器官分化系统，可以从小鼠 ESC[129] 和 iPSC[130] 中克隆出一个收缩的肠道样器官，称为"iGUT"。iGUT 具有被所有三个胚胎生殖层包围的大管腔，并表现出自发的收缩和类似蠕动的运动。组织工程技术的发展使得长期培养与体内肠道上皮细胞密切相关的三维上皮细胞结构成为可能。"类器官单元"是组织工程的一个潜在的细胞来源[131]。类器官单元中含有祖细胞，可以在体外生长并分化成所有细胞层[132]，然后发育成三维的"小肠"等器官[133]。尽管建立类器官仍然是一项具有挑战性的技术，但它们的功能已经在各种器官中得到大力研究，包括食管[134]、胃[135]、小肠[136]、结肠[137]、胰腺[138] 和肝[139]，证实了类器官单元作为消化器官再生医学的细胞来源的可行性。此外，由于用于类器官培养物的生长因子模仿了体内干细胞生态位，代表了一种生理环境，亦是干细胞研究的一个主要来源[133]。

b. 间充质干细胞：间充质干细胞(MSC)来源丰富，可以从多种组织中获得。从羊水中获得的 MSC，对产前诊断为食管闭锁(esophageal atresia，EA)的新生儿尤为重要。MSC 能释放多种因子，如 TGF-β1、MCP1、VEGF 和 IL-6，促进伤口愈合和调节炎症。Jensen 等[140] 将羊水间充质干细胞和食管上皮细胞(esophageal epithelial cell，EEC)接种在聚氨酯支架上，植入小猪食管 5 cm 的缺损中，21 天后取出聚氨酯支架。在 4～5 个月内，观察到 EEC 形成完整的上皮层和一层较为混乱的肌肉层；而 MSC 形成了完整的鳞状上皮层和两层结构不同的肌肉层；研究表明食管在愈合期间需要支架支撑；小猪在研究期间生长良好，钡剂造影显示新的食管段(EEC 和 MSC)形态完好。有研究报道，MSC 复合 SIS 表现出良好的应用前景。MSC 也存在于骨髓和脂肪组织中。Catry 等[141] 在犬食管上造了一个长 5 cm 的半周径食管缺损的模型，并将单纯的 SIS 和复合了骨髓 MSC 的 SIS 用于缺损修复。与单纯的 SIS 组相比，复合了 MSC 组的食管修复区表现出更显著的肌肉增生、新生血管、上皮化及较轻的炎症反应。2017 年的一项研究同样使用 MSC 复合 SIS 支架(与单独的 SIS 相比)来置换猪 3 cm 的全周径食管缺陷。1～3 个月的组织学检查显示，MSC 组表现出更显著的上皮和肌肉细胞生长[141]。Takeoka 等[142] 利用 3D 打印技术构建了一种类食管的无支架管状结构，并进行了大鼠食管移植效果的评价。研究首先将皮肤成纤维细胞、人食管平滑肌细胞、人骨髓间充质干细胞和人脐静脉内皮细胞作为种子细胞，制备了多细胞类球体，通过生物 3D 打印制备了食管样管结构。将这些结构在生物反应器中培育成熟后移植到 10～12 周龄大鼠体内作为食管移植物，并对其机械性能及组织修复情况进行评估。结果显示，间充质干细胞类食管样结构表现出更高的强度和更好的延展性，且免疫组化结果显示出更高的α-平滑肌肌动蛋白和血管内皮生长因子表达水平。体内移植后，观察到该结构可在体内维持30天以上,且发现平滑肌细胞及上皮细胞延伸并覆盖了管腔的内表面,表现出食管样结构。这些结果显示出了使用生物3D打印技术创建的类食管的无支架管状结构的前景,有望成为修复食管缺陷的替代品。Van等[143]将脂肪间充质干细胞接种在聚氨酯支架上,用于6 cm长的猪食管缺损模型修复,聚氨酯作为腔内支撑结构,支架用富血小板血浆(PRP)和间充质干细胞预处理3周后植入缺损区;术后3个月时,观察到移植体上生长出成熟的黏膜层,支架下有平滑肌细胞的间质出现;其中两只存活分别长达18、19个月。

c. 其他类型干细胞:食管本身作为一种干细胞来源,可用于食管再生的探索。食管上皮细胞有两个区域,分别为分化区和基底区。基底区又分为由单层细胞组成的基底层和具有多层嗜碱性细胞的外基底层[144],基底层由两部分组成,即平坦的毛细血管间基底层(interpapillary basal layer,IBL)和乳头间基底层(papillary basal layer,PBL)。PBL的细胞对称分裂,产生两个与基底膜接触的子细胞;而IBL细胞不对称分裂,其中的一个子细胞留在基底层,另一个细胞进入上皮细胞层,存在于IBL的细胞被称为食管上皮干细胞[144]。β1整合素在IBL中的表达比在PBL中低。角蛋白13(CK13)在PBL和上皮层细胞中有较高表达,但在IBL的细胞中没有表达。其他角蛋白,如CK14和CK15,在IBL中表达也不一致,CK14在IBL中没有表达,但在PBL和上皮层具有较高水平的表达。基于自身来源的干细胞分化成食管功能细胞,可能是食管组织工程的一个有前景的策略[91]。

(2) 组织工程食管的支架材料。

组织工程支架材料主要由聚合物网络组成,为细胞生长提供支撑和生长环境。支架材料应具有适宜的表面成分、适宜的机械性能、足够的孔隙率和理想的孔径大小,以便于细胞附着。材料的表面形貌、拓扑结构、孔径大小和支架厚度会影响细胞黏附、组织结构、血管生成和基质沉积[91]。食管具有复杂的三层解剖结构,理想的支架应包括具有管状形态和纳米几何形状的复合材料,以获得功能性再生。复合材料应具有生物相容性,可生物降解,并能抵御胃液的反流。此外,支架材料不应引起感染和炎症,且其降解速率应与组织的再生相匹配。在食管再生之前,该支架可作为食管的功能性替代品,具有适当的机械和缝合强度。在食物通过食管的运动过程中,支架的黏弹性应支持蠕动过程中的应力和松弛。支架的扩张和爆裂强度应与原生食管相匹配,既不渗漏也不收缩。材料的孔隙率和孔径大小影响血管侵入和组织纤维化的程度,新生食管纤维化程度影响其机械性能。因此,支架应具有约 $50\sim200~\mu m$ 的外部孔径,以促进细胞侵入以及营养和废物的运输。此外,还应该具有 $35\sim70~\mu m$ 的小孔,为血管长入提供空间。支架材料还应具备良好的生物相容性,便于细胞(上皮细胞、成纤维细胞和平滑肌细胞)的黏附、浸润和增殖,并具有润滑能力和推进性蠕动[91]。

① 支架材料：目前用于组织工程研究的多为天然高分子材料及可降解的人工合成材料。天然高分子材料主要包括胶原、壳聚糖和脱细胞基质材料等。脱细胞基质是常用的组织工程支架材料。脱细胞基质中含有天然的细胞外基质成分，富含胶原蛋白、弹性蛋白、纤连蛋白、层粘连蛋白和生长因子等，具有与组织相似的生物学性能和机械性能，为细胞提供三维生长环境，引导细胞生长、定向和增殖。因此，已被广泛运用于多种组织器官的修复，如动脉、心脏瓣膜、皮肤和尿道等[145]。

人工合成材料主要有聚己内酯［Poly(ε-caprolactone)，PCL］、聚乳酸［Poly(lactic acid)，PLA］、聚乙醇酸［Poly(glycolic acid)，PGA］以及二者共聚物聚乳酸-聚乙醇酸［Poly(lactic-co-glycolic acid)，PLGA］等。合成材料能实现降解性、机械性能及孔径分布可控。Zhu 等[146]评价了改性前和改性后 PCL 膜支架对猪上皮细胞黏附的影响。将 PCL 膜经 1,6-己二胺和戊二醛处理，再用基底膜蛋白、胶原蛋白 IV 进行了修饰。扫描电子显微镜和共聚焦显微镜结果显示，猪上皮细胞在修饰后的 PCL 膜上表现出良好的黏附和增殖，细胞之间连接紧密。与聚苯乙烯和 PCL 膜相比，猪上皮细胞在 PCL-胶原蛋白 IV 支架中的 DNA 含量更高。Zhu 等[147]通过溶剂浇铸法制备了聚 L-乳酸-聚-己内酯(PLLC)膜，并在未改性的 PLLC 膜、含有胶原蛋白的 PLLC 膜和含有纤维蛋白的 PLLC 膜上培养了三种类型的猪食管细胞(上皮细胞、平滑肌细胞和成纤维细胞)。结果显示，与未改性的支架相比，改性或修饰后的支架有利于所有类型细胞的黏附和增殖。进一步通过静电纺丝生产聚 PLLC 纳米纤维，并采用纤维蛋白加以改性。力学检测结果显示改性后的 PLLC 纳米纤维弹性模量降低。将猪食管上皮细胞接种在纤维蛋白涂层的 PLLC 支架上表现出良好的黏附、增殖行为。且相比于对照组和 PLLC 纳米纤维组，细胞-细胞相互作用更明显[148]。Zhu 等[149]通过溶剂浇铸法制备了聚（L-乳酸）(PLLA)膜，并以戊二醛或京尼平作为交联剂，通过将胶原蛋白以共价交联的方式通对 PLLA 进行了改性；将食管平滑肌细胞分别接种在修饰和未修饰的 PLLA 支架上进行培养，结果显示，经过胶原蛋白修饰的 PLLA 支架比未修饰的支架表现出更好的平滑肌细胞的黏附和增殖能力。

② 制备方法：支架材料的理化性质、表面形貌、孔径、孔隙率构成了细胞生长的微环境，影响着细胞的黏附、增殖和表型。支架材料的拓扑结构和孔隙率可以通过适当的制备技术来改变。根据静电纺丝、溶剂浇铸、颗粒沥滤等方法开发的不同类型的聚合物支架已被用于食管组织工程研究。近年，纳米纤维在组织工程和再生应用方面引起了广泛关注。纳米纤维由于其具有较高的表面积与体积比、可调的机械性能、多孔性、降解性以及与天然 ECM 中的胶原纤维相似的网络结构，具有较大的应用潜力[150]。其可通过拉伸、相分离、熔喷、自组装、模板合成和静电纺丝等技术来制备[151]。电纺或静电纺丝技术可用于生产具有多向连续的纳米纤维，纤维直径可控制在 3 nm～6 μm 之间。

Kuppan 等[152]通过电纺技术制备了 PCL 和 PCL-明胶两种纳米纤维支架,两种纤维支架平均直径分别为(324 ± 50)nm 和(242 ± 30)nm,将人食管上皮细胞接种在 PCL 与 PCL-明胶纳米纤维支架上。结果显示,上皮细胞在 PCL 和 PCL-明胶纳米纤维支架上都能很好地黏附与增殖,呈特有的鹅卵石形态。且细胞在 PCL-明胶纳米纤维支架上的增殖速率显著高于在 PCL 纳米纤维支架,表明电纺纳米支架可作探索功能性食管再生的潜在候选材料。Kim 等[153]通过两层管状支架、基于间充质干细胞的生物反应器系统和改良胃造口术的旁路喂养技术,开发了一种人工食管,可以改善食管黏膜和肌肉层的再生。该支架由聚氨酯(PU)纳米纤维制成圆柱形,外壁包裹着 3D 打印的聚己内酯链。将人源性间充质干细胞接种到支架的内腔中,并通过生物反应器培养以增强细胞反应性。随后通过外科吻合术和用甲状腺皮瓣覆盖移植物,进行临时胃造口术,提高了移植物的存活率。组织学分析发现移植物周围的上皮化和肌肉再生,移植物外围可观察到弹性纤维的增加和新生血管的形成。

另一种被广泛用于制备聚合物支架的技术为溶剂铸造,即溶剂浇铸。浇铸过程中,聚合物溶液被倒在一个特定的模具上制备得到一张聚合物薄膜。研究表明,浇铸的薄膜以及用天然蛋白质如胶原蛋白、纤连蛋白修饰的薄膜可以促进食管上皮细胞和平滑肌细胞的黏附和增殖[148]。为了使细胞能持续快速生长和扩散,须在支架中引入一个相互连接的多孔网络。在盐浸法中,氯化钠、碳酸氢铵或蔗糖的水溶性盐被分散在聚合物基质中,当该基质被放在温水中时,盐溶液由于过饱和析出,产生一个具有多孔网络的支架。此外,还可在高压下将气体通入聚合物中,当压力降低时,气泡蒸发,聚合物中即形成多孔网络(气体发泡)。通过改良的盐浸出和气体发泡技术开发的多孔支架,有利于食管上皮细胞的黏附和增殖[154]。

(3) 组织工程食管的细胞因子。

创面愈合是一个复杂的修复过程,包括炎症、细胞增殖、再上皮化、肉芽组织的形成、血管生成、各种细胞和基质之间的相互作用以及组织重塑。修复过程均由细胞因子和生长因子(如 EGF、PDGF、KGF、HGF、TGF-β、VEGF、血管生成素)以及组织损伤激活的转录因子在空间和时间上协调控制。这些生长因子通过 Ras、MAPK、PI-3K/Akt、PLC-γ 和 Rho/Rac/Actin 等信号触发细胞分裂、迁移及代谢。缺氧会促进激活低氧诱导因子(HIF),从而促进血管生成的相关基因(如 VEGF、血管生成素)表达,而血清反应因子(SRF)对 VEGF 诱导血管生成、重新上皮化和肌肉再生至关重要。EGF 及其受体、HGF 和 Cox2 在上皮细胞增殖、迁移再上皮化和腺体的重建中发挥关键作用。血管内皮生长因子(VEGF)、血管生成素(ANG)、一氧化氮(NO)、内皮素(ET)和基质金属蛋白酶(MMP)在血管生成、血管重塑和黏膜再生等方面发挥重要作用。研究表明,用 VEGF+Ang1 和/或 SRF 的 cDNA 进行局部基因治疗,可大大加快食管和胃溃疡的愈合,并改善溃疡瘢痕内黏膜恢复的质量[155]。细胞因子是组织工程的要素之一,在未来食管组织工程研究中,更多的将细胞因子发挥的作用作为一个重要的考虑因素,也许可以加快推动食管组织工程发展进程。

4.4.2.3　问题与展望

1) 目前面临的挑战

虽然目前食管组织工程受到广泛关注,各种新型材料也广泛用于研究,但目前尚未找到理想的食管替代材料,支架材料仍无法提供与原生组织相同的微环境。尽管种子细胞结合材料的使用比单独使用材料有更好的功能和修复效果,但目前仍未找到理想的基质材料及最佳的种子细胞,难以(或单独、或组合使用)完全替代原生食管高度复杂的分层结构。人工食管的再上皮化、慢性感染、吻合口渗漏、蠕动功能差、狭窄等问题仍未得到完全的解决[156],不能完全满足临床要求。如何将材料、细胞、生化和机械信号整合到一个统一的系统中,同时解决多层不同细胞共培养、人工支架血管化、神经再生以及细胞功能表达的问题仍须亟待解决。

2) 未来发展方向

组织工程在食管修复重建外科的应用,需在充分理解和掌握种子细胞、生物材料及两者相互关系的基础上,才能有效进行组织构建。目前仍有许多关键性科学问题需要深入研究:如食管功能细胞的分化和增殖;种子细胞的来源;支架材料的选择及处理、加工;细胞与材料间的界面活性及其接种后的黏附、增殖和存活关系;如何延长移植物长度从而获得有临床应用价值的人工食管;如何加强吻合口部位血供;如何加快组织结构的重塑,如何促进新生食管神经丛的再生、新生血管和肌肉的形成、减少瘢痕增生、预防狭窄和吻合口瘘的发生等。

虽然组织工程化食管要实现真正的临床应用还有很长的路要走,但在国内外学者的共同努力下,随着技术手段的不断进步,研究逐步深入,必将获得在结构和功能上与正常食管相似、移植长度符合临床要求的人工食管。因此,应加强跨专业合作的联合攻关研究方式,如联合高分子材料研究学者进行材料的研发和优选,联合药物缓释与活性控制的研究学者进行材料上细胞活性物质添加工艺的研制与改进,研究模拟体内生理环境下细胞培养的代谢及增殖,研究细胞与支架材料间的最佳结合方式等。相信随着研究的不断深入,采用组织工程技术对食管进行体内外构建具有广阔的临床治疗前景,食管的修复重建将会由传统的组织替代走向组织工程化替代。

4.4.3　尿道再生修复

4.4.3.1　概述

长段尿道狭窄和闭塞的修复重建是泌尿外科领域极具挑战性的问题之一,也是一个古老的难题。外科医生每年都要面对大量因修复失败而残留长段尿道狭窄的先天性尿道下裂、尿道创伤、干燥性龟头炎延及尿道、侵袭性操作和炎症等继发尿道狭窄，以及部分特发性尿道狭窄病例。约在公元前 600 年，古埃及人和印度人就已应用木材、纸草、羽毛管和金属制成探子扩张狭窄的尿道。文献记载公元 80 年 Aretheus 采用尿道造口术，公元 90 年 Heliodorus 采用尿道内切开术治疗尿道狭窄。此后多年的医学记载中，众多医生采用不同方式的尿道内切开术治疗尿道狭窄。开放的一期成形手术最早见于 19 世纪后期，Heusner(1883)、Guyon(1892)和 Russell(1914)报道，切除尿道狭窄段后部分或完全端端吻合，但由于对尿道吻合/愈合机制缺乏了解及无有效对策，临床效果不令人满意。加之缺乏有效的抗感染技术和药物，这些一期成形手术很快被分期手术替代。更多医生选择采用第一期尿道切开造口，第二期成形尿道的方式。分期手术中阴囊皮肤的应用带来尿道扩张、感染、结石等问题，多数重建的尿道最终失去功能。20 世纪 70 年代，Schreiter 介绍了一种分期网孔皮移植手术，并被广泛应用于长段复杂尿道狭窄的矫治。1957 年，Pressman 和 Greenberg 报道全厚皮移植尿道成形术；继而 Devine 报道，采用该方法的大宗病案并对该法进行了技术改进。此后很长一段时期内，全厚皮移植尿道重建成为尿道狭窄一期重建的金标准。尽管如此，其 80% 的近期成功率和远期观察中大量的重建尿道退化仍然困扰着泌尿外科和整形外科的医生们。目前，被广泛推崇的可用于尿道重建的移植物是来自生殖器皮肤和口腔黏膜的自体移植物或皮瓣。尽管皮肤移植较易用于泌尿生殖系统重建手术，但其应用仍可能导致一些并发症，如由于毛发生长和新尿道内结石形成而导致感染的发展。口腔黏膜作为游离移植物重建尿道得到较多研究者的认可，在一期或分期矫治各种原因引起的长段尿道狭闭中得到较广泛的应用，其成功的报道令人鼓舞，却仍未能达到理想的重建效果[157]。

近年来，组织工程技术的发展为治疗长段尿道缺损带来了新的希望。组织工程技术旨在解决与尿道整形术中传统治疗手段导致的并发症。种子细胞，包括祖细胞和干细胞，以及生物材料，如脱细胞基质、合成高分子材料，已被广泛用于尿道重建的研究中。然而，寻求理想的组织工程构建物作为治疗长段尿道狭窄的替代物，仍然是泌尿外科研究中的一个挑战。

4.4.3.2　组织工程尿道

组织/器官的组织工程修复重建途径主要有三种：① 细胞移植，通过体外培养扩增细胞，或作生物学修饰，获得大量功能细胞，继而植入体内修复组织缺损；② 应用生物材料修复组织缺损，通过制备生物相容性良好的人工生物材料或生物源性材料，植入体内，作为组织再生的支架；③ 在支架材料上种植功能细胞，构建接近正常组织结构的复合物，作为组织/器官替代物用于修复重建，即传统的组织工程技术。尿道重建所需要的上皮细胞在体外培养扩增后，如无实体支架附着，植入体内很难黏附生长。而当单纯支架材料组织相容性好且面积适当时,可以支持足够的组织再生,故尿道组织工程重建研究主要集中在后两种途径。由于尿道可自行提供血供,容许较长段游离移植物存活;相对膀胱重建而言,即使长段尿道替代,所需组织量也较少;与输尿管不同,尿道为被动型管道,与膀胱不同,尿道重建不需产生压力功能。因具有以上特点,构建组织工程尿道的修复手段具有一定优势。

1) 组织工程尿道种子细胞

种子细胞可来源于自体,也可为异体或异种。理想的种子细胞应取材方便、体外增殖能力强以在较短时间内扩增到所需数量、植入体内后能继续存活并表达相应功能、免疫原性低而不引起明显的排斥反应、生物学特性与天然尿道细胞生物学特性相同或相近、不发生肿瘤性改变。上皮细胞应具有良好的覆盖和屏障功能、平滑肌细胞应不转化为成纤维细胞并引起严重的纤维化。

正常尿道腔面覆盖有上皮细胞,为角朊细胞(keratinocyte),其中尿道前列腺部与膀胱及上尿路上皮细胞相同,为移行细胞,也称为尿路上皮细胞(urothelial cell,UC)。远侧长段尿道上皮组织学上更接近皮肤的表皮细胞,为复层上皮,有角化现象,PCK 和 CK20 呈阳性表达。

(1) 尿路上皮细胞。

理论上应用自体尿路上皮细胞是一种较理想的选择,得到的目的细胞在生物学特性上与原位尿路上皮细胞相似,且无排斥。尿路上皮和基质细胞分泌细胞因子和生长因子,影响两种细胞类型的行为,并促进组织维持平衡[158]。损伤时,基底尿路上皮的 CK5+,p63+ 细胞增加 Shh(Sonic hedgehog)因子的表达。Shh 对基质细胞的旁分泌作用导致 Gli1 转录因子的激活,从而上调 Wnt2、Wnt4 和 Fgf16 的表达。这些因子诱导基底尿路上皮细胞的增殖和分化,从而促进尿路上皮细胞的再生[159]。但尿路上皮细胞的获取受到手术取材、膀胱侵入性活检获取组织造成二次创伤,且对有膀胱病变的病例,种子细胞质量难以得到保障的问题。

(2) 表皮角朊细胞。

使用包皮、阴囊皮肤及身体其他部位皮肤游离移植修复尿道狭窄,在很大程度上已成为常规选择之一。前尿道上皮在组织学和生物学特性上更接近皮肤表皮(与尿路上皮相比),加之皮肤基底层存在表皮干细胞,可分化为短暂扩充细胞(transient amplifying cell),进而增殖分化为结构性角朊细胞,因皮肤具有较强的再生能力,取皮肤组织分离角朊细胞体外连续传代扩增不需明显改变细胞的生长特性(与尿路上皮体外培养时需要使细胞幼稚化不同)。Rogovaya 等[157]研究了将角质细胞和成纤维细胞接种在类人皮肤支架(living skin equivalent,LSE)上,并探究了共培养的复合物在尿道上皮重建的可能性。该研究将兔角质细胞接种在 LSE 上进行共培养,LSE 是由培养人或兔成纤维细胞的胶原海绵，经脱细胞后制得。将复合支架植入去上皮的尿道后 4～7 天，观测到所有实验兔都能正常排尿，未出现尿道狭窄现象；植入 3 个月后，损伤部位的尿道上皮在功能和结构上都得到了完全的恢复。自体表皮角朊细胞其手术取材较尿路上皮更简便，是一种较理想的尿道重建种子细胞。但生长毛发的皮肤替代尿道后容易出现反复感染和结石等并发症。

（3）口腔黏膜上皮细胞。

口腔黏膜近年来较广泛应用于临床尿道修复[160]。基于口腔黏膜上皮细胞组织工程移植体的构建，有望用以治疗多种组织功能障碍，如眼、食管或尿道[160]。Mikami 等[161]通过活检采集口腔黏膜组织，并分离得到黏膜上皮细胞，进一步培养成上皮细胞片。将分离得到的肌细胞接种在胶原蛋白膜片上，制备肌细胞片。培养 2 周后，将两种细胞片制备成 2 层结构的组织工程尿道。将组织工程尿道移植至 10 只尿道缺损的模型犬，未移植组织工程尿道的犬作为对照。术后 12 周内对实验犬进行跟踪观察，通过尿道图和组织学检查评估移植效果。实验结果显示，实验组犬在 12 周后无并发症率显著高于对照组；尿道造影证实，实验组无并发症且尿道畅通无阻。组织学评价结果显示，实验组犬的尿道黏膜完整，上皮层分层结构明显，对照组犬的尿道表现出严重的纤维化，且没有上皮层的形成。口腔黏膜上皮细胞的优点是取材方便、形成的黏膜层较韧厚、抗性佳、适应水环境，其缺点是体外培养条件和技术要求高，且易于老化。

（4）平滑肌细胞。

平滑肌细胞体外培养技术已较成熟，其体外培养增殖活性较高，可在较短期内获得多量稳定的平滑肌细胞，当作为肌层复合于支架后回植体内可生长成平滑肌层，远期组织学观察显示其结构与正常尿道肌层相似[162-164]。如 Orabi 等[162]提取了 15 只雄性犬的自体膀胱上皮细胞和平滑肌细胞，将提取的细胞接种到预先制备好的 6 cm 长的管状胶原蛋白基质材料上。21 只犬会阴部尿道段切除，构建尿道缺损模型。将复合了细胞的管状胶原支架植入至 15 只犬尿道缺损中，6 只植入无细胞负载的管状支架；术后 1、3、6、12 个月分别进行尿道造影和 CT 检查；CT 尿道图显示，在植入复合细胞支架的犬中，尿道口径较宽，没有狭窄现象，而无细胞支架替代的尿道节段发生了塌陷；植入复合细胞支架的尿道组织学可观察到上皮细胞层，周围有肌肉纤维束形成，且随时间的推移而增加，而无细胞负载的管状支架植入体中，则很少有肌肉纤维形成。研究表明，接种了上皮细胞及平滑肌细胞的管状胶原蛋白支架可用于修复长段尿道缺损，而无细胞负载的支架则会导致组织发育不良和狭窄。该研究证实了长段的组织工程化管状尿道段用于尿道移植的可行性。平滑肌细胞作为组织工程种子细胞表现出一定的应用潜能，但也存在相应的问题，即平滑肌细胞较难获得，细胞可能转化为成纤维细胞，并引起严重的纤维化。

（5）间充质干细胞。

未分化的干细胞是另一种可用于尿道组织工程的细胞来源，由于干细胞表现出一定的分化为尿道细胞的能力，当祖细胞不足或它们来自疾病或恶性来源而不适合组织再生时，干细胞可作为一种替代选择[165]。干细胞在损伤修复中发挥重要调节作用。首先，间充质干细胞表达平滑肌细胞的特定蛋白质（平滑肌肌动蛋白、平滑肌素、转凝蛋白、钙调蛋白和波形蛋白），并具有类似的收缩能力，可以在移植中代替平滑肌细胞。其次，许多研究证明了间充质干细胞对损伤部位具有抗炎作用[166-168]，该作用是由间充质干细胞产生的细胞因子、生长因子和其他活性分子等联合作用介导的。抗炎作用可减少了纤维化形成，促进正常组织的再生，这对于尿道成形术后的修复再生尤为重要，可有效避免术后纤维化和狭窄形成等常见并发症。间充质干细胞复合支架材料已被用于尿道和膀胱组织工程，并取得了可喜的结果。来自羊水[169]、脂肪[170]、骨髓[171]和尿液[172]等间充质干细胞，可作为尿道组织工程的潜在候选细胞。

① 骨髓间充质干细胞：研究表明，骨髓间充质干细胞（BMSC）与 CD34 造血干/祖细胞相结合，可通过炎症调节、血管生成、减少胶原蛋白 III∶I 的产生来改善伤口愈合[173]。表达 VEGF 的 BMSC 可提高细胞存活率、血管生成和肌肉生成[174]。Tian 等[175]采用间接共培养或分别用培养人膀胱平滑肌细胞（SMC）和尿路上皮细胞（UC）的条件培养基诱导 BMSC，结果显示，上述两种方法，BMSC 均可成功分化为 SMC（30%～50%）和 UC（50%～60%），且条件培养基显示出更高效的诱导效率。研究表明，BMSC 可由邻近组织通过旁分泌释放的细胞因子诱导分化为尿路上皮细胞。Chen 等[176]研究脱细胞羊膜支架（decellularized human aniotic scaffold，dHAS）与异体 BMSC 复合的支架修复犬 3 cm 长段环状尿道缺损；研究结果显示，dHAS＋BMSC 组术后排尿无障碍，尿道口轻微狭窄，可观察到分层柱状上皮组成的新尿道黏膜完全覆盖在移植部位的内表面，且黏膜下有丰富的新生血管和血窦；而单纯的 dHAS 组尿道口出现狭窄，由单层上皮覆盖，dHAS 和对照组的尿道口出现胶原沉积和瘢痕组织。上述研究表明，BMSC 作为组织工程的种子细胞可为长段环形尿道缺损的修复提供基础。

② 脂肪间充质干细胞：脂肪来源的间充质干细胞（adipose-derived stem cell，ADSC）来源广泛，与骨髓相比，干细胞在脂肪组织中的含量约为其 500 倍，可通过微创手术进行采集，具有多向分化能力[175]，且 ADSC 具有血管生成[177]和抗炎作用，由于其不表达 HLA-DR（主要组织相容性复合体 II 类，MHC II），ADSC 可作为异体移植的理想来源[178,179]。Li 等[180]使用含有全反式维甲酸的上皮诱导培养基，在气-液界面培养系统下，将兔 ADSC 成功诱导分化为上皮细胞。将该上皮细胞接种在脱细胞膀胱基质（BAMG）上，用于 2 cm×0.8 cm 的腹侧前尿道缺损。结果显示，与接受单纯 BAMG 组及接种未分化兔 ADSC/BAMG 移植物的对照组相比，分化 ADSC/BAMG 组在植入后

6个月内形成了正常的尿道口径,没有狭窄或其他并发症的发生。

③ 人脐带间充质干细胞:与其他来源干细胞相比,人脐带间充质干细胞(hUMSC)可建库规模化制备,具有优越的潜力,有减少病毒感染和染色体异常的风险[181]。Sun等[182]设计了一种由带蒂肌肉瓣和缺氧预处理的 hUMSC 组成的血管前结构,用于尿道重建。该研究取兔骨骼肌研碎并与缺氧预处理的人 hUMSC 混合,将混合物注射至兔阴茎腹侧皮下腔,构建预血管化的尿道类结构;3 周后取出预孵化的 hUMSC 与肌肉研磨混合物,移植至兔损伤的尿道中,对照组只植入肌肉研磨物。实验结果显示,实验组中出现血管样结构,移植的尿道被纤维结缔组织和大量的肌纤维覆盖,口径宽,没有明显的狭窄或瘘管形成。而对照组中没有明显血管样结构,出现典型的尿道狭窄,尿道中脂肪组织取代了最初移植的肌肉组织。Shuai 等[183]将 hUCMSC 分别用尿路上皮细胞的条件培养基(UC-CM),不同浓度的外源性表皮生长因子(EGF)补充的 UC-CM 培养基以及 EGF 补充的高糖培养基(DMEM)培养。结果显示,20 ng/mL 的 EGF 补充的UC-CM 培养基是 hUCMSC 向尿路上皮细胞分化的最佳培养条件,培养过程中hUCMSC 表达尿路蛋白 II 和细胞角蛋白,培养 1 周后干细胞的形态表现为上皮细胞的形状。hUMSC 具有易于获取、培养和在体外扩增的优势,且具有缓解大鼠漏尿点压力(leakage point pressure,LPP)和改善损伤大鼠的新生血管、神经再生和肌源性分化的能力[184],亦可能在盆底重建中修复盆腔器官脱垂的组织工程筋膜研究中具有潜在的作用。

④ 尿源性干细胞:尿源性干细胞(USC)是在尿液中发现的一种特定类型的成体干细胞,能够分化为尿路上皮细胞和其他类型细胞。USC 具有强大的旁分泌作用、免疫调节特性,并且具有多分化潜能,能够分化成多种不同的细胞类型[185]。通过在含有低浓度血清和高剂量表皮生长因子(EGF)的培养基中培养 2 周,可以诱导 USC 在体外分化为尿路上皮细胞,细胞表达尿路上皮细胞标志物和紧密连接标志物[186,187]。此外,由血小板衍生的生长因子-BB(PDGF-BB)和转化生长因子-β(TGF-β)诱导的 USC 能有效地分化为具有收缩性的平滑肌细胞[185, 187]。USC 可以使用内皮细胞分化培养基使其分化为内皮细胞[167],诱导的 USC 对内皮细胞的特定标志物(CD31、von Willebrand 因子和 eNOS)的表达水平明显提高。分化的 USC 形成了复杂的管状网络,呈现出紧密连接、迁移和侵袭能力,以及产生一氧化氮的能力。Liu 等[188]在兔尿道缺损模型中证实,以胶原蛋白支架接种 USC 可以修复尿道缺损,而未接种 USC 的支架则导致尿道狭窄;组织学分析显示,接种的细胞可在组织中持续存在,在尿道的上皮层和浆膜层分别检测出上皮或平滑肌标记物的表达。USC 拥有强大的自我更新和分化潜能。研究表明,高达 75% 的 USC 可在尿液中安全存活 24 小时,并保持原始的干细胞特性[189]。USC 来源丰富,获取方便,可从尿液中无创获得,无伦理学问题,耐受性好,无需酶解,且细胞扩

增能力强[190],USC 可能是泌尿系统组织工程研究非常有潜力的干细胞来源。

⑤ 羊水干细胞：羊水干细胞(amniotic fluid stem cell，AFSC)作为围产期的细胞，可从第二孕期采集的少量(5 mL)羊水中分离出来。AFSC 可在体外大量扩增，高表达水平的 Oct4 和 NANOG 因子，能维持 ESC 的多能性。AFSC 可在培养中形成胚胎体，其中发现了所有三胚层的细胞标志物[191]。AFSC 可诱导分化成多种细胞类型，包括心肌细胞、软骨细胞、骨细胞、脂肪细胞、肾细胞、肺细胞甚至造血系统的细胞[192]。Kang 等[193]使用条件培养基诱导 AFSC 分化为呈多角形的尿路上皮细胞，并表达尿路上皮细胞的标志物 uroplakin II 和 cytokeratin 8，但还需进一步的体内验证，以阐明 AFSC 在低位泌尿系统的再生修复中的作用。此外，与 ESC 一样，自体 AFSC 在出生后无法获得，其临床应用亦有一定限制。

2) 组织工程尿道支架材料

在组织工程重建中，支架材料相当于人工细胞外基质，可为细胞提供附着点，提供机械支撑，维持三维结构，提供生物活性因子(如细胞黏附肽、生长因子等)以调节细胞功能。理想的生物材料支架应满足以下要求：① 生物相容性好，无免疫原性，不发生排斥反应；② 具有三维立体结构能提供细胞附着和生长的空间；③ 体内可降解吸收，降解速率适宜，既能支持组织再生，又能为再生组织所替代，降解产物无毒性；④ 具有一定机械和物理性能；⑤ 能促进和调节细胞的黏附、增殖、迁移和分化。除以上要求外，构建组织工程尿道还需：① 稳定的制备程序，采用生物源性材料制备时，需达到既能完全脱细胞，又能保留其生物学活性成分；② 能大量获取规范化、标准化的材料；③ 具有一定机械强度和韧性以供手术操作；④ 能快速血管化和上皮化；⑤ 排尿完全，不影响膀胱和上尿路功能。

(1) 合成高分子材料。

合成聚合物，如聚乳酸(PLA)[194]、聚-L-乳酸(PLLA)[195]、聚己内酯(PCL)、聚(L-丙交酯-共-ε-己内酯)[poly(L-lactide-co-ε-caprolactone)，P(LLA-CL)]等[196]和聚1,8-柠檬酸辛二醇[poly(1,8-octanediol citrate)，POC][173]及其复合物已在外科中作为缝合和植入材料使用多年，具有成本低、强度大、对免疫系统不敏感等特性。上述材料可用于制备特定形状的支架，其在体内的降解速率可调，可大量生产制备。尽管这些材料与脱细胞组织或天然聚合物不同，缺少细胞外基质中的各种生物信号及功能基团，对细胞黏附、迁移、增殖、分化和功能发挥的作用不如生物源性材料(天然材料或脱细胞基质材料)，但聚合物仍能为上皮细胞或基质细胞提供支持，使其附着、生存和增殖。因上述合成聚合物已获准在临床应用(如补片、缝线等)，有较多学者将其作为支架进行组织工程化组织/器官的构建。Kundu 等[197]证实，尿路上皮细胞在 PCL 和 PLA 支架上的存活率与在 SIS 上的存活率相似。合成支架的降解率在制备过程中可调，如常用的

PGA 的降解速度明显快于聚酯 PLA。将这些材料以不同的比例混合,产生的支架的降解速率从几周到几年不等[198]。支架的降解特性受支架结构特性影响,如支架厚度、几何形态、比表面积等。PLA 和 PGA 通过水解降解,其最终产物是乳酸和乙醇,可经肾脏或呼吸系统直接排出,或者进入三羧酸循环,最终被代谢成二氧化碳和水。

通过将支架与天然蛋白质(如胶原蛋白和纤维蛋白)相结合,可增强细胞对支架的黏附和识别。Chen 等[199]构建了 PLGA-胶原蛋白海绵支架,将 PLGA 海绵浸入胶原蛋白溶液,让胶原蛋白填充 PLGA 海绵的孔隙,经冷冻干燥技术使 PLGA-胶原蛋白支架具有微孔结构,研究证实 PLGA-胶原蛋白复合支架可成功支持尿路上皮细胞和平滑肌细胞的生长[200]。Salem 等[201]也证实了与未覆盖的网状物相比,细胞在覆盖有胶原蛋白的 PLGA 网状物上的黏附性更好。此外,纤维蛋白原和纤维蛋白也可用来改善聚酯基支架的细胞相容性。He 等[202]比较了细胞在 P(LLA-CL)-纤维蛋白原混合电纺纱支架和非混合 P(LLA-CL)支架上的行为学,发现早期非混合型 P(LLA-CL)支架上的细胞数量较多,在培养 7 天后,混合型支架上的细胞数量明显超过了 P(LLA-CL)支架上的细胞数量,表明蛋白修饰能显著改善合成高分子材料的细胞相容性。

(2)天然高分子材料。

① 天然材料:天然聚合物如动物来源的胶原蛋白、纤维蛋白原或透明质酸,具有良好的生物相容性及低免疫原性。这些聚合物表面存在特定的结构域,如能与细胞表面受体结合的 Arg-Gly-Asp(RGD)结合位点,有利于细胞黏附。胶原蛋白是一种保守蛋白,是哺乳动物组织中含量最丰富的蛋白质,被广泛用于组织工程中。胶原蛋白常被提取用于制备凝胶、海绵或纤维状的支架[203],胶原蛋白支架强度可调(交联剂交联)[204]。纤维蛋白原是一种糖蛋白,大量存在于血液中,较容易提取。每个纤维蛋白原分子都含有两个 RGD 整合素结合点,能为细胞的附着和增殖提供具有亲和力的表面。此外,纤维蛋白原分子对不同的生长因子和细胞因子均有亲和力,可以积极影响细胞功能[205,206]。但由于纤维蛋白原水凝胶的机械强度较低,并不完全适用于制备支架,而是与其他天然或合成聚合物结合,以创造一个更有利的表面供细胞附着和增殖。

② 脱细胞基质材料:脱细胞基质材料是常用的组织工程和组织再生支架。这些组织大多来自动物,其中猪来源的脱细胞组织最常用,因其器官的大小、形状、解剖结构和分子组成与人类的许多器官相似。脱细胞过程除去了异源细胞和细胞成分,保留了富含胶原蛋白的基质与糖胺聚糖(GAG)和生物活性分子,如纤维蛋白原和生长因子。这些生物活性分子能促进细胞的附着、增殖和生长,从而使支架具有很好的细胞相容性。如脱细胞不充分,残留的细胞成分会导致宿主免疫反应,而过度脱细胞则会去除 ECM 中活性生物大分子,不利于细胞黏附和增殖。常用于尿道组织工程的脱细胞基质有:尿道黏膜下基质(UAM)、膀胱黏膜下基质(BSM)[180]、小肠黏膜下层(SIS)[207]、羊膜

(AM)[208]、脱细胞真皮(ADM)[209]。

a. 尿道黏膜下层：尿道黏膜下层脱细胞基质(urethra acellular matrix，UAM)保留了原生尿道的生物特性和结构特征，可以作为开发和加强基于组织工程对应激性尿失禁(stress urinary incontinence，SUI)疗法的基础。Simoes 等[210]提出脱细胞的猪 UAM 可用于尿道再生。但 UAM 在实际应用上仍有一定限制，主要是材料来源有限，难以大量制备，且管状支架植入体内后有一定比例收缩，不利于保持足够的尿道口径。

b. 膀胱黏膜下层：膀胱黏膜下层脱细胞基质(bladder submucosal matrix，BSM)由动物膀胱经脱细胞后得到，是一种以胶原蛋白为基础的非免疫性异体材料，具有良好的生物相容性和可降解性。同种异体或异种 BSM 多数用于膀胱扩增或替代研究[211]，也可用于尿道重建[212]。为了加强植入的 BSM 移植物与受损区宿主组织的结合，Chun 等[210]将 BSM 与健康的自体尿道肌肉和内皮组织相结合，治疗雄兔的尿道狭窄模型。术后 12 周，观察到植入的移植物和受体组织能自然结合，尿道腔内有正常的肌肉层再生，完全上皮化，移植物组织逐渐被血管浸润，表明组织移植成功。自体尿道组织与 BSM 的结合可以增强植入的移植物在损伤部位的结合。Sayeg 等[163]进一步研究 BSM 接种种子细胞与否对尿道修复的影响，将兔自体膀胱平滑肌细胞接种到猪 BSM 上，然后植入阴茎尿道的腹侧部分。结果显示，在植入后第 7 天，分别在接种细胞与未接种细胞的 BSM 组动物中检测到上皮层的形成，且发现无论基质是否接种细胞，移植物都与尿道壁完全分离。结果显示，在瘢痕形成的开始阶段，胶原基质的存在和原始尿道背侧的尿道壁足以触发肌肉和上皮层的再生，提示在尿道重建时，平滑肌细胞的存在并非必不可少，关键的是愈合过程开始时胶原基质的存在。

c. 小肠黏膜下层：小肠黏膜下层(SIS)由猪小肠经机械和/或化学去除黏膜、浆膜和肌肉层，留下约 0.1 mm 的富含胶原蛋白的膜，主要为黏膜下层。动物实验显示，SIS 用于尿道置换时，可观察到细胞生长和明显的血管生成，修复效果与皮肤和黏膜移植相当[213,124]。研究表明 SIS 大约 4～8 周内能完全降解，其降解产物可随尿液排出[215]。与其他生物材料相比，SIS 在受力情况下有良好的伸展性，且有较强的断裂强度[216]。研究发现，在使用 SIS 进行尿道置换时，延长尿液引流时间很重要，可降低尿液外渗的风险并减少早期刺激[197]。研究发现，复合了细胞的 SIS 能增强 SIS 的生物学功能。Liu 等[188]报道了 SIS 结合尿源性干细胞在兔尿道修复中的应用。该研究将荧光标记的兔尿源性干细胞(USC)接种在 SIS 膜片上，移植至 2 cm 长的兔尿道缺损，以未接种细胞的 SIS 膜片作为对照。术后 3 个月，进行组织学和功能评价，发现 USC＋SIS 复合材料组的兔尿道仅 1 只出现狭窄，而所有接受单纯 SIS 治疗的对照组动物都有明显的尿道狭窄；荧光分析显示，USC 在体内分化为 SMC 和 UC。该研究证明，从尿液中分离出来的干细胞，接种在 SIS 上有可能恢复尿道上皮功能，无免疫反应，并防止尿道狭窄，有望用于尿道整形术。尽管 SIS 作为组织工程支架有明显的优势,但在临床实验中其结果并不太理想,其中感染是最大的应用限制[217,218]。此外,有研究发现 SIS 的再生潜力与供体年龄和肠道区域有关,材料不均一性的局限也限制了 SIS 在尿道修复中的应用[219]。

d. 脱细胞真皮:脱细胞真皮基质(acellular dermal matrix,ADM)常用于组织工程化皮肤的构建,由于皮肤组织为临床尿道修复的常用材料,也有较多学者尝试使用 ADM 作为上皮支架研究组织工程尿道替代。Tang 等[220]评估异体 ADM 在前尿道狭窄(AUS)手术治疗中的临床效果,对 11 例患者在术后 12 个月进行了膀胱镜检查,显示尿道上皮黏膜覆盖良好,认为 ADM 可作为 AUS 修复和重建手术的一种新选择,具有积极的临床效果。但也有报道认为,ADM 材料较为致密,单独使用 ADM 与具有疏松结构的其他类型支架相比,其血管化能力较差[221]。

e. 羊膜:羊膜(amniotic membrane,AM)是另一种广泛用于组织修复研究的生物材料,其优点在于来源充足、易于血管化、免疫原性低、不引起瘢痕生长,尤其是在感染创面仍可应用。Koziak 等[222]将羊膜用于 1 例长段输尿管狭窄患者的临床修复获得成功。Razzaghi 等[223]将羊膜异体移植在管状切开板修复重建尿道下裂和前尿道缺损后,预防尿道皮肤瘘的形成,取得了令人满意的外观效果。并能减少尿道皮肤瘘的形成。也有学者报道将其用于兔尿道修补的实验研究,初步结果较为满意[224]。

4.4.3.3 组织工程尿道的研究进展

各种原因引起的长段尿道缺损和长段尿道狭窄的临床修复较为困难,最突出的问题是修复材料的缺乏,由于尿道重建对于游离移植物的要求相对不高,是较早和较多进行修复再生临床应用的领域之一。

1) 单纯支架材料修复尿道缺损

实验研究提示单纯支架材料修复尿道缺损时最大限度为 0.5 cm,当应用于人体时,多数学者认为不能用单纯支架材料卷管式替代长段全周尿道[225]。对于部分健康的长段尿道病变,可以保留原有尿道,而在背侧切开后采用支架材料窄条补片,以加盖方式与原有尿道拼合成适当口径的新尿道,用以修复长段尿道狭窄病变。Palminteri 等[213]用猪小肠黏膜下层(SIS)作为补片修复尿道,在球部尿道的短期内成功率为 94%。膀胱镜检查发现移植物的无细胞区域发生纤维化,阴茎手术的成功率较差。Fiala 等[226]用 SIS 作为移植物的随访报道中显示,SIS 移植物中期随访(31 个月)有 80% 成功率,其中在 6 个月内更容易出现狭窄。Mantovani 等[227]报道了 4 例使用 SIS 移植的患者,在 6 个月的随访中尿道通畅率良好。同样,Donkov 等[228]在短期随访中发现,9 例患者中有 8 例使用 SIS 治疗 3~4 cm 的狭窄,成功率很高。Lin 等[229]报道了 16 例接受 ADM 移植物的患者在 45 个月内有 75% 的成功率。Palminteri 等[214]报道了最长的随访时间中(71 个月),25 例男性接受了 SIS 补片移植尿道成形术,24% 的患者移植失败,即需要重新干预。其中,所有需要长移植的病例(>4 cm)都失败了。相反,Hauser 等[230] 的报道显示,使用 SIS 的移植效果较差,12 个月的随访期内,5 例患者中有 4 例因狭窄复发而需要重新干预。在另一项研究中,接受 SIS 移植物的 8 例患者中有 6 例因手术后 3 个月内再次发生狭窄而导致手术失败。

脱细胞基质的优势在于可以提供类似"货架"使用的支架,供宿主细胞生长,特别是 SIS 已被证明可释放多种生长因子,如血管内皮生长因子,以增加血管生成。但移植物的降解是否会导致渗漏和憩室形成的风险[231] 仍是研究者担心的问题。此外,还需关注单纯支架移植物的使用长度,Dorin 等[225] 的研究表明,长度大于 0.5 cm 的单纯支架移植材料不能在兔损伤尿道中形成新的过渡上皮层。

从现有报道中可以看出,对于有长段狭窄(>4 cm)、以前有失败的再植手术或狭窄区血供不良的患者,无细胞的移植物往往在移植早期就会出现移植失败的情况。这可能是由于上皮细胞无法迁移至植入物并形成上皮层,进而导致植入物纤维化和重新狭窄的情况出现。虽然现有报道有不少积极的结果,但很少有长期随访的报道,目前认为单纯支架植入不太可能适用于长段尿道狭窄。

2) 复合种子细胞的组织工程化尿道修复尿道缺损

取自体细胞接种在植入物上可以克服单纯植入物不能修复大段缺损的问题。种子细胞复合支架材料组成的复合支架表现出更好的机械性能和更接近尿道组织的结构[232]。Feng 等[233] 报道了将不同细胞接种在 4 种不同支架材料上后,对支架材料机械性能及支架对细胞黏附能力进行评估。对膀胱黏膜下层、SIS、海绵体基质和聚乙二醇的评价中,海绵体基质表现出最佳的机械性能,良好的细胞黏附能力,兔模型中观察到更多细胞浸润。2008 年首次报道组织工程口腔黏膜在人体中使用的案例[209],组织工程口腔黏膜由供体真皮与口腔成纤维细胞和角质细胞复合而得。受试对象为患有继发性苔藓硬化症的复杂尿道狭窄。在苔藓硬化症的情况下,移植物会表现出更高的收缩率。试验最初阶段移植成功率为 100%。3 年后对 3 例患者的随访结果显示,尿道仍然畅通,但表现出移植物挛缩现象,需要进一步干预。Fu 等[234] 将包皮的表皮细胞接种在脱细胞兔膀胱基质上,并进行兔尿道缺损模型的修复。尿道造影显示,相比于单纯材料组,移植了接种细胞的膀胱复合材料的缺损区显示出更好的上皮化和更多的血管化。Feng 等[235] 用舌状角质细胞和平滑肌细胞与海绵体基质材料组成的共培养系统表现出很好的组织工程尿路上皮形成作用,复合后的尿道修复结果发现纤维化极少形成,且出现较多肌肉纤维束组织,未出现重新收缩现象。Raya-Rivera 等[236] 将上皮细胞和肌肉细胞扩增,并接种在聚乙二醇:聚乳酸-共聚乙二醇支架上进行尿道修复,结果显示,在长达 72 个月的尿道镜检查和长达 36 个月的活体组织检查中,植入物的组织学构成与原生尿道组织相似,重建的尿道也具有良好的通畅性。

细胞复合材料移植物的早期和有限的临床结果表现出一定的应用前景。然而，细胞复合材料的缺点是需要在净化实验室中进行一段时间的细胞培养，目前不适合作为"货架"产品直接使用。还有成本和时间问题，细胞化移植的成本是非细胞化移植的 6 倍。尽管没有关于这些移植物的成本效益分析报告，但这可能是其能否进入临床实践的一个关键因素。含细胞移植物所带来的时间限制也使得活检和手术的计划变得非常重要。从活检获得到植入至少有 2～4 周的时间差。一旦准备好细胞化移植物，外科医生有 4 天的时间来植入移植物，任何延迟和不充分的准备都可能会导致移植失败的机会增加[237]。此外，含细胞移植物的审批和监管程序亦不明确，这更是限制其临床应用的重要因素。

4.4.3.4 问题与展望

1）目前面临的挑战

组织工程尿道再生已在临床应用上取得重大进展，可望成为近期长段尿道缺损修复重建新的金标准。然而这一领域的实验和临床研究远未达到终点，新技术应用的多中心、大宗病案报道是推广应用的必经之路，实验技术和材料的标准化、商品化和费用控制也是技术实用性方面必须考虑的问题。当前报道中的远期临床结果之"远期"，也仅是就尿道修复临床结果评价而言，经过体外培养扩增处理的细胞重新植入体内之后是否会出现细胞周期方面的问题以及恶性改变等需要更长期（可能需要数十年）的观察。

在种子细胞的选择上也仍有进一步研究的空间，常规尿道修复中，膀胱黏膜并不是最佳选择。虽然 Atala 小组的报道中并未出现常规膀胱黏膜修复尿道常见的新尿道高度皱褶化和脱垂、憩室样扩张等问题，但 5 例小样本后尿道修复的经验并不能代表其他并发症的规避，也不能简单推演出前尿道修复是否有同样的效果，因而其他自体细胞，如表皮角朊细胞、口腔黏膜上皮细胞仍然有作为种子细胞的研究价值。

2）未来发展方向

外科干预手段正向微创化发展，尿道微创术要求寻求侵入性更小、取材更简便的再生医学治疗方式，对于膀胱组织正常的患者，如能稳定地经尿液获取尿路上皮细胞作为种子细胞并得到充足的扩增，将能避免修复前的手术创伤。

干细胞由于其高度增殖能力和定向分化潜能，也是值得长期研究的，如果能较方便地得到不被排斥的同种（或带有与受体相同遗传物质的）干细胞，在成熟技术条件下能短期内大量扩增并定向诱导分化，植入受体内能在宿主部位特异性环境下，诱导促进与原位尿道相同的各种细胞再生和基质重建，其临床应用价值将是很大的。

支架材料是组织工程重要元素之一，对支架材料的研究还需要进一步深入和拓展，生物源性材料在组织相容性和促进细胞黏附与组织再生等方面的优势具有重要的临床应用价值，需要继续深入评估，尤其是单纯支架材料用于临床尿道修复时，与术式改进结合起来还可能得到更多的应用经验。正常的尿道有尿道海绵体包裹,理想的尿道重建也应有外层海绵体结构才能真正获得理想的排尿和射精功能,目前的临床尿道重建报道中并未提及尿道海绵体的再生效果,尿道海绵体的再生研究很可能会与新的支架材料研究关系紧密。

4.5 基于组织工程与再生医学原理的子宫内膜修复

4.5.1 基于组织工程与再生医学原理的子宫内膜修复概述

子宫是孕育胚胎、胎儿和产生月经的器官。严重的创伤或感染可导致子宫内膜损伤,造成内膜生理性修复障碍,甚至导致习惯性流产、宫腔粘连、闭经、不孕不育并发症的发生[238]。瘢痕形成、缺血是子宫内膜修复过程中存在的最主要的障碍,而目前临床上针对重度子宫内膜损伤修复障碍的治疗方法效果有限,如何促进子宫内膜损伤后修复,并阻止其并发症的发生是亟须解决的问题。近年来,随着干细胞的发展及其在再生医学上的广泛运用,采用干细胞治疗子宫内膜损伤,增强子宫内膜受损后修复备受关注,也将是未来解决受孕困难的研究方向。

4.5.2 子宫内膜的结构与功能

子宫是育龄妇女维持生殖功能的重要器官之一,位于女性盆腔中央,两侧通过输卵管连接卵巢。子宫腔是精子迁移、胚胎着床和胎儿营养供给的主要场所,在月经周期的发生和胚胎孕育、生长过程中发挥着不可替代的作用。子宫腔表面衬有一层黏膜,称为子宫内膜,受卵巢激素变化调节,发生周期性的变化。

4.5.2.1 子宫的结构

子宫(uterus)是女性生殖器官的重要组成部分,在非孕期是发生月经的器官,孕期则是胚胎形成及胎儿成长的场所。正常子宫位于女性盆腔中央,呈倒置梨形,前后略扁,上部较宽的部位为子宫体(corpus uteri),子宫体顶部向上隆凸的部位为子宫底(fundus uteri),宫底两侧为子宫角(cornua uteri),子宫角与输卵管相连通。子宫下部变细呈筒状为子宫颈(cervix)。子宫体部和底部的子宫壁由三层组织构成,由内而外分为内膜层(endometrium)、肌层(myometrium)和外膜层(perimetrium)。啮齿类动物属于双子宫型,大、小鼠的子宫外观形状呈半透明状"Y"字形,富有弹性,子宫角末端与卵巢相连。

子宫外膜层主要由包绕子宫的腹膜脏层组成。子宫肌层是很厚的纵横交错的平滑肌层,结缔组织填充于肌束间。怀孕时肌纤维的长度和数量都增加。非孕时子宫平滑肌纤维长约 $50\ \mu m$,妊娠中,肌纤维分裂增殖长达 $500\ \mu m$ 甚至更高。分娩后,随着部分肌纤维恢复正常大小,部分肌纤维退化消失,增大的子宫恢复原状。

4.5.2.2 子宫内膜的结构与功能

1) 子宫内膜的结构

子宫壁由内而外分为三层,即子宫内膜层、肌层和外膜层,其中子宫内膜又可分为功能层(functional layer,包含上皮层和腺体层)和基底层(basal layer)。内膜表面 2/3 为功能层。自青春期起在卵巢激素的作用下,功能层发生周期性变化而脱落,从而建立规律性的月经周期。此外,功能层也是妊娠时受精卵植入、着床和生长发育的部位。基底层为靠近肌层的 1/3 内膜,此层腺体、小血管和淋巴导管丰富,且含有具有修复内膜功能的干细胞。此层不受卵巢性激素影响,不发生周期性脱落变化。

在组织结构上,子宫内膜(endometrium)较软且光滑,边缘呈绒样,由上皮和固有层组成。上皮组织由大量的单层柱状上皮构成,上皮细胞分为不分泌黏液的有纤毛的细胞和可以分泌黏液的无纤毛的细胞两种。固有层由较密的结缔组织构成,富含分化程度较低的基质细胞(stroma cell),并含有大量淋巴管和神经血管。此外,在固有层内还存在子宫腺。子宫腺呈管状,开口于上皮,包括分泌细胞和少量纤毛细胞,其中只有位于子宫功能层内的腺上皮细胞在卵巢激素作用下会发生周期性变化。

在血管分布上,子宫动脉的分支经外膜穿入子宫肌层形成弓形动脉,从弓形动脉发出的放射状分支垂直穿入内膜,在内膜与肌层交界处,每条小动脉发出一小而直的分支称为基底动脉。基底动脉分布于内膜基底层,不受性激素的影响。小动脉主干从内膜基底层延伸至功能层浅部,呈螺旋状走向,称螺旋动脉。螺旋动脉在功能层交织构成毛细血管网,并汇入小静脉,穿过肌层后汇聚形成子宫静脉。螺旋动脉对卵巢激素的作用很敏感。

2) 子宫内膜的功能

在发育学中,子宫内膜来源于胚胎时期的中胚层,具有较强的增殖能力。据报道在育龄期妇女的生殖周期中,子宫内膜随体内雌、孕激素水平的变化发生周期性的增生、脱落、再生,此循环可进行约 400 次[239],对女性的正常生殖发挥着不可替代的作用。

(1) 维持正常月经周期。

女性进入青春期后,在卵巢周期性分泌的雌激素和孕激素作用下,子宫内膜发生规律性的脱落—出血—修复—再生的过程,间隔约 28 天,称为月经周期。在月经周期中,子宫内膜基底层不会受到影响,无剥离现象。而功能层则经历月经期、增生期和分泌期发生周期性的脱落,并通过上皮、血管再生实现内膜的再生。

在月经周期第 1~4 天,由于卵巢内黄体退化,体内雌激素和孕激素水平急剧降低,引起内膜螺旋动脉出现逐渐加强的血管痉挛性收缩,导致远端血管壁及组织缺血坏死,之后螺旋动脉突然扩张,涌入结缔组织的血液突破坏死的表层,与脱落的内膜碎片一起从阴道流出,即月经来潮。之后内膜基底层子宫腺残端的细胞迅速分裂增殖,修复子宫内膜创面,进入增生期。

在月经周期第 5~14 天,对应于卵巢周期中的卵泡期,在雌激素的作用下,内膜表面上皮、腺体、血管呈现增殖性变化。腺上皮发生增殖与分化,螺旋动脉生长并弯曲,管腔增大,子宫内膜逐渐增厚。增生期末,卵巢内长大成熟的卵泡排卵,子宫内膜由增生期进入分泌期。

在月经周期第 15~28 天,成熟黄体形成并分泌孕激素、雌激素,使增殖期内膜继续增厚,腺细胞活动更加旺盛,腺腔扩大,血管迅速增加,更加弯曲,此时固有层内组织液增多,间质水肿。卵若受精,内膜继续增厚;卵未受精,则卵巢内月经黄体退化,雌孕激素水平下降,内膜脱落又转入月经期。

(2) 参与受精卵着床。

着床是哺乳动物的早期胚胎附着于子宫内膜,和母体子宫壁结合,从而建立母子间结构上的联系以实现物质交换的过程,需要受精卵与母体子宫同步发育且功能协调,受到精细调控。在黄体中期,受精卵经过有丝分裂形成胚泡,而在雌激素、孕激素以及各种生长因子、细胞因子、黏附分子组成的网络系统的精细调控下,子宫腔上皮细胞高度下降,微绒毛消失,通过接触、黏附胚泡,使其成功着床;而腺上皮细胞高度增加,分泌功能活跃,细胞极性明显,通过提供营养、分泌生长因子以及识别作用促进胚泡发育。此时子宫内膜表现出对胚泡最大的容受性,这一时期也称为胚泡着床窗口期。

(3) 参与炎症反应。

孕早期子宫内膜功能及宫腔内环境的维持很大程度上依赖存在于子宫内膜中的多种类型的白细胞,如 NK 细胞等。现认为,孕激素水平下降是子宫内膜发生炎症的主要原因。此时内膜细胞通过分泌大量趋化因子募集炎症细胞,并产生一系列酶化反应,导致子宫内膜基质降解的发生[240]。

4.5.3 子宫内膜损伤

宫腔操作(如刮宫、流产)、子宫缺血、感染等多种因素会造成子宫内膜损伤。近些年来,子宫内膜损伤的发病率呈明显上升趋势。子宫内膜损伤的临床表现包括腹痛、月经量减少、继发性闭经、不孕、流产、胚胎停育甚至死胎等[239,241],对患者的生活质量和身心健康产生极大影响。因此,为了改善患者子宫内环境、促进月经恢复及提高妊娠率,深入研究损伤后子宫内膜的结构与功能恢复的规律及可能的干预措施具有重要的临床意义。

4.5.3.1 子宫内膜损伤后的病理特征

育龄期女性的子宫内膜具有高度再生修复能力,内膜功能层的轻度损伤可自行恢复。但如果内膜损伤累及基底层(如清宫手术或术后感染等),则子宫内膜难以实现自我修复。基底层损伤后病理学特征主要表现为立方柱状上皮出现,子宫腺体减少且无活性或呈现囊样扩张,间质纤维化、钙化或骨化。此外,内膜覆盖的缺失导致功能层与基底层难以辨别,在宫腔镜下可见内膜粘连、肌纤维粘连等现象。

4.5.3.2 宫腔粘连(IUA)

宫腔粘连(intrauterine adhesions,IUA)又称为 Asherman 综合征,1894 年 Fritsch 首次报道,1948 年由 Asherman 首次对其命名并作详细报道定义为:子宫内膜基底层损伤后修复障碍及过度纤维化,使宫腔部分或全部闭塞,从而导致的月经量少或闭经、周期性腹痛、不孕及反复流产等众多并发症[242]。IUA 是世界范围内高发的妇科疾病,严重影响育龄妇女的月经和生殖功能。IUA 的患病率在近些年来上升趋势明显,经调查发现,IUA 与妊娠密切相关。IUA 常发生于刮宫或清宫等宫腔操作后,IUA 的发生率随着刮宫次数的增加逐渐升高[243]。此外,非妊娠期子宫损伤也可以造成宫腔粘连[244]。术后感染、个体差异也与 IUA 的形成有关。

临床上,IUA 主要表现为月经异常和生殖功能障碍。在月经方面,可表现为月经量减少甚至闭经,偶有月经量增多现象。在生殖功能方面,主要表现为排卵异常、流产、早产及继发性不孕。据调查统计[245],不孕不育约占 43%,并伴有月经失调,多为闭经(37%)或月经量过少(31%),月经正常的患者仅有 6%,而反复性和习惯性流产占 14%。

IUA 的组织病理学表现为子宫内膜损伤后修复障碍,正常内膜间质被厚重纤维组织取代,正常的内膜组织仅有少量残留甚至完全缺失,子宫内膜萎缩,腺体稀少、无活性或呈囊样扩张,间质内血管稀疏,造成粘连局部低氧缺血。

依据宫腔镜的检查结果,可将 IUA 按照粘连部位的不同分为宫颈粘连、宫腔粘连及宫颈和宫腔粘连三大类。针对粘连部位的组织学特征又可将 IUA 分为内膜性粘连、肌性粘连和结缔组织性粘连 3 种,每种又可进一步细分为中央型(粘连带位于子宫前后壁间)、周围型(粘连位于子宫底或子宫侧壁)及混合型 3 型。但应用最广泛的分类方法是欧洲妇科内镜协会制定的分类标准方法[246],此方法划分为Ⅰ度至Ⅴ度。Ⅰ度:宫腔内多处有纤维膜样粘连带,两侧宫角及输卵管开口正常。Ⅱ度:子宫前后壁间有致密的纤维束粘连,两侧宫角及输卵管开口可见。Ⅲ度:纤维索状粘连致部分宫腔及一侧宫角闭锁。Ⅳ度:纤维索状粘连致部分宫腔及两侧宫角闭锁。Ⅴa度:粘连带瘢痕化致宫腔极度变形及狭窄;Ⅴb度:粘连带瘢痕化致宫腔完全消失。

目前 IUA 的临床诊断方法主要包括经阴道超声检查(transvaginal ultrasongraphy,TVS)、子宫输卵管造影(hysterosalpingography,HSG)、磁共振成像(MRI)以及宫腔镜检查四种。这几种方法各有利弊。TVS 通过测量子宫内膜的厚度、连续性来判断宫腔粘连,易于操作、费用低廉。HSG 能清楚地判断宫腔粘连的程度、范围,但难以判断粘连类型和粘连组织的坚韧度。MRI 的优点是能清楚判断发生颈管粘连的患者颈管以上子宫内膜情况,特别是对于颈管完全闭塞无法行宫腔镜检查的病例有一定辅助诊断意义。缺点是在临床利用率较低,且不能判断宫腔粘连的敏感性,费用较昂贵。宫腔镜检查被确立为 IUA 的主要诊断标准,其可在直视下确诊 IUA 的存在,检测粘连的部位、范围、程度以及组织类型并同时采取治疗,除了用于诊断,门诊宫腔镜检查又可用于治疗后的随访复查,方便快捷。

目前,通过宫腔镜行宫腔粘连分离术(transcervical resection of adhesion,TCRA)已被认定为 IUA 的临床标准治疗方法。其优点包括:测定更精准、诊断更准确、无需开腹、保留子宫、患者痛苦小且恢复较快。但主要缺点为术后仍有发生宫腔粘连的可能性,因此术后需要采取措施预防二次粘连的发生,比如放置节育环(intrauterine device,IUD)、放置球囊导尿管、放置预防粘连的药物等。

1) 放置 IUD

在宫腔镜术后放置 IUD,配合 2~3 个月人工周期对症治疗的传统方法可以在一定程度上发挥防止复发、预防粘连、促进子宫内膜生长及促进创面愈合的作用。但由于 IUD 面积较小,临床上会有部分患者的子宫前后壁不能被完全分离,从而出现宫腔二次粘连,整体比率高达 54.55%,其中肌性及结缔组织粘连率高达 40.91%,甚至会有 IUD 包埋于粘连带内的情况发生,可见术后单纯放置 IUD 预防术后宫腔粘连作用有限[247]。

2) 放置球囊导尿管

在术后宫腔内持续放置球囊导尿管,球囊内充水后在宫腔内起机械屏障作用,有效分离子宫前后、上下、左右侧壁,此外球囊导尿管作为引流管,可以充分引流宫腔内的积血、炎性分泌物等,为子宫内膜的修复提供优良的环境,预防宫腔再次粘连的发生,同时,作为一种生物材料,还可通过其支架作用促进受损的子宫内膜沿着球囊表面修复增殖。经过多次临床尝试后已证明,相对于单独使用 IUD,术后放置球囊导尿管的效果更好,宫腔二次粘连的发生率明显降低[248]。

3) 放置预防粘连的药物

除了上述方法外,临床上还可以通过向宫腔内放置药物或化学制剂的方式预防宫腔粘连发生,常见的制剂包括透明质酸钠凝胶、几丁糖凝胶、玻璃酸钠等。目前研究表明,在进行宫腔粘连分离术后放置球囊并配合几丁糖注入具有显著的预防宫腔再粘连效果,但仍需要进一步观察验证其远期疗效。

鉴于 IUA 的普遍存在性及对育龄妇女的生活质量和身心健康的危害性,亟须探索新的治疗方法以预防宫腔粘连,促进月经恢复,促进术后的子宫内膜增殖、修复,改善 IUA 患者的生殖功能。

4.5.3.3 薄型子宫内膜

薄型子宫内膜是指子宫内膜厚度低于能够获得妊娠的阈厚度,目前大多数学者认为,子宫内膜厚度在 7 mm 以下即为薄型子宫内膜[249]。在临床上,患者主要表现为月经周期正常,但月经量过少(小于 30 mL)。薄型子宫的主要病理是内膜基底层受到严重损伤,受损内膜的腺体数量稀疏、血流灌注不良,且大部分基底层内膜被对激素刺激无反应的单层上皮、纤维组织替代,导致内膜功能层再生困难[249]。在健康女性体内,子宫内膜厚度随月经周期改变,在月经期子宫内膜较薄,约为 1~4 mm,早卵泡期为 4~8 mm,晚卵泡期为 8~14 mm,分泌期为 7~14 mm。成功妊娠的获得要求子宫内膜具有适当的厚度,若厚度过小(小于 6 mm),则受精卵着床率低,妊娠建立困难,即使妊娠,较于正常厚度的内膜,薄型子宫内膜也会有更高的妊娠流产率,同时薄型子宫也可能导致不孕不育及闭经等症状,严重损害患者的身心健康。

目前子宫内膜菲薄的病因仍不清楚。根据目前研究,可能包括以下因素:① 全身因素,主要是内分泌功能紊乱。在多囊卵巢综合征患者中,子宫内膜雌激素受体和孕激素受体减少,紊乱的内分泌功能造成生长激素水平下降,卵泡的生长、成熟受到抑制,子宫内膜不能正常周期性增厚,最终造成不孕不育[250]。② 局部因素。如由清宫术、诊断性刮宫、子宫内膜消融术等造成的子宫内膜粘连、损伤,宫腔感染等[251]。③ 外在因素。部分患者长期应用口服避孕药,影响子宫内膜生长发育,受精卵着床率降低[252]。④ 不明因素。部分患者的生长发育、内分泌系统及性激素水平均无明显异常,也无各种宫腔操作史,子宫无粘连现象,但子宫内膜仍然菲薄。

目前研究表明,导致薄型子宫内膜病理生理表现的因素可能有多种。

1) 雌激素受体

雌激素受体 ERα 和 ERβ 的表达水平可调控子宫内膜的生长发育。研究人员发现,正常情况下,ERα 和 ERβ 均有等位基因,ERα 的 P 等位基因对薄型子宫内膜的形成具有促进作用,而其 X 等位基因具有抑制作用,同样,ERβ 的 A 等位基因对薄型子宫内膜的形成具有促进作用,而其 R 等位基因具有抑制作用,它们在机体中处于动态平衡之中[253,254]。有研究表明,原因不明的月经量过少患者的子宫内膜 ERα 和 ERβ 蛋白质合成明显减少,推测可能由 ERα 和 ERβ 的基因多态性所导致,进而弱化雌激素对子宫内膜组织的刺激增殖作用,降低细胞分裂活性,引起局部组织增生不良从而引起薄型子宫的形成和月经量过少现象的出现。

2) 血管内皮生长因子

作为参与组织再生过程的常见因子,血管内皮生长因子(vascular endothelial growth factor, VEGF)在子宫内膜再生中拥有强大、高效的调控新生血管形成能力。其通过与特异性受体酪氨酸激酶受体(kinase insert domain receptor, KDR)和血管内皮生长因子受体-1(vascular endothelial growth factor-1, FIt-1)结合发挥促进新生血管形成的作用。现有证据表明,较正常子宫内膜,在薄型子宫内膜中 VEGF 和 KDR 两种因子的表达均下降,其可能机制为低表达的 VEGF 导致了血管生成减少,从而引起子宫内膜血供不足,以此形成恶性循环,最终发展为薄型子宫内膜[255]。

3) 整合素

Kang 等指出[256],与正常女性子宫内膜相比,不孕患者子宫内膜中整合素 αvβ3 的表达降低明显,提示整合素 αvβ3 的表达水平与受精卵着床的稳定性相关。也有研究发现[257],在正常女性子宫内膜中,整合素 β3 正常分泌和表达,但在薄型子宫内膜中 β3 的表达量显著降低,由此推测整合素 β3 的表达水平影响着薄型子宫内膜的血管再生能力。

4) 基质金属蛋白酶(matrix metalloproteinase,MMP)

研究发现[258],月经过少者与子宫内膜正常的女性在 MMP-11 的表达上存在差异,一方面表现为:在增殖期,月经过少者子宫内膜腺上皮和间质中 MMP-11 的表达水平显著降低,另一方面表现为:在分泌期,子宫内膜 MMP-11 的表达量的部位差异,如腺上皮中 MMP-11 的表达接近正常水平,但间质中却显著降低。因此,MMP-11 可能与子宫内膜的增殖、重建及分化有关,MMP-11 低水平表达在月经过少及子宫内膜过薄中发挥了一定作用。

5) 血流灌注量

通过检查,发现薄型子宫内膜的血流灌注存在异常。主要表现为增生期和分泌期薄型子宫内膜患者血流阻力指数、血流搏动指数及血流速度峰谷比的显著升高,提示血流灌注低可能与薄型子宫内膜的形成有关[259]。

6) 子宫内膜干细胞

有研究证明,子宫内膜中存在有干细胞。通过对内膜组织中端粒酶和边缘群细胞(side population cell,SP)的研究发现,与正常者相比,薄型子宫内膜患者组织中端粒酶表达下降,SP 数目减少显著,提示干细胞数量和功能异常均可能导致子宫内膜变薄(小于 7 mm),功能失调,不利于受精卵植入[260]。

口服药物已成为临床治疗薄型子宫的主要方法,如戊酸雌二醇、枸橼酸西地那非等。目的在于通过调节激素水平,提高子宫内膜容受性,改善组织血流灌注环境,从而促进子宫组织再生,恢复子宫内膜正常厚度。若对雌激素等药物治疗无反应,可应用粒细胞集落刺激因子(granulocyte colony-stimulating factor,G-CSF)进行宫腔灌注,G-CSF 虽然在一定程度上可能有助于薄型子宫内膜的治疗,但仍需进一步研究以证实。此外,干细胞治疗无疑是一种新兴治疗手段。不断有研究发现,骨髓间充质干细胞(bone marrow mesenchymal stem cell,BMSC)移植可显著增加薄型子宫内膜动物模型及 Asherman 综合征患者的子宫内膜厚度并改善其纤维化面积,一方面通过干细胞种植定向分化为子宫内膜而参与受损子宫内膜组织修复和重构;另一方面通过免疫调节效应和旁分泌细胞因子促进组织血管重构及激活内源性子宫内膜干细胞(endometrial derived stem cell，EDSC)，不仅可有效减少子宫内膜细胞损伤和促进子宫内膜再生，并且可以改善子宫内膜容受性甚至恢复生育功能[261]，干细胞治疗有望成为薄型子宫内膜的新治疗手段。

4.5.4 子宫内膜修复与干细胞

子宫内膜损伤是女性宫腔粘连、影响受精卵着床、女性不孕或反复流产的重要原因，而对于中重度损伤后促进内膜再生的方法仍十分有限。再生子宫在妊娠建立与维持方面具有无可替代的作用，了解子宫内膜的基本结构与损伤后的病理生理变化，探索更加安全、有效的治疗方法，对帮助患者改善临床症状，获得良好生育结局具有重要意义。干细胞是一类具有自我更新和多向分化潜能的细胞，分为胚胎干细胞(embryonic stem cell，ESC)及成体干细胞。前者是从囊胚的内细胞团中分离的细胞，具有无限的自我更新能力，后者是来源于成熟组织的多能干细胞的统称，如骨髓间充质干细胞、子宫内膜干细胞(EDSC)等[241]。近几年来干细胞疗法已经在多学科中进行了广泛探索，并成为组织修复和再生的希望。鉴于子宫的重要性和干细胞治疗应用的巨大潜能，干细胞替代治疗进入了学者们的视线，即将经修饰、处理的自体或异体干细胞输注于患者子宫特定区域，促进相关细胞增殖从而修复损伤内膜，达到治疗的目的。

4.5.4.1 子宫内膜损伤后修复障碍与修复原则

1) 子宫内膜损伤后修复障碍

在正常月经周期中，功能层和一小部分基底层会发生周期性脱落、修复、再生，而基底层的完整性对内膜修复至关重要。在临床上，子宫内膜基底层一旦遭受损伤，会导致上皮、间质细胞再生障碍，血管生成减少，内膜难以实现自我修复[238]，子宫前后壁相继出现瘢痕、粘连、纤维化的现象。这是目前子宫内膜损伤后修复的最大难题，也成为现代医学的巨大挑战。

瘢痕形成是内膜再生的另一障碍。成纤维细胞参与合成、重建胞外基质。类似于瘢痕疙瘩形成机制，在伤口愈合后期，成纤维细胞可分化为可收缩的肌成纤维细胞，分泌大量的Ⅰ型胶原，会导致伤口收缩的启动，瘢痕的形成[262]。而在正常内膜中，由成纤维细胞分化而来的肌成纤维细胞较少，Ⅰ型胶原的分泌量大大减少，胶原收缩性弱，瘢痕难以形成。因此，控制成纤维细胞活性，抑制其向肌成纤维细胞的转化成为减少内膜瘢痕形成的重要思路。

另一方面，体内纤溶系统失衡也是内膜再生的另一拦路虎。在月经期，活跃的纤溶系统具有降解脱落的功能层中沉积的纤维蛋白的作用，防止内膜瘢痕形成。但手术创伤后，炎症渗出物中过多的纤维蛋白造成体内纤溶系统功能紊乱，易导致粘连或瘢痕的形成。此外,残存在体内的未被完全降解的纤维蛋白也会导致炎症后期或愈合期局部瘢痕形成。

此外,血供缺乏同样可能影响子宫内膜修复。在早期研究中,通过对薄型子宫内膜患者行盆腔血管造影发现粘连肌层血流量下降明显,在月经过少或闭经的患者中甚至出现血管闭塞。内膜发育修复过程因缺乏充足的血液灌流,而出现再生障碍,最终影响受精卵的着床。

2) 子宫内膜修复原则

能否有效治疗子宫内膜损伤并防止并发症的发生是现代医学的巨大挑战,而减少瘢痕、粘连形成,促进已损伤内膜的修复再生,实现子宫内膜结构和功能的恢复成为治疗的关键。

(1) 预防/减少瘢痕形成。

宫腔手术后通过采取放置气囊导尿管和宫内节育器、全身给予雌激素治疗等早期干预能有效防止粘连、瘢痕形成。据最新的研究进展,作为良好的粘连屏障,透明质酸膜、羊膜等有望在内膜修复中发挥作用。

透明质酸(hyaluronic acid, HA),又称玻尿酸,是一种天然成分,以其独特的分子结构和理化性质在机体内显示出强大的生物学功能,常见的功能包括保护皮肤,润滑关节,调节血管壁通透性,调节蛋白质、水电解质扩散及运转,加速伤口愈合等。研究证实,HA 的子宫局部应用可防止术后粘连[263]。此外,HA 还可作为主要成分配合其他活性物质制成生物膜,同样具有防粘连的功效,例如 ACP 胶和 Seprafilm® 膜。不同于天然 HA,ACP 胶是由改良后的 HA 制成,具有高黏着性,创面停留时间较长。在 Asherman 综合征患者宫腔镜下粘连松解术后应用 ACP 胶,可覆盖整个宫腔,发挥良好屏障作用,保持子宫前后壁分离至少 72 小时,术后 3 个月复查时粘连发生率显著降低。Seprafilm® 膜是一种在 HA 化学修饰后加入羧甲基纤维素形成的可吸收性的生物膜。植入体内 24 小时后,膜本身会转化为亲水凝胶,在发挥防粘连作用的同时,也为受创伤的子宫内膜提供保护,确保内膜上皮化,明显降低宫腔粘连发生率。此外,人类新鲜羊膜也曾被应用于严重宫腔粘连患者粘连松解术后宫腔粘连复发的预防,可使粘连程度降低,妊娠成功率增加,可见羊膜具有减少术后粘连再形成、促进内膜再生的功能,但仍需进一步临床验证。

(2) 促进内膜再生。

目前促进子宫内膜再生的方法主要包括生物支架材料的应用、生长因子疗法、细胞疗法、基因疗法、机械疗法等。

子宫内膜中的生长因子可促进内膜修复再生。目前认为子宫内膜再生修复过程中的关键因子为 VEGF,如前所述,VEGF 在子宫内膜新生血管形成及再上皮化中起着重要作用。正常情况下,碱性成纤维细胞生长因子(bFGF)及其受体 1(fibroblast growth factor receptor 1,FGF-R1)在女性子宫内膜腺上皮及间质细胞中均有表达,且在月经周期的增殖期表达增加,而月经过多的女性内膜 FGF-R1 水平显著降低,提示 FGF 在子宫内膜上皮和间质修复中可能起到重要的作用。体外实验表明 bFGF 有助于子宫内膜间质克隆生长。肝细胞生长因子(hepatocyte growth factor,HGF)可通过自分泌、旁分泌的方式产生,在小鼠体内参与子宫内膜的重建,在体外实验中,促进子宫内膜上皮细胞的增殖、迁移及腔上皮形成。研究发现,转化生长因子(transforming growth factor,TGF)、表皮生长因子(epidermal growth factor,EGF)、血小板源性生长因子(platelet-derived growth factor,PDGF)等同样能够促进体外培养的子宫内膜上皮克隆生长[264]。目前使用生长因子促进子宫内膜修复的体内实验未有报道,但若要进行体内实验,须建立可靠的控释体系,使其作用于局部靶细胞,避免全身应用生长因子的安全隐患。

随着干细胞在多个学科领域中的广泛探索和研究,利用干细胞疗法促进损伤后子宫内膜修复、再生将成为可能。多年前已有学者猜测:子宫内膜具备自然修复能力可能与子宫内膜干细胞的存在有关。随后多年的增殖实验,临床观察和细胞克隆等研究均支持这一假说[265],进一步的深入研究发现存在上皮和基质两种类型的干细胞,类似于成体干细胞,它们均具有自我更新、分化潜能与高度增殖的特性。近年来,针对干细胞在修复内膜缺损方面的研究更加深入和广泛。研究表明,子宫内膜干细胞可分化成脂肪源性干细胞、心肌源性干细胞、成骨细胞、软骨细胞等谱系,与骨髓间充质干细胞的分化效率相当。子宫内膜间充质干细胞(endometrium mesenchymal stem cell,EMSC)也符合间充质干细胞的分化标准,但并不局限于向中胚层谱系细胞分化。在一定条件诱导下,EMSC 甚至能够跨胚层分化成神经细胞、心肌细胞、胰岛细胞等[266]。赵潇丹等为观察 BMSC 修复损伤内膜的作用,将分离得到的小鼠 BMSC 移植至子宫内膜损伤的小鼠体内,实现成功定植,并可促进小鼠子宫内膜损伤部位的修复[242]。Ding 等将 BMSC 滴加至胶原膜上,赋予胶原膜生物活性,并用于子宫内膜全层缺损的修复,收获良好效果,不仅子宫内膜有新生血管形成,修复良好,而且受损子宫可正常妊娠[239]。

生物支架材料指的是能植入生物体、与活体组织相结合,并根据具体替代组织具备相关功能的材料。用于子宫内膜损伤后修复的理想生物支架材料,应当具备引导子宫内膜细胞生长,促进内膜形态结构及功能恢复正常的作用。胶原、脱细胞基质等因其具有良好的生物活性,在组织再生领域得到较广泛的应用。目前已有多篇关于将生物支架材料用于子宫修复方面的报道。在其中一项研究中,以小肠黏膜下层脱细胞基质(small intestinal submucosa,SIS)为支架,节段性置换兔子宫。得到与正常子宫结构相似的置换子宫,并且在置换后子宫功能性实验中有半数兔子妊娠,但此研究样本量较小,需要进一步进行大样本研究[267]。

虽然传统材料为新生组织提供机械支持,但不足以模拟细胞与基质间复杂的相互作用。近年来,将具有生物功能的蛋白质、多肽、酶及生长因子与三维结构的生物材料相结合而诞生了新一代智能支架材料,可对其进行分子生物学设计以充分发挥材料的"模板"作用。Zhang 等[268]通过分子生物学技术构建了一种融合蛋白,它包括 VEGF 及纤连蛋白的一段胶原结合区域(collagen-binding domain,CBD),将胶原膜支架搭载 CBD-VEGF 并植入大鼠皮下,发现此胶原膜支架可显著促进其血管化。

目前尚未有能够确切改善子宫内膜损伤的理想药物和方法。未来,可通过对生物支架材料、生长因子、细胞疗法等方法的综合应用来达到促进已损伤内膜的修复再生、实现子宫内膜结构和功能恢复的目的。

4.5.4.2 干细胞在子宫内膜修复中的作用

干细胞是一类具有自我更新和多向分化潜能的细胞。根据细胞来源可分为胚胎干细胞(hESC)和成体干细胞,前者是从囊胚的内细胞团中分离出的最原始的一类干细胞,后者包括间充质干细胞(mesenchymal stem cell,MSC)、子宫内膜干细胞(EDSC)等。干细胞具有高度增殖、自我更新和多向分化潜能,已被广泛用于各种组织器官的再生研究,在子宫内膜修复、治疗方面也具有巨大的潜能。虽然科学家们尝试应用包括子宫来源的干细胞,如 EDSC,非子宫来源的干细胞如 BMSC、hESC、羊膜干细胞等修复子宫内膜损伤,取得了极大的进展,但干细胞疗法仍需大量可靠的实验数据及切实可行的临床方法铺路,目前仍需深入研究,解决干细胞来源、体内移植的分化把控等难题。

1) 子宫来源的干细胞在子宫内膜修复中的作用

(1) 子宫内膜干细胞简介。

子宫内膜干细胞是存在于子宫内膜组织中具有高度增殖、自我更新和分化潜能的一种成体干细胞。1978 年,Prianishnikove 最早提出了 EDSC 的概念,认为它位于基底层,并提出子宫内膜的再生是通过 EDSC 完成。随后多位学者通过大量基础研究均证实了子宫内膜基底层中 EDSC 的存在,并证明存在上皮和基质两种类型干细胞。目前随着干细胞研究的发展,通过细胞克隆、干细胞分离鉴定、诱导分化等研究证实干细胞可存在于子宫内膜、蜕膜及月经血中。研究表明,EDSC 也参加了临床相关内膜疾病如子宫内膜异位症、子宫内膜癌的发生。

① 子宫内膜干细胞来源及表面分子标记:子宫内膜干细胞来源广泛,既可能来源于胎儿时期的上皮以及间充质干细胞,又可来源于骨髓。运用流式细胞术检测,发现在子宫内膜间质中有 CD34 阳性细胞存在,而 CD34 是骨髓来源干细胞的标记之一,因此推测骨髓来源的干细胞参与子宫内膜再生。

随着分子生物学方法的应用,越来越多的基因和信号通路被认为参与了干细胞的周期性调节。干细胞相关表面标记分子如 CD29、CD44、CD73、CD90、CD105、CD140、CD146、胚胎干细胞关键蛋白（OCT-4、SOX2）等在子宫内膜中均呈现阳性表达，虽然有如此多的标志物表达，但目前仍未确定 EDSC 的特异性标记分子。

② 子宫内膜干细胞的分离方法：常用的分离方法包括组织消化法、磁珠分选法（magnetic activatedcell sorting，MACS）和荧光活化细胞分选法（fluorescence activated cell sorting，FACS）。组织消化法是目前采用最广的分离方法。MACS 的分离纯度较高，而且对分选细胞的活力及功能影响较小，其缺点是容易受限于子宫内膜干细胞表面标记分子的鉴别。一般认为基质细胞和上皮细胞的分选标志不一，前者为 CD45$^-$，后者为 BerEP4$^+$。FACS 与 MACS 相比更加简便、成本更低，因此被普遍使用，但是 FACS 对细胞活性的影响相对较大，而且会把相互粘连的细胞团也一起分选出来，影响分选的纯度[266]。Kato 等[269]用 Hoechst33342 染色通过流式细胞分选法从子宫内膜组织中分离出侧群细胞以富集干细胞，再做进一步的培养鉴定。

③ 生物学特性：a. 高致瘤性。与非子宫内膜干细胞相比，子宫内膜干细胞具有更强的致瘤能力，主要表现在体内的成瘤能力及体外克隆形成能力，在体内外，能够在初始细胞数目更少、时间更短的情况下，形成更多克隆。有报道称[270]，子宫内膜干细胞是成瘤性最强的细胞，100 个 CD133$^+$ 的子宫内膜干细胞即可在非肥胖糖尿病/重症联合免疫缺陷（nonobese diabetic/severe combined immunodeficient，NOD/SCID）小鼠体内成瘤。b. 自我更新能力不对称。EMSC 与干细胞一样具有自我更新不对称的生物学特性。EMSC 在分化成两个子细胞过程中，其中一个会与亲代细胞保持同一个分化等级，而另一个则发生定向分化。自我更新能够维持干细胞多向分化潜能，对于组织特异性干细胞而言，自我更新是维持其终生具有分化潜能的基础。c. 丰富的分化潜能。子宫内膜干细胞的分化潜能包括横向分化及纵向分化两种，可以同时向不同的类型、不同分化等级的组织细胞进行分化。研究表明，EMSC 可分化成脂肪源性干细胞、心肌源性干细胞、成骨细胞、软骨细胞等，与骨髓间充质干细胞的分化效率相当，还能跨胚层分化为神经细胞、心肌细胞、胰岛细胞等。d. 放化疗抵抗性[271]。研究表明，与一般肿瘤细胞相比，子宫内膜干细胞对化疗药物的耐受性更强，对放疗的敏感性更低，因此这也是肿瘤治疗失败最重要的原因。

④ 子宫内膜干细胞与疾病：a. 子宫内膜异位症。目前，临床上普遍认为经血逆流会导致子宫内膜异位症的发生，但这一观点对于腹腔外病灶的问题难以做出合理解释。近年来，通过大量研究提出了该疾病的新的发病机制，即子宫内膜异位症的发生及发展可能与子宫内膜干细胞有关。干细胞不仅可以促进病变的发展，而且能够传递信号直接复位干细胞。王宇全等[272]通过子宫内膜异位症的小鼠模型发现病灶中子宫内膜干细胞的存在，并且不能通过抗雌激素治疗消除。由此认为干细胞的持续存在可能与子

宫内膜异位症的复发密切相关。b. 子宫内膜癌。在研究子宫内膜癌的过程中提出了肿瘤干细胞的概念。目前认为,肿瘤干细胞由干细胞异常分化产生,由于其异常增殖与肿瘤发生相关,从而提出子宫内膜干细胞的突变和异常增殖可能和子宫内膜癌的发生发展密切相关。在子宫内膜癌中分离出的子宫内膜肿瘤干细胞拥有低分化水平以及较强的增殖能力、自我复制能力、迁移能力、致瘤性、向肿瘤细胞分化的能力。肿瘤干细胞耐药基因等异常基因的产生可能与正常干细胞在自我更新过程中的某些信号通路蛋白的改变及某些基因的突变(如 Wnt/p 联蛋白等)有关;而且在一个时期内,肿瘤干细胞可实现多种遗传和非遗传变化的累积,产生选择性增殖优势,使得其克隆不断扩大。因此肿瘤干细胞是肿瘤发生、发展及保持克隆起源和异质性的重要因素。c. 不孕不育症。子宫内膜的发育情况及子宫内膜对胚胎的容受性是影响胚胎能否顺利着床的关键。正常育龄期女性在进入妊娠期后,其子宫内膜为帮助胚胎成功着床会出现蜕膜化改变,并分泌多种蛋白。在一项研究中发现[273],与正常育龄妇女相比,不孕妇女 CD34+、CD45+血源性干细胞伴有更多的 CD56 表达,说明由于调节紊乱等因素,血源性干细胞中可能产生更多的自然杀伤细胞,进而影响正常受孕。d. 子宫内膜息肉。子宫内膜息肉病因不明,在女性中发病率是 25%,主要临床表现为阴道异常出血,镜下可见局部异常增生的子宫内膜腺体与间质,12%~34%的子宫内膜息肉含有子宫内膜癌细胞,可能会发生恶变。在一项针对患有子宫内膜息肉的患者内膜中成体干细胞相关因子 ipo13、c-kit、凋亡相关基因 *BAX* 等的检测中发现,与内膜正常者相比,这些因子在子宫内膜息肉中的表达降低,凋亡抑制基因 *BCL-2* 的表达增高,子宫内膜干细胞出现异常增殖的同时减少凋亡,据此推测子宫内膜干细胞活性异常,使子宫内膜增殖活性下降并呈现异常分化,可能是子宫内膜息肉形成的主要原因。

⑤ 应用前景:子宫内膜干细胞具备分离扩增容易、有多向分化潜能、排异反应较低等特点,在细胞替代治疗中具有巨大的应用潜力,尤其在妇产科领域,有可能为一些病因不明、尚无有效治疗措施的妇科疾病提供新的治疗思路。

(2) 子宫内膜干细胞在内膜修复中的作用。

人类子宫内膜在正常月经周期中可实现周期性的完全再生。雌激素、孕激素撤退引发大量分子、细胞的级联反应,导致内膜功能层脱落出血,其后,内膜创面迅速再生修复、功能重建。除生理性再生外,在临床治疗中发现,对绝经后妇女使用激素替代治疗也能使其子宫内膜发生再生现象[274]。目前多数研究者认为[275],子宫内膜干细胞不仅存在于育龄期女性,也出现在绝经后妇女中。这些定位于基底层的干细胞对于内膜功能层的再生发挥主要作用。类似于成体干细胞,子宫内膜干细胞不仅具有自我更新、多向分化及高度增殖的潜能,而且具备集落形成或克隆单位形成的能力[276]。由于成体干细胞对调节组织稳态和再生具有关键作用,因此子宫内膜干细胞的分布位置、数量和功能异常都可能会导致相关妇科疾病的发生,如干细胞的数量不足与 Asherman 综合征和宫腔内粘连患者内膜组织的缺乏有关。

子宫内膜干细胞可分为上皮细胞、间充质细胞和内皮细胞 3 种类型,此外还存在侧群细胞。流式细胞术可从 SP 细胞中分离出 2 个群落,一个标志物为 CD13$^+$ 的上皮细胞和基质细胞,另一个标志物为 CD9$^+$ 的上皮细胞。

① 子宫内膜上皮干细胞在子宫内膜修复与再生中的作用:由于具体标志物的缺乏,在现实研究中通常是通过流式细胞仪标记滞留细胞(label retaining cell,LRC)的方法来鉴定内膜干细胞。LRC 被认为是鉴别和分选子宫内膜上皮干细胞的"候选细胞"[277]。有研究发现,将人子宫内膜上皮干细胞和间充质细胞植入免疫缺陷小鼠肾被膜下后,可以产生子宫内膜层和肌层组织,而且再生的内膜有腺样结构、基质及肌层样组织的出现,与人的正常组织结构相似。此外,给予雌激素能刺激上皮和基质增生,在此基础上给予孕激素则腺体变得弯曲,基质出现蜕膜样变化,而随着孕激素的撤退,有大的充血囊泡形成,提示已有月经形成。表明这种异种移植产生的内膜对模拟人月经周期的雌激素和孕激素能够产生反应[278-279]。

② 子宫内膜间充质干细胞在子宫内膜修复与再生中的作用:Schwab 等[280]在对子宫内膜进行体外细胞培养时发现了 EMSC 的存在。EMSC 的特异性标记为 CD146$^+$ 和 PDGF-Rβ$^+$,以此可对其进行鉴定。研究显示[281],EMSC 具有喜好分布在内膜功能层和基底层的血管旁的特点,并且在机体缺氧、炎症和蛋白水解时可发挥遗传潜能、免疫调节以及迁移和血管生成的功能,从而有助于内膜再生。子宫内膜再生细胞(endometrial regenerative cell,ERC)是来源于经血的 EMSC,与来自子宫内膜和骨髓中的 MSC 类似,但是在基因和标志物的表达方面存在差异[282]。目前 ERC 已经在 Ⅰ 期临床试验中使用。

③ 子宫内膜侧群细胞在子宫内膜修复与再生中的作用:据报道,正常情况下侧群细胞在人类子宫内膜细胞中所占比例通常较低(小于 5%),但在月经期和增殖期比例上升[283]。子宫内膜侧群细胞是否具有干细胞功能,关键在于判断其是否具有重建内膜组织的能力。在体外细胞培养中,人类子宫内膜的侧群细胞可以分化为表达上皮标记的腺样结构、基质样结构和类似内皮祖细胞的细胞。类似于间充质干细胞,基质和上皮侧群细胞在体外可以分化为脂肪细胞和成骨细胞。将人类的子宫内膜侧群细胞移植入免疫缺陷小鼠的肾包膜部位或者皮下后,能产生内皮、间质和上皮的结构。当含有未分离的子宫内膜细胞时,侧群细胞重建内膜的能力会更有效,这显示了作为支持细胞,未分离子宫内膜细胞提供的微环境壁龛的重要性[284]。对侧群和非侧群细胞进行带有荧光标志物的慢病毒标记,发现较非侧群细胞,子宫内膜侧群细胞在体内具有更强的分化成血管、腺体和间质结构的能力[285]。

随着对 EMSC 的深入研究,EMSC 的来源、功能、标志物也有了更多的报道,其在人类生殖生物学和医学上的潜在优势是显而易见的。体外或体内实验都显示出 EMSC 参与子宫内膜再生与修复,为子宫内膜异位症、子宫内膜增生症、子宫内膜癌和不孕症等子宫内膜相关疾病的发病机制研究提供了新的证据,也为这些疾病的临床治疗提供了一种新的选择。EMSC 可能成为子宫内膜疾病临床治疗新手段。如果能发现上皮干细胞和内皮干细胞的特异性标志物,会加速子宫内膜干细胞在内膜再生方面的应用,例如通过在 Asherman 综合征或严重宫腔粘连患者的宫腔中植入子宫内膜干细胞,使功能不良的或薄的内膜再生。子宫内膜干细胞在内膜再生方面的研究是一个新的领域,它有助于增进人们对内膜异常再生相关的妇科疾病的理解和解决,并最终可能提供一种新疗法:以细胞为基础,治疗棘手的女性生殖健康方面的疾病。

2)非子宫来源的干细胞在子宫内膜修复中的作用

(1)骨髓间充质干细胞与子宫内膜修复。

BMSC 是人们在哺乳动物的骨髓基质中发现的一种具有分化形成骨、软骨、脂肪、神经及成肌细胞的多种分化潜能的细胞亚群[240],是目前研究最多的一类 MSC。最早在 1867 年由德国病理学者 Cohnheim 提出[286]。机体存在炎症或损伤时,BMSC 可通过 SDF1/CXCR4 途径优先作用到炎症或损伤部位,刺激该部位固有细胞的增殖分化,并通过分泌生长因子促进组织的恢复。另外,现认为 BMSC 具有良好的生物相容性,移植后基本无排斥反应,或者排斥反应极其弱。因其具有可修复损伤组织的能力和良好的可移植性,BMSC 移植已被美国食品及药物监督局批准用于移植物抗宿主病等疾病的治疗。因其具有取材方便、易于获得、免疫原性低等优势,BMSC 已成为组织工程研究中的优良种子细胞,目前已被广泛用于全身多种系统疾病的基础研究及临床应用领域。

分离 BMSC 的方法主要有贴壁培养法、密度梯度离心法、免疫磁珠分选法和流式细胞仪分选法等。实验中常用贴壁培养法,即根据干细胞在低血清培养基中有贴壁优势特性,定期换液除去不贴壁细胞,从而达到纯化及扩增 BMSC 的目的。此方法具有操作步骤简单,时间短,获得的细胞数量多等优点。随着对 BMSC 的深入研究,研究者明确了其表面分子标志物:表达 CD44、CD71,不表达造血干细胞表面标记 CD11b、CD45。李晓峰等[288]通过流式细胞仪检测培养第三代的大鼠 BMSC 表面分子标记,结果显示,CD44、CD90、CD105 均有表达,阳性率分别为 99.34%、99.34%、99.35%,而 CD34、CD35 阴性表达,阳性率分别为 1.47%、1.56%,并且 BMSC 经诱导培养后可分化为脂肪细胞、软骨细胞和神经细胞。目前利用流式细胞仪,通过检测干细胞表面标志物鉴定 BMSC 的方法已得到大多数学者的认可。

BMSC 具有良好的可移植性,移植后基本无排斥反应,避免了免疫排斥这一问题,且 BMSC 本身能在体内长期存活、分化、迁移,同时能发挥促进组织修复的生物学功能,因此近几年被广泛应用于子宫内膜修复领域。赵静[261]向薄型子宫内膜 SD 大鼠模型的宫腔内注入 BMSC,发现大鼠子宫内膜显著增厚,推测 BMSC 在子宫腔可通过分泌细胞因子和免疫调节作用刺激子宫内膜细胞增殖,或者直接分化为子宫内膜细胞。另外,该研究还发现,通过移植 BMSC,薄型子宫内膜的 SD 大鼠整合素 $\alpha\gamma\beta3$、白血病抑制因子(leukaemia inhibitory factor,LIF)的含量接近于正常鼠。作为子宫内膜容受性的标志物,整合素和 LIF 对胚胎着床有重要作用,提示干细胞灌注在提高子宫内膜再生能力的同时,还提高了内膜的容受性。另外,在 BMSC 治疗组中出现了细胞因子表达水平的变化,促炎细胞因子,如肿瘤坏死因子 α(tumor necrosis factor-α,TNF-α)和白细胞介素1β(interleukin 1β,IL-1β)mRNA 水平明显下调;抗炎细胞因子,如成纤维细胞生长因子(bFGF)和 IL-6 的 mRNA 水平明显上调。在用乙醇损伤大鼠的子宫内膜后,BMSC 通过调节细胞因子刺激子宫内膜细胞增殖,并抑制其坏死,据此推测 BMSC 可能是通过迁移和免疫调节而发挥作用。经过分析,BMSC 可能通过归巢、植入及分化作用,诱导作用,以及 BMSC 的免疫调节作用和旁分泌作用获得这些结果。临床应用 BMSC 可能有助于治疗薄型子宫内膜,改善患者的辅助生殖结局。

宫腔粘连是困扰现代女性、引起受孕困难甚至不孕不育的常见病症,其中以宫腔内粘连多见,对患者的生活质量和生殖功能产生了严重影响。Alawadhi 等[289]利用构建的 Asherman 综合征模型对来源于雄性小鼠的 BMSC 对宫腔粘连雌性小鼠子宫内膜的再生修复作用进行研究。通过使用荧光原位杂交(fluorescence in situ hybridization,FISH)技术确切地观察到雄鼠 BMSC 的 Y 染色体出现在雌性小鼠子宫内膜中,表明 BMSC 迁移到雌鼠子宫内膜。而且,只损伤一侧子宫角(另一侧为正常子宫角),即便是很小的损伤,也能吸引 BMSC 聚集到全部子宫内膜,而不是仅定位到损伤处,这提示 BMSC 聚集到子宫内膜并不是损伤位点的原位效应,炎症和损伤很可能通过分泌吸引干细胞聚集到子宫的信号对此聚集过程产生重要影响。另外,未经 BMSC 治疗的 Asherman 综合征模型小鼠受孕率仅为 30%,在经过 BMSC 治疗后,受孕率明显增加,非 Asherman 综合征组受孕率为 100%,充分证明了 BMSC 对受损子宫内膜的修复再生作用。赵潇丹[242]采用雌雄性别交叉移植的方法,在子宫内膜损伤的小鼠体内植入种子细胞 BMSC,通过对移植后小鼠子宫内膜组织的性别决定区(sex-determining region Y,SRY)DNA 原位杂交定位子宫内膜组织中的 Y 染色体,再通过病理检测了解 BMSC 移植对子宫内膜的修复作用。结果发现,BMSC 移植组小鼠的损伤侧子宫内膜可见有 SRY 阳性细胞聚集性定植在损伤后修复的部位或血管、腺体附近,并有新的基质细胞和上皮细胞生成,对侧子宫内膜与正常子宫内膜组织结构无明显差异,证明源自雄性移植供体的 BMSC 会聚集在损伤处,并可促进小鼠子宫内膜损伤部位的修复。

近年来,戴建武团队利用 BMSC 与智能生物材料在全层子宫缺损修复中取得了重大进展。Ding 等[239]在可降解的胶原膜上滴加 BMSC 制成 Collagen/BM-MSC 结构。为研究其是否具有修复受损子宫内膜的功能,将其植入子宫全层缺损的大鼠模型中。4周后发现,新生内膜的基底层有 BMSC 定植,在移植部位周围,细胞因子 bFGF、胰岛素样生长因子(insulin-like growth factor 1,IGF-1)、TGF-β1 以及 VEGF 高表达;此外,通过体外交配实验发现,与对照组相比,移植 Collagen/BM-MSC 的大鼠恢复正常妊娠并维持胎儿至孕后期,妊娠率显著升高(77.8%)。这种 Collagen/BM-MSC 结构促进了子宫内膜细胞和肌纤维细胞的增殖能力,加速新生血管的形成。这些结果提示,BMSC 结合智能生物材料具有在体外促进受损的子宫内膜再生,帮助子宫功能的恢复和重建及受精卵附着的作用。此后,这项技术在临床中加以应用,即在可降解的生物支架材料上添加自身 BMSC,将支架材料的空隙与自身 BMSC 的分化功能结合以实现内膜组织再生。目前已运用于治疗临床上流产清宫后,子宫内膜严重受损、宫腔 3/4 面积发生粘连、70% 面积瘢痕化的不孕患者,使患者成功妊娠并诞下婴儿,充分证明该技术在临床上是可行的。这无疑是世界再生医学领域的里程碑,也是 BMSC 在再生医学领域应用的重大突破。

虽然在理论上和临床实践中 BMSC 已被证明具有促进子宫内膜修复的作用,但关于细胞移植的最佳时机、移植方式、移植后的长效观察,以及其在体内分化转变的具体机制仍缺乏充分的研究。相信随着研究的深入,BMSC 定会被更加安全有效地应用于治疗当前棘手的相关妇科疾病,达到人们期待的结果。

(2)胚胎干细胞与子宫内膜修复。

ESC 是从植入前胚胎的胚泡内细胞群或原始生殖嵴(primordial germ cell,PGC)中经分离得到的一类干细胞。ESC 具有全能性或多能性,可被诱导分化为机体的几乎全部类型的细胞。1998 年首次从人类胚胎中分离出人类 hESC,Thomson 等发现囊胚的内细胞团具有无限增殖分化、细胞标志物表达、高水平端粒酶活性和畸胎瘤形成的特性,并且可在小鼠胚胎或成纤维细胞饲养层不断增生分化。

ESC 体积小、细胞核大、有一或几个核仁。体外培养时,细胞排列紧密,呈集落状生长,细胞克隆和周围存在明显界限[290]。ESC 可从早期胚胎或原始性腺中分离得到,临床治疗不孕症进行胚胎移植时患者捐献的多余的胚胎和人工流产的 5~9 周胎儿,经反复传代,最终建成目前的人类 ESC 细胞株。

ESC 具有全能性,具有发育成完整动物体的能力。其全能性的标志是表达时相专一性胚胎抗原 SSEA-3(stage spesific embryonic antigen 3,SSEA-3)、SSEA-4,肿瘤排斥抗原(tumor rejection antigen-1-60,TRA-1-60)、TRA-1-81 以及转录因子 Oct-3、Oct-4。ESC 具有无限增殖性,可在体外永久传代,并保持正常核型。可以通过对 AFP 和端粒酶活性以及某些分子标志物[畸胎瘤衍生生长因子(teratoma-derived growth factor，TDGF）、Oct3、Oct4 等]的检测来判定其是否分化。如果甲胎蛋白（alpha-fetoprotein，AFP）和端粒酶活性增高或相关分子标志物表达增强，则表明 ESC 处于未分化状态[291]。ESC 具有遗传稳定性，即发育全能性等遗传性能，其遗传基因并不会随基因改造操作而改变[292]。

王燕华等[293]在小鼠中建立子宫内膜损伤模型，并在此模型中植入体外培养的小鼠胚胎干细胞，干细胞用携带有增强型绿色荧光蛋白（enhanced green fluorescent protein，EGFP）基因标记，以期观察对比 ESC 在内膜损伤模型小鼠宫腔内滞留与定植情况，及其对损伤子宫修复的影响。结果发现，在内膜受损模型小鼠的宫腔内，移入的 ESC 可以存活 3 周以上，且在宫腔内形成肿瘤的风险随着时间的推移而升高。静脉注射 ESC 后，可见 ESC 聚集于损伤的宫腔内膜及躯体其他损伤部位，而在正常的对侧宫腔处未见聚集，推测损伤可能是诱导 ESC 募集的重要因素，但目前还不清楚 ESC 修复子宫内膜损伤的诱导条件，并且尚需进一步研究解决如何诱导 ESC 定向分化及控制成瘤性的问题。Ye 等[294]通过实验证实，小鼠子宫间质可诱导 ESC 向女性生殖道上皮细胞分化。另外，在实验中成熟的 hESC 可分化为表达 CA125、ER-α、β-微管蛋白子宫内膜样上皮。此实验表明子宫内膜间质细胞可作为诱导物，诱导 ESC 分化，提示可采取再生子宫内膜移植的方法治疗子宫内膜功能缺乏的疾病。

近年来，鲜有关于 ESC 修复子宫内膜的报道，可能与 ESC 的限制性有关。首先是关于使用人类胚胎干细胞的社会伦理问题。其次，除了 hESC，移植的 ESC 细胞群中还可能包括了肿瘤细胞群等不被需要的胚胎干细胞群体。

（3）羊膜干细胞与子宫内膜修复。

羊膜是胎儿与母体间的隔膜，是胎盘的最内层，具有无血管、无神经、无淋巴等特点。由发源于胚泡内细胞团的羊膜上皮层、基底层、致密层、成纤维细胞层和海绵层构成。人羊膜主要由人羊膜上皮细胞（human amniotic epithelial cell，hAEC）和人羊膜间充质细胞（human amniotic mesenchymal cell，hAMC）组成[295]。两种细胞均具有较强的集落形成能力，但在形态和贴壁能力上有较大的差异。hAEC 的表型与间充质干细胞相似，高表达 CD29、CD73、CD166 等表面标志物，部分表达 CD10、CD71、CD44，不表达 CD31、CD34、CD45、CD133 等造血细胞表面标志物。类似 BMSC，hAMC 高表达典型间充质干细胞表面标志物（CD90、CD73、CD105、CD166 和 SH3）和细胞间黏附分子 CD44，表达整合素家族成员（CD29、CD49b、CD49c、CD49d、CD49e 和 VLA-5），但不表达造血细胞表面标志物（CD34、CD45、CD56、CD117、CD133、CD106、CD31 和 CD14）。无论是 hAMC 还是 hAEC，均微量表达主要组织相容复合体（major histocompatibility complex，MHC）-Ⅰ类抗原分子、人类白细胞抗原（human leukocyte antigen，HLA）-A、HLA-B 和 HLA-C，但不表达人白细胞抗原 HLA 识别有关的 MHC-Ⅱ类抗原分子

（HLA-DR、HLA-DP 和 HLA-DQ）与共刺激分子（CD40L、CD80、CD83 和 CD86），致使其抗原递呈受阻，异种或异基因移植后，不会引发宿主免疫排斥反应，呈低免疫原性，具有免疫豁免细胞典型特征。此外，这两种细胞还具有很好的抗炎作用，能明显抑制淋巴细胞增殖，同时分泌多种炎症抑制因子，有效调节免疫反应。

目前羊膜干细胞已被广泛应用于糖尿病、帕金森病和卵巢早衰等疾病的治疗，在子宫内膜修复领域应用较少。张燕燕等[296]模仿人羊膜干细胞的分离培养方法，成功分离出小鼠羊膜干细胞，为研究其是否有助于子宫内膜的恢复，在宫腔粘连分离后的小鼠宫腔中植入羊膜干细胞进行观察。结果显示，宫腔内注射羊膜干细胞可以减少宫腔纤维化面积，增加腺体数量，与以往常用的补充雌激素相比，可明显减少再次粘连的发生，提示羊膜干细胞移植可能将成为未来宫腔严重粘连的治疗方法之一。由于羊膜组织系产后废弃物，具有容易获取，不牵涉伦理学问题及含有多分化潜能的干细胞群体等优点，可以作为其他干细胞治疗的代替者。近年来，羊膜干细胞在子宫内膜修复中所起的作用越来越受到关注，对羊膜干细胞的进一步深入研究，可能为内膜再生提供新的种子细胞来源，并形成一种新的治疗女性生殖健康相关疾病的方法。

（4）脂肪间充质干细胞与子宫内膜修复。

脂肪间充质干细胞（adipose-derived-stem cell，ADSC）是一种来源于脂肪组织、具有自我更新能力与多向分化潜能的成体间充质干细胞，可分化为成骨、软骨、心肌和胰岛 β 细胞等[297]。ADSC 特异性表达 CD13、CD29、CD44、CD54、CD55、CD71 等相关抗原，而不表达 CD34、CD45、CD11b/CD14、CD19/HLA－DR 等淋巴造血细胞相关抗原[298]。

目前，ADSC 已经广泛用于皮肤损伤修复、糖尿病治疗、免疫调节、骨及软骨组织修复等，在子宫内膜修复领域应用较少。Lee 等[299]将源于自体脂肪的含 ADSC 的基质血管部分移植入人工流产后宫颈或宫腔粘连患者的子宫中，显示出子宫内膜厚度的增加、容受性的提高以及功能的部分恢复。此外，作为近年来的研究热点，细胞膜片技术通过非酶解方式获取种子细胞，以细胞自身分泌的细胞外基质作为三维的支架空间，在保留了细胞外基质和细胞连接的同时，更好地模拟了细胞的生存环境，已被广泛应用于组织和器官重建。Sun 等[300]利用 ADSC 膜片修复全层损伤子宫，发现与自然修复组相比，膜片组子宫粘连发生率明显降低，总着床胚胎数显著增高，表明 ADSC 膜片可改善瘢痕子宫内膜的容受性，使早期胚胎更容易着床。杨芳[301]构建了人 ADSC 膜片，发现其不仅能通过分泌营养因子协助子宫内膜的再生修复，还可在一定的环境下向子宫内膜上皮细胞分化。由此可见，这种 ADSC 膜片疗法可能成为治疗子宫内膜功能障碍导致不孕的一种有效的方法。

由于人类皮下脂肪丰富，ADSC 可从抽脂术的副产品脂肪组织中提取，来源充足；

同时,ADSC可分泌多种生长因子,如 VEGF-D 与 IL-8 等;而且相较于 BMSC,ADSC 具有更强的增殖能力,易于培养;另外,ADSC 免疫原性较低[302]。因此,在细胞治疗及组织工程中,ADSC 具有巨大优势,将其应用于女性子宫内膜损伤修复的临床治疗具有广阔的前景。

4.6 基于类器官的组织再生修复

4.6.1 基于类器官的组织再生修复概述

干细胞在特定的体外环境下经过三维培养可自组装形成细胞或组织团块,其有类似天然器官的多种特异细胞类型和三维空间结构并具有器官的部分功能,被称为类器官(organoid)[303]。

类器官模型可以帮助人们理解正常人体器官的发育,探索机体发育过程中的自组装规律。体外类器官的培养过程可以将器官的体内发育过程清晰地重现,且可通过对比人体和其他动物器官发育各个阶段的异同,加深人们对机体发育的理解。类器官模型尤其在研究人脑发育和遗传性疾病时具有无可比拟的优势[304]。

目前已成功建立了人与鼠的肠道、肝脏、膀胱、胰腺等[305-307]类器官模型,这些类器官细胞团块体积较小,无需血液供应亦可存活,却又足够大而复杂,可提供组织和整体器官的发育和生理学方面的一些信息,使得人们可以从分子、细胞、组织乃至器官的水平研究整个机体。这些类器官模型可进行长期培养,且具有稳定的表型和遗传学特征,可作为可靠的疾病模型,也可作为筛选药物的新方法。

4.6.2 类器官的概念和发展史

4.6.2.1 类器官的概念

类器官是一种三维细胞培养系统,其与体内的来源组织或器官高度相似,可复制出已分化组织的复杂空间形态,并能够表现出细胞与细胞,以及细胞与基质之间的相互作用,因此被称为类器官。理想状态下,类器官与体内分化的组织具有相似的组织结构特点和生理功能。

Lancaster 和 Knoblich 认为,类器官应具备如下特点:① 必须包含一种以上与来源器官相同的细胞类型;② 应该表现出来源器官所特有的一些功能;③ 细胞的组织方式应与来源器官相似[303]。

4.6.2.2 类器官的发展史

近年来,类器官以极其迅猛的态势成了再生医学等领域的研究热点。早在 19 世纪 80 年代,研究者就发现哺乳动物的细胞具有分化成自身组织的能力,Michalopoulos 和

Pitot 运用鼠尾胶原作为凝胶悬浮培养肝细胞,细胞团块类似体内形态,且具备体内肝实质细胞的典型功能特点,即分泌细胞色素 P450[308]。其后,又有研究用类似的培养方法培养乳腺上皮细胞,得到了类似腺泡的结构,且具备分泌乳蛋白的功能。但早期的类器官模型需要大量的起始细胞、不适于高通量筛选,且常呈现出较低的体外活力。

直到近几年,随着多能干细胞分离技术的提高,早期类器官模型的大部分缺陷逐渐得到改善,使得研究者能够研发出高重复性、寿命长的类器官。2009 年,Clevers 和 Sato 发现肠道干细胞在体内具有很强的分裂能力,可持续更新肠道内皮细胞。他们将这些肠道干细胞置于基质胶中培养以模拟组织的细胞外基质微环境,发现这些肠道干细胞开始分裂、分化,形成不同的细胞并自发组装为带孔的球形结构,其表面有许多突起,且内部有类似肠道绒毛和隐窝的结构。他们称其为微型肠道(mini-guts)类器官[306]。

随着干细胞技术的不断发展,采用前述类似的策略,通过对体外环境和生长因子的控制,目前已经构建出许多基于成体干细胞的类器官,包括胃、小肠、结肠、肺、肝等。这些类器官具有类似天然器官的多种特异细胞类型和三维空间结构,可用于疾病模型建立和个性化药物筛选。

胚胎干细胞和诱导多能干细胞具有极高的多能性和自更新能力,自 2011 年由鼠胚胎干细胞培育而来的视网膜类器官的培育成功后,研究者们开始利用这类细胞进行其他类型的类器官的研究,且取得了显著的研究成果。例如:2012 年,Nakano 等[309]利用人的胚胎干细胞培育出了含有神经的视网膜类器官;2013 年,Lancaster 等[310]利用人多能干细胞构建了大脑类器官以模拟人脑的发育过程和小脑畸形的产生,同年,肝、肾、胰类器官也被成功培育;2014 年前后,乳腺、输卵管、海马体、前列腺、肺类器官皆被成功培育;2020 年,荷兰 Hubrecht 研究所 Clevers 研究组[311]从几种蛇类中首次建立了可以长期扩增的毒腺类器官体,能够产生并分泌出蛇毒中发现的活性毒素,这项新技术有望被用来揭示蛇毒的秘密并减少其毁灭性的影响。肿瘤类器官是通过对患者的肿瘤组织进行三维培养得到的保留原始肿瘤多项特征的多细胞团[312]。自 2013 年开始,研究者们也陆续利用患者来源的病理组织,成功构建了肿瘤类器官,用于肿瘤患者的疾病建模、研究与药物筛选。

4.6.3　类器官构建的策略

干细胞定向分化和组织架构的精准调控是研究器官发生、发育和组织稳态的基础,其中包括干细胞多向分化、细胞自组装为特定组织架构和发育相关基因的时序性激活。

4.6.3.1　干细胞

目前大多数基于干细胞类器官的构建依赖于干细胞的多向分化潜能,需要干细胞分化为多种成熟的细胞类型,然后这些细胞再按照正确的组织架构进行自组装。

类器官可来源于胚胎干细胞(ESC)、诱导多能干细胞(induced pluripotent stem cell, iPSC)或存留在成体组织中的前体干细胞。ESC 和 iPSC 来源的类器官可用于研究和模拟胚胎发育的过程,而成体干细胞更多用于研究组织稳态和疾病模型,也为人们研究干细胞龛提供了更为便捷的新途径。

干细胞集中存储的部位被称为干细胞龛(stem cell niche),干细胞龛通过提供特定的细胞外基质等微环境,维持细胞干性,并能决定干细胞命运。胚胎发育过程中,多种龛因子影响胚胎干细胞的基因表达,进而调控着胚胎干细胞的自我更新以及分化[313]。在人体中,干细胞龛维持着成体干细胞处于休眠状态,一旦组织受伤,周围的微环境会传递信号给成体干细胞,引起成体干细胞的自我更新和分化。构建类器官的关键即是为干细胞创造适宜的微环境,重建干细胞龛。

4.6.3.2 微环境

机体的器官是由大量的细胞和细胞外基质按照一定的结构规律特点排列而形成的,其形成过程涉及细胞-细胞之间和细胞-细胞外基质之间的交互作用,该过程中微环境起到了至关重要的作用。为模拟干细胞的体内微环境,首先需要提供一种富含蛋白和糖的细胞外基质支架,干细胞可以黏附到这种细胞外基质支架上,然后自组装形成类器官。其需要两个必要条件:① 利用支持介质代替细胞外基质;② 根据拟培养的器官类型,选择补充多种细胞因子。

基质胶(matrigel)[314]作为目前主流的支持介质,是一种来源于小鼠肿瘤细胞的胶原蛋白混合物,其应用存在一系列的问题。首先,其常由于批次间的差异导致干细胞表现不一致,使得类器官培养的可重复性和效率均大打折扣;此外,这些水凝胶还可能携带病原体或免疫原性。

为解决传统基质胶的弊端,Gjorevski 等[315]开发出一种人工合成的"水凝胶",其由聚乙二醇(polyethylene glycol, PEG)、水、层黏蛋白 111、蛋白多糖、Ⅳ型胶原等组成的,且可调整其硬度以适应类器官形成过程中的不同阶段所需的力学环境。这种物理硬度的调节有助于人们通过类器官模型认识机体如何能够感知和处理物理刺激,并对这些物理刺激做出反应。此外,由于这种水凝胶是人造的,因此控制其化学组成和关键性质以及确保批次间一致性是相对容易的。最后,该人工合成的水凝胶不会产生感染风险或诱发免疫反应。

除支持介质外,类器官培育过程中组织和器官还接收同样受时空分布控制的信号介导,类器官形成的信号通路与体内器官发育及维持体内稳态的信号通路相同。因而,细胞因子、生长因子和小分子也需要添加到培养介质中,以激活或者抑制参与类器官形成的特定信号通路。制备不同的类器官需使用不同的添加物组合,即使对于小肠和结肠等结构非常相近的组织,添加物的组合也不尽相同。如小肠类器官选用 Wnt-3A、

Noggin、R-spondin-1、表皮生长因子(EGF)作为诱导信号;而培养结肠类器官时还需添加 p38 MAPK 抑制剂(SB 202190)和 TGF-β 抑制剂(A-83-01)[306]。

4.6.3.3　干细胞自组装

类器官形成最重要的基础是干细胞自组装。自组装过程在自然界中广泛存在,其指的是无序系统在没有外部的干预下,由各部件间相互作用而形成一个有序结构的过程。在组织自组装过程的同时,干细胞自身也经历细胞分化等复杂过程,且会释放各种因子从而对周围环境产生影响。因而,组织自组装过程特殊而又复杂,干细胞-干细胞/干细胞-细胞外基质间的相互作用也并非一成不变,而是随着时间、空间而不断变化。

尽管干细胞是类器官培养系统的主体,但干细胞的自组装过程,即细胞的分裂与分化,主要是受类器官培养的微环境控制的。类器官的微环境是通过细胞来源(如自分泌、旁分泌或近分泌的信号)或外源性添加到系统中的物质(如在基质胶中的各种小分子和生长因子)等组成。这些因素相互作用形成了类器官结构和功能的动态环境,这个环境在时间和空间上引导着干细胞的自我更新、分化及形成类器官。

4.6.3.4　生物工程培养

人体各器官的发育可以视为受精卵逐步分裂分化的过程,其分裂和分化受到微环境和信号分子的精确调控。基于多能干细胞或成体干细胞的类器官培育过程即是要重复这一过程或复制其部分过程。通过控制多能干细胞周围的物理、化学环境和构建三维支架,重建干细胞龛从而模拟器官发生发育的天然生理过程成为可能。传统的三维培养用于类器官的培育时有许多的不稳定因素,培育的过程不可控,可能导致类器官培育过程中出现类似畸胎瘤发生的表现。运用生物工程培养,为多能干细胞提供适宜的生理生化环境,可以使得我们在一定程度上控制组织形成的过程,也即引导细胞分裂和分化。除多能干细胞外,亦可利用存留在成体组织中的成体干细胞,利用其保有的部分干性,控制其自我更新和分化的过程以构建类器官。

如前所述,为模拟干细胞的体内微环境,常常在类器官的培养系统里添加基质胶作为培养介质,为细胞提供了支持平台使细胞得以黏附和生存。此外还需根据目标器官/组织的特点施加一些特定的生长因子和小分子化合物等以调控类器官的发育。除了外源性添加的生化信号,现阶段研究中所采用的器官培养系统主要是依靠内源性的生物化学信号实现细胞-细胞和(或)细胞-细胞外基质间的自我调控作用,这种自我调控的机制仍然在研究当中,目前很难人为地加以控制。

在类器官的培育过程中,一些生物工程的方法,如干细胞微环境工程和组织工程学已经能够在一定程度上调控类器官的形成。类器官培养系统为干细胞的培育提供了一个很好的平台,以期揭示干细胞微环境及其分化形成组织的机制[316]。但是,正如其他模型或培养系统一样,类器官培养系统形成的模型与体内组织仍有一定差距。通过生物工程的方法可以提高药物筛选和细胞再生疗法的效应,也可以为生理和病理过程的研究提供新的途径。

器官在体内自然发育过程中,细胞的自组装过程受到精密的调控,以形成特定的组织架构。而在体外过程中,尤其当细胞/组织团块重聚、增殖到超过数百微米的级别时,物理、化学、空间等调控因素将变得更为复杂[317-322]。生物工程培养技术为类器官的构建提供了一种新策略。微孔阵列(microwell arrays)、液滴微流控(droplet-based microfluidics)、3D 生物打印(3D bioprinting)、化学程序化组织组装(chemically programmed tissue assembly)、化学成分确定的细胞外基质(chemically defined ECM)等技术的应用,使得精确控制工程化类器官的初始尺寸、组分和空间结构成为可能[323-328]。

4.6.4　现有类器官的特点

目前采用的疾病研究模型主要包括实验动物模型、组织切片模型、永生化细胞系研究模型及类器官模型。实验动物模型的最大局限性在于动物与人体的生物学差别,常常并不能反映人体的疾病发生发展的特点,而仅可供作为参考[329]。组织切片模型的优势在于能够瞬时捕捉生理有关的细胞组织间的相互作用,但其难以动态观察疾病的转归状态,且为有创操作,有时难以获取取材样本[330]。永生化细胞系由于细胞类型单一,缺乏细胞-细胞、细胞-细胞基质间的相互作用来保持在原位的表型,导致其应用较为局限,难以模拟疾病与周围组织相互关系。虽然上述各种疾病模型已经产生,但绝大多数模型仅代表了单个组织或组织的一部分,而且它很难去控制细胞形态和在培养系统里细胞-细胞/细胞-外基质间的相互作用。

基于干细胞增殖、分化、自组装构建的类器官模型,包含了大量的生物参数与信息,如组织特异性细胞的组织、细胞与细胞间相互作用、细胞与细胞外基质相互作用以及类器官组织特异性细胞之间的联系。类器官的三维培养为现有的生物模型架起了一座桥梁,与现有的模型相比它具有更长的培养和操作时间,而且更能代表体内生理条件[303,323,331,332]。其他的三维培养系统包括细胞球体但其内部往往缺乏相关的干细胞或祖细胞的存在,从而缺乏具有自我更新和分化能力。利用生物系统解决具体的科学问题并保持实用性和真实性很重要,但目前的模型系统在细胞水平和组织器官水平仍然还存在一定的差距,有待进一步研究改善[333]。

4.6.5　类器官应用转化的现状

4.6.5.1　遗传性疾病

类器官的培养为人们提供了一种检测细胞介导的和药物引起的疾病模型新方法。

基于患者来源的细胞进行类器官的构建,利用其可以在体外长期培养扩增的特点,可构建疾病研究模型,用于评价药物的敏感性或验证致病的基因突变。许多研究已将成体干细胞来源的类器官应用于遗传性疾病的机制探索和治疗研究。

胰蛋白酶(α1-antitrypsin,A1T1)缺陷是一种由 A1AT(*SERPINA1*)基因突变引起的常见疾病,会导致慢性的肝衰竭,通常患者需要进行肝移植治疗。Huch 等在利用患者标本进行肝类器官疾病模型构建后,观察到了细胞内 A1T1 蛋白蓄积的现象,患者产 A1T1 肝细胞的内质网内会蓄积大量错误折叠的 A1T1 蛋白,造成肝脏间质纤维化[334-336]。

囊性纤维症(cystic fibrosis),约每 2 000 名儿童中就有 1 例患病,其囊性纤维跨膜转导调控因子(cystic fibrosis transmembrane conductance regulator,*CFTR*)基因突变,引起其编码的 CFTR 蛋白(小肠上皮细胞表面的异种阴离子通道)缺陷,造成患者肺部感染和肠道难以吸收营养素,还可引起胰酶分泌不足而导致腹泻。Hans 等先利用患者的直肠组织样本培养中肠类器官。正常机体来源的类器官、胞间通道可以有效地输送盐分和水分,当应用佛斯可林时,由于增加了细胞内环磷酸腺苷的水平会出现反应性的肿胀,而囊性纤维症患者则不会出现佛斯可林诱导的肿胀。利用这一特性测试靶向药物是否恢复了 CFTR 通道的功能,以验证其治疗囊性纤维症的有效性。目前,已有 7 例儿童通过这种类器官药物筛选测试获得了特异性的靶向药物[337,338]。

4.6.5.2 宿主-病原体相互作用

成体干细胞来源的类器官通常被运用于宿主-病原体相互作用机制的研究。在传统的疾病研究模型中,病原体定植于器官内腔,与上皮的表面直接接触,而此处通常都是一些分化成熟的细胞;另一种研究方法则是使用分化程度较低的永生细胞系。运用类器官模型进行宿主-病原体相互作用研究的最大优势在于可探索某一特定器官处于各种不同分化状态的细胞与病原体之间的作用,可最大程度地模拟真实的体内环境。

例如,在小肠隐窝的基底内同时存在有终末分化的分泌细胞、潘氏细胞和小肠干细胞。有学者将小肠类器官与大肠杆菌进行共培养,研究抗菌药物对潘氏细胞功能的影响;或将小肠类器官与沙门氏菌共培养,研究其对几种不同霍乱毒素抑制剂的反应,发现沙门氏菌感染后的类器官,其中小肠干细胞 Lgr5 和 Bmi1 两种标志物的表达水平下调,伴随上皮紧密连接的破坏[306,339,340]。Scanu 等[341] 利用肿瘤抑制位点 Ink4a/Arf(Cdkn2a)缺陷的小鼠构建了胆囊类器官的模型,发现感染沙门氏菌后,可由于 AKT 和 MAPK 信号通路的激活导致肿瘤的发生。运用同样的方法,有学者研究了胃类器官和幽门螺杆菌的相互作用。既往人们猜测幽门螺杆菌的感染可能是胃癌发生的危险因素,但对其机制却不明了。Bartfeld 等[342] 的初步研究发现幽门螺杆菌会引起 NF-κB 信号通路介导的炎性反应。相信通过进一步的长期共培养研究,有利用加深人们对幽门螺杆菌和胃癌发生联系的理解。

除了前述的宿主-细菌相互作用研究外,学者们还将类器官培养应用于病毒感染的研究。研究者分别在小鼠和人的小肠类器官上建立了轮状病毒感染和抗病毒治疗的模型,发现轮状病毒不仅可在类器官内高效复制,还会导致感染的类器官自发生产感染病毒颗粒。通过抗病毒制剂干扰素 α 或利巴韦林的应用可有效阻断病毒在类器官内的复制。为了研究寨卡病毒与大脑发育的关系,学者利用 iPSC 构建了大脑类器官,并与寨卡病毒共培养,观察到寨卡病毒可感染大脑类器官,诱导细胞死亡,导致大脑类器官的生长降低了 40%,从而揭示了孕期寨卡病毒感染导致胎儿小头畸形的机制[343,344]。Dang 等[345]研究发现通过抑制 Toll 样受体 3 可解救寨卡病毒感染导致的生长抑制,这也许能为疾病的治疗提供重要的靶点。

4.6.5.3 免疫治疗

尽管绝大多数的肿瘤都存在大量位点的基因突变,但肿瘤抗原的数目却是有限的。类器官和上皮内淋巴细胞共培养为在体外实现免疫细胞的扩增提供了可能,从而可能用于免疫治疗。上皮内淋巴细胞在局部的免疫反应中发挥重要的作用,通过将上皮内淋巴细胞与肿瘤患者来源的类器官共培养,可测试其杀灭肿瘤细胞的细胞毒性。学者们发现通过这种体外共培养扩增得到的上皮内淋巴细胞与体内定植的细胞相比有相似的迁移能力,说明这种体外培养模式并没有使上皮内淋巴细胞丧失功能活性[346]。Stronen 等[347]报道健康献血者血液中的 T 细胞可作为肿瘤抗原识别 T 细胞的有效来源,这些 T 细胞可能精准识别和患者来源的黑色素瘤细胞。通过将这种 T 细胞与肿瘤来源的类器官共培养,可测试其杀灭肿瘤细胞的细胞毒性;同时,这种策略亦可用于 T 细胞的扩增,并将扩增后的 T 细胞应用于肿瘤患者以实现免疫治疗的目的。

4.6.5.4 类器官癌症进展模型

基因不稳定性是癌症的特点之一,癌症通常都存在大量基因的突变[348,349]。尽管不同癌症的基因突变的数量和微点千差万别,但仅有一部分突变与肿瘤的进展相关,被称作驱动突变,而其他的突变被称作乘客突变[348]。肿瘤细胞系已被大量应用于癌症研究,具有很重要的意义,但是肿瘤细胞系的建立过程效率很低,仅有少数克隆可以存活并持续扩增,所以肿瘤细胞系并不能完全反应原始肿瘤的全部基因谱。此外,肿瘤细胞系一般都是来源于转移癌或者高速增长中的癌症组织,这些组织中的癌细胞通常早已成熟,具备癌症的所有驱动基因。因此,肿瘤细胞系并不适用于癌症发生和发展的研究[350,351]。

Drost 等[352,353]利用健康人类的结肠类器官建立了结肠癌的发展模型。他们利用 CRISPR/Cas9 基因编辑技术导入了四种最常见的结肠癌突变基因,即 *KRAS* (KRAS[G12D])激活突变和 *APC*、*p53*(*TP53*)、*SMAD4* 失活突变。结果发现基因编辑后的类器官可以在没有干细胞龛因子的情况生长,且经过异种移植证实其有类似侵袭性腺癌的生长方式。其中,*APC* 和 *p53* 的缺失是引起染色体不稳定和异倍体产生的驱动因素。

4.6.5.5 个性化癌症治疗

既往人们主要是利用培养皿中的二维细胞系或是在小鼠模型中开展抗癌药物筛查[354]。而新的类器官的策略,可以实现比细胞系模拟程度更高,从而更加近似人类机体内的肿瘤,比小鼠这种动物模型更加节省建模的时间和建模所需的资源,从而为研究人员提供了替代的策略。

每个肿瘤都是不同的,即使发生于同一器官的肿瘤亦可彼此存在差异。这些肿瘤是由携带有各种突变的细胞组成的,这些基因或染色体上的突变决定了治疗是否可以有效。而类器官可以模拟患者体内肿瘤的特征,这种高度模拟的特征可以用于更为真实地测试传统药物以及实验新药,另外亦可用于探讨联合疗法的有效性[355]。

研究者利用来自结肠癌患者的肿瘤组织培育类器官,并随后对从这些培养物中分离的基因组 DNA 进行测序。结果测试发现这些类器官培养标本中所展示的突变位点和程度均和来源肿瘤标本中的突变大量吻合,相似度很高,这一结果也和以往大规模的大肠癌突变检测的结果吻合。这一结果表明,实验中的类器官培养物准确地获取了相应肿瘤的基因组特点以及与结肠癌相关的许多基因组多样性。随后研究者通过测试 83 种已获批的抗癌药和实验药物对所培养类器官的影响,来筛查这些药物的敏感性,并寻找其和遗传突变之间的联系。鉴于它们不同的遗传谱,这些类器官对药物显示出各种不同的敏感性。在这一研究中,研究者发现了一些特定遗传突变和其对某些药物敏感性低(耐药)之间的匹配关系。例如,通过以类器官为模型进行研究,研究者发现一种抑制 porcupine 蛋白的药物可以使得一部分携带 RNF43 位点突变的患者受益[312,356]。

类器官培养可用于大规模的药物筛查,从而发现某些特定遗传突变和药物敏感性之间的关系,这将对实现个性化的精准治疗和改善肿瘤患者的预后非常有益。

4.6.5.6 再生医学

间接体内培育的类器官保留了原器官的部分特征和基因稳定性,因此有望颠覆现有的再生医学模式,提供一种新的组织再生修复策略,即器官替代治疗。类器官移植治疗有望解决供体器官来源严重不足的问题,同时通过培育自体组织来源的类器官用于移植可有效规避同种异体器官移植带来的免疫排斥反应风险。

心脏再生潜能非常有限,缺血后将出现一系列的病理损伤。尽管研究报道已在斑马鱼和新生小鼠上实现心脏的再生,但目前在人体实现全心脏再生仍然是无法实现的。Voges 等[357]构建了心脏类器官,然后应用干冰探针制造心脏类器官的低温损伤模型,结果发现心脏类器官在急性损伤的 2 周后即完成了内源性再生,实现了全功能恢复。Yui 等[358]培育了小鼠结肠类器官,并移植于小鼠的受损结肠段,结果表明受损肠段的上皮屏障功能得到了完全的恢复。Huch 等[335]研究将 Lgr5(＋)鼠的肝干细胞培育而成的肝类器官移植到乙酰水解酶缺陷的Ⅰ型酪氨酸血症小鼠体内,相较于无移植治疗的对照组,死于肝衰竭的小鼠明显减少。Ikeda 等[359]将小鼠的上皮细胞和间充质细胞在胶原凝胶内进行重组,然后培养 5～7 天,之后将培养后的重组牙胚植入缺牙区预备后的牙槽窝中。结果牙胚可以正常萌出并可建立咬合关系,承担咬合功能,具备正常牙齿的组织结构特点,有神经支配,且可对机械应力产生反应。

类器官作为再生医学研究手段,其目前面临最大的挑战是类器官或目标组织的血管化问题,而肾功能再生的关键在于血液灌注和尿液的重吸收,因此要实现肾的再生,血管化非常重要。Sharmin 等[360]采用人多能干细胞来源的足细胞进行小鼠肾被膜下移植,结果发现可见到宿主(小鼠)血管内皮细胞爬行进入移植组织中,但却并没有功能性的毛细血管襻的形成。因此,类器官的血管化问题仍有待解决。

4.6.5.7　类器官生物库

类器官的一个新兴应用是为不同病理创建类器官生物库(organoid biobanks)。类器官生物库可以促进药物筛选平台的设计,涵盖广泛的全球人口遗传变异。而类器官生物库的产生往往来源于肿瘤或者癌症等病理模型。例如,Dekkers 等[361]2016 年创建的"CF 肠道类器官生物库"涵盖了大部分 CFTR 突变类型。Marc 等[362]开发了一个来自 20 例患者的原发性结肠癌类器官生物库,且通过药物筛选表明,具有不同突变的类器官的药物反应与先前的临床观察相匹配。目前肿瘤类器官生物库的数量正在迅速增加,比如最近几年开发的胃肠癌类器官生物库、膀胱癌类器官库等,皆概括了各自亲本肿瘤的组织病理学和分子特征[363]。另外,最近 Beumer 等[364]利用 CRISPR/Cas9 和类器官技术建立了一个突变体肠道器官的生物库,以评估潜在的 COVID-19 的药物目标。研究人员将 SARS-CoV-2 病毒注射到突变体器官,以寻找对 SARS-CoV2 感染传播至关重要的基因。他们发现 TMPRSS2 基因参与了这一过程:在器官中显示出病毒的复制和传播减少。因此,该基因可能是这种冠状病毒的一个有吸引力的治疗目标,并且最近已经针对其开发了 TMPRSS2 的特异性抑制剂。

4.6.5.8　类器官芯片

由于在 3D 基质模型中培养出的类器官具有局限性,限制了批量实验的可操作性,因此,结合类器官技术和器官芯片技术,衍生出了可用于高通量操作和药物分析的类器官芯片(organoids-on-a-chip)。类器官芯片是用于模拟人体器官功能单元的一种设备模型[312],通过流体通道的设计可以解决传统静态培养方式中营养代谢障碍的问题和力生物学信号模拟,提高类器官培养的成功率,并实现长时间、更大体积类器官的高质量培养。同时,由于芯片小型化,可以节省耗材成本和减少批次差异,用于大规模的药物筛选。Ingber 等[365]在 2010 年开发了一种多功能微型装置,建立了人肺泡-毛细血管的肺单元,奠定了器官芯片的发展基础。Ingber 等[366]开发了一种仿生"人类肠道芯片"微型装置,可以模拟肠道的复杂结构和生理特征,以用于药物测试和新型肠道疾病模型的开发,具有很大的研究价值。Takanori 等[367]利用改造的 AngioChip 支架和器官芯片技术,成功构建了肝脏、脑的类器官芯片装置,提高了类器官的保真度,并增加了 3D 组织生成对时空的可控性。目前,各种类器官芯片的构建和应用正在形成一个新的研究领域和一波创新浪潮,随着科学和工程领域广泛学科的投入,这种创新浪潮将继续发展。

4.6.6　类器官应用展望

4.6.6.1　类器官应用的前景

根据目前类器官研究发展方向,类器官的未来转化应用可能主要集中于疾病模型,如遗传性疾病、退行性疾病、发育障碍和癌症等。使用患者的 iPSC 可建立非常有价值的疾病模型,这些疾病模型的应用当动物模型构建困难或难以满足研究需要时尤为重要,通过疾病模型探析疾病的发生、发展机制[333]。

类器官还可以基于疾病模型进行治疗方法的探索。如基于类器官实现对药物的药效和毒性进行更有效的检测。由于类器官可直接由人类细胞培育而成,避免了因动物和人类细胞间的差异而导致的检测结果的不可靠性,因而类器官的药物测试也可能会极大地减少动物在临床前试验中的使用[333]。

除疾病模型方面的探索外,未来亦有可能在再生医学方面取得更多的突破。然而,鉴于类器官血管化的难度较大,猜测通过一些组织本身体积较小、厚度较薄而对血管化要求相对较低的组织可能率先实现突破,如牙齿。牙齿是由多种不同软硬组织构成的复杂器官,其牙体硬组织(牙本质、牙骨质、牙釉质)中无细胞或几乎含有极少的细胞,在矿化完成后亦无须血管的灌注,牙髓、牙周等软组织本身体积较小或厚度较薄,其血管化有望通过复合血管内皮细胞等方式来实现。因此,牙齿的类器官有望在再生医学领域成为率先实现突破的器官。

4.6.6.2　类器官应用的局限性

尽管近年来类器官研究的发展突飞猛进,展现出良好的前景,但目前的研究仍具有局限性。类器官的产量、有效性、安全性和免疫原性等问题都是其面临的问题。此外,如同其他生物学研究一样,干细胞来源及类器官的应用都将面临伦理问题[332,333,368]。

第一,类器官具有异质性和随机性。类器官的形成过程涉及多种类型细胞的相互作用,其细胞的定向分化和形态发生的调控难度较高,对于一些复杂的类器官模型来说,较难以模拟天然器官的复杂性。因此,类器官构建的成功率不容乐观,从而制约了类器官的应用。另外,类器官的构建依赖于干细胞的自组织和命运转化过程,而干细胞的命运转化具有随机性,因此降低了构建类器官发育模型的可重复性。

第二,器官还面临着一个巨大的挑战,即标准化。如果任由干细胞自行发育,它们会发育成具有多种细胞类型的形态各异的器官混合体,研究者可以从中挑选出需要的细胞类型并且使之发育成细胞单一性更高也更成熟的类器官。但是,大批量地生成可供药物筛选和其他用途的器官仍然是个问题。

第三,目前构建出的大部分类器官都不具备免疫系统。免疫系统在疾病的发生、发展和治疗中均发挥着重要的作用,免疫系统的缺失使得类器官和体内的真实环境始终保有距离。目前有研究表明,在类器官中添加活化的免疫细胞、在组织消化为单细胞后和免疫细胞共同培养,或是添加 ECM 的重组细胞因子等方法可以重塑类器官和免疫细胞的相互作用。

第四,目前大多数类器官本身还并不具备血管化的结构。血管化是组织工程领域普遍面临的挑战。通过旋转培养系统等策略可一定程度上解决养分供给不足的问题,但是,尽管如此类器官在体外生长仍然非常有限,如果不能实现真正的血管化,类器官的尺寸将成为器官替代移植最大的障碍[310,369]。虽然类器官芯片和 3D 打印技术的结合为类器官系统中不同细胞和组织类型的共培养提供了一个更可控和有利的设计平台,克服了类器官培养中存在的一些限制。但是目前具有的血管网络不够精细,也无法模拟仿生微环境(如流体剪切力)和多个器官之间的信号通信。

第五,类器官的寿命有限。类器官的传统培养容易导致营养供应的不足和细胞代谢产物堆积,这将会导致组织和细胞坏死。且随着类器官体积的增大,其内部的组织细胞获取营养的效率会大大降低,从而导致类器官的寿命降低。比如一般上皮类器官的培养时间在一周左右,而一周的培养时间是不足以将其分化为成熟的器官模型的,由此导致了类器官无法在成熟度上达到胎儿水平[370,371]。

第六,类器官的临床应用仍具有一定距离。当前类器官培养大多使用 Matrigel 水凝胶作为培养基质,而 Matrigel 是来自小鼠肉瘤细胞分泌的胶状蛋白混合物。Matrigel 因其含有动物源成分,因此难以应用在人临床治疗情况。同时,现有类器官的直径约在 $100\sim500~\mu m$ 之间,虽然具有一定程度的尺度效应,但还是难以模拟真实组织、器官的场景。

4.7 基于组织工程与再生医学原理的胰岛再生修复

4.7.1 糖尿病概述

糖尿病是一种以高血糖为特征的代谢性疾病,高血糖则是胰岛素分泌不足和生物作用受损导致的。长期高血糖会引起各种组织的慢性损害和功能障碍,尤其是眼、肾脏、心脏、血管、神经。根据 WHO 的糖尿病病因学分型体系,糖尿病分为 1 型糖尿病、2 型糖尿病、特殊糖尿病和妊娠期糖尿病,其中 1 型糖尿病和 2 型糖尿病是临床上最为常见的类型。1 型糖尿病是一种由 T 细胞介导的自身免疫病,其特点是选择性破坏胰岛 β 细胞,导致患者体内胰岛素分泌不足,出现高血糖。2 型糖尿病主要由于胰岛素抵抗伴随胰岛 β 细胞功能进行性衰退,导致外周组织对胰岛素的敏感性降低以及胰岛素分泌不足,无法维持血糖稳态。人胰腺组织尸检报告显示[372],糖耐量受损患者和 2 型糖尿病患者的胰岛 β 细胞数量相对于非糖尿病组分别减少 40% 和 60%,肥胖的糖尿病患者的胰岛 β 细胞数量相对于非肥胖的糖尿病患者增加了 50%。英国前瞻性糖尿病研究结果显示,传统的降糖药物难以有效地阻止胰岛 β 细胞功能下降,2 型糖尿病患者的胰岛 β 细胞功能会随着病程延长进行性衰退。在确诊为糖尿病时,其胰岛 β 细胞功能已下降大约 50%,且不依赖于胰岛素抵抗的程度。而实际上,胰岛 β 细胞功能可能在诊断前 10～20 年已经开始出现胰岛 β 细胞功能减退,并因空腹血糖水平升高而不断恶化。

根据国际糖尿病联盟发布的《IDF 全球糖尿病地图(第 10 版)》的数据,2021 年,全球 20～79 岁人群中糖尿病患病率为 10.5%,约 5.37 亿人。预测到 2030 年与 2045 年,该比例将分别达到 6.43 亿(11.3%)与 7.83 亿(12.2%)。2021 年,20～79 岁的糖尿病患者因糖尿病及其并发症而死亡的人数估计为 670 万,占该年龄段死亡人数的 12.2%。糖尿病以其高患病率、高致残率和高致死率已经成为全球面临的最严重、最危急的健康问题之一。在过去 15 年内,糖尿病造成的卫生支出增长了 316%,至少达到 9 660 亿美元。与全球的发展趋势相似,我国糖尿病患者人数也在不断增加,依据美国糖尿病协会诊断标准,我国成人总糖尿病患病率为 12.8%,已经诊断糖尿病患病率为 6.0%,新诊断糖尿病患病率为 6.8%,糖尿病前期患病率为 35.2%[373]。我国糖尿病的知晓率为 36.5%,治疗率为 32.2%,控制率为 49.2%,虽均有改善,但依然处于低水平,我国糖尿病患者以 2 型为主,其患者数占糖尿病患者总数的 90% 以上[374]。

4.7.2 糖尿病治疗史

在胰岛素诞生之前,人们普遍认为饮食治疗是最行之有效的疗法。通过 Mediterranean diet 饮食,患者的血糖、尿糖可以在一定程度上得到控制[375]。除此外,运动治疗也是预防和治疗糖尿病的重要手段[376]。很多研究结果表明,经常性的体育锻炼可以促进患者有效控制血糖,并增加对胰岛素的敏感性。

1889 年 Joseph von Mering 和 Oskar Minkowski 的实验发现,将狗的胰腺摘除后,会出现与糖尿病相关的所有症状。这一重要发现对于理解胰腺在血糖调控中发挥重要作用奠定了基础。1910 年 Edward Albert Sharpey-Schafer 提出了一个假设,即糖尿病是由于缺乏胰腺分泌的某种化学物质引起的,并将这种化学物质命名为"胰岛素"。

1921 年，Frederick Grant Banting 和 Charles Herbert Best 成功地利用健康狗的胰腺提取物逆转了糖尿病狗的相关表现，证明了胰腺分泌物与糖类代谢相关[377]。随后，他们与 James Bertram Collip 和 John Macleod 合作，成功地从牛胰腺提取物中纯化出胰岛素，并开发了大规模生产技术，将胰岛素用于糖尿病患者的治疗，终结了糖尿病属于不治之症的历史。当时获得胰岛素的方法是从屠宰场获得冷冻的牛或猪胰脏，将其磨成粉，再从粉末中提取纯化胰岛素。尽管动物源性胰岛素的应用拯救了大量的糖尿病患者，但由于其属于异种蛋白质，容易刺激机体免疫系统产生针对动物源性胰岛素的抗体，降低胰岛素的治疗效果。1945—1955 年，胰岛素完整的化学结构被揭示，为人工合成胰岛素以及探究胰岛素分子结构与功能关系的研究奠定了基础。1965 年，世界上第一个人工合成结晶牛胰岛素在中国成功合成，其化学结构和生物活性与天然的胰岛素分子相同。随着科学技术的发展，1978 年研究人员利用基因重组技术成功生产出和人胰岛素序列相同的合成人胰岛素。这种合成人胰岛素具有与天然人胰岛素相同的化学结构，不仅可以降血糖，还具有良好的安全性。1982 年，研究人员开始大量生产和使用合成人胰岛素，为糖尿病的治疗带来革命性的改变。随着对胰岛素分子结构与功能关系的深入研究，人们发现，20 世纪 90 年代末，通过基因工程技术对肽链进行修饰可以改变胰岛素的理化和生物特征，因此人们开发出了更适合人体生理需要的胰岛素类似物，即速效胰岛素和长效胰岛素。2020 年，诺和诺德公司开发了一款每周注射 1 次的新型胰岛素 Icodec[378]。通过对胰岛素分子进行修饰，Icodec 注射后能稳定且可逆地与白蛋白结合，可以形成"循环存储库"，其半衰期长达 196 小时，从而实现持续稳定地释放胰岛素。Icodec 的 1 次注射剂量相当于 1 周内每天注射 U100 甘精胰岛素，可以满足患者 1 周的基础胰岛素需求[379,380]。药代动力学和药效学结果表明，不同剂量的 Icodec 可以在 1 周内维持血糖稳定[380]。胰岛素分子量较大且易聚合，在胃肠道黏膜的通透性低且容易被胃肠道内的消化酶降解，所以其主要的给药方式为皮下注射。胰岛素在体内的半衰期短，导致胰岛素依赖型的患者需要每日多次注射。虽然目前已经有长效胰岛素，但是长期注射会引起水肿、低血糖以及休克等不良反应，依然给糖尿病患者的生活带来了极大的不便和痛苦。此外，注射剂型不仅对原料纯度和制备工艺要求严格，而且产品成本高昂，因此开发新型胰岛素剂型成为研究热点。研究人员希望通过载体保护胰岛素不被消化酶解，削弱胰岛素分子间的相互作用，提高其在消化道黏膜的通透性，获得生物利用度更高的口服胰岛素制剂。目前常用的口服胰岛素载体的生物材料包括：壳聚糖及其他多糖[381]、脂质体[382]、生物可降解聚合物[383-387]。2019 年，美国麻省理工学院和诺和诺德公司合作开发了一款口服胰岛素胶囊[388]，该胶囊大小类似一颗蓝莓，外部由可生物降解的 PEO（聚氧化乙烯）和 Soluplus®［聚乙烯己内酰胺-聚醋酸乙烯-聚乙二醇接枝共聚物（PCL-PVAc-PEG）］的混合物制成的高分子材料可以耐受胃液酸度，内含一根由压缩胰岛素制成的小针,在胶囊到达胃部后进行注射。动物试验结果表明,口服胰岛素胶囊可以提供足够的胰岛素,其降血糖水平可媲美传统皮下注射胰岛素。2020年,印度科学家开发出一种基于丝素蛋白的可注射水凝胶(iSFH),用于糖尿病患者持续输送胰岛素。他们的研究表明,在糖尿病大鼠皮下注射 iSFH 胰岛素,可在皮肤下形成活性贮库,胰岛素从该贮库中缓慢浸出,并在长达4天的时间内,恢复了其生理性葡萄糖体内稳态,并且不会因突然爆发而降低低血糖的风险[389]。

20世纪以来,随着化学合成类药物的发展,拉开了糖尿病治疗的新帷幕。磺酰脲类药物的诞生,终结了2型糖尿病仅能依赖胰岛素治疗的时代。二甲双胍、α-糖苷酶抑制剂、噻唑烷二酮类药物、胰高糖素样肽-1(GLP-1受体激动剂)、二肽基肽酶 IV(DPP-4)抑制剂和钠-葡萄糖共转运蛋白2(SGLT2)抑制剂等各种不同作用机制的药物相继出现,为糖尿病的治疗提供了更多可供选择的方案,增加了治疗的机会[390,391]。

传统的糖尿病治疗方法,如控制饮食、加强运动、降糖药物,主要以降低患者的血糖为主,很难有效改善患者胰岛素抵抗和阻止胰岛 β 细胞功能下降。而且患者长期口服降糖药物,对于进行性衰退的胰岛 β 细胞来说,就像是"鞭打疲马",会造成肝、肾等器官的慢性损伤以及一些其他并发症。目前糖尿病的治疗策略已经从单纯的降血糖转变为降血糖、降血压、调节血脂、控制体重和抗血小板等多方面干预治疗,通过良好的代谢控制,消除糖尿病症状,预防慢性并发症,改善胰岛素抵抗,延缓胰岛 β 细胞进行性功能衰退[374]。已有研究证明,胰岛 β 细胞功能受损与其数量的减少密切相关,糖尿病患者体内胰岛 β 细胞的凋亡增加,但其增生和复制功能正常,说明胰岛 β 细胞的凋亡增加是其数量减少的主要原因[372]。因此,针对保护胰岛 β 细胞,尤其是恢复胰岛 β 细胞的数量,成为治疗糖尿病最为关键的问题。

4.7.3 体内胰岛 β 细胞再生的途径

胰岛 β 细胞的功能主要是完成以葡萄糖为首的血液中营养物质和其他因子调节的胰岛素释放,从而维持体内糖代谢的动态平衡。在体内,胰岛 β 细胞处于动态平衡状态,并通过新生、自我复制、凋亡减少、体积增大等途径进行再生。① 胰岛 β 细胞新生:成体干细胞、胰岛前体细胞和外分泌腺细胞均具有分化为胰岛 β 细胞的潜能。② 胰岛 β 细胞的自我复制:遗传谱系失踪技术证明成年小鼠胰岛 β 细胞主要来源于胰岛 β 细胞的自我复制而非前体细胞或者干细胞的分化[392]。肥胖、妊娠以及胰腺损伤等生理和病理条件,可以刺激成熟的胰岛 β 细胞增殖[393]。此外,内皮生长因子、肝细胞生长因子、骨细胞素等因子,也能刺激胰岛 β 细胞增生。③ 胰岛 β 细胞的凋亡减少:正常成人每天约有0.5%的胰岛 β 细胞发生凋亡,但在高糖、高脂和炎症等病理状态下,胰岛 β 细胞的凋亡会显著增加[372,374]。④ 胰岛 β 细胞体积增大:胰岛素抵抗会导致单个胰岛 β 细胞体积肥大,这是一种病态的代偿机制,肥大的胰岛 β 细胞容易发生凋亡和丧失胰岛素分泌功能[395]。

目前常见的降糖药物中,二甲双胍通过抑制 VDAC1 离子通道蛋白的活性,降低血糖,缓解高血糖对胰岛 β 细胞的损伤,进而保护胰岛 β 细胞[396]。GLP-1 受体激动剂及其类似物能够诱导胰岛素基因转录,增强胰岛素的生物合成和分泌,刺激胰岛 β 细胞增殖并抑制其凋亡,对胰岛 β 细胞的再生和分化有重要作用[397,398]。例如利拉鲁肽可以通过激活 AKT 依赖的生存信号,抑制胰岛 β 细胞凋亡[399]。此外,DPP-4 抑制剂可以通过刺激胰岛 β 细胞增殖抑制其凋亡来增加胰岛 β 细胞密度,同时防止胰岛纤维化,减少超氧化物的产生和硝基酪氨酸的形成[400]。例如西格列汀通过抑制胰岛 α 细胞的增殖和胰岛 β 细胞的凋亡,上调胰岛 β 细胞在胰岛中的占比,有效延缓糖尿病病程[401]。

成熟的胰岛 β 细胞具有独特的特征,可以特异性地表达胰岛素、配对盒基因 4(paired box 4,*Pax4*)、葡萄糖激酶、激素原转化酶等基因。它们具有特异性的结构元件(分泌颗粒),能够感知葡萄糖水平变化,并执行葡萄糖依赖的胰岛素分泌。研究发现,在长期体外培养、高血糖、炎症、氧化应激、内质网应激等条件下,胰岛 β 细胞可以失去成熟细胞的特征,经历去分化过程,退回到较为原始的阶段,失去部分或全部的合成和分泌胰岛素功能,即胰岛 β 细胞去分化[402,403]。相反,消除生理和病理性应激[402]或者控制血糖[403],可以促使胰岛 β 细胞恢复部分特征,重新获得成熟胰岛 β 细胞的特征,即胰岛 β 细胞再分化。FoxO1、Gli/Hedgehog 以及 Notch 信号通路可能在胰岛 β 细胞的去分化和再分化过程中发挥重要作用[402,404,405]。目前认为,胰岛 β 细胞功能衰退的主要原因是胰岛 β 细胞的去分化,而不是凋亡。所以胰岛 β 细胞的去分化和再分化对于维持胰岛 β 细胞数量的动态平衡是至关重要的。

目前补充胰岛 β 细胞最常见的方法有两种:胰岛或胰腺移植和胰岛 β 细胞再生。胰岛 β 细胞再生包括体外再生和体内再生。体外再生即在体外对干细胞进行诱导,使其分化为胰岛样细胞后再移植入患者体内,使其发挥胰岛素分泌功能。然而,在临床研究过程中,免疫排斥和自身免疫反应成为其发展的最大阻碍。体内再生则是通过各种方式诱导体内干细胞或者其他类型体细胞分化为胰岛样细胞,重建机体胰岛 β 细胞数量的稳态平衡。

4.7.4 胰岛再生

4.7.4.1 胰岛或胰腺的移植

胰腺或胰岛移植是一种有效治疗 1 型糖尿病的方法。1 型糖尿病是一种由 T 细胞介导,以免疫性胰岛炎和选择性破坏胰岛 β 细胞为特征的自身免疫病[406]。淋巴因子和自由基招募 CD4$^+$ T 细胞趋向损伤部位并活化,同时巨噬细胞将病毒抗原或者受损胰

岛 β 细胞的自身抗原呈递给活化的 CD4$^+$ T 细胞,活化的 CD4$^+$ T 细胞大量增殖并分化为毒性细胞分泌多种细胞因子,进一步活化 B 细胞产生抗病毒抗体和抗胰岛 β 细胞的自身抗体,引起胰岛 β 细胞的破坏[407,408]。在 1 型糖尿病患者发病早期及其病程中,可以检测到多种针对胰岛 β 细胞的自身抗体,如胰岛细胞抗体(CIA)、抗胰岛素抗体(IAA)、谷氨酸脱羧酶抗体(GAD)、抗蛋白酪氨酸磷酸化抗体(IA2 或 ICA12)和胰岛素相关蛋白抗体等[407,408]。科学家们也在努力寻找可以改善体内免疫稳态来缓解 1 型糖尿病的方法。Treg 是一种具有免疫抑制功能的免疫细胞,对于维持体内免疫稳态有至关重要的作用。Treg 可以抑制效应 T 细胞的增殖和活化,使其冷静下来,调控不适当或者过强的免疫应答,从而限制效应 T 细胞对自身组织的损伤。由于 Treg 功能丧失[375]会导致多种自身免疫病发生,所以有研究希望通过注射外源 Treg 或是激活体内的 Treg 来治疗自身免疫病。中美两国的研究人员首次发现了 D-甘露糖对 T 细胞的调节作用,以及通过饮水补充 D-甘露糖可以抑制 1 型糖尿病等自身免疫病的发生和发展[409]。体外实验表明,在培养人类和小鼠初始 T 细胞的培养基中加入 D-甘露糖,能增加 Foxp3 的表达,抑制初始 T 细胞的增殖,促进 T 细胞向 Treg 的转化。动物实验表明,给 Treg 缺陷的 1 型糖尿病小鼠通过饮水补充 D-甘露糖,其 Treg 的"活动频率"显著高于对照组小鼠。而且 D-甘露糖促进 Treg 的增加是由 TGF-β 蛋白介导的。D-甘露糖通过上调整合素 αVβ8 的表达、脂肪酸氧化和自由基水平,增强 TGF-β 的信号转导,诱导 Treg 的产生。

1 型糖尿病治疗的关键在于重建胰岛 β 细胞分泌胰岛素的功能。2000 年,全球最大的胰岛移植研究中心之一的加拿大 Edmonton 中心,通过 Edmonton Protocol 成功对 7 例有严重高血糖和代谢不稳定史的 1 型糖尿病患者进行了胰岛移植,术后患者不依赖外源性胰岛素的时间以及代谢良好的平均时间超过 1 年[410]。Edmonton Protocol 能够取得如此显著的疗效,除了依赖严格控制胰岛的分离纯化以及采用无糖皮质激素的免疫抑制剂治疗方案外,最主要的原因是确保了胰岛移植的数量,即一个患者接收 2～4 个供体的胰岛。曾经也有报道 1 个供体移植给 1 个患者的成功案例,但他们只选择术前胰岛素用量较少、体重轻的患者,而且只有 62.5% 的患者在移植后完全停止使用外源性胰岛素[411]。随着胰岛分离和纯化技术的提高、新型免疫抑制剂的出现以及 Edmonton Protocol 的诞生,推动了胰岛移植技术的发展,但是目前胰岛移植还未能有效地应用于临床,主要是受限于移植手术的并发症、胰岛供体匮乏、免疫排斥和复发风险以及伦理问题等[412,413]。近年来,研究人员致力于利用现代基因工程技术改造或开发各种可以分泌胰岛素的细胞系,主要包括胰岛 β 细胞系、胰岛干细胞系和非胰岛细胞系,并探索这些细胞系用于 1 型糖尿病治疗的可行性。干细胞治疗 1 型糖尿病的潜能在于其本质的再生能力和免疫调节能力,抑制 T 细胞增殖,改善免疫移植排斥反应,减少炎症,保护剩余的胰岛 β 细胞团,促进内源性胰岛 β 细胞再生[414]。通过干细胞实现胰岛再生,重建胰岛分泌功能,已经成为治疗糖尿病的关注热点[415]。

4.7.4.2 体外胰岛细胞的再生

1998 年,首个人类胚胎干细胞系的诞生开启了干细胞治疗多种疾病的可能性,也为糖尿病的治疗带来了新的希望。干细胞生物学家发现,形成胰腺上皮和其他重要的内胚层来源器官(如肝、肠和肺)最关键的一步是最终内胚层谱系的形成。胚胎干细胞中内胚层谱系的形成使得将内胚层引导向指定的前肠和胰腺内胚层谱系成为可能[416]。伴随着这些发现,2006 年,Novocell 公司的研究人员成功地将人类胚胎干细胞诱导分化为能够分泌胰岛素、胰高血糖素等多种激素的内分泌胰岛细胞[417]。人胚胎干细胞来源的胰腺内胚层细胞在多种分泌刺激下可以释放 C 肽,但对葡萄糖的反映很小。2008 年,该团队将人类胚胎干细胞分化的胰岛内胚层移植到小鼠体内并成功分化出对葡萄糖敏感的内分泌细胞,控制糖尿病小鼠的高血糖[418]。但是由于伦理学问题,其使用受到了限制,因此,一些科学家希望能"另辟蹊径",努力寻找其他可用的替代细胞,包括诱导多能干细胞(induced pluripotent stem cell, iPSC)[419]和间充质干细胞(mesenchymal stem cell, MSC)[420]等。2019 年,来自瑞典科研团队的研究发现[421]人类 iPSC 可以在大规模设置中有效地分化为胰腺内胚层,由 iPSC 衍生的胰腺内胚层细胞(HiPEC)可以在体内进一步分化为葡萄糖响应性的胰岛 β 细胞。HiPEC 可以保护小鼠免受链脲佐菌素诱导的高血糖症的影响,并维持正常的葡萄糖稳态和平衡的血浆葡萄糖浓度。2020 年,德国环境健康研究中心等机构的科学家们开发了一种改进型的多能干细胞分化技术,该技术能在体外产生具有良好葡萄糖响应性和分泌胰岛素的细胞[422]。研究人员识别出了一种 CD177 的单克隆抗体,可以标记内胚层亚群,该亚群能有效并均匀地分化为特定的胰腺祖细胞。在内胚层阶段利用 CD177 增加特异性胰腺祖细胞,最终产生更多能对葡萄糖有效响应的胰岛 β 细胞,同时改善机体胰岛素分泌的模式;利用 CD177 的纯化不仅能够消除常规胰岛 β 细胞分化步骤中所造成的异质性细胞群体,还能增加临床应用的安全性。基于 CD177 所产生的胰岛 β 细胞与人体内的胰岛 β 细胞较为相似,因此这种新型分化步骤或能帮助建立模拟人类胰腺的疾病模型系统,或能帮助产生功能性的胰岛 β 细胞用于药物筛选和新型疗法的开发。

成人非胰腺干细胞包括间充质干细胞和造血干细胞(hematopoietic stem cell, HSC)等具有多能性,它们可以增殖并补充受损或死亡的组织和细胞。Voltarelli 在 2007—2008 年报道了 23 例病史持续时间 8 年的糖尿病患者,在外周使用环磷酰胺和抗胸腺球蛋白的条件下注射骨髓来源的 HSC 治疗,所有患者主观上均表现出有所改善[423]。间充质干细胞首先由 Friedenstein 等从骨髓中鉴定出,在体内外均具有良好的自我更新和多向分化潜能[309]。因此,间充质干细胞在治疗糖尿病方面的应用更受关注。2004 年,首次报道利用高糖培养基将大鼠骨髓来源 MSC(BMSC)诱导为胰岛素分泌细胞[424]。在培养大鼠 BMSC 的培养基中加入 60% 胰腺切除后的胰腺提取液,BMSC 可以形成胰岛样结构,并且可以分泌胰岛素,表达 $Pax4$、$Nkx6.1$ 等基因[425]。2008 年,Trivedi 等报道了对 5 例糖尿病患者进行含有造血干细胞以及体外产生的可以合成胰岛素的脂肪间充质干细胞(ADSC)的门静脉注射治疗,最终结果显示,患者对外源性胰岛素的需求量下降了 30%～50%,并且这种效果在不使用免疫抑制剂的条件下维持了 3 年[426]。在特定条件下,他们成功将 ADSC 诱导分化为胰岛素分泌细胞(ISC),这种细胞表型与胰岛 β 细胞完全相同,并且表达转录因子 IPF-1、Pax6 和 Isl-1,这些基因可以重新编程非胰腺细胞,来替代胰岛 β 细胞的功能。

其中,脐带间充质干细胞(umbilical cord mesenchymal stem cell, UCMSC)由于:① 采集方便,无道德伦理争议,病毒感染概率低,培养成功率高;② 具有更强的增殖和分化能力,是成人骨髓干细胞再生能力的 10～20 倍,多次传代扩增后仍具有干细胞特性;③ 具有免疫调节能力;④ 扩增培养体系统一,便于质控;⑤ 低免疫原性,不存在免疫排斥的特性,所以使得脐带间充质干细胞被广泛关注和研究。2013 年有报道关于脐带华通氏胶(Wharton's jelly, WJ)来源的间充质干细胞(WJ-MSC)治疗新发 1 型糖尿病的长期疗效。将 29 例新发的 1 型糖尿病患者随机分为两组,即 WJ-MSC 治疗组和对照组,对照组胰岛素强化治疗的基础上加用生理盐水治疗。术后前 3 个月每月随访 1 次,术后 21 个月每 3 个月随访 1 次,评价不良反应的发生率及实验室检查结果。结果显示,在随访期间 WJ-MSC 治疗组无急性或慢性不良反应,WJ-MSC 治疗组患者的糖化血红蛋白水平和 C 肽含量均明显优于治疗前或对照组患者,这说明 WJ-MSC 治疗新发 1 型糖尿病是安全有效的[427]。

此外,加利福尼亚大学 Gladstone 研究所的科学家成功将人成纤维细胞转化为功能齐全的胰腺细胞,移植到小鼠体内后,能响应葡萄糖水平的变化,分泌胰岛素,对化学诱导的糖尿病小鼠有保护作用[428]。首先,利用特殊分子和重编程因子的混合物将皮肤细胞转化为内胚层祖细胞(内胚层祖细胞是发育早期的细胞,可以分化为多种不同类型的器官);然后,在培养基中添加表皮生长因子、碱性成纤维细胞生长因子(bFGF)和 CHIR99021(Wnt 信号通路的激活剂)使内胚层祖细胞迅速分裂;最后,分两步将内胚层祖细胞诱导为全功能的胰岛 β 细胞,即首先将内胚层祖细胞分化成胰腺前体细胞,再进一步诱导为全功能的胰岛 β 细胞。

干细胞治疗糖尿病的主要目标在于实现对严重高糖血症或糖尿病酮症酸中毒患者进行稳定的、正常的血糖控制,从而改善生活质量,防止长期并发症的发生,并减少免疫抑制相关的不良反应[429]。干细胞治疗糖尿病在国内外已经开展多年,从临床应用中发现,干细胞可以通过恢复组织再生微环境、分化为胰岛样细胞、调控机体免疫功能等多种途径最大程度地挽救和恢复胰岛功能,改善糖尿病足、糖尿病肾病、神经血管病变等多种糖尿病并发症[427,430-432]。

虽然糖尿病患者可以通过胰岛移植进行治疗,但由于移植前需要剥离胰岛组织中的血管系统,导致移植后能成功发育出血管网络并整合入宿主体内的比例较低,从而致使胰岛移植后供血不足,无法发挥最大疗效。2018年,日本横滨市立大学的研究人员开发了一种"self-condensation"的生物工程培养方法[433],可以使不同组织碎片中的细胞自动凝结生成具备血循环系统的组织。研究人员将胰岛组织碎片、MSC和人脐静脉血管内皮细胞在培养皿中混合培养,它们能够进行自我组装、凝结生成具有血管系统的胰岛组织。将其移植到1型糖尿病小鼠体内后,发现该胰岛组织的整合比例较高,能够分泌胰岛素调节血糖,成功消除糖尿病小鼠的症状。

此外,胰岛移植后,患者常伴随出现免疫排斥反应,即使使用抑制免疫反应的药物也无法避免排斥反应。2018年,研究人员将胰岛和一种新型水凝胶颗粒混合,移植到小鼠的肾脏和腹部脂肪垫中后发现,小鼠至少在200天内没有出现排斥反应[434]。这种水凝胶颗粒表面携带的有效免疫调节蛋白称为SA-FasL,这是蛋白质可以"训练"效应T细胞接受外源胰岛而不产生排斥反应。将含有胰岛的水凝胶颗粒移植到1型糖尿病非灵长类动物体内,能够有效控制血糖和提高移植存活率长达6个月。这种新型的水凝胶材料可以消除胰岛移植的免疫排斥反应,未来可能广泛应用于糖尿病患者。

4.7.4.3 体内胰岛细胞再生

胰腺分为外分泌部和内分泌部。外分泌部由腺泡细胞和胰腺导管细胞组成,内分泌腺则主要由胰岛 α 细胞、β 细胞、δ 细胞、PP 细胞组成。胰腺中的分泌细胞具有很强的可塑性,模拟发育过程中相关转录机制,在特定条件下可以转化为胰岛 β 细胞。

1) α 细胞转化为 β 细胞

胰岛 α 细胞和胰岛 β 细胞具有相似的表观遗传特征,表达多种相似的转录因子(如 Pax6、lsl1 等),能感知葡萄糖水平变化、具有相似的激素分泌机制(葡萄糖激酶、K^+ 敏感 ATP 通道等)。在胰岛 β 细胞损伤时,胰岛 α 细胞不仅总量不变甚至会出现代偿性增加。因此,胰岛 α 细胞成为体内胰岛 β 细胞再生的理想来源。

研究表明,胰十二指肠同源盒因子1(pancreatic duodenal homeobox gen-1, Pdx1)、MafA、Pax4、Arx 和 Dnmt1 等基因在胰岛 α 细胞向胰岛 β 细胞转化过程中发挥重要作用。Pdx1 在胰腺的发育和分化以及维持成熟胰岛 β 细胞功能方面具有关键性调节作用,是胰岛 β 细胞分化的主要调节因子。研究发现[435],胚胎时期,在表达 Neurogenin3(Ngn3)的内分泌前体细胞中过表达 Pdx1,会轻微促进内分泌前体细胞向胰岛 β 细胞分化,同时减少向胰岛 α 细胞分化。然而,在出生后的阶段,几乎所有剩余的 Pdx1(+)分泌细胞(共表达胰高血糖素/Arx)将迅速转化为胰高糖素和胰岛素双阳性细胞,随后进一步转化为成熟胰岛 β 细胞,这种转化不是由于后期胰高血糖素表达激活 Pdx1 引起的。Pax4 是胰岛 β 细胞分化过程中关键性的转录因子,在胰腺发育过程中对内分泌细胞的命运具有决定性作用。研究发现[436],在小鼠幼年或者成年时期,利用不同的细胞特异性启动子有条件地和异位地表达 Pax4,可以迫使内分泌前体细胞以及成熟的胰岛 α 细胞向胰岛 β 细胞转化。这导致胰高血糖素的分泌减少,会诱发补偿性和持续性的胰高血糖素分泌细胞新生,此过程需导管来源的前体细胞重新表达 Ngn3并转化为内分泌细胞。然而,新生的胰岛 α 细胞不能缓解低胰高血糖素血症,因为随后的 Pax4 异位表达会使它们获得胰岛 β 细胞的表型。Pax4 在胰岛 α 细胞中的异位表达引起胰岛 α 细胞新生和再分化的循环,能够恢复功能性胰岛 β 细胞的数量,从而恢复糖尿病小鼠血糖稳态。结合条件性功能缺失和谱系追踪方法发现,任何年龄段,在胰岛 α细胞中选择性抑制 Arx 可以促进成熟的胰岛 α 细胞转化为胰岛素分泌细胞,转化过程类似于 Pax4 异位[437]。通过生成和分析 Arx 和 Pax4 条件性双突变体发现,Pax4 对再生过程是可有可无的,Arx 是胰岛 α 细胞向胰岛 β 样细胞转化的主要触发因素。胰岛 α细胞中 Arx 的缺失足以再生一个功能性的胰岛 β 细胞群,逆转毒素诱导的胰岛 β 细胞损伤引起的糖尿病症状。

白喉毒素条件性诱发胰岛 β 细胞缺失,胰腺导管结扎联合四氧嘧啶等极端损伤条件下,胰岛 α 细胞可以自发转化为胰岛 β 细胞[438,439]。表观遗传学修饰,即通过修饰人类胰岛的组蛋白甲基化特征,可以促进胰岛 α 细胞向胰岛 β 细胞转化[440]。用组蛋白甲基转移酶非特异性抑制剂(adenosine dialdehyde, Adox)处理培养的胰岛,可以导致人胰岛中胰高血糖素和胰岛素以及胰高血糖素和 Pdx1 的共表达。分泌胰高血糖素的胰岛 α 细胞通过表观遗传重编程(即转分化)可以分泌胰岛素,并且不会增殖。胰岛 α 细胞的可塑性不受衰老的影响:青春期到成年甚至老年,胰岛 α 细胞可以重编程为胰岛素分泌细胞[441]。

2017 年,Longo 等[442]发现通过营养干预(fasting-mimicking diet,FMD)可以促进Ngn3 驱动的胰岛 β 细胞再生,逆转 1 型和 2 型糖尿病。FMD 是一种模拟禁食饮食方案,通过周期性执行"低热量、低蛋白、低碳水、高脂肪"的 4 天模拟禁食,实现禁食饮食产生的抑制新陈代谢通路,诱导基因表达,促进细胞重编程的作用。在人类和小鼠中,通过周期性循环 FMD 饮食模式与正常饮食模式可以调节胰岛 β 细胞的数量,促进胰岛素分泌,稳定血糖水平,预防和缓解 1 型和 2 型糖尿病。在小鼠实验中,一个 4 天的FMD 诱导了 *Sox17* 和 *Pdx-1* 基因的逐步表达,并产生了 *Ngn3* 驱动的可分泌胰岛素的胰岛 β 细胞。周期性循环 FMD 可恢复 1 型和 2 型糖尿病小鼠的胰岛素分泌和血糖稳态。在 1 型糖尿病患者中,禁食状态可以降低胰岛中 PKA 和 mTOR 的活跃度,同时诱导 *Sox2* 和 *Ngn3* 的表达以及增加胰岛素分泌。FMD 的治疗效果可以被胰岛素样生长因子-1处理逆转,并在抑制 PKA 和 mTOR 后可重新获得。

2) δ 细胞转化为 β 细胞

研究发现[440],在青春期前,胰岛 δ 细胞可以通过去分化为前体细胞、前体细胞增殖和再分化的过程高效地转为胰岛 β 细胞,完全逆转糖尿病,然而在成年后无法再实现转化。

3) 胰腺导管细胞转化为 β 细胞

灭活成熟胰腺导管细胞的 SCF 型 E3 泛素连接酶底物识别元件(Fbw7)能够稳定表达 Ngn3,启动胰腺导管细胞的重编程,诱导胰腺导管细胞向胰岛 α 细胞、β 细胞及 δ 细胞分化。过表达胰腺内分泌标志基因、抑制外分泌标记基因、利用细胞因子(TNF-α、IL-1β、IFN-γ)或一些小分子物质(GLP-1、DNA 甲基转移酶特异性抑制剂 5-氮-2′脱氧胞苷等)均可诱导胰腺导管细胞分化为胰岛素分泌细胞[443-446]。胰腺导管细胞来源的胰岛素分泌细胞,在细胞形态、特异性基因表达以及葡萄糖依赖的胰岛素分泌方面与成熟的胰岛 β 细胞相似。

4) 胰腺腺泡细胞转化为 β 细胞

胰腺腺泡细胞是胰腺组织中最大的组成部分,是胰岛 β 细胞再生的潜在来源。过表达胰岛 β 细胞的特异性转录因子(Pdx1、Ngn3、MafA),抑制胰腺腺泡细胞发育相关的信号通路(Notch 信号通路)或转录因子(Ptf1a),可诱导胰腺腺泡细胞重编程转化为胰岛 β 细胞[447-449]。后来,一种更有效的诱导方法被提出,即对 40%～50%胰岛腺泡细胞进行重编程。该方法不仅可以提高转化形成细胞的存活时间,还可以使细胞聚集形成胰岛样结构[450]。

损伤(胰腺导管结扎联合链脲佐菌素)、细胞因子(表皮生长因子、促胃液素、睫状神经营养因子等)、表观遗传修饰(5-氮-2′脱氧胞苷)和抑制上皮间质转化(转化生长因子 β1 抑制剂 SB431542),可以诱导胰腺腺泡细胞转化为胰岛 β 细胞[451-454]。胰腺导管结扎会引起 Ptf1a(+)腺泡细胞重新激活 Sox9 和 Hnf1β,促使其快速重编程为导管前体细胞,在经过长期的内分泌细胞重编程过程,最终转化为 Pdx1(HI)、Nkx6.1(+)和 MafA(+)的胰岛素分泌细胞[451]。谱系追踪实验显示,细胞因子介导的胰腺腺泡细胞转化,是依赖于激活 Ngn3 转化为胰岛 β 细胞[453]。

在发育过程中,胰岛 β 细胞与其他胰岛细胞、外分泌胰脏的导管以及腺泡细胞都源自肠内胚层的一群祖细胞。特定的细胞外信号和核转录因子,指导细胞沿着胰岛 β 细胞的分化途径进行。而且这些特定的细胞外信号和转录因子已经被用于胰岛 β 细胞的产生,即使是横跨细胞谱系或从终末分化的细胞变成另一种细胞,而不会遵循正常的分化途径。研究人员利用一组巧妙的实验设计,提出了一种在原位促进新胰岛 β 细胞形成的方法[455]。在糖尿病小鼠的胰腺中,利用胰腺的转录因子把丰富的胰腺腺泡细胞转化成为与胰岛β细胞非常相似的细胞。他们利用腺病毒载体在成年小鼠中研究了9个已知与胰岛β细胞发育相关并且突变后会影响胰岛β细胞表型的转录因子(Nkx2.2、Nkx6.1、Pax4、Pax6、IsI、NeuroD、Ngn3、Pdx1、MafA)。将表达不同转录因子的腺病毒载体注入免疫缺陷小鼠的胰腺实质中，然后反复利用这些转录因子进行实验,确定了一个最小的转录因子组合(Ngn3、Pdx1 和 MafA),它们能够促使超过 20% 的转染细胞分泌胰岛素。新获得的胰岛素分泌细胞具有正常成熟胰岛β细胞的形态特征,可以表达除胰岛素外的其他一系列胰岛β细胞基因,而不表达非胰岛β细胞基因,不仅如此,这些细胞的存在与糖尿病小鼠的血糖控制相关。

参考文献

[1] MARVIN D L, HEIJBOER R, DIJKE P T, et al. TGF-β signaling in liver metastasis[J]. Clin Transl Med, 2020, 10(7): e160.

[2] YU J L, GREEN M D, LI S, et al. Liver metastasis restrains immunotherapy efficacy via macrophage-mediated T cell elimination[J]. Nat Med, 2021, 27(1): 152-164.

[3] LEE J W, STONE M L, PORRETT P M, et al. Hepatocytes direct the formation of a pro-metastatic niche in the liver[J]. Nature, 2019, 567(7747): 249-252.

[4] THOMAS H. IL-6 drives niche formation in pancreatic cancer liver metastasis[J]. Nat Rev Gastroenterol Hepatol, 2019, 16(5): 263.

[5] HOUG D S, BIJLSMA M F. The hepatic pre-metastatic niche in pancreatic ductal adenocarcinoma[J]. Mol Cancer, 2018, 17(1): 95.

[6] HE L J, PU W J, LIU X X, et al. Proliferation tracing reveals regional hepatocyte generation in liver homeostasis and repair[J]. Science, 2021, 371(6532): eabc4346.

[7] WEI Y, WANG Y G, JIA Y, et al. Liver homeostasis is maintained by midlobular zone 2 hepatocytes[J]. Science, 2021, 371(6532): eabb1625.

[8] SHI J H, LINE P D. Hallmarks of postoperative liver regeneration: An updated insight on the regulatory mechanisms[J]. J Gastroenterol Hepatol, 2020, 35(6): 960-966.

[9] DESCHENES M. Early allograft dysfunction: causes, recognition and management[J]. Liver Transpl, 2013, 19(2): S6-S8.

[10] DAHM F, GEORGIEV P, CLAVIEN P A. Small-for-size syndrome after partial liver transplantation: definition, mechanisms of disease and clinical implications[J]. Am J Transplant, 2005, 5(11): 2605-2610.

[11] SELVAGGI G, TZAKIS A. Surgical considerations in liver transplantation: small for size syndrome[J]. Panminerva Med, 2009, 51(4): 227-233.

[12] GREENBAUM L E C, UKOMADU E C, TCHORZ J S. Clinical translation of liver regeneration therapies: A conceptual road map[J]. Biochem Pharmacol, 2020, 175: 113847.

[13] HERRANZ-ITURBIDE M, LÓPEZ-LUQUE J, GONZALEZ-SANCHEZ E, et al. NADPH oxidase 4 (Nox4) deletion accelerates liver regeneration in mice[J]. Redox Biol, 2021, 40: 101841.

[14] CARMONA-CUENCA I, RONCERO C, SANCHO P, et al. Upregulation of the NADPH oxidase NOX4 by TGF-beta in hepatocytes is required for its pro-apoptotic activity[J]. J Hepatol, 2008, 49(6): 965-976.

[15] CRESSMAN D E, GREENBAUM L E, HABER B A, et al. Rapid activation of post-hepatectomy factor/nuclear factor kappa B in hepatocytes, a primary response in the regenerating liver. [J]. J Biol Chem, 1994, 269(48): 30429-30435.

[16] JACKSON L N, LARSON S D, SILVA S R, et al. PI3K/AKT activation is critical for hepatic regeneration after partial hepatectomy[J]. Am J Physiol Gastrointest Liver Physiol, 2008, 294 (6): G1401-G1410.

[17] LI J W, WANG G P, FAN J Y, et al. Eight paths of ERK1/2 signalling pathway regulating hepatocyte proliferation in rat liver regeneration[J]. J Genet, 2011, 90(3): 435-442.

[18] SAMPAZIOTIS F, MURARO D, TYSOE O C, et al. Cholangiocyte organoids can repair bile ducts after transplantation in the human liver[J]. Science, 2021, 371(6531): 839-846.

[19] HUANG P Y, LUDI ZHANG L D, GAO Y M, et al. Direct reprogramming of human fibroblasts to functional and expandable hepatocytes[J]. Cell Stem Cell, 2014, 14(3): 370-384.

[20] HUANG P, HE Z, JI S, et al. Induction of functional hepatocyte-like cells from mouse fibroblasts by defined factors[J]. Nature, 2011, 475(7356): 386-389.

[21] TAKEBE T, ZHANG R R, KOIKE H, et al. Vascularized and functional human liver from an iPSC-derived organ bud transplant[J]. Nature, 2013, 499(7459): 481-484.

[22] SUURMOND C E. In vitro human liver model of nonalcoholic steatohepatitis by coculturing hepatocytes, endothelial cells, and kupffer cells[J]. Adv Healthc Mater, 2019, 8(24): e1901379.

[23] KKYA B, YWG A, AMD A, et al. Liver sinusoidal endothelial cells promote the differentiation and survival of mouse vascularised hepatobiliary organoids[J]. Biomaterials, 2020, 251: 120091.

[24] YANG H Y, SUN L J, PANG Y, et al. Three-dimensional bioprinted hepatorganoids prolong survival of mice with liver failure[J]. Gut, 2021, 70(3): 567-574.

[25] COLLINS A J, FOLEY R N, CHAVERS B, et al. United States Renal Data System 2011 Annual Data Report: Atlas of chronic kidney disease & end-stage renal disease in the United States[J]. Am J Kidney Dis, 2012, 59(1 Suppl 1): A7, e1-e420.

[26] LANGER R, VACANTI J P. Tissue engineering[J]. Science, 1993, 260(5110): 920-926.

[27] ATALA A, BAUER S B, SOKER S, et al. Tissue-engineered autologous bladders for patients needing cystoplasty[J]. Lancet, 2006, 367(9518): 1241-1246.

[28] L'HEUREUX N, MCALLISTER T N, DE LA FUENTE L M. Tissue-engineered blood vessel for adult arterial revascularization[J]. N Engl J Med, 2007, 357(14): 1451-1453.

[29] HUANG J, MAO Y, MILLIS J M. Government policy and organ transplantation in China[J]. Lancet, 2008, 372(9654): 1937-1938.

[30] OTT H C, MATTHIESEN T S, GOH S K, et al. Perfusion-decellularized matrix: using nature's platform to engineer a bioartificial heart[J]. Nat Med, 2008, 14(2): 213-221.

[31] TAKAHASHI K, YAMANAKA S. Induction of pluripotent stem cells from mouse embryonic and adult fibroblast cultures by defined factors[J]. Cell, 2006, 126(4): 663-676.

[32] 于善栋. 大鼠脱细胞肾脏骨架的构建及细胞相容性检测[D]. 北京: 中国人民解放军医学院, 2014.

[33] 耿光瑞, 李清刚, 陈香美. 肾脱细胞支架与再细胞化技术的研究进展[J]. 解放军医学院学报, 2018, 39(11): 999-1003.

[34] ROSS E A, WILLIAMS M J, HAMAZAKI T, et al. Embryonic stem cells proliferate and

differentiate when seeded into kidney scaffolds[J]. J Am Soc Nephrol, 2009, 20(11): 2338-2347.

[35] NAKAYAMA K H, BATCHELDER C A, LEE C I, et al. Decellularized rhesus monkey kidney as a three-dimensional scaffold for renal tissue engineering[J]. Tissue Eng (Part A), 2010, 16 (7): 2207-2216.

[36] SULLIVAN D C, MIRMALEK-SANI S H, DEEGAN D B, et al. Decellularization methods of porcine kidneys for whole organ engineering using a high-throughput system[J]. Biomaterials, 2012, 33(31): 7756-7764.

[37] LUAN F L, STEFFICK D E, OJO A O. Steroid-free maintenance immunosuppression in kidney transplantation: is it time to consider it as a standard therapy? [J]. Kidney Int, 2009, 76(8): 825-830.

[38] SONG J J, OTT H C. Organ engineering based on decellularized matrix scaffolds[J]. Trends Mol Med, 2011, 17(8): 424-432.

[39] 戴开宇. 脱细胞鼠肾生物支架的制备及其体内相容性[J]. 温州医科大学学报, 2014, 44(9): 5.

[40] BADYLAK S F, GILBERT T W. Immune response to biologic scaffold materials[J]. Semin Immunol, 2008, 20(2): 109-116.

[41] VAN DEN BEUCKEN J J, WALBOOMERS X F, VOS M R, et al. Cyto- and histocompatibility of multilayered DNA-coatings on titanium[J]. J Biomed Mater Res A, 2006, 77(1): 202-211.

[42] ORLANDO G, BAPTISTA P, BIRCHALL M, et al. Regenerative medicine as applied to solid organ transplantation: current status and future challenges[J]. Transpl Int, 2011, 24(3): 223-232.

[43] CRAPO P M, GILBERT T W, BADYLAK S F. An overview of tissue and whole organ decellularization processes[J]. Biomaterials, 2011, 32(12): 3233-3243.

[44] BAPTISTA P M, ORLANDO G, MIRMALEK-SANI S H, et al. Whole organ decellularization-a tool for bioscaffold fabrication and organ bioengineering[J]. Conf Proc IEEE Eng Med Biol Soc, 2009, 2009: 6526-6529.

[45] 刘春晓, 刘思然, 徐啊白, 等. 灌注法制备大鼠全肾脏脱细胞基质的研究[J]. 南方医科大学学报, 2009, 29(5): 979-982.

[46] SOTO-GUTIERREZ A, ZHANG L, MEDBERRY C, et al. A whole-organ regenerative medicine approach for liver replacement[J]. Tissue Eng (Part C) Methods, 2011, 17(6): 677-686.

[47] PARK K M, WOO H M. Systemic decellularization for multi-organ scaffolds in rats[J]. Transplant Proc, 2012, 44(4): 1151-1154.

[48] SAKSELA O, MOSCATELLI D, SOMMER A, et al. Endothelial cell-derived heparan sulfate binds basic fibroblast growth factor and protects it from proteolytic degradation[J]. J Cell Biol, 1988, 107(2): 743-751.

[49] BROWN A L, SROKOWSKI E M, SHU X Z, et al. Development of a model bladder extracellular matrix combining disulfide cross-linked hyaluronan with decellularized bladder tissue [J]. Macromol Biosci, 2006, 6(8): 648-657.

[50] UYGUN B E, SOTO-GUTIERREZ A, YAGI H, et al. Organ reengineering through development of a transplantable recellularized liver graft using decellularized liver matrix[J]. Nat Med, 2010, 16(7): 814-820.

[51] ZHENG M H, CHEN J, KIRILAK Y, et al. Porcine small intestine submucosa (SIS) is not an acellular collagenous matrix and contains porcine DNA: possible implications in human implantation[J]. J Biomed Mater Res B Appl Biomater, 2005, 73(1): 61-67.

［52］ MURPHY S V，ATALA A. 3D bioprinting of tissues and organs［J］. Nat Biotechnol，2014，32
(8)：773-785.

［53］ WANG X，YAN Y，PAN Y，et al. Generation of three-dimensional hepatocyte/gelatin structures
with rapid prototyping system［J］. Tissue Eng，2006，12(1)：83-90.

［54］ 金嘉长，王扬，马维虎，等. 3D生物打印技术在组织工程支架构建与再生中的应用进展［J］. 航天医
学与医学工程，2016，29(6)：7.

［55］ CVETKOVIC C，RAMAN R，CHAN V，et al. Three-dimensionally printed biological machines
powered by skeletal muscle［J］. Proc Natl Acad Sci U S A，2014，111(28)：10125-10130.

［56］ MICHAEL S，SORG H，PECK C T，et al. Tissue engineered skin substitutes created by laser-
assisted bioprinting form skin-like structures in the dorsal skin fold chamber in mice［J］. PLoS
One，2013，8(3)：e57741.

［57］ YU C，ABBOTT P V. An overview of the dental pulp：its functions and responses to injury［J］.
Aust Dent J，2007，52(1 Suppl)：S4-S16.

［58］ GUO H，ZHAO W M，LIU A Q，et al. SHED promote angiogenesis in stem cell-mediated dental
pulp regeneration［J］. Biochem Biophys Res Commun，2020，529(4)：1158-1164.

［59］ ANDREASEN J O，FARIK B，MUNKSGAARD E C. Long-term calcium hydroxide as a root
canal dressing may increase risk of root fracture［J］. Dent Traumatol，2010，18(3)：134-137.

［60］ CHEN H，FU H C，WU X，et al. Regeneration of pulpo-dentinal-like complex by a group of
unique multipotent CD24a stem cells［J］. Sci Adv，2020，6(15)：eaay1514.

［61］ CHANIOTIS A. Treatment options for failing regenerative endodontic procedures：report of 3
cases［J］. J Endod，2017，43(9)：1472-1478.

［62］ SAOUD T，ZAAZOU A，NABIL A，et al. Histological observations of pulpal replacement tissue
in immature dog teeth after revascularization of infected pulps［J］. Dent Traumatol，2015，31(3)：
243-249.

［63］ GRONTHOS S，MANKANI M，BRAHIM J，et al. Postnatal human dental pulp stem cells
(DPSCs) in vitro and in vivo［J］. Proc Natl Acad Sci U S A，2000，97(25)：13625-13630.

［64］ SONOYAMA W，LIU Y，YAMAZA T，et al. Characterization of the apical papilla and its
residing stem cells from human immature permanent teeth：a pilot study［J］. J Endod，2008，34
(2)：166-171.

［65］ MIURA M，GRONTHOS S，ZHAO M，et al. SHED：stem cells from human exfoliated
deciduous teeth［J］. Proc Natl Acad Sci U S A，2003，100(10)：5807-5812.

［66］ CAROLINE C，DONG Z Y，WEI L. Engineering cell aggregates through incorporated polymeric
microparticles［J］. Acta Biomater，2017，62：64-81.

［67］ TAKEUCHI N，HAYASHI Y，MURAKAMI M，et al. Similar in vitro effects and pulp
regeneration in ectopic tooth transplantation by basic fibroblast growth factor and granulocyte-
colony stimulating factor［J］. Oral Dis，2015，21(1)：113-122.

［68］ XUAN K，LI B，GUO H，et al. Deciduous autologous tooth stem cells regenerate dental pulp
after implantation into injured teeth［J］. Sci Transl Med，2018，10(455)：eaaf3227.

［69］ SLOTS J J P. Periodontitis：facts, fallacies and the future［J］. Periodontol 2000，2017，75(1)：
7-23.

［70］ SCULEAN A，NIKOLIDAKIS D，NIKOU G，et al. Biomaterials for promoting periodontal
regeneration in human intrabony defects：a systematic review［J］. Periodontol 2000，2015，68(1)：
182-216.

[71] YOSHINUMA N, KOSHI R, KAWAMOTO K, et al. Periodontal regeneration with 0.3% basic fibroblast growth factor (FGF-2) for a patient with aggressive periodontitis: a case report[J]. J Oral Sci, 2016, 58(1): 137-140.

[72] BELAL M, WATANABE H, ICHINOSE S, et al. Effect of PDGF-BB combined with EDTA gel on adhesion and proliferation to the root surface[J]. Odontology, 2012, 100(2): 206-214.

[73] BAŞÇIL S, TURHAN İYIDIR Ö, BAYRAKTAR N, et al. Severe chronic periodontitis is not common in Acromegaly: Potential protective role of gingival BMP-2[J]. Turk J Med Sci, 2021, 51 (3): 1172-1178.

[74] DURSTBERGER G, NGUYEN P, HOHENSINNER V, et al. Effect of enamel matrix derivatives on osteoclast formation from PBMC of periodontitis patients and healthy individuals after interaction with activated endothelial cells[J]. Medicina (Kaunas), 2021, 57(3): 269.

[75] LIESVELD J, SHARMA N, ALJITAWI O J S C. Stem cell homing: From physiology to therapeutics[J]. Stem Cells, 2020, 38(10): 1241-1253.

[76] AKA P S, YAGAN M, CANTURK N, et al. Primary tooth development in infancy: A text and atlas[M]. Boca Raton: CRC Press, 2016.

[77] OHAZAMA A, MODINO S A, MILETICH I, et al. Stem-cell-based tissue engineering of murine teeth[J]. J Dent Res, 2004, 83(7): 518-522.

[78] NAKAO K, MORITA R, SAJI Y, et al. The development of a bioengineered organ germ method [J]. Nat Methods, 2007, 4(3): 227-230.

[79] IKEDA E, MORITA R, NAKAO K, et al. Fully functional bioengineered tooth replacement as an organ replacement therapy[J]. Proc Natl Acad Sci U S A, 2009, 106(32): 13475-13480.

[80] THESLEFF I. Molecular genetics of tooth development [M]// MOODY S A. Principles of developmental genetics. Manhattan: Academic Press, 2015.

[81] CHEN F M, SUN H H, LU H, et al. Stem cell-delivery therapeutics for periodontal tissue regeneration[J]. Biomaterials, 2012, 33(27): 6320.

[82] YANG Z H, JIN F, ZHANG X J, et al. Tissue engineering of cementum/periodontal-ligament complex using a novel three-dimensional pellet cultivation system for human periodontal ligament stem cells[J]. Tissue Eng Part C Methods, 2009, 15(4): 571.

[83] XIE H, LIU H W. A novel mixed-type stem cell pellet for cementum/periodontal ligament-like complex[J]. J Periodontol, 2012, 83(6): 805.

[84] LEONARD G D, MCCAFFREY J A, MAHER M. Optimal therapy for oesophageal cancer[J]. Cancer Treat Rev, 2003, 29(4): 275-282.

[85] TAKEUCHI H, MIYATA H, OZAWA S, et al. Comparison of short-term outcomes between open and minimally invasive esophagectomy for esophageal cancer using a nationwide database in Japan[J]. Ann Surg Oncol, 2017, 24(7): 1821-1827.

[86] CHUNG E J. Bioartificial esophagus: where are we now? [J]. Adv Exp Med Biol, 2018, 1064: 313-332.

[87] SHEN Q, SHI P, GAO M, et al. Progress on materials and scaffold fabrications applied to esophageal tissue engineering[J]. Mater Sci Eng C, 2013, 33(4): 1860-1866.

[88] SPITZ L. Esophageal replacement: overcoming the need[J]. J Pediatr Surg, 2014, 49 (6): 849-852.

[89] TORRE L A, SIEGEL R L, WARD E M, et al. Global cancer incidence and mortality rates and

trends — an update[J]. Cancer Epidemiol Biomarkers Prev，2016，25(1)：16-27.

[90] TAN J Y, CHUA C K, LEONG K F, et al. Esophageal tissue engineering: an in-depth review on scaffold design[J]. Biotechnol Bioeng, 2012, 109(1)：1-15.

[91] KUPPAN P, SETHURAMAN S, KRISHNAN U M. Tissue engineering interventions for esophageal disorders — promises and challenges[J]. Biotechnol Adv, 2012, 30(6)：1481-1492.

[92] MAY I A, SAMSON P C. Esophageal reconstruction and replacements[J]. Ann Thorac Surg, 1969, 7(3)：249-277.

[93] 王如文,蒋耀光,龚太乾,等.颈阔肌皮瓣修复颈部食管狭窄的研究[J].第三军医大学学报,2007, 29(9)：3.

[94] 张旭,王笑茹,李汝泓,等.应用骨膜肋间肌瓣行食管成形术[J].中华胸心血管外科杂志,2000,16 (3)：2.

[95] CHEN H C, KUO Y R, HWANG T L, et al. Microvascular prefabricated free skin flaps for esophageal reconstruction in difficult patients[J]. Ann Thorac Surg, 1999, 67(4)：911-916.

[96] NEUHOFF HAZ J M. Experimental reconstruction of the esophagus by granulation tubes[J]. Surg Gynecol Obstet, 1922：767.

[97] ROB C G, BATEMAN G H. Reconstruction of the trachea and cervical oesophagus; preliminary report[J]. Br J Surg, 1949, 37(164)：202-205.

[98] 刘军,石文君,张苏宁,等.犬自体肺组织瓣替代胸段食管部分缺损的实验研究[J].中国修复重建外科杂志,2006,20(5)：4.

[99] 赵俊刚,张苏宁,石文君,等.犬自体肺组织瓣修补食管壁部分缺损的可行性[J].中国组织工程研究与临床康复,2007,11(8)：4.

[100] JAILLARD S, HOLDER-ESPINASSE M, HUBERT T, et al. Tracheal replacement by allogenic aorta in the pig[J]. Chest, 2006, 130(5)：1397-1404.

[101] SEGUIN A, RADU D, HOLDER-ESPINASSE M, et al. Tracheal replacement with cryopreserved, decellularized, or glutaraldehyde-treated aortic allografts[J]. Ann Thorac Surg, 2009, 87(3)：861-867.

[102] MARTINOD E, SEGUIN A, HOLDER-ESPINASSE M, et al. Tracheal regeneration following tracheal replacement with an allogenic aorta[J]. Ann Thorac Surg, 2005, 79(3)：942-948, discussion 949.

[103] GAUJOUX S, LE BALLEUR Y, BRUNEVAL P, et al. Esophageal replacement by allogenic aorta in a porcine model[J]. Surgery, 2010, 148(1)：39-47.

[104] ABBASIDEZFOULI A, ANSARI D, SHEIKHY K, et al. Experimental replacement of esophagus with a short segment of trachea[J]. J Surg Res, 2016, 201(1)：94-98.

[105] MODEL L, WIESEL O. A narrative review of esophageal tissue engineering and replacement: where are we? [J]. Ann Transl Med, 2021, 9(10)：910.

[106] BERMAN E F. The experimental replacement of portions of the esophagus by a plastic tube[J]. Ann Surg, 1952, 135(3)：337-343.

[107] MAGHSOUDLOU P, EATON S, DE COPPI P. Tissue engineering of the esophagus[J]. Semin Pediatr Surg, 2014, 23(3)：127-134.

[108] FREUD E, EFRATI I, KIDRON D, et al. Comparative experimental study of esophageal wall regeneration after prosthetic replacement[J]. J Biomed Mater Res, 1999, 45(2)：84-91.

[109] LYNEN JANSEN P, KLINGE U, ANUROV M, et al. Surgical mesh as a scaffold for tissue regeneration in the esophagus[J]. Eur Surg Res, 2004, 36(2)：104-111.

[110] 梁建辉,周星,彭品贤,等. 镍钛合金组合式人工食管替代食管的实验研究[J]. 中华外科杂志, 2006,44(14): 952-955.

[111] 谢远财,张本固,彭品贤,等. 应用钛镍合金-硅橡胶组合式人工食管研究食管重建[J]. 山西医科大学学报,2005,36(6): 670-672.

[112] SHEN Q X, SHI P N, GAO M N. et al. Progress on materials and scaffold fabrications applied to esophageal tissue engineering[J]. Mater Sci Eng C, 2013, 33(4): 1860-1866.

[113] BADYLAK S, MEURLING S, CHEN M, et al. Resorbable bioscaffold for esophageal repair in a dog model[J]. J Pediatr Surg, 2000, 35(7): 1097-1103.

[114] ISCH J A, ENGUM S A, RUBLE C A, et al. Patch esophagoplasty using AlloDerm as a tissue scaffold[J]. J Pediatr Surg, 2001, 36(2): 266-268.

[115] URITA Y, KOMURO H, CHEN G, et al. Regeneration of the esophagus using gastric acellular matrix: an experimental study in a rat model[J]. Pediatr Surg Int, 2007, 23(1): 21-26.

[116] TAN B, WANG M, CHEN X, et al. Tissue engineered esophagus by copper — small intestinal submucosa graft for esophageal repair in a canine model[J]. Sci China Life Sci, 2014, 57(2): 248-255.

[117] POGHOSYAN T, SFEIR R, MICHAUD L, et al. Circumferential esophageal replacement using a tube-shaped tissue-engineered substitute: An experimental study in minipigs[J]. Surgery, 2015, 158(1): 266-277.

[118] SYED O, KIM J H, KESKIN-ERDOGAN Z, et al. SIS/aligned fibre scaffold designed to meet layered oesophageal tissue complexity and properties[J]. Acta Biomater, 2019, 99: 181-195.

[119] CHUNG E J, JU H W, PARK H J, et al. Three-layered scaffolds for artificial esophagus using poly (ε-caprolactone) nanofibers and silk fibroin: an experimental study in a rat model[J]. J Biomed Mater Res A, 2015, 103(6): 2057-2065.

[120] FAN M R, GONG M, DA L C, et al. Tissue engineered esophagus scaffold constructed with porcine small intestinal submucosa and synthetic polymers [J]. Biomed Mater, 2014, 9 (1): 015012.

[121] YANG G P, SOETIKNO R M. Treatment of oesophageal ulcerations using endoscopic transplantation of tissue-engineered autologous oral mucosal epithelial cell sheets in a canine model [J]. Gut, 2007, 56(3): 313-314.

[122] WEI R Q, TAN B, TAN M Y, et al. Grafts of porcine small intestinal submucosa with cultured autologous oral mucosal epithelial cells for esophageal repair in a canine model[J]. Exp Biol Med (Maywood), 2009, 234(4): 453-461.

[123] SAXENA A K, BAUMGART H, KOMANN C, et al. Esophagus tissue engineering: in situ generation of rudimentary tubular vascularized esophageal conduit using the ovine model[J]. J Pediatr Surg, 2010, 45(5): 859-864.

[124] MARZARO M, VIGOLO S, OSELLADORE B, et al. In vitro andin vivo proposal of an artificial esophagus[J]. J Biomed Mater Res A, 2006, 77A(4): 795-801.

[125] DIEMER P, MARKOEW S, LE D Q S, et al. Poly-ε-caprolactone mesh as a scaffold forin vivotissue engineering in rabbit esophagus[J]. Dis Esophagus, 2015, 28(3): 240-245.

[126] HAYASHI K, ANDO N, OZAWA S, et al. A neo-esophagus reconstructed by cultured human esophageal epithelial cells, smooth muscle cells, fibroblasts, and collagen[J]. ASAIO J, 2004, 50(3): 261-266.

[127] SAXENA A K, KOFLER K, AINÖDHOFER H, et al. Esophagus tissue engineering: hybrid

approach with esophageal epithelium and unidirectional smooth muscle tissue component generation in vitro[J]. J Gastrointest Surg, 2009, 13(6): 1037-1043.

[128] ZHU Y B, ONG W F, CHAN W Y, et al. Construct of asymmetrical scaffold and primary cells for tissue engineered esophagus[J]. Mater Sci Eng C, 2010, 30(3): 400-406.

[129] YAMADA T, YOSHIKAWA M, TAKAKI M, et al. In vitro functional gut-like organ formation from mouse embryonic stem cells[J]. Stem Cells, 2002, 20(1): 41-49.

[130] UEDA T, YAMADA T, HOKUTO D, et al. Generation of functional gut-like organ from mouse induced pluripotent stem cells[J]. Biochem Biophys Res Commun, 2010, 391(1): 38-42.

[131] LEUSHACKE M, BARKER N. Ex vivo culture of the intestinal epithelium: strategies and applications[J]. Gut, 2014, 63(8): 1345-1354.

[132] BITAR K N, ZAKHEM E. Bioengineering the gut: future prospects of regenerative medicine [J]. Nat Rev Gastroenterol Hepatol, 2016, 13(9): 543-556.

[133] VAN RIJN J M, SCHNEEBERGER K, WIEGERINCK C L, et al. Novel approaches: Tissue engineering and stem cells — In vitro modelling of the gut[J]. Best Pract Res Clin Gastroenterol, 2016, 30(2): 281-293.

[134] SATO T, STANGE D E, FERRANTE M, et al. Long-term expansion of epithelial organoids from human colon, adenoma, adenocarcinoma, and Barrett's epithelium[J]. Gastroenterology, 2011, 141(5): 1762-1772.

[135] BARKER N, HUCH M, KUJALA P, et al. Lgr5(+ve) stem cells drive self-renewal in the stomach and build long-lived gastric units in vitro[J]. Cell Stem Cell, 2010, 6(1): 25-36.

[136] SATO T, VRIES R G, SNIPPERT H J, et al. Single Lgr5 stem cells build crypt-villus structures in vitro without a mesenchymal niche[J]. Nature, 2009, 459(7244): 262-265.

[137] JUNG P, SATO T, MERLOS-SUAREZ A, et al. Isolation and in vitro expansion of human colonic stem cells[J]. Nat Med, 2011, 17(10): 1225-1227.

[138] HUCH M, BONFANTI P, BOJ S F, et al. Unlimited in vitro expansion of adult bi-potent pancreas progenitors through the Lgr5/R-spondin axis[J]. EMBO J, 2013, 32(20): 2708-2721.

[139] HUCH M, DORRELL C, BOJ S F, et al. In vitro expansion of single Lgr5+ liver stem cells induced by Wnt-driven regeneration[J]. Nature, 2013, 494(7436): 247-250.

[140] JENSEN T, WANCZYK H, SHARMA I, et al. Polyurethane scaffolds seeded with autologous cells can regenerate long esophageal gaps: An esophageal atresia treatment model[J]. J Pediatr Surg, 2019, 54(9): 1744-1754.

[141] CATRY J, LUONG-NGUYEN M, ARAKELIAN L, et al. Circumferential esophageal replacement by a tissue-engineered substitute using mesenchymal stem cells[J]. Cell Transplant, 2018, 26(12): 1831-1839.

[142] ASAKURA A, TAKEOKA Y, MATSUMOTO K, et al. Regeneration of esophagus using a scaffold-free biomimetic structure created with bio-three-dimensional printing[J]. PLoS One, 2019, 14(3): e0211339.

[143] LA FRANCESCA S, AHO J M, BARRON M R, et al. Long-term regeneration and remodeling of the pig esophagus after circumferential resection using a retrievable synthetic scaffold carrying autologous cells[J]. Sci Reports, 2018, 8(1): 4123.

[144] SEERY J P. Stem cells of the oesophageal epithelium[J]. J Cell Sci, 2002, 115(Pt 9): 1783-1789.

[145] OZEKI M, NARITA Y, KAGAMI H, et al. Evaluation of decellularized esophagus as a scaffold

for cultured esophageal epithelial cells[J]. J Biomed Mater Res A, 2006, 79(4): 771-778.

[146] ZHU Y, ONG W F. Epithelium regeneration on collagen (IV) grafted polycaprolactone for esophageal tissue engineering[J]. Mater Sci Eng: C, 2009, 29(3): 1046-1050.

[147] ZHU Y B, CHIAN K S, CHAN-PARK M B, et al. Protein bonding on biodegradable poly (L-lactide-co-caprolactone) membrane for esophageal tissue engineering[J]. Biomaterials, 2006, 27 (1): 68-78.

[148] ZHU Y B, LEONG M F, ONG W F, et al. Esophageal epithelium regeneration on fibronectin grafted poly (L-lactide-co-caprolactone) (PLLC) nanofiber scaffold[J]. Biomaterials, 2007, 28 (5): 861-868.

[149] ZHU Y B, CHAN-PARK M B. Density quantification of collagen grafted on biodegradable polyester: its application to esophageal smooth muscle cell[J]. Anal Biochem, 2007, 363(1): 119-127.

[150] KUMBAR S G, JAMES R, NUKAVARAPU S P, et al. Electrospun nanofiber scaffolds: engineering soft tissues[J]. Biomed Mater, 2008, 3(3): 034002.

[151] KUPPAN P, VASANTHAN KS, SUNDARAMURTHI D, et al. Development of poly (3-hydroxybutyrate-co-3-hydroxyvalerate) fibers for skin tissue engineering: effects of topography, mechanical, and chemical stimuli[J]. Biomacromolecules, 2011, 12(9): 3156-3165.

[152] KUPPAN P, SETHURAMAN S, KRISHNAN U M. PCL and PCL-gelatin nanofibers as esophageal tissue saffolds: optimization, characterization and cell-matrix interactions[J]. J Biomed Nanotechnol, 2013, 9(9): 1540-1555.

[153] KIM I G, WU Y, PARK S A, et al. Tissue-engineered graft for circumferential esophageal reconstruction in rats[J]. J Vis Exp, 2020(156).

[154] BECKSTEAD B L, PAN S, BHRANY A D, et al. Esophageal epithelial cell interaction with synthetic and natural scaffolds for tissue engineering [J]. Biomaterials, 2005, 26 (31): 6217-6228.

[155] TARNAWSKI A S. Cellular and molecular mechanisms of gastrointestinal ulcer healing[J]. Dig Dis Sci, 2005, 50 (Suppl 1): S24-S33.

[156] ZHOU X B, XU S W, YE L P, et al. Progress of esophageal stricture prevention after endoscopic submucosal dissection by regenerative medicine and tissue engineering[J]. Regen Ther, 2021, 17: 51-60.

[157] ROGOVAYA O S, FAYZULIN A K, VASILIEV A V, et al. Reconstruction of rabbit urethral epithelium with skin keratinocytes[J]. Acta Naturae, 2015, 7(1): 70-77.

[158] CAO M, LIU B C, CUNHA G, et al. Urothelium patterns bladder smooth muscle location[J]. Pediatr Res, 2008, 64(4): 352-357.

[159] SHIN K, LEE J, GUO N, et al. Hedgehog/Wnt feedback supports regenerative proliferation of epithelial stem cells in bladder[J]. Nature, 2011, 472(7341): 110-114.

[160] BRYJA A, DYSZKIEWICZ-KONWIŃSKA M, BUDNA J, et al. The biomedical aspects of oral mucosal epithelial cell culture in mammals[J]. J Biol Regul Homeost Agents, 2017, 31(1): 81-85.

[161] MIKAMI H, KUWAHARA G, NAKAMURA N, et al. Two-layer tissue engineered urethra using oral epithelial and muscle derived cells[J]. J Urol, 2012, 187(5): 1882-1889.

[162] ORABI H, ABOUSHWAREB T, ZHANG Y, et al. Cell-seeded tubularized scaffolds for reconstruction of long urethral defects: a preclinical study[J]. Eur Urol, 2013, 63(3): 531-538.

［163］SAYEG K，FREITAS-FILHO L G，WAITZBERG A F，et al. Integration of collagen matrices into the urethra when implanted as onlay graft［J］. Int Braz J Urol，2013，39(3)：414-423.

［164］DE FILIPPO R E，KORNITZER B S，YOO J J，et al. Penile urethra replacement with autologous cell-seeded tubularized collagen matrices［J］. J Tissue Eng Regen Med，2015，9(3)：257-264.

［165］VASYUTIN I，BUTNARU D，LYUNDUP A，et al. Frontiers in urethra regeneration：current state and future perspective［J］. Biomed Mater，2021，16(4).

［166］LE BLANC LT K，SUNDBERG B，HAYNESWORTH S E，et al. Mesenchymal stem cells inhibit and stimulate mixed lymphocyte cultures and mitogenic responses independently of the major histocompatibility complex［J］. Scand J Immunol，2003，57(1)：11-20.

［167］LIU G H，WU R P，YANG B，et al. Human urine-derived stem cell differentiation to endothelial cells with barrier function and nitric oxide production［J］. Stem Cells Transl Med，2018，7(9)：686-698.

［168］CRISAN M，YAP S，CASTEILLA L，et al. A perivascular origin for mesenchymal stem cells in multiple human organs［J］. Cell Stem Cell，2008，3(3)：301-313.

［169］LV X K，GUO Q P，HAN F X，et al. Electrospun poly (l-lactide)/poly (ethylene glycol) scaffolds seeded with human amniotic mesenchymal stem cells for urethral epithelium repair［J］. Int J Mol Sci，2016，17(8)：1262.

［170］LIU J，HUANG J，LIN T X，et al. Cell-to-cell contact induces human adipose tissue-derived stromal cells to differentiate into urothelium-like cells in vitro［J］. Biochem Biophys Res Commun，2009，390(3)：931-936.

［171］TIAN H，BHARADWAJ S，LIU Y，et al. Differentiation of human bone marrow mesenchymal stem cells into bladder cells：potential for urological tissue engineering［J］. Tissue Eng Part A，2010，16(5)：1769-1779.

［172］QIN D N，LONG T，DENG J H，et al. Urine-derived stem cells for potential use in bladder repair［J］. Stem Cell Res Ther，2014，5(3)：69.

［173］LIU J S，BURY M I，FULLER N J，et al. Bone marrow stem/progenitor cells attenuate the inflammatory milieu following substitution urethroplasty［J］. Sci Rep，2016，6：35638.

［174］DELO D M，EBERLI D，WILLIAMS J K，et al. Angiogenic gene modification of skeletal muscle cells to compensate for ageing-induced decline in bioengineered functional muscle tissue［J］. BJU Int，2008，102(7)：878-884.

［175］ORABI H，BOUHOUT S，MORISSETTE A，et al. Tissue engineering of urinary bladder and urethra：advances from bench to patients［J］. Sci World J，2013，2013：154564.

［176］CHEN C，ZHENG S X，ZHANG X K，et al. Transplantation of amniotic scaffold-seeded mesenchymal stem cells and/or endothelial progenitor cells from bone marrow to efficiently repair 3-cm circumferential urethral defect in model dogs［J］. Tissue Eng Part A，2018，24(1-2)：47-56.

［177］BLASI A，MARTINO C，BALDUCCI L，et al. Dermal fibroblasts display similar phenotypic and differentiation capacity to fat-derived mesenchymal stem cells，but differ in anti-inflammatory and angiogenic potential［J］. Vasc Cell，2011，3(1)：5.

［178］LETO BARONE A A，KHALIFIAN S，LEE W P，et al. Immunomodulatory effects of adipose-derived stem cells：fact or fiction？［J］. Biomed Res Int，2013，2013：383685.

［179］MCINTOSH K，ZVONIC S，GARRETT S，et al. The immunogenicity of human adipose-derived cells: temporal changes in vitro[J]. Stem Cells, 2006, 24(5): 1246-1253.

[180] LI H B, XU Y M, XIE H, et al. Epithelial-differentiated adipose-derived stem cells seeded bladder acellular matrix grafts for urethral reconstruction: an animal model[J]. Tissue Eng Part A, 2014, 20(3-4): 774-784.

[181] DING J, HAN Q, DENG M, et al. Induction of human umbilical cord mesenchymal stem cells into tissue-forming cells in a murine model: implications for pelvic floor reconstruction[J]. Cell Tissue Res, 2018, 372(3): 535-547.

[182] SUN D C, YANG Y, WEI Z T, et al. Engineering of pre-vascularized urethral patch with muscle flaps and hypoxia-activated hUCMSCs improves its therapeutic outcome[J]. J Cell Mol Med, 2014, 18(3): 434-443.

[183] WU S, CHENG Z L, LIU G H, et al. Urothelial differentiation of human umbilical cord-derived mesenchymal stromal cells in vitro[J]. Anal Cell Pathol (Amst), 2013, 36(3-4): 63-69.

[184] BHATIA N N, HO M H. Stem cell therapy for urinary incontinence and pelvic floor disorders: a novel approach[J]. Curr Opin Obstet Gynecol, 2004, 16(5): 397-398.

[185] BHARADWAJ S, LIU G H, SHI Y G, et al. Multipotential differentiation of human urine-derived stem cells: potential for therapeutic applications in urology[J]. Stem Cells, 2013, 31(9): 1840-1856.

[186] WAN Q, XIONG G, LIU G H, et al. Urothelium with barrier function differentiated from human urine-derived stem cells for potential use in urinary tract reconstruction[J]. Stem Cell Res Ther, 2018, 9(1): 304.

[187] DONG X Y, ZHANG T, LIU Q, et al. Beneficial effects of urine-derived stem cells on fibrosis and apoptosis of myocardial, glomerular and bladder cells[J]. Mol Cell Endocrinol, 2016, 427: 21-32.

[188] LIU Y, MA W J, LIU B, et al. Urethral reconstruction with autologous urine-derived stem cells seeded in three-dimensional porous small intestinal submucosa in a rabbit model[J]. Stem Cell Res Ther, 2017, 8(1): 63.

[189] LANG R, LIU G H, SHI Y G, et al. Self-renewal and differentiation capacity of urine-derived stem cells after urine preservation for 24 hours[J]. PLoS One, 2013, 8(1): e53980.

[190] ZHANG Y Y, MCNEILL E, TIAN H, et al. Urine derived cells are a potential source for urological tissue reconstruction[J]. J Urol, 2008, 180(5): 2226-2233.

[191] KANG H H, KANG J J, KANG H G, et al. Urothelial differentiation of human amniotic fluid stem cells by urothelium specific conditioned medium[J]. Cell Biol Int, 2014, 38(4): 531-537.

[192] LOUKOGEORGAKIS S P, DE COPPI P. Stem cells from amniotic fluid — Potential for regenerative medicine[J]. Best Pract Res Clin Obstet Gynaecol, 2016, 31: 45-57.

[193] ADAMOWICZ J, KLOSKOWSKI T, TWORKIEWICZ J, et al. Urine is a highly cytotoxic agent: does it influence stem cell therapies in urology? [J]. Transplant Proc, 2012, 44(5): 1439-1441.

[194] WANG D J, LI M Y, HUANG W T, et al. Repair of urethral defects with polylactid acid fibrous membrane seeded with adipose-derived stem cells in a rabbit model[J]. Connect Tissue Res, 2015, 56(6): 434-439.

[195] FU W J, WANG Z X, LI G, et al. A surface-modified biodegradable urethral scaffold seeded with urethral epithelial cells[J]. Chin Med J (Engl), 2011, 124(19): 3087-3092.

[196] ZHANG K L, GUO X R, ZHAO W X, et al. Application of Wnt pathway inhibitor delivering

scaffold forinhibiting fibrosis in urethra strictures: in vitro and in vivo study[J]. Int J Mol Sci, 2015, 16(11): 27659-27676.

[197] KUNDU A K, GELMAN J, TYSON D R. Composite thin film and electrospun biomaterials for urologic tissue reconstruction[J]. Biotechnol Bioeng, 2011, 108(1): 207-215.

[198] REZWAN K, CHEN Q Z, BLAKER J J, et al. Biodegradable and bioactive porous polymer/inorganic composite scaffolds for bone tissue engineering[J]. Biomaterials, 2006, 27(18): 3413-3431.

[199] CHEN G, USHIDA T, TATEISHI T. A biodegradable hybrid sponge nested with collagen microsponges[J]. J Biomed Mater Res, 2000, 51(2): 273-279.

[200] NAKANISHI Y, CHEN G, KOMURO H, et al. Tissue-engineered urinary bladder wall using PLGA mesh-collagen hybrid scaffolds: a comparison study of collagen sponge and gel as a scaffold [J]. J Pediatr Surg, 2003, 38(12): 1781-1784.

[201] SALEM S A, HWEI N M, BIN SAIM A, et al. Polylactic-co-glycolic acid mesh coated with fibrin or collagen and biological adhesive substance as a prefabricated, degradable, biocompatible, and functional scaffold for regeneration of the urinary bladder wall[J]. J Biomed Mater Res A, 2013, 101(8): 2237-2247.

[202] HE C L, XU X H, ZHANG F, et al. Fabrication of fibrinogen/P(LLA-CL) hybrid nanofibrous scaffold for potential soft tissue engineering applications[J]. J Biomed Mater Res A, 2011, 97 (3): 339-347.

[203] ZHANG L, YANG G J, JOHNSON B N, et al. Three-dimensional (3D) printed scaffold and material selection for bone repair[J]. Acta Biomater, 2019, 84: 16-33.

[204] MASTROPASQUA L. Collagen cross-linking: when and how? A review of the state of the art of the technique and new perspectives[J]. Eye Vis (Lond), 2015, 2: 19.

[205] MARTINO M M, BRIQUEZ P S, RANGA A, et al. Heparin-binding domain of fibrin(ogen) binds growth factors and promotes tissue repair when incorporated within a synthetic matrix[J]. Proc Natl Acad Sci U S A, 2013, 110(12): 4563-4568.

[206] CATELAS I, DWYER J F, HELGERSON S. Controlled release of bioactive transforming growth factor beta-1 from fibrin gels in vitro[J]. Tissue Eng Part C Methods, 2008, 14(2): 119-128.

[207] LV X G, FENG C, FU Q, et al. Comparative study of different seeding methods based on a multilayer SIS scaffold: Which is the optimal procedure for urethral tissue engineering? [J]. J Biomed Mater Res B Appl Biomater, 2016, 104(6): 1098-1108.

[208] WANG F L, LIU T, YANG L J, et al. Urethral reconstruction with tissue-engineered human amniotic scaffold in rabbit urethral injury models[J]. Med Sci Monit, 2014, 20: 2430-2438.

[209] BHARGAVA S, PATTERSON J M, INMAN R D, et al. Tissue-engineered buccal mucosa urethroplasty-clinical outcomes[J]. Eur Urol, 2008, 53(6): 1263-1269.

[210] SIMOES I N, VALE P, SOKER S, et al. Acellular urethra bioscaffold: decellularization of whole urethras for tissue engineering applications[J]. Sci Rep, 2017, 7: 41934.

[211] WANG X S, ZHANG F, LIAO L M. Current applications and future directions of bioengineering approaches for bladder augmentation and reconstruction[J]. Front Surg, 2021, 8: 664404.

[212] CHUN S Y, KIM B S, KWON S Y, et al. Urethroplasty using autologous urethral tissue-embedded acellular porcine bladder submucosa matrix grafts for the management of long-segment urethral stricture in a rabbit model[J]. J Korean Med Sci, 2015, 30(3): 301-307.

［213］PALMINTERI E，BERDONDINI E，COLOMBO F，et al. Small intestinal submucosa（SIS）graft urethroplasty：short-term results［J］. Eur Urol，2007，51（6）：1695 - 1701；discussion 1701.

［214］PALMINTERI E，BERDONDINI E，FUSCO F，et al. Long-term results of small intestinal submucosa graft in bulbar urethral reconstruction［J］. Urology，2012，79(3)：695-701.

［215］BADYLAK S F. The extracellular matrix as a scaffold for tissue reconstruction［J］. Semin Cell Dev Biol，2002，13(5)：377-383.

［216］KUBRICHT W S 3rd，WILLIAMS B J，EASTHAM J A，et al. Tensile strength of cadaveric fascia lata compared to small intestinal submucosa using suture pull through analysis［J］. J Urol，2001，165(2)：486-490.

［217］ORABI H，SAFWAT A S，SHAHAT A，et al. The use of small intestinal submucosa graft for hypospadias repair：Pilot study［J］. Arab J Urol，2013，11(4)：415-420.

［218］HORIGUCHI A. Editorial comment to Outcome of small intestinal submucosa graft for repair of anterior urethral strictures［J］. Int J Urol，2013，20(6)：629-630.

［219］VILLOLDO G M，LORESI M，GIUDICE C，et al. Histologic changes after urethroplasty using small intestinal submucosa unseeded with cells in rabbits with injured urethra［J］. Urology，2013，81(6)：1380. e1-1380. e5.

［220］TANG X，ZHANG X W，WU Y Y，et al. The Clinical effects of utilizing allogeneic acellular dermal matrix in the surgical therapy of anterior urethral stricture［J］. Urol Int，2020，104(11-12)：933-938.

［221］WANG Y N，WANG G N，HOU X L，et al. Urethral tissue reconstruction using the acellular dermal matrix patch modified with collagen-binding VEGF in beagle urethral injury models［J］. Biomed Res Int，2021，2021：5502740.

［222］KOZIAK A，SALAGIERSKI M，MARCHELUK A，et al. Early experience in reconstruction of long ureteral strictures with allogenic amniotic membrane［J］. Int J Urol，2007，14（7）：607-610.

［223］RAZZAGHI M，RAHAVIAN A，FALLAH KARKAN M，et al. Use of human amniotic membrane repair of anterior urethral defect：First clinical report［J］. Int J Urol，2020，27(7)：605-609.

［224］HARIASTAWA I G B A，RANTAM F A，HARDJOWIJOTO S. The application of dried amniotic membrane scaffold with adipose derived-mesenchymal stem cell seeding as graft in urethral reconstruction（experiment on rabbit)［J］. Int J Surg Open，2020，24：32-37.

［225］DORIN R P，POHL H G，DE FILIPPO R E，et al. Tubularized urethral replacement with unseeded matrices：what is the maximum distance for normal tissue regeneration？［J］. World J Urol，2008，26(4)：323-326.

［226］FIALA R，VIDLAR A，VRTAL R，et al. Porcine small intestinal submucosa graft for repair of anterior urethral strictures［J］. Eur Urol，2007，51(6)：1702-1708.

［227］MANTOVANI F，TRINCHIERI A，MANGIAROTTI B，et al. Reconstructive urethroplasty using porcine acellular matrix：preliminary results［J］. Arch Ital Urol Androl，2002，74(3)：127-128.

［228］DONKOV II，BASHIR A，ELENKOV C H，et al. Dorsal onlay augmentation urethroplasty with small intestinal submucosa：modified Barbagli technique for strictures of the bulbar urethra［J］. Int J Urol，2006，13(11)：1415-1417.

[229] 林健,郝金瑞,金杰,等. 人同种异体真皮脱细胞基质在尿道重建中的临床应用[J]. 中华医学杂志,2005,85(15):1057-1059.

[230] HAUSER S, BASTIAN P J, FECHNER G, et al. Small intestine submucosa in urethral stricture repair in a consecutive series[J]. Urology, 2006, 68(2):263-266.

[231] MANTOVANI F, TONDELLI E, COZZI G, et al. Reconstructive urethroplasty using porcine acellular matrix (SIS):evolution of the grafting technique and results of 10-year experience[J]. Urologia, 2011, 78(2):92-97.

[232] BROWNE B M, VANNI A J. Use of Alternative techniques and grafts in urethroplasty[J]. Urol Clin North Am, 2017, 44(1):127-140.

[233] FENG C, XU Y M, FU Q, et al. Evaluation of the biocompatibility and mechanical properties of naturally derived and synthetic scaffolds for urethral reconstruction[J]. J Biomed Mater Res A, 2010, 94(1):317-325.

[234] FU Q, DENG C L, LIU W. Urethral replacement using epidermal cell seeded tubular acellular bladder collagen matrix[J]. BJU Int, 2007, 99(5):1162-1165.

[235] FENG C, XU Y M, FU Q, et al. Reconstruction of three-dimensional neourethra using lingual keratinocytes and corporal smooth muscle cells seeded acellular corporal spongiosum[J]. Tissue Eng Part A, 2011, 17(23-24):3011-3019.

[236] RAYA-RIVERA A, ESQUILIANO D R, YOO J J, et al. Tissue-engineered autologous urethras for patients who need reconstruction:an observational study[J]. Lancet, 2011, 377(9772):1175-1182.

[237] MANGERA A, CHAPPLE C R. Tissue engineering in urethral reconstruction-an update[J]. Asian J Androl, 2013, 15(1):89-92.

[238] 吴瑾柔,骆婕,陶莹. 干细胞治疗子宫内膜损伤及促进生育的研究进展[J]. 重庆医学,2019,48(16):2843-2846.

[239] DING L J, LI X A, SUN H X, et al. Transplantation of bone marrow mesenchymal stem cells on collagen scaffolds for the functional regeneration of injured rat uterus[J]. Biomaterials, 2014, 35:4888-4900.

[240] 崔皓,转黎,马艳萍. 干细胞治疗薄型子宫内膜的研究进展[J]. 医学综述,2020(4):4811-4816.

[241] 韩笑,黄晓武. 干细胞在子宫内膜损伤后修复的研究进展[J]. 国际妇产科学杂志,2019,46(4):365-369.

[242] 赵潇丹. 小鼠骨髓间充质干细胞对子宫内膜损伤修复的初步研究[D]. 郑州:郑州大学,2012.

[243] 王建梅. 宫腔粘连及其相关干细胞治疗效果的研究进展[J]. 北京医学,2019,41(12):1094-1097.

[244] GARGETT C E, HEALY D L. Generating receptive endometrium in Asherman's syndrome[J]. J Hum Reprod Sci, 2011, 4(1):49-52.

[245] 袁瑞,周柳. 宫腔粘连的分类方法与评价[J]. 实用妇产科杂志,2017,33(10):723-726.

[246] ROMA D A, UBEDA B, UBEDA A, et al. Diagnostic value of hysterosalpingography in the detection of intrauterine abnormalities:a comparison with hysteroscopy[J]. Am J Roentgenol, 2004, 183(5):1405-1409.

[247] 沈丹婷,夏伟兰,吴丽雅,等. 中重度宫腔粘连术后两种预防宫腔再粘连方法的临床效果比较[J]. 中国计划生育和妇产科,2017,9(6):44-47.

[248] 黄爱清,万亚军. 宫腔持续放置球囊导尿管治疗重度宫腔粘连疗效分析[J]. 实用医技杂志,2008,15(24):3274-3276.

[249] 李咏倩,林益,张勤华.顽固型薄型子宫内膜的研究进展[J].安徽医学,2019,40(5)：590-593.

[250] CASPER R F. It's time to pay attention to the endometrium[J]. Fertil Steril, 2011, 96(3)：519-521.

[251] DAVAR R, DEHQHANI F R, CHAMAN A K. Dilatation and curettage effect on the endometrial thickness[J]. Iran Red Crescent Med J, 2013, 15(4)：350-355.

[252] TALUKDAR N, BENTOV Y, CHANG P T, et al. Effect of long-term combined oral contraceptive pill use on endometrial thickness[J]. Obstet Gynecol, 2012, 120(2 Pt 1)：348-354.

[253] 袁瑞,乐爱文,耿力,等.雌激素受体 β 基因 Rsa I 和 Alu I 多态性与原因不明月经过少的关系[J].中华医学遗传学杂志,2007,24(4)：425-427.

[254] 乐爱文,申旋,单莉莉,等.逍遥丸合六味地黄丸对原因不明月经过少子宫内膜细胞 ER、VEGF 和 KDR 表达的影响[J].生物学杂志,2012,29(3)：48-50.

[255] 王海燕,陈贵安.血管内皮生长因子及其受体在月经周期子宫内膜中的表达[J].中华妇产科杂志,2002,37(12)：729-732.

[256] KANG Y J, FORBES K, CARVER J, et al. The role of the osteopontin-integrin αvβ3 interactionat implantation：functional analysis using three different in vitro models[J]. Hum Reprod, 2014, 29(4)：739-749.

[257] 谭晓珊,秦娟,谭兵兵,等.薄型子宫内膜种植窗期血管生成状态及整合素 β3 的表达[J].贵州医药,2006,30(8)：679-681.

[258] 周晓曦.原因不明月经过少子宫内膜中血管内皮生长因子及基质金属蛋白酶-11 的研究[D].重庆：重庆医科大学,2007.

[259] 卢琼洁,杜毅力,曹永政,等.原因不明月经过少者经阴道彩色多普勒超声表现及分析[J].中国医学影像技术,2009, 25(12)：2264-2268.

[260] HU J G, YUAN R. Decreased expression of c-kit and telomerase in a rat model of chronic endometrial ischemia[J]. Med Sci Monit, 2011, 17(4)：103-109.

[261] 赵静.骨髓间充质干细胞移植治疗薄型子宫内膜的实验研究[D].长沙：中南大学湘雅医学院,2013.

[262] MAYBIN J, CRITCHLEY H. Repair and regeneration of the human endometrium[J]. Exp Rev Obstetr Gynecol, 2009, 4(3)：283-298.

[263] ACUNZO G, GUIDA M, PELLICANO M, et al. Effectiveness of auto-cross-linked hyaluronic acid gel in the prevention of intrauterine adhesions after hysteroscopic adhesiolysis：a prespective randomized controlled study[J]. Hum Reprod, 2003, 18(9)：1918-1921.

[264] ZHANG X. Hepatocyte growth factor system in the mouse uterus variation across the estrous cycle and regulation by 17-beta-estradiol and progesterone[J]. Biol Reprod, 2010, 82(6)：1037-1048.

[265] GARGETT C E, SCHWAB K E, ZILLWOOD R M, et al. Isolation and culture of epithelial progenitors and mesenchymal stem cells from human endometrium[J]. Biol Reprod, 2009, 80(6)：1136-1145.

[266] 庄盼,刘军权.子宫内膜干细胞的研究进展[J].中国细胞生物学学报,2019,41(7)：1437-1445.

[267] TAVEAU J W, TARTAGLIA M, BUCHANNAN D, et al. Regeneration of uterine horn using porcine small intestinal submucosa grafts in rabbits[J]. J Invest Surg, 2004, 17(2)：81-92.

[268] ZHANG J, DING L, ZHAO Y N, et al. Collagen-targetig vascular endothelial growth factor improves cardiac performance after myocardial infarction[J]. Circulation, 2009, 119(13)：

1776-1784.

[269] KATO K, TAKAO T, KUBOYAMA A, et al. Endometrial cancer side-population cells show prominent migration and have a potential to differentiate into the mesenchymal cell lineage[J]. Am J Pathol, 2010, 176(1): 381-392.

[270] NAKAMURA M, KYO S, ZHANG B, et al. Prognastie impact of CD133 expression as a tumor-initiating cell marker in endometrial cancer[J]. Hum Pathol, 2010, 41(11): 1516: 1529.

[271] 张晓露,何援利,乌颖. 乙醛脱氢酶活性检测子宫内膜干细胞[J]. 中国组织工程研究,2012,10(16): 1813-1816.

[272] 王宇全,尹利荣,郭蕊萌. 异位子宫内膜干细胞的检测及其标志物研究[J]. 天津医药,2013,41(5): 482-485.

[273] 靳丽杰,杜丹丽,张燕,等. 子宫内膜异位症患者腹腔液 T 淋巴细胞亚群的改变及临床意义[J]. 实用医学杂志,2012,8(5): 174-179.

[274] 胡春敬,刘建华. 子宫内膜干细胞在内膜再生方面的研究进展[J]. 生殖与避孕,2014,34(6): 482-487.

[275] GARGETT C E. Uterine stem cells: what is the evidence? [J]. Hum Reprod Update, 2007, 13(1): 87-101.

[276] GARGETT C E, NGUYEN H P, YE L. Endometrial regeneration and endometrial stem/progenitorcells[J]. Rev Endocr Metab Disord, 2012, 13(4): 235-251.

[277] KAITU'U-LINO T J, YE L, SALAMONSEN L A, et al. Identification of label-retaining perivascular cells in a mouse model of endometrial decidualization, break-down, and repair[J]. Biol Reprod, 2012, 86(6): 184.

[278] MARUYAMA T, MASUDA H, ONO M, et al. Human uterine stem/progenitor cells: their possible role in uterine physiology and pathology[J]. Reproduction, 2010, 140(1): 11-22.

[279] JANZEN D M, CHENG D, SCHAFENACKER A M, et al. Estrogen and progesterone together expand murine endometrium epithelial progenitor cells[J]. Stem Cells, 2013, 31(4): 808-822.

[280] SCHWAB K E, GARGETT C E. Co-expression of two perivascular cell markers isolates mesenchymal stem-like cells from human endometrium[J]. Hum Reprod, 2007, 22(11): 2903-2911.

[281] SPITZER T L, ROJAS A, ZELENKO Z, et al. Perivascular human endometrial mesenchymal stem cells express pathways relevant to self-renewal, lineage specification, and functional phenotype[J]. Biol Reprod, 2012, 86(2): 58.

[282] GARGETT C E, YE L. Endometrial reconstruction from stem cells[J]. Fertil Steril, 2012, 98(1): 11-20.

[283] MASUDA H, MATSUZAKI Y, HIRATSU E, et al. Stem cell-like properties of the endometrial side population: implication in endometrial regeneration[J]. PLoS One, 2010, 5(4): e10387.

[284] TSUJI S, YOSHIMOTO M, TAKAHASHI K, et al. Side population cells contribute to the genesisof human endometrium[J]. Fertil Steril, 2008, 90(4 Suppl): 1528-1537.

[285] CERVELLO I, GIL-SANCHIS C, MAS A, et al. Human endometrial side population cells exhibit genotypic, phenotypic and functional features of somatic stem cells[J]. PLoS One, 2010, 5(6): e10964.

[286] 文亚男,郭明广,邓锦波. 骨髓间充质干细胞研究进展[J]. 河南大学学报(自然科学版),2015,45(1): 63-67.

[287] 张晓磊,卢美松.骨髓间充质干细胞与子宫内膜再生[J].国际生殖健康/计划生育杂志,2015,34(5):433-437.

[288] 李晓峰,赵劲民,苏伟,等.大鼠骨髓间充质干细胞的培养与鉴定[J].中国组织工程研究与临床康复,2011,15(10):1721-1725.

[289] ALAWADHI F, DU H M, CAKMAK H, et al. Bone marrow-derived stem cell (BMDSC) transplantation improves fertility in a murine model of Asherman's syndrome[J]. PLoS One, 2014, 9(5): e96662.

[290] NAKAMURA K, AIZANWA K, YAMAUCHI J, et al. Hyperforin inhibits cell proliferation and differentiation in mouse embryonic stem cells[J]. Cell Prolif, 2013, 46(5): 529-537.

[291] 盖慧,褚建新.人胚胎干细胞建系、培养及体外诱导分化研究现状[J].国际生物医学工程杂志,2006,29(4):209-214.

[292] 胡显文,陆军.人胚胎干细胞的研究:科学与伦理[J].国外科技动态,2000(2):4-8.

[293] 王燕华,曲军英,吕一帆,等.胚胎干细胞移植于内膜损伤小鼠的初步研究[J].国际生殖健康/计划生育杂志,2012,31(6):434-437.

[294] YE L, MAYBERRY R, LO C Y, et al. Generation of human female reproductive trace epithelium from human embryonic stem cells[J]. PLoS One, 2011, 6(6): e211136.

[295] 朱丽华,余路阳,郭礼和.人羊膜上皮细胞的干细胞特征和临床应用潜力[J].中国细胞生物学学报,2018,40(13):2166-2179.

[296] 张燕燕,许慕慧,马玲璇,等.羊膜干细胞用于修复损伤子宫内膜的动物实验研究[J].现代医院,2016,16(8):1115-1117.

[297] LUCIE B, JANA Z, MARTINA T, et al. Stem cells: their source, potency and use in regenerative therapies with focus on adipose-derived stem cells-a review[J]. Biotechnol Adv, 2018, 36(4): 1111-1126.

[298] DOMINICI M, LE BLANC K, MUELLER I, et al. Minimal criteria for defining multipotent mesenchymal stromal cells[J]. Cytotherapy, 2006, 8(4): 315-317.

[299] LEE S Y, SHIN J E, KWON H, et al. Effect of autologous adipose-derived stromal vascular fraction transplantation on endometrial regeneration in patients of Asherman's syndrome: a pilot study[J]. Reprod Sci, 2020, 27(2): 561-568.

[300] SUN H J, LU J, LI B, et al. Partial regeneration of uterine horns in rats through adipose-derived stem cell sheets[J]. Biol Reprod, 2018, 99(5): 1057-1069.

[301] 杨芳.人脂肪干细胞膜片的构建及其对子宫内膜修复功能的初步研究[D].西安:空军军医大学,2018.

[302] 吴琳,申东翔,张慧蓉,等.脂肪干细胞在宫腔粘连中的应用进展及前景[J].实用医学杂志,2019,35(3):496-499.

[303] LANCASTER M A, KNOBLICH J A. Organogenesis in a dish: Modeling development and disease using organoid technologies[J]. Science, 2014, 345(6194): 1247125.

[304] KADOSHIMA T, SAKAGUCHI H, NAKANO T, et al. Self-organization of axial polarity, inside-out layer pattern, and species-specific progenitor dynamics in human ES cell-derived neocortex.[J]. Proc Natl Acad Sci U S A, 2013, 110(50): 20284-20289.

[305] BARKER N, HUCH M, KUJALA P, et al. Lgr5+ve stem cells drive self-renewal in the stomach and build long-lived gastric units in vitro[J]. Cell Stem Cell, 2010, 6(1): 25-36.

[306] SATO T, VRIES R G, SNIPPERT H J, et al. Single Lgr5 stem cells build crypt-villus structures in vitrowithout a mesenchymal niche[J]. Nature, 2009, 459(7244): 262-265.

[307] HUCH M，BONFANTI P，BOJ S F，et al．Unlimited in vitro expansion of adult bi-potent pancreas progenitors through the Lgr5/R-spondin axis[J]．Embo J，2013，32(20)：2708-2721.

[308] MICHALOPOULOS G，SATTLER G L，PITOT H C．Hormonal regulation and the effects of glucose on tyrosine aminotransferase activity in adult rat hepatocytes cultured on floating collagen membranes．[J]．Canc Res，1978，38(6)：1550.

[309] NAKANO T，ANDO S，TAKATA N，et al．Self-Formation of optic cups and storable stratified neural retina from human ESCs[J]．Cell Stem Cell，2012，10(6)：771-785.

[310] LANCASTER M A，RENNER M，MARTIN C A，et al．Cerebral organoids model human brain development and microcephaly[J]．Nature，2013，501(7467)：373-379.

[311] POST Y，PUSCHHOF J，BEUMER J，et al．Snake venom gland organoids[J]．Cell，2020，180(2)：233-247. e21.

[312] SATO T，STANGE D E，FERRANTE M，et al．Long-term expansion of epithelial organoids from human colon，adenoma，adenocarcinoma，and Barrett's epithelium[J]．Gastroenterology，2011，141(5)：1762-1772.

[313] HAGIOS C，LOCHIER A，BISSELL MJ，et al．Tissue architecture：the ultimate regulator of epithelial function？[J]．Philos Trans R Soc Lond B Biol Sci，1998，353(1370)：857-870.

[314] LI M L，AGGELER J，FARSON D A，et al．Influence of a reconstituted basement membrane and its components on casein gene expression and secretion in mouse mammary epithelial cells[J]．Proc Natl Acad Sci U S A，1987，84(1)：136-140.

[315] GJOREVSKI N．Designer matrices for intestinal stem cell and organoid culture[J]．Nature，2016，539(7630)：560-564.

[316] BOEHNKE K，IVERSEN P W，SCHUMACHER D，et al．Assay establishment and validation of a high-throughput screening platform for three-dimensional patient-derived colon cancer organoid cultures[J]．J Biomol Screen，2016，21(9)：931-941.

[317] ARORA N，ALSOUS J I，GUGGENHEIM J W，et al．A process engineering approach to increase organoid yield[J]．Development，2017，144(6)：1128-1136.

[318] ELDRED M K，CHARLTON-PERKINS M，MRUESAN L，et al．Self-organising aggregates of zebrafish retinal cells for investigating mechanisms of neural lamination[J]．Development，2017，144(6)：1097-1106.

[319] ASAI A，AIHARA E，WATSON C，et al．Paracrine signals regulate human liver organoid maturation from iPSC[J]．Development，2017，144(6)：1056-1064.

[320] JAMIESON P R，DEKKERS J F，RIOS A C，et al．Derivation of a robust mouse mammary organoid system for studying tissue dynamics[J]．Development，2016，144(6)：dev. 145045.

[321] MOHAPATRA B，ZUTSHI N，AN W，et al．An essential role of CBL and CBL-B ubiquitin ligases in mammary stem cell maintenance[J]．Development，2017，144(6)：1072-1086.

[322] LEFEVRE J G，CHIU H S，COMBES A N，et al．Self-organisation after embryonic kidney dissociation is driven via selective adhesion of ureteric epithelial cells[J]．Development，2017，144(6)：1087-1096.

[323] MUTHUSWAMY S K．Bringing together the organoid field：from early beginnings to the road ahead[J]．Development，2017，144(6)：963-967.

[324] DROST J，CLEVERS H．Translational applications of adult stem cell-derived organoids[J]．Development，2017，144(6)：968-975.

[325] BARKAUSKAS C E，CHUNG M I，FIORET B，et al．Lung organoids：current uses and future

promise[J]. Development, 2017, 144(6): 986-997.

[326] MURROW L M, WEBER R J, GARTNER Z J. Dissecting the stem cell niche with organoid models: an engineering-based approach[J]. Development, 2017, 144(6): 998-1007.

[327] GIACOMELL E, BELLIN M, SALA L, et al. Three-dimensional cardiac microtissues composed of cardiomyocytes and endothelial cells co-differentiated from human pluripotent stem cells[J]. Development, 2017, 144(6): 1008-1017.

[328] PIEVANI A, SACCHETTI B, CORSI A, et al. Human umbilical cord blood-borne fibroblasts contain marrow niche precursors that form a bone/marrow organoid in vivo[J]. Development, 2017, 144(6): 1035-1044.

[329] SHANKS N, GREEK R, GREEK J. Are animal models predictive for humans? [J]. Philos Ethics Humanit Med, 2009, 4: 2.

[330] GAHWILER B H, CAPOGNA M, DEBANNE D, et al. Organotypic slice cultures: a technique has come of age[J]. Trends Neurosci, 1997, 20(10): 471-477.

[331] DAHL-JENSEN S, GRAPIN-BOTTON A. The physics of organoids: a biophysical approach to understanding organogenesis[J]. Development, 2017, 144(6): 946-951.

[332] MCCAULEY H A, WELLS J M. Pluripotent stem cell-derived organoids: using principles of developmental biology to grow human tissues in a dish[J]. Development, 2017, 144(6): 958-962.

[333] HUCH M, KNOBLICH J A, LUTOLF M P, et al. The hope and the hype of organoid research [J]. Development, 2017(144): 938-941.

[334] STOLLER J K, ABOUSSOUAN L S. Alpha1-antitrypsin deficiency[J]. Lancet, 2005, 365 (9478): 2225-2236.

[335] HUCH M, BOJ S F, CLEVERS H. Lgr5 (+) liver stem cells, hepatic organoids and regenerative medicine. [J]. Regen Med, 2013, 8(4): 385-387.

[336] HUCH M, KOO B K. Modeling mouse and human development using organoid cultures[J]. Development, 2015, 142(18): 3113-3125.

[337] DEKKERS R, VIJFTIGSCHILD L A, VONK A M, et al. A bioassay using intestinal organoids to measure CFTR modulators in human plasma[J]. J Cyst Fibros, 2015, 14(2): 178-181.

[338] DEKKERS J F, WIEGERINCK C L, JONGE H, et al. A functional CFTR assay using primary cystic fibrosis intestinal organoids[J]. Nat Med, 2013, 19(7): 939-945.

[339] LESLIE J L, YOUNG V B. A whole new ball game: Stem cell-derived epithelia in the study of host-microbe interactions[J]. Anaerobe, 2016, 37: 25-28.

[340] FARIN H F, KARTHAUS W R, KUJALA P, et al. Paneth cell extrusion and release of antimicrobial products is directly controlled by immune cell-derived IFN-γ[J]. J Exp Med, 2014, 211(7): 1393-405.

[341] SCANU T, SPAAPEN R M, BAKKER J M, et al. Salmonella manipulation of host signaling pathways provokes cellular transformation associated with gallbladder carcinoma[J]. Cell Host Microbe, 2015, 17(6): 763-774.

[342] BARTFELD S, BAYRAM T, MARC V, et al. In vitro expansion of human gastric epithelial stem cells and their responses to bacterial infection[J]. Gastroenterology, 2015, 148(1): 126-136. e6.

[343] QIAN X, NGUYEN H N, JACOB F, et al. Using brain organoids to understand Zika virus-induced microcephaly[J]. Development, 2017, 144(6): 952-957.

[344] NGUYEN X, SONG M M, HADIONO C, et al. Brain-region-specific organoids using mini-bioreactors for modeling ZIKV exposure[J]. Cell, 2016, 165(5): 1238-1254.

[345] DANG J, TIWARI S K, LICHINCHI G, et al. Zika virus depletes neural progenitors in human cerebral organoids through activation of the innate immune receptor TLR3[J]. Cell Stem Cell, 2016, 19(2): 258-265.

[346] ZUMWALDE N A, HAAG J D, SHARMA D, et al. Analysis of immune cells from human mammary ductal epithelial organoids reveals Vδ2$^+$ T cells that efficiently target breast carcinoma cells in the presence of bisphosphonate[J]. Cancer Prev Res, 2016, 9(4): 305-316.

[347] STRONEN E, TOEBES M, KELDERMAN S, et al. Targeting of cancer neoantigens with donor-derived T cell receptor repertoires[J]. Science, 2016, 352(6291): 1337-1341.

[348] STRATTON M R, CAMPBELL P J, FUTREAL P A. The cancer genome[J]. Nature, 2009, 458(7239): 719-724.

[349] LENGAUER C, KINZLER K W, VOGELSTEIN B. Genetic instabilities in human cancers[J]. Nature, 1998, 396(6712): 643-649.

[350] LACROIX M, LECLERCQ G. Relevance of breast cancer cell lines as models for breast tumours: an update[J]. Breast Cancer Res Treat, 2004, 83(3): 249-289.

[351] BARRETINA J, CAPONIGRO G, STRANSKY N, et al. The cancer cell line encyclopedia enables predictive modelling of anticancer drug sensitivity[J]. Nature, 2012, 483(7391): 603-607.

[352] DROST J, KARTHAUS W R, GAO G D, et al. Organoid culture systems for prostate epithelial tissue and prostate cancer tissue[J]. Nat Protoc, 2016, 11(2): 347-358.

[353] DROST J, VAN JAARSVELD R H, PONSIOEN B, et al. Sequential cancer mutations in cultured human intestinal stem cells[J]. Nature, 2015, 521(7550): 43-47.

[354] GARNETT M J, EDELMAN E J, HEIDORN S J, et al. Systematic identification of genomic markers of drug sensitivity in cancer cells[J]. Nature, 2012, 483(7391): 570-575.

[355] CLEVERS H. Modeling development and disease with organoids[J]. Cell, 2016, 165(7): 1586-1597.

[356] CLEVERS H, NUSSE R. Wnt/beta-catenin signaling and disease[J]. Cell, 2012, 149(6): 1192-1205.

[357] VOGES H K, MILLS R J, ELLIOTT D A, et al. Development of a human cardiac organoid injury model reveals innate regenerative potential[J]. Development, 2017, 144(6): 1118-1127.

[358] YUI S, NAKAMURA T, SATO T, et al. Functional engraftment of colon epithelium expanded in vitro from a single adult Lgr5(+)stem cell[J]. Nat Med, 2012, 18(4): 618-623.

[359] IKEDA E, MORITA R, NAKAO K, et al. Fully functional bioengineered tooth replacement as an organ replacementtherapy[J]. Proc Natl Acad Sci U S A, 2009, 106(32): 13475-13480.

[360] SHARMIN S, TAGUCHI A, KAKU Y, et al. Human induced pluripotent stem cell-derived podocytes mature into vascularized glomeruli upon experimental transplantation[J]. J Am Soc Nephrol, 2015, 27(6): 1778-1791.

[361] DEKKERS J F, BERKERS G, KRUISSELBRINK E, et al. Characterizing responses to CFTR-modulating drugs using rectal organoids derived from subjects with cystic fibrosis[J]. Sci Transl Med, 2016, 8(344): 344ra84.

[362] MARC V D W, FRANCIES H E, FRANCIS J M, et al. Prospective derivation of a living organoid biobank of colorectal cancer patients[J]. Cell, 2015, 161(4): 933-945.

[363] LEE S H，HU W，MATULAY J T，et al．Tumor evolution and drug response in patient-derived organoid models of bladder cancer[J]．Cell，2018，173(2)：515-528. e17．

[364] BEUMER J，GEURTS M H，LAMERS M M，et al．A CRISPR/Cas9 genetically engineered organoid biobank reveals essential host factors for coronaviruses[J]．Nat Commun，2021，12(1)：5498．

[365] HUH D，MATTHEWS B D，MAMMOTO A，et al．Reconstituting organ-level lung functions on a chip[J]．Science，2010，328(5986)：1662-1668．

[366] KIM H J，HUH D，HAMILTON G，et al．Human gut-on-a-chip inhabited by microbial flora that experiences intestinal peristalsis-like motions and flow[J]．Lab Chip，2012，12(12)：2165-2174．

[367] TAKEBE T，ZHANG B，RADISIC M．Synergistic engineering：organoids meet organs-on-a-chip [J]．Cell Stem Cell，2017，21(3)：297-300．

[368] MUNSIE M，HYUN I，SUGARMAN J．Ethical issues in human organoid and gastruloid research[J]．Development，2017，144(6)：942-945．

[369] TAKEBE T，ENOMURA M，YOSHIZAWA E，et al．Vascularized and complex organ buds from diverse tissues via mesenchymal cell-driven condensation[J]．Cell Stem Cell，2015，16(5)：556-565．

[370] HOFER M，LUTOLF M P．Engineering organoids[J]．Nat Rev Mater，2021，6(5)：402-420．

[371] FATEHULLAH A，TAN S H，BARKER N．Organoids as an in vitro model of human development and disease[J]．Nat Cell Biol，2016，18(3)：246-254．

[372] BUTLER A E，JANSON J，BONNER W S，et al．Beta-cell deficit and increased beta-cell apoptosis in humans with type 2 diabetes[J]．Diabetes，2003，52(1)：102-110．

[373] LI Y Z，TENG D，SHI X G，et al．Prevalence of diabetes recorded in mainland China using 2018 diagnostic criteria from the American Diabetes Association：national cross sectional study[J]．BMJ，2020，369：m997．

[374] 中华医学会糖尿病学分会.中国2型糖尿病防治指南(2020年版)[J]中华糖尿病杂志,2021,13(4)：315-409．

[375] SALAS-SALVADO J，BULLÓ M，BABIO N，et al．Reduction in the incidence of type 2 diabetes with the Mediterranean diet：results of the PREDIMED-reus nutrition intervention randomized trial[J]．Diabetes Care，2011，34(1)：14-19．

[376] PATLAK M．New weapons to combat an ancient disease：treating diabetes[J]．FASEB J，2002，16(14)：1853．

[377] BANTING F G，BEST C H，COLLIP J B．The effect produced on diabetes by extracts of pancreas[J]．Trans Assoc Am Physicians，1922：337-347．

[378] ROSENSTOCK J，BAJAJ H S，JANE-Z A，et al．Once-weekly insulin for type 2 diabetes without previous insulin treatment[J]．N Engl J Med，2020，383(22)：2107-2116．

[379] LINGVAY I，BUSE J B，FRANEK E，et al．A randomized，open-label comparison of once-weekly insulin icodec titration strategies versus once-daily insulin glargine U100[J]．Diabetes Care，2021，44(7)：1595-1603．

[380] BAJAJ H S，BERGENSTAL R M，CHRISTOFFERSEN A，et al．Switching to once-weekly insulin icodec versus once-daily insulin glargine U100 in type 2 diabetes inadequately controlled on daily basal insulin：A phase 2 randomized controlled trial[J]．Diabetes Care，2021，44(7)：1586-1594．

[381] WANG L Y, GU Y H, SU Z G, et al. Preparation and improvement of release behavior of chitosan microspheres containing insulin[J]. Int J Pharm, 2006, 311(1-2): 187-195.

[382] PARK S J, CHOI S G, DAVAA E, et al. Encapsulation enhancement and stabilization of insulin in cationic liposomes[J]. Int J Pharm, 2011, 415(1-2): 267-272.

[383] JERRY N, ANITHA Y, SHARRMA C P, et al. In vivo absorption studies of insulin from an oral delivery system[J]. Drug Deliv, 2001, 8(1): 19-23.

[384] CARINO G P, JACOB J S, Mathiowitz E. Nanosphere based oral insulin delivery[J]. J Control Release, 2000, 65(1-2): 261-269.

[385] PLATE N A, VALUEV I L, SYTOV G A, et al. Mucoadhesive polymers with immobilized proteinase inhibitors for oral administration of protein drugs[J]. Biomaterials, 2002, 23(7): 1673-1677.

[386] WANG T, SHEN L, ZHANG Y D, et al. "Oil-soluble" reversed lipid nanoparticles for oral insulin delivery[J]. J Nanobiotechnology, 2020, 18(1): 98.

[387] FUCHS S, ERNST A U, WANG L H, et al. Hydrogels in emerging technologies for type 1 diabetes[J]. Chem Rev, 2020, 121(18): 11458-11526.

[388] ABRAMSON A, CAFFAREL-SALVADOR E, SOARES V, et al. A luminal unfolding microneedle injector for oral delivery of macromolecules[J]. Nat Medicine, 2019, 25(10): 1512-1518.

[389] CASERTO J S, BOWERS D T, SHARIATI K, et al. Biomaterial applications in islet encapsulation and transplantation[J]. ACS Appl Bio Mater, 2020, 3(12): 8127-8135.

[390] SEYMOUR C W, ROSENGART M R. Septic shock: Advances in diagnosis and treatment. [J]. JAMA, 2015, 314(10): 1052-1062.

[391] WU P, LIU Z Y, JIANG X H, et al. An overview of prospective drugs for type 1 and type 2 diabetes[J]. Curr Drug Targets, 2020, 21(5): 445-457.

[392] DOR Y, BROWN J, MARTINEZ O I, et al. Adult pancreatic beta-cells are formed by self-duplication rather than stem-cell differentiation[J]. Nature, 2004, 429(6987): 41-46.

[393] CABALLERO F, SINIAKOWICZ K, JENNIFER-HOLLISTER-LOCK S, et al. Birth and death of human β-cells in pancreases from cadaver donors, autopsies, surgical specimens, and islets transplanted into mice[J]. Cell Transplant, 2014, 23(2): 139-151.

[394] QUAN W J O, JO E K, LEE M S, et al. Role of pancreatic β - cell death and inflammation in diabetes[J]. Diabetes, 2013, 15(l 3): 141-151.

[395] DEFRONZO R A. Lilly lecture 1987. The triumvirate: beta-cell muscle, liver. A collusion responsible for NIDDM[J]. Diabetes, 1988, 37(6): 667-687.

[396] RETNAKARAN R, CHOI H, YE C, et al. Two - year trial of intermittent insulin therapy vs metformin for the preservation of β - cell function after initial short - term intensive insulin induction in early type 2 diabetes[J]. Diabetes Obes Metab, 2018, 20(6): 1399-1407.

[397] ZHOU J, WANG X, PINEYRO M A. Glucagon-like peptide 1 and exendin-4 convert pancreatic AR42J cells into glucagon- and insulin-producing cells[J]. Diabetes, 1999, 48(12): 2358-2366.

[398] LEE Y S, LEE C, CHOUNG J S, et al. Glucagon-like peptide 1 increases β-cell regeneration by promoting α-to β-cell transdifferentiation[J]. Diabetes, 2018, 67(12): 2601-2614.

[399] KAPODISTRIA K, TSILIBARY E P, KOTSOPOULOU E, et al. Liraglutide, a human glucagon-like peptide-1 analogue, stimulates AKT-dependent survival signalling and inhibits pancreatic β-cell apoptosis[J]. J Cell Mol Med, 2018, 22(6): 2970-2980.

[400] CHENG Q N, LAW P K, DE-GASPARO M, et al. Combination of the dipeptidyl peptidase IV inhibitor LAF237 [(S)-1-[(3-hydroxy-1-adamantyl) ammo] acetyl-2-cyanopyrrolidine] with the angiotensin II type 1 receptor antagonist valsartan [N-(1-oxopentyl)-N-[[2'-(1H-tetrazol-5-yl)-[1, 1'-biphenyl]-4-yl] methy]-L-valine] enhances pancreatic islet morphology and function in a mouse model of type 2 diabetes[J]. J Pharmacol Exp Ther, 2008, 327(3): 683-691.

[401] RICHE D M, EAST H E, RICHE K D. Impact of sitagliptin on markers of β-cell function: A meta-analysis[J]. Am J Med Sci, 2009, 337(5): 321-328.

[402] TALCHAI C, XUAN S H, LIN H V, et al. Pancreatic β cell dedifferentiation as a mechanism of diabetic β cell failure[J]. Cell, 2012, 150(6): 1223-1234.

[403] WANG Z Y, YORK N W, NICHOLS C G, et al. Pancreatic β cell dedifferentiation in diabetes and redifferentiation following insulin therapy[J]. Cell Metab, 2014, 19(5): 872-882.

[404] BAR Y, RUSS H A, SINTOV E, et al. Redifferentiation of expanded human pancreatic β-cell-derived cells by inhibition of the NOTCH pathway[J]. J Biol Chem, 2012, 287(21): 17269-17280.

[405] LANDSMAN L, PARENT A, HEBROK M. Elevated hedgehog/gli signaling causes β-cell dedifferentiation in mice[J]. Proc Natl Acad Sci U S A, 2011, 108(41): 17010-17015.

[406] BAYRY J, GAUTIER J F. Regulatory T cell immunotherapy for type 1 diabetes: A step closer to success? [J]. Cell Metab, 2016, 23(2): 231-233.

[407] BABON J A, DENICOLA M E, BLODGETT D M, et al. Analysis of self-antigen specificity of islet-infiltrating T cells from human donors with type 1 diabetes[J]. Nat Med, 2016, 22(12): 1482-1487.

[408] EIZIRIK D L, COLLI M L, ORTIS F. The role of inflammation in insulitis and beta-cell loss in type 1 diabetes[J]. Nat Rev Endocrinol, 2009, 5(4): 219-226.

[409] ZHANG D F, CHIA C, JIAO X, et al. D-mannose induces regulatory T cells and suppresses immunopathology[J]. Nat Med, 2017, 23(9): 1036-1045.

[410] SHAPIRO A M, LAKEY J R, RYAN E A, Islet transplantation in seven patients with type 1 diabetes mellitus using a glucocorticoid-free immunosuppressive regimen[J]. N Engl J Med, 2000, 343(4): 230-238.

[411] HERING B J, KANDASWAMY R, ANSITE J D, et al. Single-donor, marginal-dose islet transplantation in patients with type 1 diabetes[J]. JAMA, 2005, 293(7): 830-835.

[412] WITKOWSKI P, HEROLD K C. Islet transplantation for type 1 diabetes — where should we go? [J]. Nat Clin Pract Endocrinol Metab, 2007, 3(1): 2-3.

[413] VARDANYAN M, PARKIN E, GRUESSNER C, et al. Pancreas vs. islet transplantation: a call on the future[J]. Curr Opin Organ Transplant, 2010, 15(1): 124-130.

[414] SNEDDON J B, TANG Q, PETER S, et al. Stem cell therapies for treating dabetes: progress and remaining challenges[J]. Cell Stem Cell, 2018, 22(6): 810-823.

[415] BOUWENS L, HOUBRACKEN I, MFOPOU J K. The use of stem cells for pancreatic regeneration in diabetes mellitus[J]. Nat Rev Endocrinol, 2013, 9(10): 598-606.

[416] BAETGE E E. Production of beta-cells from human embryonic stem cells[J]. Diabetes Obes Metab, 2008, 10(Suppl 4): 186-194.

[417] D'AMOUR K A, BANG A G, ELIAZER S, et al. Production of pancreatic hormone-expressing endocrine cells from human embryonic stem cells[J]. Nat Biotechnol, 2006, 24(11): 1392-1401.

[418] KROON E, MARTINSON L A, KADOYA K, et al. Pancreatic endoderm derived from human embryonic stem cells generates glucose-responsive insulin-secreting cells in vivo [J]. Nat Biotechnol, 2008, 26(4): 443-452.

[419] REZANIA A, BRUIN J E, ARORA P, et al. Reversal of diabetes with insulin-producing cells derived in vitro from human pluripotent stem cells[J]. Nat Biotechnol, 2014, 32(11): 1121-1133.

[420] OH S H, MUZZONIGRO T M, BAE S H, et al. Adult bone marrow-derived cells trans-differentiating into insulin-producing cells for the treatment of type I diabetes[J]. Lab Invest, 2004, 84(5): 607-617.

[421] HALLER C, PICCAND J, DE FRANCESHI F, et al. Macroencapsulated human iPSC-derived pancreatic progenitors protect against STZ-induced hyperglycemia in mice[J]. Stem Cell Reports, 2019, 12(4): 787-800.

[422] MAHADDALKAR P U, SCHEIBNER K, PFLUGER S, et al. Generation of pancreatic β cells from CD177$^+$ anterior definitive endoderm[J]. Nature Biotechnol, 2020, 38(9): 1061-1072.

[423] PENAFORTE-SABOIA J G, MONTENEGRO R M JR, COURI C E, et al. Microvascular complications in type 1 diabetes: A comparative analysis of patients treated with autologous nonmyeloablative hematopoietic stem-cell transplantation and conventional medical therapy[J]. Front Endocrinol, 2017, 8: 331.

[424] FRIEDENSTEIN A J, PIATETZKY-SHAPIRO I I, PETRAKOVA K V. Osteogenesis in transplants of bone marrow cells. [J]. J Embryol Exp Morphol, 1966, 16(3): 381-390.

[425] CHOI K S, SHIN J S, LEE J J, et al. In vitro trans-differentiation of rat mesenchymal cells into insulin-producing cells by rat pancreatic extract[J]. Biochem Biophys Res Commun, 2005, 330 (4): 1299-1305.

[426] TRIVEDI H L, VANIKAR A V, THAKKER U, et al. Human adipose tissue-derived mesenchymal stem cells combined with hematopoietic stem cell transplantation synthesize insulin [J]. Transplant Proc, 2008, 40(4): 1135-1139.

[427] CAI J, WU Z H, XU X L, et al. Umbilical cord mesenchymal stromal cell with autologous bone marrow cell transplantation in established type 1 diabetes: a pilot randomized controlled open-label clinical study to assess safety and impact on insulin secretion[J]. Diabetes Care, 2016, 39 (1): 149-157.

[428] ZHU S Y, RUSS H A, WANG X J, et al. Human pancreatic beta-like cells converted from fibroblasts[J]. Nat Commun, 2016, 7: 10080.

[429] UMANG G, THAKKAR A V, VANIKAR H. Should we practice stem cell therapy for type 1 diabetes mellitus as precision medicine? [J]. Cytotherapy, 2017, 19(5): 574-576.

[430] HU J X, YU X L, WANG Z C, et al. Long term effects of the implantation of Wharton's jelly-derived mesenchymal stem cells from the umbilical cord for newly-onset type 1 diabetes mellitus [J]. Endocr J, 2013, 60(3): 347-357.

[431] ZHAO Y, JIANG Z S, DELGADO E, et al. Platelet-derived mitochondria display embryonic stem cell markers andimprove pancreatic islet β-cell function in humans[J]. Stem Cells Transl Med, 2017, 6(8): 1684-1697.

[432] LI L R, SHEN S M, OUYANG J, et al. Autologous hematopoietic stem cell transplantation modulates immunocompetent cells and improves β-cell function in Chinese patients with new onset of type 1 diabetes[J]. J Clin Endocrinol Metab, 2012, 97(5): 1729-1736.

[433] YOSHINOBU T，KEISUKE S，TATSUYA K，st al．Self-condensation culture enables vascularization of tissue fragments for efficient therapeutic transplantation［J］．Cell Reports，2018，23(6)：1620．

[434] HEADEN D M，WOODWARD K B，CORONEL M M，et al．Local immunomodulation with Fas ligand-engineered biomaterials achieves allogeneic islet graft acceptance［J］．Nat Mater，2018，17(8)：732-739．

[435] COLLOMBAT P，XU X B，RAVASSARD P，et al．The ectopic expression of Pax4 in the mouse pancreas converts progenitor cells into alpha and subsequently beta cells［J］．Cell，2009，138(3)：449-462．

[436] AL-HASANI K，PFEIFER A，COURTNEY M，et al．Adult duct-lining cells can reprogram into β-like cells able to counter repeated cycles of toxin-induced diabetes［J］．Dev Cell，2013，26(1)：86-100．

[437] COURTNEY M．The inactivation of Arx in pancreatic α-cells triggers their neogenesis and conversion into functional β-like cells［J］．PLoS Genet，2013，9(10)：e1003934．

[438] THOREL F，VIRGINIE NÉPOTE，AVRIL I，et al．Conversion of adult pancreatic α-cells to β-cells after extreme β-cell loss［J］．Nature，2010，464(7292)：1149-1154．

[439] CHUNG C H，HAO E，PIRAN R，et al．Pancreatic β - cell neogenesis by direct conversion from mature α - cells［J］．Stem Cells，28(9)：1630-1638．

[440] CHERA S，BARONNIER D，GHILA L，et al．Diabetes recovery by age-dependent conversion of pancreatic δ-cells into insulin producers［J］．Nature，2014，514(7523)：503-507．

[441] BRAMSWIG N C，EVERETT L J，SCHUG J．Epigenomic plasticity enables human pancreatic α to β cell reprogramming［J］．J Clin Invest，2013，123(3)：1275-1284．

[442] CHENG C W，VILLANI V，BUONO R，et al．Fasting-mimicking diet promotes Ngn3-driven β-cell regeneration to reverse diabetes［J］．Cell，2017．168(5)：775-788．e12．

[443] SWALES N．Plasticity of adult human pancreatic duct cells by neurogenin3 - mediated reprogramming［J］．PLoS One，2012，7(5)：e37055．

[444] RHEE M，LEE S H，KIM J W，et al．Preadipocyte factor 1 induces pancreatic ductal cell differentiation into insulin-producing cells［J］．Sci Rep，2016，6：23960．

[445] VALDEZ I A，DIRICE E，GUPTA M，et al．Proinflammatory cytokines induce endocrine differentiation in pancreatic ductal cells via STAT3-dependent NGN3 activation［J］．Cell Rep，2016，15(3)：460-470．

[446] BRUNO L，SANDRINE B，JUSTINE L，et al．J 5'-AZA induces Ngn3 expression and endocrine differentiation in the PANC-1 human ductal cell line［J］．Biochem Biophys Res Commun，2010，391(1)：305-309．

[447] MELTON D A．In vivo reprogramming of adult pancreatic exocrine cells to beta -cells［J］．Nature，2008，455(7213)：627-632．

[448] BAEYENS L，BONNÉ S，BOS T，et al．Notch signaling as gatekeeper of rat acinar-to-β-cell conversion in vitro - science direct［J］．Gastroenterology，2009，136(5)：1750-1760．e13．

[449] HESSELSON D，ANDERSON R M，STAINIER D Y．Suppression of ptf1a activity induces acinar-to-endocrine conversion［J］．Curr Biol，2011，21(8)：712-717．

[450] LI W D，CAVELTI-WEDER C，ZHANG Y Y，et al．Long-term persistence and development of induced pancreatic beta cells generated by lineage conversion of acinar cells［J］．Nat Biotechnol，2014，32(12)：1223-1230．

[451] PAN F C, Bankaitis E D, Boyer D, et al. Spatiotemporal patterns of multipotentiality in Ptf1a-expressing cells during pancreas organogenesis and injury-induced facultative restoration[J]. Development, 2013, 140(4): 751-764.

[452] BAEYENS L, BREUCK S D, LARDON J, et al. In vitro generation of insulin-producing beta cells from adult exocrine pancreatic cells[J]. Diabetologia, 2005, 48(1): 49-57.

[453] LUC B, MARIE L, GUNTER L, et al. Transient cytokine treatment induces acinar cell reprogramming and regenerates functional beta cell mass in diabetic mice[J]. Nat Biotechnol, 2014, 32(1): 76-83.

[454] LIMA M J, MUIR K R, DOCHERTY H M, et al. Suppression of epithelial-to-mesenchymal transitioning enhances ex vivo reprogramming of human exocrine pancreatic tissue toward functional insulin-producing β-like cells[J]. Diabetes, 2013, 62(8): 2821-2833.

[455] GERMAN M S. New beta-cells from old acini[J]. Nat Biotechnol, 2008, 26(10): 1092-1093.

5 组织工程与再生医学中的学科交叉研究

组织工程与再生医学作为近年来迅速成长的前沿交叉学科,其与各分支学科之间有着相互促进、协同发展的关系。例如,细胞生物学领域的细胞外囊泡技术,以及材料科学与先进制造领域的 3D 打印技术,均在组织工程与再生医学的应用场景下碰撞出了新火花。同时,这两项技术的进步,又极大地拓展了组织工程与再生医学的发展前景。

5.1 细胞外囊泡在组织工程与再生医学中的应用

5.1.1 细胞外囊泡的生物学起源

细胞外囊泡(extracellular vesicle,EV)是由细胞分泌的具有双层膜结构的脂质囊泡,其中包含核酸、蛋白质等生物活性分子,在细胞间通讯和信号转导中发挥着重要的作用。细胞外囊泡一般呈现球形或杯状,大小约为 100 nm～5 μm。根据囊泡生理特性和触发机制的不同,目前细胞外囊泡主要分为外泌体(exosome)、胞外体(ectosome)又叫微泡(microvesicle)和凋亡小体(apoptoticbody,AB)[1,2]。

目前研究表明,多数细胞都可以分泌细胞外囊泡,包括干细胞、免疫细胞和体细胞等。细胞外囊泡被供体细胞分泌之后,广泛分布于机体组织和体液中,包括血液、乳汁、唾液、尿液、恶性腹水以及羊水等[3-5]。最初,这些 EV 被认为是细胞排出的废物[1]。然而,随着研究的深入,研究者发现细胞外囊泡中携带着大量的生物活性分子,包括 DNA、RNA(microRNA 和 mRNA)、蛋白质、脂质和代谢物等,这些活性分子能够向受体细胞传递重要信息,在维持机体稳态中发挥重要作用。EV 的双层脂膜结构能够将这些有功能的生物活性分子包裹在内,保护其免受体液中各种降解酶的影响,从而使得这些生物分子能够稳定存在于 EV 中,并在细胞间进行传递。这些特性使得 EV 成为了细胞间非常重要的沟通载体。EV 相关的研究已经成为近年来最热门的话题之一,其涉及的领域十分广泛,包括细胞微环境的调节、免疫调节、组织损伤修复、肿瘤耐药、肿瘤标志物以及药物输送等众多研究方向。

5.1.2 细胞外囊泡的分离与鉴定

5.1.2.1 分离

基于 EV 的物理性质以及其特有的蛋白质生物学特性,将液体样本中的杂质蛋白、脂质以及其他干扰成分去除,以实现 EV 的分离。目前,EV 常用的分离方法有超速离心法、密度梯度离心法、尺寸排阻色谱法、超滤法、聚乙二醇沉淀法和免疫磁珠分选法等[6]。超速离心法操作简单,分离所得的 EV 纯度最高,是目前被广泛认可的 EV 分离的金标准,使用最为普遍,但分离耗时长,不适合大规模提取;密度梯度离心法分离纯度提高,可以较好地保持 EV 活性;尺寸排阻色谱法分离纯度进一步提高,但耗时较长;超滤法操作简单,省时,可大规模使用;聚乙二醇沉淀法试剂易得,操作简单,耗时短,但易被游离蛋白污染;免疫磁珠分选法特异性好,纯度高,但与抗体结合后需要额外的分离和纯化步骤。

5.1.2.2 鉴定

为了保证 EV 分离结果的可信度与可重复性,有必要对分离出的 EV 进行鉴定。基于 EV 的形态学特征、浓度、粒径大小以及表面标志物,目前常见的 EV 鉴定方法有电镜分析(透射电镜、扫描电镜、冷冻电镜和原子力显微镜)、纳米颗粒跟踪分析(NTA)、免疫印迹法和酶联免疫吸附法(ELISA)检测以及荧光共聚焦显微技术。电镜分析可用于 EV 形态学特征鉴定,例如透射电子显微镜不仅可以获取 EV 的表面特征,还可获取 EV 内部的结构特征,原子力显微镜可提供 EV 的三维表面图;纳米颗粒跟踪分析(NTA)可获取 EV 实时浓度与粒径分布信息,常用于外泌体的半定量检测;免疫印迹法和 ELISA 检测可对 EV 表面的特征蛋白进行定性、半定量或定量分析,特异性强;荧光共聚焦显微技术可用于亲脂性膜结合染料进行标记,也可利用其表面的巯基对 EV 进行标记。

5.1.3 细胞外囊泡的分类

根据 EV 的大小、形态、生物学起源、形成机制以及功能不同,一般将细胞外囊泡分为外泌体、微泡和凋亡小体 3 种亚群。

5.1.3.1 外泌体

外泌体(exosome)起源于细胞的内涵系统,是由多胞体又称多囊泡体(multivesicular body, MVB)与细胞膜融合后由细胞主动分泌到细胞外形成的胞外囊泡,直径一般为 30~100 nm,电镜下观察一般为杯状[7]。外泌体的形成通常依赖 ESCRT 和跨膜蛋白两种通路。当多囊泡体向内凹陷形成管腔状囊时,由 ESCRT 蛋白组成的复杂蛋白网络结构可促进多囊泡体形成和囊泡出芽,同时将一些特定的蛋白纳入内囊泡内。此外,跨膜蛋白也参与外泌体的生物形成。研究显示，细胞内四跨膜蛋白（CD63、CD81、CD9）的微区可与 ES-CRT 作用促进内囊泡的形成，并与 CD81 相互作用将蛋白质分选至外泌体内[7-9]。除了四跨膜蛋白外，蛋白质组学显示参与免疫应答的抗原呈递蛋白（MHCI 和 MHCII）、热休克蛋白（Hsp70 和 Hsp90）以及参与膜转运和融合蛋白（GTPases、Annexins、Flotillin）也常作为外泌体的标志物，用于外泌体的鉴定[7,10,11]。外泌体中除了蛋白质外，也含有核酸和脂质等多种成分。研究显示外泌体中含有 DNA 和 RNA（mRNA、miRNA、tRNA、rRNA），其中 miRNA 是一类非编码的小 RNA，在外泌体脂质双分子层的保护下，囊泡内 miRNA 比游离 miRNA 具有更长的半衰期和较高的稳定性，能更好地发挥对受体细胞的调节作用[7,12]。细胞释放到循环和体液中的外泌体在健康人和患有不同疾病的患者中显示出不同的蛋白质和 RNA 含量，如肿瘤衍生的外泌体富含可作为肿瘤标志物的 miRNA，因此外泌体也可作为一些疾病的生物标志物。另外，脂质也可作为疾病诊断的标志物。研究显示，外泌体的双层膜中含有丰富的胆固醇、甘油二酸酯、甘油磷脂、磷脂和鞘脂等在维持外泌体稳定中也发挥重要作用[7,13]。

　　外泌体存在多种释放机制。一般来说外泌体的释放时间比一般微囊泡要持久，微囊泡一般释放时间为几十分之一秒，而外泌体可长达 10 min 甚至更久。大量研究表明 Rab 家族在调控外泌体释放中起着重要作用，在白血病 K562 细胞中，过表达 Rab11 可抑制外泌体的释放[7,14]。在 Hela 细胞中，抑制 Rab2b、Rab5a、Rab9a、Rab27a 和 Rab27b 蛋白表达后外泌体的分泌量大量减少，其中 Rab27a 和 Rab27b 的缺失效应更为明显[7,15]。此外，突触蛋白也可影响多囊泡体与细胞质膜的融合从而影响外泌体的释放[7,8]。以上的研究提示，细胞内存在多种调控外泌体分泌的效应分子，而更深入研究其机制有助于对外泌体的全面认识。

5.1.3.2　微囊泡

　　微囊泡（microvesicle）又称微粒、胞外体，是细胞激活、损伤或凋亡后从真核细胞表面脱落释放的膜性小囊泡，直径为 100～1 000 nm。微囊泡与外泌体形成不同，外泌体是多囊泡体与胞膜融合后形成颗粒状小囊泡，微囊泡是细胞质膜直接以出芽和分裂的方式向细胞外突出形成的大囊泡。起初，微囊泡是在血液系统中发现，随后的研究发现，其他细胞同样能够释放此类物质，如中性粒细胞、淋巴细胞、单核细胞等。由于这种细胞膜来源的产物为膜性结构并呈圆形外观，形状近似微小的囊泡，因此将其称为"微囊泡"。

　　细胞在正常生理过程中一般会产生微囊泡，但是其数量少且获取时间长，因此为了在维持细胞活性状态下迅速产生大量的微囊泡，需要通过一些外界刺激的方法进行诱导。常见的细胞刺激法有细胞饥饿法、紫外光照法以及放射法等[16-20]。细胞饥饿法是目前刺激微囊泡产生最常用的方法，它主要通过对细胞饥饿时间的控制，在维持细胞基本生物活性的情况下促进微囊泡的产生；紫外光照法是通过适量紫外光照射刺激，对细胞进行短时间预处理，使其相对快速产生微囊泡的方法。由于紫外光对细胞本身具有损伤作用，因此此法对于光照时间与光度的要求比较严格，有一定的局限性；放射在微囊泡提取中运用较少，由于其对细胞的杀伤力过强，极易导致细胞死亡，因此对放射剂量的要求非常严格，故在使用上也受到了限制[20]。

越来越多的证据表明微囊泡不仅包含细胞表面的膜蛋白和脂质，还携带细胞内环境的核酸（DNA 和 RNA），包括 mRNA、microRNA（miRNA）、小干扰 RNA（siRNA）和长非编码 RNA（lncRNA）。由于它们含有来自亲本细胞的多种成分，微囊泡在细胞间通信、信号转导和免疫调节中发挥多种功能。例如，在人类疾病发展过程中，某些特定的具有某些病理特征的微囊泡可能被用来识别或检测病理状况。多项研究表明，从血液细胞释放的微囊泡可能在急性冠状动脉综合征（ACS）、心肌梗死（MI）、心室重塑、2 型糖尿病、糖尿病性视网膜病变以及其他心脏代谢疾病中具有潜在的诊断作用[21]。此外，干细胞来源微囊泡在组织工程与再生医学也有着广泛的应用前景，未来有望发展为一种安全有效的无细胞治疗策略。

5.1.3.3　凋亡小体

凋亡是正常细胞和癌细胞死亡的主要机制。细胞凋亡导致的细胞死亡经过几个阶段，首先是核染色质的凝结，然后是膜起泡，再到细胞内容物分解成为凋亡小体或凋亡小泡。与外泌体、微囊泡是在正常细胞过程中分泌的不同的是，凋亡小体仅在程序性细胞死亡期间形成。在正常生理过程中，大多数凋亡小体被巨噬细胞吞噬，并被局部清除。这种清除是由吞噬细胞上的识别受体和凋亡细胞细胞膜特定变化之间的相互作用介导的，最具特点的是磷脂酰丝氨酸转位到脂质层的外层小叶，这些易位的磷脂酰丝氨酸与吞噬细胞识别的膜联蛋白 V 结合。另一个明显特征是膜变化涉及表面分子的氧化，这些变化为血栓反应蛋白或补体蛋白 C3b 的结合创造了位点，凝血反应蛋白和 C3b 依次被吞噬细胞受体识别。因此，膜联蛋白 V、血栓反应蛋白和 C3b 是三种公认的凋亡小体标志物。

凋亡小体是在细胞凋亡过程中产生，内含蛋白质、脂质以及核酸（microRNA、mRNA、DNA）等，并具有一定的生物学功能。它可以有多种类型细胞产生，如 T 细胞、单核细胞、巨噬细胞、成纤维细胞、内皮细胞、表皮细胞、软骨细胞及肿瘤细胞等，并且能够被巨噬细胞、树突状细胞、上皮细胞、内皮细胞和成纤维细胞等多种细胞吞噬，随后又在溶酶体中内化、摄取和降解。凋亡小体可以通过多种方式被诱导，如紫外辐照、H_2O_2、药物和饥饿处理等。凋亡小体的产生机制与外泌体和微囊泡不同，外泌体形成通常依赖 ESCRT 和跨膜蛋白两种通路，微囊泡则依赖 Ca^{2+} 通路和刺激，而凋亡小体则是在凋亡的过程中产生，依赖凋亡相关通路，其产生并不是一个随机过程，而是受多个分子及信号通路的精密调控，如 caspase 介导的 ROCK1 激活、肌动蛋白收缩及 PANX1 活性的平衡等。

5.1.4　细胞外囊泡在组织工程与再生医学中的研究

种子细胞是组织工程中的核心部分，干细胞由于其强大的增殖能力和自我分化能力，在组织工程中显示了巨大的优势。除此之外，免疫细胞也是组织工程中的重要种子细胞，其与干细胞相互作用来维持组织工程移植物的稳态[22-27]。尽管细胞治疗在组织工程中发挥了很大优势，但是细胞治疗也存在一定的弊端。大量研究显示，干细胞的功能受到其所处的微环境的精密调控，细胞移植入体内后，在缺血、缺氧、炎性细胞因子、促凋亡因子等微环境的影响下，存在低存活率和大量凋亡现象，最终发挥再生作用的细胞微乎其微。因此人们急需寻找到能够更好地促进组织再生的新方法。

作为目前研究的热点，细胞外囊泡由于其优越的性能，在细胞间通讯和信号转导中发挥着重要的作用，在众多疾病治疗中起着关键作用。细胞外囊泡作为一种良好的体内药物递送载体，在组织再生治疗方面有很大的应用潜力，在生命科学的各领域也引起了广泛关注。与传统的药物递送体系相比，细胞外囊泡显示出更独特的优势，它不仅可以降低回输时的免疫原性，增加自体循环时间，还可以延长药物的半衰期，表现出良好的生物相容性。细胞外囊泡作为药物载体靶向传递治疗药物，能够实现对病灶的精准治疗，有利于对疾病的控制，可更高效地发挥药物作用。

EV 携带多种生物活性物质，可通过转运 miRNA、蛋白质等生物活性分子，调控受体细胞的增殖和分化功能，成为组织再生的潜在治疗载体。目前多项研究显示，干细胞外囊泡在组织再生方面有着巨大的潜能，包括骨组织再生、神经组织再生、牙再生、皮肤组织再生以及肝、肾再生等，这些研究为最终实现临床应用迈进了一大步。

在骨的再生修复中，外泌体发挥重要作用。作为高度血管化的组织，细胞来源的囊泡可以通过促进血管生成加快大鼠骨损伤的愈合[28]。骨的生长发育和再生与成骨细胞和破骨细胞密切相关，外泌体可通过调节成骨-破骨平衡调控骨的形成。此外，有研究证实，细胞在软骨修复中的有效性，大多归于细胞外囊泡的旁分泌途径[29,30]。

神经的修复和再生一直是神经组织工程的重要目标，神经系统中的大多数细胞类型被认为会释放囊泡，并且外泌体在神经系统信息传递中的作用已经得到了很好的证实。最近的一些研究显示，在啮齿类动物模型中，来自细胞外基质的囊泡能够将 miR-133b 转移到神经细胞，诱导神经突生长并增强中风后的功能恢复。也有研究表明，树突状细胞来源的囊泡在诱导受损神经纤维脱髓鞘方面发挥重要的作用，这可能对多发性硬化症和其他神经系统疾病的治疗具有重要意义；此外，大量动物实验表明囊泡在神经系统中具有较好的修复作用，如外泌体可应用于脊髓损伤、脑卒中等。

细胞外囊泡对皮肤组织再生也有一定促进作用,在大鼠皮肤软组织损伤的过程中,囊泡可以缩短小鼠皮肤切口创面愈合时间,并减少瘢痕形成。此外,囊泡对糖尿病大鼠皮肤损伤恢复也有显著的效果,在一定程度上可加快糖尿病皮肤创面的修复。囊泡还可以促进味蕾再生和牙髓再生。据报道,近年来口腔癌发病率持续增高,常规治疗方法是采用外科手术切除癌变组织,进而用正常组织移植修复缺损,此方法虽然能够恢复组织形态,但无法恢复味觉功能,而外泌体与细胞外基质联合治疗却可以促进味蕾再生,提升患者术后生活质量。牙髓组织的损伤通常是由龋病、外伤、牙周炎逆行性感染等因素造成,目前常规治疗手段是根管治疗,但是根管治疗也存在很多弊端,例如牙齿抗力下降、脆性大、易折断等,影响牙齿的生物学功能。最新研究发现,牙髓干细胞和间充质干细胞来源的囊泡可以诱导干细胞分化促进牙周组织再生;此外,新的研究还表明细胞外囊泡在牙齿发育过程中被发现,包括形态发生、釉质发生和牙本质形成。这些重大发现不仅补充了牙齿发育过程中的机制,同时也为外泌体应用于牙齿再生领域提供了坚实的理论基础。

细胞外囊泡对心肌、肝脏、肾脏以及肺组织再生也有一定促进作用。心肌疾病有着高发病率和高死亡率,由于心肌受损后心脏再生能力下降,外泌体为改善心脏功能提供了一种有前景的治疗方案。研究表明,移植间充质干细胞释放的凋亡小体通过调节受体内皮细胞的自噬,增强血管形成,从而改善心脏功能。肝脏是人体消化系统中最大的器官,肝脏通过正常肝细胞的复制而再生,但是当损伤严重到引起功能障碍的情况下,有可能会出现急性肝功能衰竭等,干细胞来源的外泌体具有抑制炎症反应、抗凋亡和抗氧化的作用,能够有效减轻肝损伤。此外还有研究证实干细胞外泌体可以减少病灶内中性粒细胞的聚集,减轻氧化应激诱导的肝细胞凋亡,有助于肝细胞再生。干细胞外泌体在肾脏疾病中的研究较多,常见的有急性肾损伤、慢性肾损伤和糖尿病肾病。研究发现,间充质来源的外泌体可以改善肾脏功能和形态,提高存活率;对肾脏缺血再灌注损伤和残余肾模型中肾损伤均有一定的保护作用。肺损伤成为了全球第四大死亡原因,很大一部分肺损伤常常无法治愈。有研究发现,间充质干细胞外泌体能够抑制炎症反应,促进肺上皮细胞修复,改善损伤后的肺功能。此外,有研究表明外泌体可以减轻肺水肿和功能障碍,并减少炎症因子的释放,同时证实了外泌体可抑制肺上皮细胞内源性和外源性凋亡途径,减少细胞的凋亡。又有研究表明,间充质干细胞来源的外泌体还可以减轻失血性休克引起的肺血管通透性增加,减少肺损伤。

5.1.5 细胞外囊泡在疾病治疗中的应用

近年来,基于在血液和其他生物体液中的研究发现,EV 在多种疾病的诊断和治疗中发挥重要作用,目前被视为很多疾病诊断的生物标志物,包括代谢性疾病,如 2 型糖尿病和肥胖症[31]。2 型糖尿病患者表现为血小板和单核细胞来源的 EV 增加,特别是在糖尿病肾病中,EV 的数量显著增加;与患有心肌梗死的非糖尿病患者相比,糖尿病患者在急性心肌梗死后血小板释放 EV 的数量也有所增加。研究发现,2 型糖尿病患者尿液中 EV 相关二肽基肽酶-iv 水平高于正常人,提示这些 EV 可作为糖尿病肾病发病的特异性生物标志物。此外,有研究者提出肥胖患者体内脂质积累不足和脂滴生物形成以及小脂肪细胞向大脂肪细胞转化缺陷与 EV 介导的信号传递缺陷有关。还有一些研究表明,EV 在循环中的水平与癌症的不良预后相关,因此可能被用作癌症的生物标志物。研究显示,表达黏液蛋白的 EV 是腺癌早期检测的潜在标记物。黑色素瘤患者血浆中外泌体携带的 CD63 和 caveolin-1 水平较高[32,33]。

循环 EV 在胶质母细胞瘤、胃癌和乳腺癌中均含有肿瘤特异性 mRNA,EV 的 miRNA 谱可用于癌症的诊断[34]。例如,在卵巢癌中,miRNA 的表达可能随着疾病的分期而变化,并可能在肺腺癌中具有诊断潜能[35,36]。

此外,研究证实植物来源 EV 可以抑制牙龈卟啉单胞菌的致病性以缓解牙周炎症状。骨髓间充质干细胞分泌的 EV 携带 LncRNA/MALAT1 能够改善骨质疏松[37]。前列腺癌患者尿液中的 EV 表达编码 PCA3 和 TMPRSS2∶ERG 融合产物的 mRNA,在癌细胞中表达上调。EV 除了具有疾病诊断和治疗的作用,也能调控周围组织或细胞的代谢状态。例如活化肝星状细胞分泌 EV 可以影响肝脏细胞的代谢状态。由于 EV 自身的性质以及携带一些母体细胞来源的特异性表达分子,使得 EV 及其内容物成为部分疾病早期生物诊断的标志物。

5.1.6　小结与展望

相对于传统的细胞治疗,细胞外囊泡(EV)在组织工程与再生医学领域显示了巨大的潜力。特定的细胞类型释放的 EV 可以通过生物屏障传递生物活性分子,实现细胞间的信息交换。尽管 EV 在靶向给药、生物屏障、疾病筛查、癌症治疗以及组织再生领域发挥了巨大优势,但是 EV 的临床治疗应用仍然缺乏有效的标准化评测手段和方法。细胞来源和囊泡组成需要进行详尽的表征和检测,来保证临床使用过程中的安全性和有效性。

5.2　3D 打印在组织工程与再生医学领域的应用

5.2.1　3D 打印在组织工程与再生医学领域的应用概述

组织及器官的体外生物制造是科学家们的梦想,近几十年来,生物 3D 打印技术已广泛应用于皮肤、血管、心脏等多种组织器官的构建,不仅在组织工程中大放异彩,促进了药物动力学、药物筛选的相关研究,同时也为再生医学的发展奠定了基础。由于组织和器官的高度复杂性,科学家开发出了多种生物 3D 打印方法用来解决不同的应用问题。本节介绍生物 3D 打印的基本原理,系统回顾生物 3D 打印的发展历史,对生物打印方法进行总结和分类,并对生物 3D 打印技术在组织工程与再生医学领域的应用做简要综述。

5.2.2　3D 打印的基本概念及发展历史

5.2.2.1　3D 打印与生物 3D 打印

3D 打印技术(three-dimensional printing,3DP),是基于离散-堆积原理,在计算机辅助下采用分层加工、叠加成形的方法,通过逐层增加材料来形成三维实体的技术。3D 打印已经渗入各行各业,并引领创新,引发了全球制造业的变革。近年来,3D 打印技术在医学领域内取得了广泛应用,涉及领域包括骨组织工程支架、牙齿修复、生物器件、外科手术模型、人体器官再造、药物模型等[38]。3D 打印技术由于具有高精度、高复杂度、个性化制造的特点,受到了研究人员的广泛关注。

生物 3D 打印是一门与医学、生物学、机械工程和材料科学密切相关的交叉学科。广义上讲,与生物医学领域直接相关的 3D 打印可视为生物 3D 打印,生物 3D 打印也可以狭义地定义为一个过程,即操纵含细胞的生物墨水制造具有一定结构的活体组织。清华大学生物制造中心将生物 3D 打印划分为五个层次[39]。如生物 3D 打印(见图 5-1),其第一层次是制造没有生物相容性要求的结构,如用于外科手术规划的 3D 打

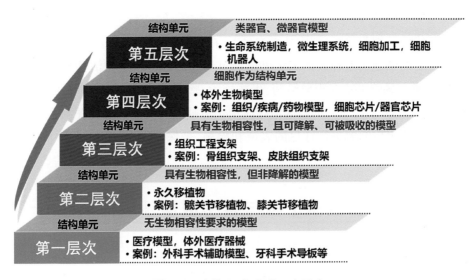

图 5-1　生物 3D 打印的五个层次

(图片修改自参考文献[39])

印产品;第二层次是制造需要生物相容性的不可降解产品,如钛合金关节和用于缺陷修复的硅胶假体;第三层次制造生物相容性和可降解性的产品,如可生物降解的骨支架和血管支架;第四、第五层次属于狭义上生物打印的概念范畴,是操纵活细胞、微组织、类器官等,构建仿生三维组织,如用于药物筛选、机理研究和修复替代的细胞模型、器官单元、生物芯片、血管等[39]。

5.2.2.2 生物 3D 打印的起源与发展

1) 生物 3D 打印的起源

20 世纪以来,科技的发展使人们对生命的产生机制和生物体的微观结构有了深入的了解。在体外构建具有一定生物功能的组织和器官,用于病损组织和器官的修复替代成了令人瞩目的科学前沿,它对传统的制造业提出了新的挑战。生物制造工程(organism manufacturing engineering,biomanufacturing 或 biofabrication)的概念在这样的背景和需求下被提出并发展起来[40]。20 世纪 90 年代以来,产生的基于微挤出和微喷射沉积的 3D 快速成型新工艺,使得人体复杂组织器官的电子模型转变成具有功能梯度的物理模型成为可能。生物制造技术构建受生物过程启发或模仿生物过程的细胞结构体,这些结构体将活细胞和细胞外其他生物化学成分构建成所需结构,适用于组织修复和药物筛选等转化应用[41]。生物 3D 打印在生物制造领域是一项关键技术。

2) 生物 3D 打印的发展历史

1984 年,Charles 发明了立体光刻技术(stereolithography,SLA),其通过利用计算机数据打印 3D 对象,标志着 3D 打印技术的诞生。生物 3D 打印技术最早于 1988 年提出,Klebe 使用标准的惠普(Hewlett-Packard,HP)喷墨打印机通过细胞划线技术沉积细胞[42]。1999 年,Odde 等首次利用激光辅助生物打印技术沉积活细胞,用于开发具有复杂解剖结构的类似物[43]。2002,熊卓等使用低温沉积制造(low temperature deposition manufacturing,LDM)工艺制备聚乳酸/磷酸三钙(PLLA/TCP)复合支架并负载牛骨形态发生蛋白(BBMP),并使用该组织工程人工骨修复犬右前肢桡骨上长 20 mm 的骨缺损[44]。同年,Landers 等报道了第一种基于挤出的水凝胶打印技术,该技术后来被商业化为"3D 生物绘图仪"[45]。Wilson 和 Boland 在 2003 年通过修改 HP 标准喷墨打印机开发了第一台喷墨细胞打印机[46]。一年后,只有细胞(没有基质材料)的三维组织被开发出来。颜永年等模拟细胞/细胞外基质结构,提出基于细胞/材料单元挤出、喷射和受控堆积的细胞 3D 打印技术路线,于 2004 年成功构建了含软骨细胞和肝细胞的结构体并申请了发明专利[47,48]。此后,生物 3D 打印技术不断发展并被广泛应用。近年来,生物 3D 打印技术更是发展迅速,多种组织器官体外模型相继被制造出来,新的打印技术也不断发展。2009 年,Li 等通过多细胞 3D 打印构建了体外肝脏模型,将其应用于酒精性肝损伤评估和药物评价[49,50]。2012年,Skardal 等在小鼠模型上进行原位生物打印[51]。2015年,Gao 等采用同轴技术制造管状结构[52]。2016年,Atala 的研究小组使用集成组织器官打印机(integrated tissue-organ printer,ITOP)制造了软骨模型[53]。2019年,Noor 等成功制造了一种可灌注的迷你心脏[54]。几个月后,Lee 等利用悬浮水凝胶的自由可逆包埋技术(freeform reversible embedding of suspended hydrogel,FRESH),在不同尺度上实现了人心脏的生物打印[55]。2020—2021年,Ozbolat、IT 等发明了基于抽吸辅助的生物打印技术(aspiration-assisted bioprinting,AAB),并结合悬浮胶实现了高细胞密度细胞球的打印,成功构建了心肌及软骨模型[56-59]。

作为生物制造的一项核心技术,生物3D打印利用细胞、蛋白质和生物材料构建3D打印生物模型、生物系统和治疗产品。从打印组织工程支架和植入物,到打印用于三维体外模型的细胞结构体,再到打印类器官、组织器官芯片、微生理平台和工程生命系统,这一新兴技术正在迅速发展,相关研究成果不断涌现(见图5-2)。生物3D打印使体外疾病建模、药物筛选和组织器官再生重建成为可能。这些广泛的应用也推动了组织工程、再生医学、个性化癌症治疗和药物开发等研究领域的发展。

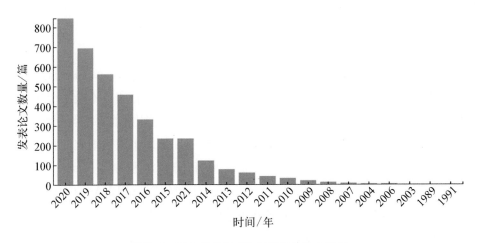

图5-2 近年来生物3D打印相关论文数量

(数据来自 web of science)

5.2.3 生物3D打印的基本过程及研究内容

5.2.3.1 生物3D打印的基本过程

生物打印过程可分为四个步骤[60]。① 生物建模:三维模型可以通过使用 X 射线、计算机断层扫描(CT)、磁共振成像(MRI)等技术进行扫描和重建,或者直接使用计算机辅助设计软件来建立,如 CAD、solid works 等。然后,三维模型将被特定的软件分割成具有可定制尺寸和方向的二维水平切片。这些数据将根据不同的生物打印方法被进一步加工成微滴或微丝单元。② 材料选择:根据打印结构和方法的要求,慎重选择包括细胞、生长因子、水凝胶等在内的材料。③ 生物打印:在生物打印之前,需要在适当范围内确认打印参数。同时要观察打印过程,及时调整。④ 功能化:打印后,通过物理和化学刺激,使分散的细胞形成连接并产生天然组织器官的一些功能。

5.2.3.2　生物 3D 打印的研究内容

1) 生命体设计与建模

目前绝大多数得到广泛应用的零件设计与建模软件只能处理均质实体。然而,所有的组织和器官都是复杂的非均质实体,它们是由多种细胞和生物大分子所组成的具有功能梯度结构的实体。因此,生物 3D 打印过程的实现需要新的设计与建模软件来处理复杂的组织和器官。这种设计一方面是对生物学模型的设计,另一方面也是对打印工艺的设计,前者回答了针对某类生物学问题需要采用的建模思路,后者回答了制造生物模型时需要采用的技术手段。针对生物学问题设计合适的特定三维生物学结构,并在计算机数字模型的控制下将微滴或微丝单元通过不同的打印技术堆积组装在一起,便可构建出面向特定生物学问题的特定三维模型。

2) 生物材料与细胞

在生物 3D 打印过程中,用来制造活的组织和器官的材料包括生物材料(其中也包含各种酶和生长因子等生物活性分子)和活的细胞。对于生物制造工程中各种技术路线而言,如何获得丰富的细胞来源和细胞的最佳生长条件都是重要研究内容。不同组织在不同生长环境下存在着不同的性质,每个组织内部具有很强的各向异性结构,这使得人们很难用一种生物材料解决所有的生物问题。

生物支架材料或生物墨水的性能可以通过几个主要因素来评价:可打印性、生物相容性和机械性能。可打印性评价了生物材料的可成形性,材料黏度是其中的一个重要指标,从溶胶状态到凝胶状态的快速转换能力,及合适的打印参数是可打印的必要条件。生物相容性是衡量材料仿生程度的重要标准,要求生物材料尽可能与体内细胞的微环境相似,细胞能在其存在条件下增殖、延伸、分化并最终相互沟通。机械性能要求生物材料的强度足以支持后续的培养和植入。生物打印结构通常需要在体外培养,在此期间可能会发生营养物质的灌注和材料的降解,需要适当的强度来支持,机械性能不足会导致植入失败。

因此,生物材料的选择需要兼顾可打印性、生物相容性和机械性能。生物材料的合理设计需要考虑生物打印工艺、细胞生长和增殖以及结构的完整性,同时根据实际细胞类型和打印分辨率的需要进行调整。

3) 生物 3D 打印方法及设备

打印方法是生物 3D 打印的核心,而设备关乎打印方法的实现。细胞需要在计算机的直接操纵或间接控制下,根据先前的设计,被装配成活的"零件"。现在人们可以在体外大量培养增殖各种细胞,但是将各种细胞按其特定的结构和功能进行组装,并形成具有一定形态的结构,从而实现其生理学功能,仍是一项极具挑战性的任务。因此,具体的打印方法和相关设备的研究是生物 3D 打印研究的重要内容。

5.2.4 生物 3D 打印的研究现状

5.2.4.1 生物材料开发现状

陶瓷、天然及合成聚合物和水凝胶等已被用作组织工程支架及含细胞结构的打印材料。生物陶瓷前体或生物陶瓷粉末,包括微或纳米磷酸钙(Ca-P)、羟基磷灰石(hydroxyapatite,HAP)、β-磷酸三钙(β-tricalcium phosphate,β-TCP)、缺钙型羟基磷灰石(calcium-deficient hydroxyapatite,CDHA)、生物活性玻璃等,可以与黏合剂或光聚合物混合形成打印油墨,并被制成 3D 打印结构,进一步烧结去除有机物,便可以得到硬的生物陶瓷支架。生物陶瓷微纳米颗粒可以进一步与可生物降解的合成/天然聚合物混合,通过微挤压制成 3D 支架,这种支架无需后续烧结。它们具有离子敏感性、光敏性、温敏性、酶敏感性或 pH 敏感性,因此在生物打印之前、期间和之后,可以很容易地凝胶成一定结构。可生物降解和生物相容的聚酯,如聚乳酸[poly(L-lactide)acid,PLLA]、聚乙烯醇(polyvinyl alcohol,PVA)、聚 β-羟基丁酸(poly-β-hydroxybutyric acid,PHB)、聚(3-羟基丁酸酯-co-3-羟基戊酸酯)[poly(3-hydroxybutyrate-co-3-hydroxyvalerate),PHBV]、聚(D,L-乳酸)[poly(D,L-lactide),PDLLA]、聚乳酸-羟基乙酸共聚物[poly(lactic-co-glycolic acid),PLGA]和聚己内酯(polycaprolactone,PCL)可以被加工成细丝、颗粒甚至粉末,以便在高温熔融挤压和烧结下实现聚合物支架的 3D 打印,或者溶解在有机水溶剂中,在室温下实现基于微挤压的 3D 打印。使用复合材料作为打印材料,不仅可以提供具有骨传导性的支架,还可以改善无机颗粒填料的降解性,改变支架的物理、机械和生物特性。此外,还可以加入药物、生物分子等功能剂,使支架具有抗菌、成骨、血管生成等能力。天然/合成水凝胶包括海藻酸钠、纤维蛋白原、明胶、胶原蛋白、丝素蛋白、壳聚糖、琼脂糖、透明质酸、甲基丙烯酸酐化明胶(gelatin methacrylic anhydride,GelMA)、聚乙二醇(polyethylene glycol,PEG)、聚氧化乙烯(polyethylene oxide,PEO)等,在生物打印中有着广泛的应用。

5.2.4.2 生物 3D 打印技术的研究现状

可以将生物 3D 打印技术分为生物材料支架的 3D 打印技术及细胞 3D 打印技术。生物材料支架的 3D 打印技术按照成形原理的不同,主要有熔融沉积成形(fused deposition modeling，FDM）、低温沉积制造（low temperature deposition manufacturing，LDM）、静电纺丝（electrospinning）三种工艺。根据不同的成形原理和打印材料，含细胞材料的 3D 打印主要有四种主要方法：挤出法、液滴法、光固化法和抽吸辅助法。基于挤出的生物打印挤出生物墨水，形成连续的细丝构造；基于液滴的生物打印产生离散的液滴堆积成结构；而基于光固化的生物打印则利用光固化材料，将其固化并逐层堆叠，实现三维模型；基于抽吸辅助式的生物打印则通过气压辅助，配合计算机操控，精确拾取和定位细胞球，实现高细胞密度的模型。

1）生物材料支架的 3D 打印技术

熔融沉积，又叫熔丝沉积，是一种将丝状的热熔性材料加热融化后，通过带有微喷嘴的喷头将材料挤出，同时通过计算机控制喷头运动使热熔性材料按照预先设定的形状沉积的一种打印技术，可以实现生物材料结构体的体外制造。熔融沉积成型技术不采用激光，设备的使用、维护比较便捷。熔融挤出式打印的工作原理包括以下几个步骤，将利用建模软件得到的三维模型图导入 FDM 装置，根据三维模型的逐层切片数据，FDM 装置将聚合物材料送入热熔喷头，喷头加热融化材料，并以液态的形式挤到打印基板上，材料在基板上冷却形成微丝，经过层层堆积以形成三维结构。

大多数 FDM 设备具备以下特点：① 设备以数控方式工作，刚性好，运行平稳；② X、Y 轴采用精密伺服电机驱动，精密滚珠丝杠传动；③ 实体内部以网格路径填充，使原型表面质量更高；④ 可以对 STL 格式文件实现自动检验和修补；⑤ 丝材宽度自动补偿，保证零件精度；⑥ 挤压喷射喷头无流涎、高响应；⑦ 精密微泵增压系统控制的远程送丝机构，确保送丝过程持续和稳定[61]。鉴于 FDM 技术的很多优点，该技术在组织工程支架领域得到了较多应用。

低温沉积制造（LDM）系统由清华大学熊卓等发明[44,62]，具备 3D 打印工艺所共有的特点，如直接接受产品设计（CAD）数据；成型过程无需专用夹具、模具、刀具；快速制造出新产品的样件、模具或模型；可以制造复杂形状的三维零件等。低温沉积是一种专为组织工程支架成型开发的 3D 打印新工艺，它将材料的挤压/喷射过程和热致相分离过程集成起来不加热和熔化材料，可以更好地保存材料的生物活性。它可以制造出具有多级孔结构的支架，是一种很有前途的制备异质结构支架的方法。其主要工艺流程如图 5-3 所示[63]。

（1）支架建模。

根据支架大孔结构设计的结果，建立支架的电子模型，通过数据处理软件产生包含工艺加工信息的层片文件。这个层片文件可以通过转换生成可供数控加工的 NC 代码文件。在此过程中包含对电子模型的某些部位进行添加支撑的处理，因为在支架的外形和大孔结构中存在某些悬空结构，需要支撑材料来辅助其成型。如图 5-3

（a）所示。

（2）材料准备。

根据支架材料组分设计所选定的组分配方，将选定的聚合物材料溶解在溶剂中，也可在其后根据需要在其中加入选定的粉末材料，搅拌均匀后得到支架材料的浆料备用。若材料为非均质材料，则需要配置不同组分配方的几种浆料。准备去离子水作为支撑材料，如图 5-3（b）所示。

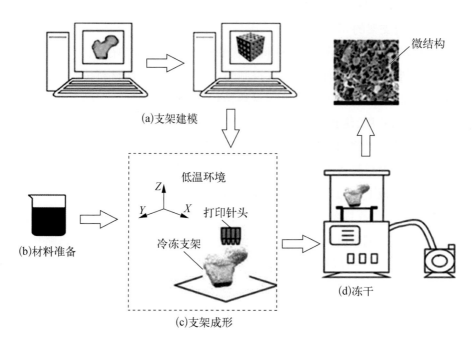

图 5-3 低温沉积工艺流程图

（a）计算机辅助建模；（b）配制用于成型的浆料；（c）在低温成型室中将浆料挤出成型；（d）冷冻干燥。
（图片修改自参考文献[63]）

（3）支架成型。

将浆料和支撑材料分别加入成型设备的各喷头的储料罐中，计算机中的控制软件根据输入的层片文件和设定的加工参数控制各喷头的扫描运动和挤压/喷射运动。在低温成型室中，从喷头中出来的材料迅速凝固且相互粘接在一起，堆积成冷冻支架。设计的大孔结构就是在这一过程中通过喷头的扫描和挤压/喷射来实现的，如图 5-3（c）所示。浆料的冷冻成型过程伴随着相分离过程，在冷冻支架内部形成两相结构。

（4）冻干。

将冷冻支架放入冷冻干燥机中，进行冷冻干燥处理，去除溶剂和支撑材料，得到常温下为固态的支架。在此过程中，溶剂的升华使冷冻支架内的两相结构转变为微孔结构,如图 5-3(d)所示。需要指出的是,对于大孔结构,并非所有悬空结构都需要加支撑。若悬空结构尺寸较小,浆料的表面张力足够大,在低温成型室中的凝固速度足够快,挤压/喷射的浆料还来不及坍塌就已经凝固成形了。对于这种情况,在成型过程中不必加支撑。

静电纺丝打印是聚合物溶液或熔体在电场力作用下克服表面张力、形成喷射细流,细流在喷射过程中溶剂蒸发或伸展固化,最终落在接收装置上的纺丝方法。可以分为溶液型静电纺丝法(溶液电纺,solution electrospinning 或 solution e-spinning)和熔融型静电纺丝法(熔融电纺,melt electrospinning 或 melt e-spinning)。在实际应用中,溶液电纺因其适用材料更广泛而应用更多,且一般应用中,多为无序电纺。为了实现对电纺结构的有效调控、实现纤维有序排列,可以通过降低纺丝距离(≤10 mm)和纺丝电压(约 1~4 kV),控制纺丝射流,使之处于稳定运动状态。

溶液电纺技术所成的丝径多为 100 nm 到 5 μm,而熔融直写的丝径多为 500 nm 到 50 μm。对熔融直写:电荷在熔体表面的自由度没有溶液静电纺丝的高,不易产生不稳定现象,更容易获得连续纤维;溶液直写适宜天然聚合物和合成聚合物,且可混合打印;熔融挤出、熔融直写一般只用于合成聚合物,且熔融直写纺丝尺寸更接近细胞尺寸。

2) 细胞 3D 打印技术

挤出式生物打印,也称为直接墨水书写,具有多功能性和经济性,是目前应用最广泛的生物 3D 打印方法[见图 5-4(a)]。挤出式生物打印技术通过连续的挤出力产生持续的长丝。通过这种方法可打印各种黏度的生物材料和不同浓度的细胞[42]。

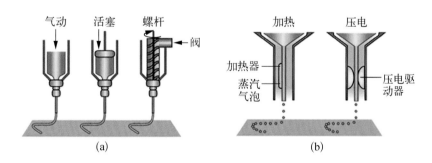

图 5-4　微挤出式和微滴式打印方法

(a) 微挤出式;(b) 微滴式。(图片修改自参考文献[45])

原理上,挤出式生物打印通常在机械或气动驱动下通过喷嘴挤出生物墨水(通常来自注射器),形成连续的微丝状物,随后沉积在其接收基板上,最终堆积到所需结构中。基质可以是固体(例如培养皿)、液体(例如生长介质)或凝胶材料。喷嘴的路径通常是由软件根据配置后的数字模型生成的。温度、喷嘴直径、挤出压力、运动速度、挤出速度、路径间隔等是影响最终的生物打印结构的主要参数。

特别是对于具有剪切变稀和快速交联特性的水凝胶,挤出生物打印是制造生物材料的可靠工具。喷嘴直径、生物墨水黏度、喷嘴运动速度、生物墨水挤出速度、挤出压力、基材表面性质等都会影响最终生物打印的形成。由于打印多孔结构的多样性、经济性和容量,挤出生物打印技术得到了世界各国研究者的广泛应用。

微滴式生物 3D 打印技术是世界公认的第一种生物打印技术[见图 5-4(b)]。通过形成的独立且离散的液滴作为基本单元,逐步堆积形成想要的三维结构。和一般的挤出式生物 3D 打印相比具有更高的分辨率。微滴式生物 3D 打印方法具有结构简单、对生物材料控制精确的特点,所以在组织工程、再生医学中有重要应用。

微滴式生物 3D 打印技术按照成型原理的不同又可分为:喷墨打印、电流体动力学喷墨打印(electrohydrodynamic jetting,EHDJ)、激光辅助生物打印(laser-assisted bioprinting,LAB)。喷墨生物打印通过喷嘴挤出生物墨水产生液滴。在这种情况下,当使用小直径的喷嘴时,产生的剧烈压力,可能会影响细胞的活性。但是,利用电场的电流体动力学喷墨打印可以避免对生物墨水施加过大的压力[64]。而激光辅助生物打印是一类非接触式、无喷嘴的打印工艺,用于将生物材料精确地沉积在基底上。激光辅助生物打印最大的优势在于能够高速、高精度(微米级)地打印生物图样[65],在打印过程中结合 CAD/CAM 系统可以进一步提高打印精度(可达单个细胞或接近单个细胞)[65]。如此高的精度使得结合细胞和相应的生物因子,利用组织工程中的细胞阵列来模拟组织的各向异性和复杂性成为可能[66]。激光辅助生物打印还能够精确地打印生物组织(特别是细胞)的不同成分,并再现它们的空间结构[67,68],提供了一种再现具有精确结构和功能的自然组织和器官的方法[69]。

2015 年提出的基于交变滞惯力的打印方法(alternating viscous and inertial force jetting,AVIFJ)利用黏性和惯性力交替喷射实现 drop-on-demand(DOD)打印(见图 5-5)。整个装置具有很高的可控性和精度,可以实现精确的细胞打印[70]。

基于光固化的生物打印最初的用途是制造无细胞支架,随着技术的发展,目前也有大量基于载细胞的光固化生物打印的报道。根据不同的光扫描模式,基于光固化的生物打印技术可进一步分为立体光刻(stereo lithography appearance,SLA)和数字光处理(digital light processing,DLP)两种。

SLA 是第一个商业化的 3D 打印技术。在生物打印领域,由于分辨率高,SLA 经常被应用于打印具有可控几何形状和多孔结构的精确组织支架。1980 年 5 月,名古屋市工业研究所(Nagoya Municipal Industrial Research Institute,NMIRI)的 Hideo Kodama 博士申请了一项专利,该专利描述了一种通过将光聚合材料的空间模型暴露于

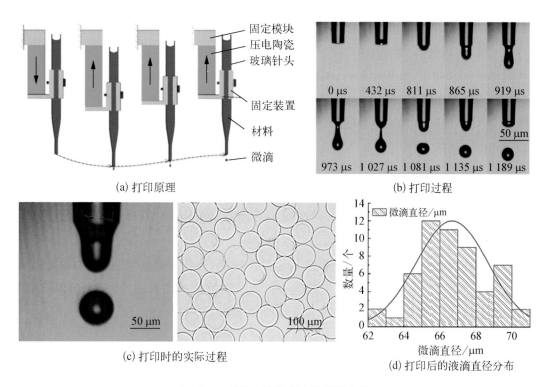

图中标注：固定模块、压电陶瓷、玻璃针头、固定装置、材料、微滴

(a) 打印原理

0 μs   432 μs   811 μs   865 μs   919 μs
973 μs   1 027 μs   1 081 μs   1 135 μs   1 189 μs
50 μm

(b) 打印过程

50 μm   100 μm

(c) 打印时的实际过程

(d) 打印后的液滴直径分布

图 5-5　基于交变滞惯力的打印方法

(a) 打印原理；(b) 打印过程；(c) 打印时的实际过程；(d) 打印后的液滴直径分布。(图片修改自参考文献[70])

紫外线（UV）光来固化光聚合材料的方法，被认为是最早的光固化技术发明[70]。2004年，克莱姆森大学的 Boland 团队用一台商业 SLA 打印机（SLA-250，3D Systems，Valencia，CA）首次实现了载细胞的 SLA 打印[71]。此后，SLA 技术被越来越多的科学家优化，并在生物打印领域得到了进一步的扩展。然而，就目前而言，SLA 技术多应用于组织工程支架打印[72]。

与 SLA 不同的是，DLP 不是逐点固化，而是利用掩膜一次固化一个完整的层。掩膜带有设计图案，光线穿过掩膜，将图案传送到接收基板上。分层软件用于按照一定的厚度对三维数字模型进行切片。每一层都被转换成一个位图文件，随后被输入动态掩膜中。动态掩膜上的图形每一层都被曝光，以固化生物墨水的表面。与基于挤出、液滴的生物打印或 SLA 技术相比，DLP 在打印速度上有相当大的优势，因为无论结构多么复杂，其每层的打印时间都不会增加。此外，与喷墨生物打印中液滴之间形成的人工界面或基于挤出的相邻纤维不同，DLP 技术可以更平滑地制造出 3D 结构，从而大大改善结构完整性和机械性能[73]。

3）生物 3D 打印设备

3D 生物绘图仪可以被定义为世界上第一个商业生物 3D 打印机[60]。它不仅可以打印明胶、纤维蛋白、海藻酸钠、琼脂糖等富含细胞的水凝胶，还可以利用硬聚合物、无机陶瓷材料如 PCL、羟基磷灰石、磷酸三钙颗粒来制造可降解组织工程支架[74]。第一台喷墨生物打印机在 2003 年由克莱姆森大学的 Boland 等通过修改 HP 标准喷墨打印机开发[75]。大多数商用光固化打印机（SLA 或 DLP）都可以使用生物相容性树脂的混合物作为生物墨水进行打印[76]。

除了微挤出、喷墨、DLP 生物打印技术之外，清华大学提出的低温沉积制造工艺，也被商品化为低温沉积打印机，广泛应用于组织工程支架成形[62]。日本的 Cyfuse Biomedical 于 2012 年开发了一种基于"Kenzan"方法的生物打印系统 Regenova，该系统仅使用细胞即可完成生物打印结构。该系统使用公司自己的打印软件，将细胞球体打印成细针阵列进行培养，将每个球体按特定顺序排列，使细胞能够自主融合，而无需胶原蛋白或水凝胶[77]。在该设备上发展起来的吸气辅助式打印方法（AAB）已经成功用于成骨制造[56-59]及高细胞密度组织，如心肌[78]的建模。

5.2.5 生物 3D 打印在组织工程及再生医学中的应用

生物打印的应用包括四个领域：细胞生物学、药物研究、肿瘤模型和再生医学。细胞生物学领域的应用包括单细胞或多细胞组合，用于细胞生长、细胞间关系、转基因等基本问题的研究。药物研究领域的应用指药物动力学、药物筛选、辅助药物开发。肿瘤模型领域的应用主要是建立各种肿瘤病理模型，研究肿瘤的发生机制和靶向治疗等。再生医学与生物打印技术的关系更为密切，该领域的应用包括组织和器官的人工制造、组织的血管化和细胞治疗等。下面按照应用途径对生物 3D 打印在组织工程及再生工程中的应用做简要综述。

5.2.5.1 骨/软骨

在骨组织应用领域，利用生物 3D 打印技术制作支架是一种常用的方法。

LDM 在骨组织支架成型领域具有重要的作用，通过这种打印工艺成型的骨组织支架被逐渐应用于骨、软骨等的骨修复领域。2002 年，Xiong 等[44]使用 LDM 工艺制备 PLLA/TCP 复合支架并负载牛骨形态发生蛋白（BBMP），使用该组织工程人工骨修复犬右前肢桡骨上长 20 mm 的骨缺损[见图 5-6（a）]。术后当天及术后 4、8、12、24 周在麻醉后对犬的右前肢拍摄 X 线正位片，观察骨痂生长和骨连接情况。从 X 片[见图 5-6（b）]中可以看出，组织工程支架植入后骨缺损处逐渐愈合再生。术后 4 周，实验组骨缺损区有大块低密度骨痂形成，缺损断端清晰可见；术后 8 周，骨痂显影密度增高，将缺损连接，部分犬一侧断端还可见；术后 12 周，骨痂显影的密度稍有下降，骨痂与断端完全

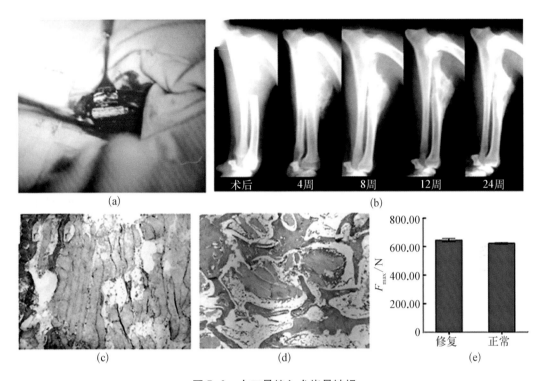

图 5-6 人工骨植入犬桡骨缺损

(a) 组织工程人工骨修复犬右前肢桡骨缺损；(b) 术后当天及术后 4、8、12、24 周犬右前肢 X 线正位片；(c) 术后 1 周的组织切片；(d) 术后 24 周的组织切片；(e) 术后 24 周实验组的术侧桡骨和正常桡骨的抗弯强度对比。(图片修改自参考文献[44])

连接；术后 24 周，骨痂与断端完全融合成一体。

实验组术后 1 周的组织切片显示，骨缺损区为大块骨痂组织，骨痂的外层为密质骨，与两断端的密质骨连接，骨痂中央有新生的小梁状骨组织及骨髓组织，并可见大片支架材料，残留材料已变形[见图 5-6(c)]。实验组术后 24 周的组织切片显示，骨痂外层的新生密质骨十分致密，与断端无界限，骨痂中央部位小梁骨减少，骨髓组织增多，材料进一步降解，被小梁骨分割成大小不等的片状[见图 5-6(d)]。说明人工骨良好的骨诱导性能和骨传导性能。

术后 24 周实验组的术侧桡骨和正常桡骨的抗弯强度如图 5-6(e)所示。实验组术侧桡骨的抗弯强度 F_{max} 为 (646.8±10.2)N，正常侧为 (623.3±7.6)N，术侧桡骨的抗弯强度高于正常侧桡骨，两者有显著差异（$P < 0.05$）。这一结果从功能恢复的角度进一步说明了人工骨的骨诱导性能和骨传导性能。通过骨的塑形过程，强度较高的术侧桡骨将逐步恢复正常的强度水平。

2007 年，De Coppi 等利用喷墨生物打印机制造了类骨结构，并在体外培养后将其植入小鼠体内。观察到与内源性骨组织密度相似的高度矿化组织[79]。

2010年,Keriquel等利用他们之前设计的高通量激光生物打印工作站[69],进行了小鼠颅骨修复实验。研究人员采用纳米羟基磷灰石(n-HA)进行原位生物打印,填充临界尺寸骨缺陷直径约3 mm。初步结果表明,体内生物打印有可能用于骨修复[80]。

2012年,张腊全等[81]设计了具有定向大孔及贯通小孔软骨组织工程支架仿生结构,如图5-7(a)所示。支架孔隙沿高度方向定向排布,孔隙截面直径为60~100 μm,支架内部密布10 μm以下的贯通小孔。

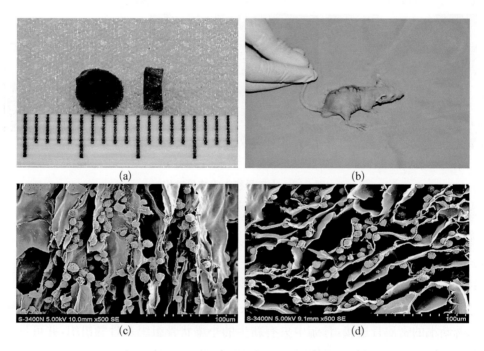

图5-7 组织工程软骨仿生支架结构

(a) 京尼平交联后的支架;(b) 裸鼠皮下植入实验;(c) 体外细胞实验——细胞纵向贴附情况(接种后12小时);(d) 体外细胞实验——细胞横向贴附情况(接种后12小时)。(图片修改自参考文献[81])

通过采用定向凝固后热致相分离(TIPS)的成形工艺。即是将"软骨基质/壳聚糖"材料溶于高沸点、低挥发性的稀醋酸溶剂中,将混合溶液放在一个设定好的一维温度场冷却,混合溶液就会在冷却过程中发生固-液相分离和液-液相分离,并在一维温度梯度下发生定向结晶。最终通过冷冻干燥的方法获得带有定向大孔和贯通小孔的软骨组织工程支架。

在软骨组织支架上接种BMSC细胞后植入裸鼠皮下[见图5-7(b)],经4周培养后取材,分别使用番红 O、甲苯胺蓝、Ⅱ型胶原等几种染色方法对支架进行染色处理,并与天然软骨的相关染色进行对照。从番红 O 型染色结果可以看出培养 4 周后,支架/细胞能够分泌中性糖胺聚糖,甲苯胺蓝染色呈阳性则表明支架/细胞能够分泌酸性糖胺聚糖。Ⅱ型胶原染色呈阳性也表明Ⅱ型胶原在支架/细胞皮下培养 2 周后形成。整个染色结果最终说明定向支架/细胞及非定向支架/细胞经过 2 周培养后都形成了类软骨组织,且定向支架/细胞形成的类软骨组织在结构上与天然软骨组织结构类似。进一步说明定向支架在体内能保持稳定结构,并有利于构建天然软骨的结构。

2015 年,Markstedt 等基于带有微型阀的电磁喷射技术,对人耳结构进行了生物打印。研究人员将纳米纤维素(NFC)和海藻酸钠混合,携带人类鼻中隔软骨细胞(hNC)作为生物墨水。证明了这种方法具有生物打印复杂结构的能力[82]。

2015 年,Yao 等利用 FDM 技术,基于 CT 三维重建数据打印 PCL-HA 支架,进一步测试了这些支架的生物相关承载能力[83]。同年,Pati 等利用多喷嘴法打印出 PCL、聚乳酸-羟基乙酸(PLGA)、β-TCP 和人鼻下鼻甲组织来源的间充质基质细胞(hTMSC)植入的矿化细胞外基质(ECM)复合材料支架。这些 ECM 修饰的支架显示出骨诱导和骨传导性,在体外增加矿化组织形成的能力与在原位增加骨再生的能力一致[84]。

近几年,含细胞骨组织的直接打印方法也逐步兴起。2016 年,Daly 等提供了一种打印骨组织的方法:在体外生物打印发育中的骨组织前体,然后使用这种工程化的雏形作为模板,在体内进行后续血管化和成骨。这种复合椎体结构显示出明显更高的骨形成水平。同时,通过生物墨水的放置控制在 PCL 纤维间隔内,可以在 PCL 结构内引入相互连接的无生物墨水通道网络,从而实现更好的营养运输[85]。

Keriquel 和同事使用内部开发的基于生物激光的生物打印(LAB)系统对小鼠颅骨缺损模型进行了在体打印(in vivo bioprinting)。在后续研究中(2019 年),他们利用激光辅助生物打印(LAB)将红色荧光蛋白标记的内皮细胞标记为小鼠颅骨缺损的临界大小,填充含有间充质干细胞和血管内皮生长因子的胶原蛋白。原位打印人脐静脉内皮细胞(HUVEC)可以改善小鼠关键骨缺损的血管形成和骨再生。证明了 LAB 系统在诱导原位血管前化和促进骨再生的再生医学领域中具有重要的前景[86]。

2021 年,Romanazzo 团队通过在载有活细胞的微球凝胶基质中 3D 打印新型磷灰石转化墨水来模拟骨骼构造,该方法能够在含有活细胞和微球凝胶的支撑基质中生成矿物结构,从而在温和条件下模仿了天然骨骼的复杂层次结构,并且能够在高密度干细胞中引导细胞自组装,促进体外成骨。细胞在打印过程中表现出强烈的黏附和增殖行为,培养数周后存活率大于 95%。CaP-ink 所成宏观、微观结构模拟了骨微环境,保证了成骨,为仿骨组织的工程构建提供了新的解决方案,为临床中复杂的骨模拟和实时骨重建提供了可能[87]。

5.2.5.2 皮肤/黏膜

2009 年,Lee 等利用微阀控制辅助气动挤出技术构建了四喷嘴生物打印机。利用该生物打印机,逐层打印 10 层胶原水凝胶前体,其中有 2 层打印成纤维细胞,其余 8 层分别打印角质形成细胞,实现模拟自然皮肤层的多层工程组织复合材料[88]。2014 年,另一个研究小组,Lee 等使用类似的生物打印设备,除了部署 8 个喷嘴外,分别对角质形成细胞、成纤维细胞和胶原进行生物打印,以代表天然皮肤的表皮、真皮和真皮基质。组织学和免疫荧光表征表明,三维打印皮肤组织在形态学和生物学上具有人体皮肤组织的代表性。这项研究也可以作为研究皮肤病病理生理学的模型[89]。

2009 年,Kim 等利用低温沉积技术制造了高孔隙率的胶原支架,这些支架由连续层的垂直胶原链组成。在 - 76 ℃ 条件下固化后,在打印支架上引入角质形成细胞/成纤维细胞共培养,以显示细胞的增殖、迁移和分化[90]。通过采用同轴工艺,Kim 等克服了所成支架的机械强度差的缺点。于 2011 年通过同轴生物打印来构建胶原-海藻酸钠支架,其机械强度增加了约 7 倍,小鼠体内实验证实,该支架促进了肉芽组织和血管组织的形成[91]。

2013 年,Michael 等利用 LIFT 可以精确地将不同类型的细胞放置在 3D 空间中的特点,在稳定基质(Matriderm)上生物打印了成纤维细胞和角质形成细胞放置,以获得皮肤替代物,并在裸鼠中进行了进一步测试。生物打印 11 天后,移植物与皮肤伤口周围的组织黏附良好,分化情况良好。验证了激光辅助生物打印技术在皮肤烧伤治疗中的效果[92]。

2019 年,Albanna 和他的同事利用 DOD 喷墨打印技术提出了一种可移动的皮肤生物打印系统,该系统集成了成像技术,将自体或异体真皮成纤维细胞和表皮角化细胞直接送入损伤区域,复制层状的皮肤结构,水凝胶载体中的层状自体真皮成纤维细胞和表皮角化细胞打印的切除伤口显示伤口快速闭合,收缩减少,表皮再植加速。打印出的再生组织具有与健康皮肤相似的皮肤结构和成分[93]。

2020 年,Zhao 等[94]首次提出了原位活体生物打印的概念,开发了一个可以安装在内窥镜上的微型生物打印平台,可以进入人体并进行生物打印[见图 5-8(a)]。该平台具有高精度的控制系统[见图 5-8(b)]。作为实例,他们对胃黏膜进行了在体修复,在胃部模型中打印了 2 层组织支架。明胶-海藻酸水凝胶与人胃上皮细胞和人胃平滑肌细胞被用作生物模型,以模拟胃的解剖结构[见图 5-8(c)]。10 天的细胞培养显示,打印的细胞保持了较高的活力和稳定的增殖[见图 5-8(d)]。这项工作不仅在生物打印领域,而且在临床科学领域都是一个创新的进展。

5.2.5.3 脑组织/神经/视网膜

2006 年,Eagles 等证明 EHDJ 可以在微米尺度上沉积神经元而不会对神经元造成

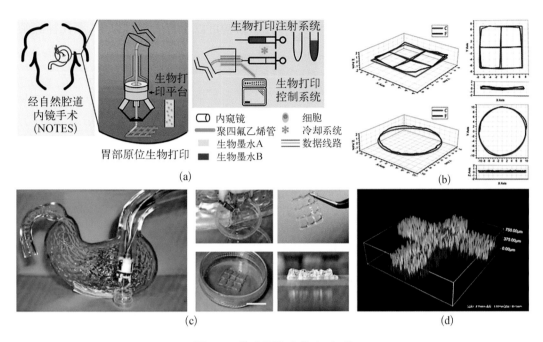

图 5-8 体内原位生物 3D 打印

(a) 原位活体打印的原理;(b) 打印精度(红色: 预定轨迹;蓝色: 实际轨迹);(c) 明胶-海藻酸水凝胶被作为生物模型模拟胃部的解剖结构;(d)打印结构中第 10 天细胞的存活情况。(图片修改自参考文献[94])

明显干扰,细胞在打印后可以存活和分化[95]。

2013 年,Owens 等报道了一种制造完全由细胞和细胞分泌物质组成的神经移植物的方法。使用小鼠骨髓间充质干细胞(BMSC)和施万细胞(SC)作为生物墨水,通过挤压形成直径 0.5 mm 的多细胞圆柱。通过牺牲法产生多个管腔。移植物的再生能力表明这将是一种有前途的神经移植物制造方法,并且为神经再生提供了一种可能的结果[96]。

2020 年,Song 等[97]利用先进的 3D 细胞打印技术构建了一个类脑组织的药物测试模型。该模型仿生了自然分层的大脑结构,并有一个配套的营养系统。可以通过细胞打印系统将初级神经细胞引入到分层结构中[见图 5-9(a)]。

该打印结构可直接在 4×4 多电极阵列上进行长期体外培养。使用 Med64 记录系统收集并验证本地场电位(LFP),然后采用河豚毒素(TTX)刺激整个结构。结果显示,TTX 显著抑制兴奋性突触后电位(EPSP),这表明打印的层状脑样组织构建作为一种有效的药物测试模型是可行的,在神经科学研究和制药行业具有很大的应用潜力[见图 5-9(b)]。

　　为了模拟 ECM 的力学和形态学特性,该团队选用了海藻酸盐、明胶和纤维蛋白原组成的生物墨水并进行了测试。结果表明,打印结构可以保持一个月以上,原代神经细胞体外培养存活率较高[见图 5-9(c)]。

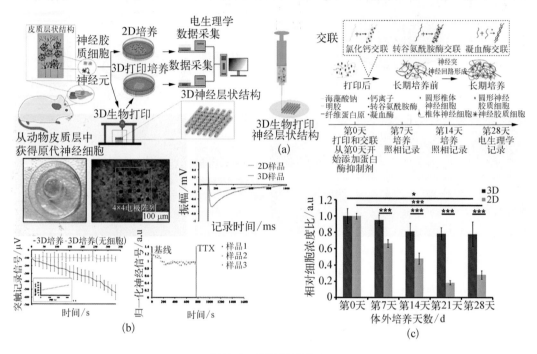

图 5-9　类脑组织构建

(a) 类脑结构构建工艺与原理;(b) 类神经组织信号检测和药物相对应;(c) 二维/三维模型对比。(图片修改自参考文献[97])

　　同年,该团队开发了一种脊髓组织构造的制造策略[98]。将原代大鼠神经细胞直接打印到预制的仿生物设计的大鼠脊柱支架中。通过使用定制的模具进行 TIPS 铸造,创建了具有类似于本地大鼠组织机械性能的胶原蛋白涂层聚[乳酸-乙醇酸(PLGA)]支架。随后,使用该团队开发的图像引导的支架内细胞组装技术[99],将具有适合神经细胞机械性能的充满细胞的生物墨水打印到分辨率约为 250 μm 的大孔通道中。这项研究还调查了支架和材料之间的界面,以评估剪切黏合强度,以及界面周围和外部的细胞增殖与渗透。这项工作提供了一个具有异质机械性能的设计构造方法,能够加强对大鼠脊柱的组织结构模仿,以便进行更精确的体外分析和潜在的未来组织修复工作。

5.2.5.4　血管及血管化

　　2015 年,Xiong 等采用载有小鼠成纤维细胞的海藻酸钠溶液作为生物墨水,以

MAPLE-DW 的方式生物打印成纤维细胞直管和 Y 形管两种结构，在打印后即刻以及 24 小时培养后的细胞存活率均高于 60%[100]。

2019 年，Freeman 等利用 DOD 技术，使用明胶和纤维蛋白原的混合物生物制造了小直径血管结构。在培养两个月后，他们观察到胶原沉积、机械强度以及周向和轴向弹性模量都有所增加。此研究结果表明，这项技术在用于生物制造定制和个性化的血管移植方面有良好的前景[101]。

2020 年，Jang 等使用海藻酸盐和 PCL 两种不同的生物墨水生物制造了血管支架（内径为 4 mm，外径为 5 mm，长度为 40 mm），实际移植到犬齿中时，由于使用了自体的 MSC，获得了更好的内皮化，几乎没有炎症的出现[102]。

5.2.5.5 组织及微器官

2011 年，Gaebel 等应用 LIFT 技术，制备了一种以特定模式植入人脐静脉内皮细胞（HUVEC）和人 MSC（hMSC）的心脏贴片，用于心脏再生。通过老鼠实验证明，这种心脏补片可以增强梗死边缘区的血管生成，并在急性心肌梗死后保留心脏功能。此项研究提供了一种基于 LIFT 技术的心肌补片治疗心肌梗死的方法[103]。

2015 年，Merceron 等使用带有四个墨盒的生物 3D 打印机，通过沉积四种不同的成分，制造一个完整的肌肉-肌腱单元（MTU）结构。一边是热塑性聚氨酯（PU）与小鼠成肌细胞（C2C12）负载水凝胶基生物墨水共印，用于弹性和肌肉发育；另一边是 PCL 与 NIH/3T3 细胞负载水凝胶基生物墨水共印，用于刚度和肌腱发育。这项研究证明了生物打印具有特定区域的生物学和机械特征的集成组织构造的能力[104]。

2016 年，Lee 等利用多喷头打印机，使用 PCL 框架和细胞负载胶原交替打印方法构建 3D 结构。由于体外培养的非实质细胞不能存活，将肝细胞（HC）、HUVEC 和人肺成纤维细胞（HLF）包裹在胶原生物墨水中，通过 HC 的血管形成和功能能力（即白蛋白分泌和尿素合成），HC 与非实质性细胞之间的异质性相互作用被证明可以提高 HC 在胶原凝胶中的存活率和功能性。这项技术显示了在肝组织工程的结构中创造异质细胞相互作用的可能性[105]。

2019 年，清华大学 BRE 团队的 Fang 等[106]开发了一种新型的仿生支架，结合定向微孔和分支通道网络来模拟天然心肌的各向异性和血管系统［见图 5-10(a)]。利用定向热致相分离（OTIPS）技术制备了定向微孔［见图 5-10(b)]，并通过交联后嵌入和溶解 3D 打印的糖类模板制备了通道网络。通过在通道壁上加入微孔，大大提高了通道的通透性，并可以通过改变温度梯度和壳聚糖/胶原的比例来调节支架的力学性能，以匹配天然心脏组织的特定刚度。构建的心肌组织在电刺激下可同步搏动，该研究结果提示支架内心肌细胞之间形成了连接。此结果表明，该支架有可能诱导可灌注血管网的形成，并产生厚的血管化心脏组织。

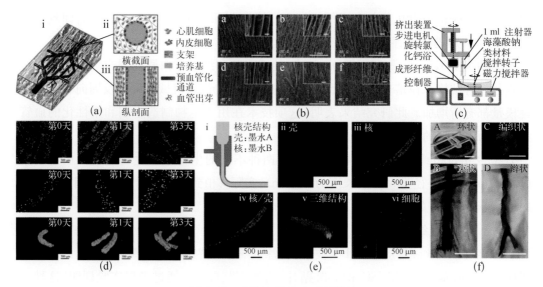

图 5-10　心肌支架和心肌纤维丝

(a) 含内通道定向孔隙支架;(b) 支架内形成的定向孔隙;(c) 基于湿法纺丝的纤维丝成形工艺;(d) 载细胞微丝形态及存活情况;(e) 核壳结构载细胞微丝;(f) 纤维丝组装。(图片修改自参考文献[106,107])

　　2021 年,清华大学 BRE 团队通过基于湿法纺丝的纤维丝成形工艺[见图 5-10(c)],并添加了旋转收集装置,从而定向收集所成形的载细胞纤维丝(cell-laden microfiber, CLM)[107]。研究人员将小鼠成肌细胞(C2C12)均匀地混合在海藻酸钠/纤维蛋白水凝胶材料中进行了 CLM 的制造,结果显示,细胞可以在微丝中实现高密度的均匀分布。通过对细胞的活死染色图像进行统计,在第 0 天、培养 1 天和培养 3 天后,微丝中的细胞都表现出了较高的活性[见图 5-10(d)]。此外,研究人员通过使用同轴喷头,实现了核-壳双层结构纤维丝的制造。通过对 C2C12 细胞进行活细胞荧光染色,从而追踪其在水凝胶微丝中的位置。图像显示,两种荧光的细胞均匀地分布在所设计的双层结构中,层与层之间有着清晰的边界[见图 5-10(e)]。通过将芯部的细胞材料更换为明胶,并在成形后升温融出,研究人员同样实现了管状结构 CLM 的制造和表征。最后,研究人员基于所收集的纤维丝束,进行了纤维丝组装。通过纵横交叉和螺旋交叉两种方式,对纤维丝束进行了编织,实现了大尺度复杂结构体的组装制造[见图 5-10(f)]。这种线性排列的结构在仿生组织构建中有着很大的应用潜力,比如心肌组织的体外构建,并且通过结合生物反应器可以获取更成熟的心肌结构,以用于药物心脏毒性检测和心肌修复等研究领域。

　　2019 年,特拉维夫大学的 Noor 等从患者网膜组织中提取细胞,将其重编程为多能干细胞,并分化为心肌细胞和内皮细胞。将这两种细胞与水凝胶结合形成生物墨水,分别构建实质性的心脏组织和血管,证明了生物墨水能够生物打印定制血管化贴片。此外,还打印了一个细胞化的人类心脏[54]。几个月后,卡内基梅隆大学的 Lee 等采用了一种新鲜血液的优化技术,成功地在从毛细血管到整个器官的不同尺度上对人类心脏的成分进行了生物打印[18]。

2019 年,Lewis 团队开发了一种新型生物制造方法 SWIFT,通过在 iPSC 细胞衍生的 OBB 基质中进行悬浮打印,再将打印的墨水牺牲融化,从而实现血管化类心肌组织的制造,这种类心肌组织具有接近天然组织的细胞密度、微结构和功能。该方法能够创建任意体积和形状的血管化器官特异性组织,是一种可用于器官治疗、非常有潜力的生物制造方法[108]。

2020 年,Yang 等利用 HepaRG 细胞与明胶和藻酸盐混合生物墨水打印了生物 3D 肝类器官(3DP-HO),体外分化 7 天后检测 3DP-HO 的肝功能,随后将其移植到有缺陷的小鼠体内。通过小鼠存活时间、肝损伤、人肝功能标志物和人特异性地异喹代谢物的产生来评估体内 3DP-HO 的肝功能。在移植的 3DP-HO 中形成了有功能的血管系统,进一步增强了 3DP-HO 的物质运输和肝脏功能。同时,3DP-HO 的移植显著提高了小鼠的存活率[109]。

2020 年,Mao 等利用数字光技术生物打印,使用由 GelMA 和肝脱细胞基质(dECM)组成的混合生物墨水,制作了一个类似肝脏的结构。结果表明,该结构细胞活力、白蛋白、血尿素氮水平和孔隙率均显著高于无 dECM 的小鼠,对用于未来肝脏微组织构建的生物墨水的选择有一定的借鉴作用[110]。

2021 年,Davidson 和 Burdick 团队开发了一种生物打印方法,以高分辨率将细胞球转移到具有自愈合特性的水凝胶中,从而使其自组装成具有一定空间结构的高级模型。作为一个应用实例,通过控制心肌细胞和成纤维细胞比率,复制心肌梗死后出现的瘢痕心脏组织的结构和功能特征,包括收缩力降低和不规则的电生理活动,并对其进行生物打印。将生物打印的体外模型与功能读数方法相结合,探讨不同的促再生 microRNA 治疗方案对心肌细胞增殖及心肌功能的影响。这种方法在生物医学领域有广泛的应用,可用于开发精确的生物模型来模拟疾病和筛选药物[78]。

5.2.6 小结与展望

本节讨论了 3D 打印,特别是生物 3D 打印的发展过程、研究内容、研究现状和最具代表性的研究。虽然生物 3D 打印在实现组织构建和再生医学应用方面仍存在一些挑战有待解决,但在过去几年中已经出现了一些非常有希望的发展。利用 3D 打印技术构建骨、软骨、皮肤、黏膜、血管、组织、器官等显示了许多可能性。可以预见,生物 3D 打印将继续发展,并逐渐从结构相似性走向功能实现,推动组织工程和再生医学的发展。

参考文献

［1］ AGRAHARI V，AGRAHARI V，BURNOUF P A，et al. Extracellular microvesicles as new industrial therapeutic frontiers［J］. Trends Biotechnol，2019，37(7)：707-729.

［2］ WIKLANDER O P B，BRENNAN M Á，LÖTVALL J，et al. Advances in therapeutic applications of extracellular vesicles［J］. Sci Transl Med，2019，11(492)：eaav8521.

［3］ KELLER S，RIDINGER J，RUPP A K，et al. Body fluid derived exosomes as a novel template for clinical diagnostics［J］. J Transl Med，2011，9(1)：86.

［4］ THÉRY C，AMIGORENA S，RAPOSO G，et al. Isolation and characterization of exosomes from cell culture supernatants and biological fluids［J］. Curr Protoc Cell Biol，2006，Chapter 3：Unit 3.22.

［5］ LÄSSER C，ALIKHANI V S，EKSTRÖM K，et al. Human saliva，plasma and breast milk exosomes contain RNA：uptake by macrophages［J］. J Transl Med，2011，9(1)：9.

［6］ PAOLINI L，ZENDRINI A，DI NOTO G，et al. Residual matrix from different separation techniques impacts exosome biological activity［J］. Sci Rep，2016，6：23550.

［7］ 况慧娟，刘世宇，金岩. 外泌体在骨再生中的应用研究进展［J］. 交通医学，2020，34(3)：213-219.

［8］ BAIETTI M F，ZHANG Z，MORTIER E，et al. Syndecan-syntenin-ALIX regulates the biogenesis of exosomes［J］. Nat Cell Biol，2012，14(7)：677-685.

［9］ PEREZ-HERNANDEZ D，GUTIÉRREZ-VÁZQUEZ C，JORGE I，et al. The intracellular interactome of tetraspanin-enriched microdomains reveals their function as sorting machineries toward exosomes［J］. J Biol Chem，2013，288(17)：11649-11661.

［10］ RAPOSO G，NIJMAN H W，STOORVOGEL W，et al. B lymphocytes secrete antigen-presenting vesicles［J］. J Exp Med，1996，183(3)：1161-1172.

［11］ HA D，YANG N，NADITHE V. Exosomes as therapeutic drug carriers and delivery vehicles across biological membranes：current perspectives and future challenges［J］. Acta Pharm Sin B，2016，6(4)：287-296.

［12］ VALADI H，EKSTRÖM K，BOSSIOS A，et al. Exosome-mediated transfer of mRNAs and microRNAs is a novel mechanism of genetic exchange between cells［J］. Nat Cell Biol，2007，9(6)：654-659.

［13］ SKOTLAND T，SANDVIG K，LLORENTE A，et al. Lipids in exosomes：current knowledge and the way forward［J］. Prog Lipid Res，2017，66：30-41.

［14］ SAVINA A，VIDAL M，COLOMBO M I. The exosome pathway in K562 cells is regulated by Rab11［J］. J Cell Sci，2002，115(Pt 12)：2505-2515.

［15］ OSTROWSKI M，CARMO N B，KRUMEICH S，et al. Rab27a and Rab27b control different steps of the exosome secretion pathway［J］. Nat Cell Biol，2010，12(1)：19-30；sup pp1-13.

［16］ TONG J J，SUN D D，YANG C，et al. Serum starvation and thymidine double blocking achieved efficient cell cycle synchronization and altered the expression of p27，p53，bcl-2 in canine breast cancer cells［J］. Res Vet Sci，2016，105：10-14.

［17］ YANG C Y，CHEN F F，REN P，et al. Delivery of a model lipophilic membrane cargo to bone marrow via cell-derived microparticles［J］. J Control Release，2020，326：324-334.

［18］ MA J W，ZHANG Y，TANG K，et al. Reversing drug resistance of soft tumor-repopulating cells by tumor cell-derived chemotherapeutic microparticles[J]. Cell Res, 2016, 26(6): 713-727.

[19] PREVC A, BEDINA ZAVEC A, CEMAZAR M, et al. Bystander effect induced by electroporation is possibly mediated by microvesicles and dependent on pulse amplitude, repetition frequency and cell type[J]. J Membr Biol, 2016, 249(5): 703-711.

[20] 钟宇彤, 黎艳红, 林辉. 微囊泡产生及鉴定体系现状分析[J]. 中国生物医学工程学报, 2020, 39(3): 362-365.

[21] CHEN Y, LI G, LIU M L. Microvesicles as emerging biomarkers and therapeutic targets in cardiometabolic diseases[J]. Genomics Proteomics Bioinformatics, 2018, 16(1): 50-62.

[22] BUJIA J. Tissue engineering by cell transplantation using degradable polymer substrates: determination of functional and phenotypic cell characteristic by in situ hybridization[J]. Transpl Int, 2008, 7(S1): 681.

[23] LIU S Y, LIU D W, CHEN C D, et al. MSC transplantation improves osteopenia via epigenetic regulation of notch signaling in lupus[J]. Cell Metab, 2015, 22(4): 606-618.

[24] LEUNG V Y, ALADIN D M, LV F, et al. Mesenchymal stem cells reduce intervertebral disc fibrosis and facilitate repair[J]. Stem Cells, 2014, 32(8): 2164-2177.

[25] MOUSSA L, PATTAPPA G, DOIX B, et al. A biomaterial-assisted mesenchymal stromal cell therapy alleviates colonic radiation-induced damage[J]. Biomaterials, 2017, 115: 40-52.

[26] SHI Y F, HU G Z, SU J J, et al. Mesenchymal stem cells: a new strategy for immunosuppression and tissue repair[J]. Cell Res, 2010, 20(5): 510-518.

[27] CAO W, CAO K, CAO J C, et al. Mesenchymal stem cells and adaptive immune responses[J]. Immunol Lett, 2015, 168(2): 147-153.

[28] ZHANG Y T, HAO Z C, WANG P F, et al. Exosomes from human umbilical cord mesenchymal stem cells enhance fracture healing through HIF1α mediated promotion of angiogenesis in a rat model of stabilized fracture[J]. Cell Prolif, 2019, 52(2): e12570.

[29] HU G W, LI Q, NIU X, et al. Exosomes secreted by human-induced pluripotent stem cell-derived mesenchymal stem cells attenuate limb ischemia by promoting angiogenesis in mice[J]. Stem Cell Res Ther, 2015, 6(1): 10.

[30] BOYLE W J, SIMONET W S, LACEY D L. Osteoclast differentiation and activation[J]. Nature, 2003, 423(6937): 337.

[31] MÜLLER G. Microvesicles/exosomes as potential novel biomarkers of metabolic diseases[J]. Diabetes Metab Syndr Obes, 2012, 5: 247-282.

[32] VAN DOORMAAL F F, KLEINJAN A, DI NISIO M, et al. Cell-derived microvesicles and cancer[J]. Neth J Med, 2009, 67(7): 266-273.

[33] LOGOZZI M, DE MILITO A, LUGINI L, et al. High levels of exosomes expressing CD63 and caveolin-1 in plasma of melanoma patients[J]. PLoS One, 2009, 4(4): e5219.

[34] KOSAKA N, IGUCHI H, OCHIYA T. Circulating microRNA in body fluid: a new potential biomarker for cancer diagnosis and prognosis[J]. Cancer Sci, 2010, 101(10): 2087-2092.

[35] TAYLOR D D, GERCEL-TAYLOR C. MicroRNA signatures of tumor-derived exosomes as diagnostic biomarkers of ovarian cancer[J]. Gynecol Oncol, 2013, 2008, 110(1): 13-21.

[36] RABINOWITS G, GERÇEL-TAYLOR C, DAY J M, et al. Exosomal microRNA: a diagnostic marker for lung cancer[J]. Clin Lung Cancer, 2009, 10(1): 42-46.

[37] YANG X C, YANG J X, LEI P F, et al. LncRNA MALAT1 shuttled by bone marrow-derived mesenchymal stem cells-secreted exosomes alleviates osteoporosis through mediating microRNA-

34c/SATB2 axis[J]. Aging (Albany NY)，2019，11(20)：8777-8791.

[38] MURPHY S V，ATALA A. 3D bioprinting of tissues and organs[J]. Nat Biotechnol，2014，32
(8)：773-785.

[39] SUN W，STARLY B，DALY A C，et al. The bioprinting roadmap[J]. Biofabrication，2020，12
(2)：022002.

[40] 颜永年,熊卓,张人佶,等. 生物制造工程的原理与方法[J].清华大学学报(自然科学版),2005,45
(2)：6.

[41] GROLL J，BOLAND T，BLUNK T，et al. Biofabrication：reappraising the definition of an
evolving field[J]. Biofabrication，2016，8(1)：013001.

[42] KLEBE R J. Cytoscribing-a method for micropositioning cells andthe construction of two-
dimensional and 3-dimensional synthetictissues[J]. Exp Cell Res，1988，179(2)：362-373.

[43] ODDE D J，RENN M J. Laser-guided direct writing for applications in biotechnology[J]. Trends
Biotechnol，1999，17(10)：385-389.

[44] XIONG Z，YAN Y N，WANG S G，et al. Fabrication of porous scaffolds for bone tissue
engineering via low-temperature deposition[J]. Scrip Mater，2002，46(11)：771-776.

[45] LANDERS R，HÜBNER U，SCHMELZEISEN R，et al. Rapid prototyping of scaffolds derived
from thermoreversible hydrogels and tailored for applications in tissue engineering [J].
Biomaterials，2002，23(23)：4437-4447.

[46] WILSON W C，BOLAND T. Cell and organ printing 1：protein and cell printers[J]. Anat Rec A
Discov Mol Cell Evol Biol，2003，272A(2)：491-496.

[47] 刘海霞,颜永年,王小红,等.基于生物制造的类组织前体的研究[C]//中国机械工程学会.2004 年
中国机械工程学会年会,2004,大连.

[48] 颜永年,熊卓,王小红,等.一种细胞-材料单元的三维受控堆积成形方法：中国,1267549C[P].
2006-08-02.

[49] LI S J，XIONG Z，WANG X H，et al. Direct fabrication of a hybrid cell/Hydrogel construct by a
double-nozzle assembling technology[J]. J Bioact Compat Polym，2009，24(3)：249-265.

[50] LI S J，YAN Y N，XIONG Z，et al. Gradient Hydrogel Construct Based on an Improved Cell
Assembling System[J]. J Bioact Compat Polym，2009，24：84-99.

[51] SKARDAL A，MACK D，KAPETANOVIC E，et al. Bioprinted amniotic fluid-derived stem cells
accelerate healing of large skin wounds[J]. Stem Cells Transl Med，2012，1(11)：792-802.

[52] GAO Q，HE Y，FU J Z，et al. Coaxial nozzle-assisted 3D bioprinting with built-in microchannels
for nutrients delivery[J]. Biomaterials，2015，61：203-215.

[53] KANG H W，LEE S J，KO I K，et al. A 3D bioprinting system to produce human-scale tissue
constructs with structural integrity[J]. Nat Biotechnol，2016，34(3)：312-319.

[54] NOOR N，SHAPIRA A，EDRI R，et al. 3D printing of personalized thick and perfusable cardiac
patches and hearts[J]. Adv Sci，2019，6(11)：1900344.

[55] LEE A，HUDSON A R，SHIWARSKI D J，et al. 3D bioprinting of collagen to rebuild
components of the human heart[J]. Science，2019，365(6452)：482-487.

[56] AYAN B，CELIK N，ZHANG Z F，et al. Aspiration-assisted freeform bioprinting of pre-
fabricated tissue spheroids in a yield-stress gel[J]. Commun Phys，2020，3：183.

[57] AYAN B，HEO D N，ZHANG Z，et al. Aspiration-assisted bioprinting for precise positioning of
biologics[J]. Sci Adv，2020，6(10)：eaaw5111.

[58] AYAN B，WU Y，KARUPPAGOUNDER V，et al. Aspiration-assisted bioprinting of the

osteochondral interface[J]. Sci Rep，2020，10(1)：13148.

[59] HEO D N，AYAN B，DEY M，et al. Aspiration-assisted bioprinting of co-cultured osteogenic spheroids for bone tissue engineering[J]. Biofabrication，2020，13(1)：33059343.

[60] ALEKSANDR OVSIANIKOV，JAMES YOO，VLADIMIR MIRONOV. 3D Printing and Biofabrication[M]. Cham：Springer，2018.

[61] 余东满，李晓静，王笛.熔融沉积快速成型工艺过程分析及应用[J].机械设计与制造，2011(8)：65-67.

[62] 颜永年，张人佶，卢清萍，等.无加热液化过程的挤压、喷射成形工艺方法：中国，1302725[P]. 2001-07-11.

[63] LIU L，XIONG Z，YAN Y N，et al. Porous morphology，porosity，mechanical properties of poly（α-hydroxy acid）-tricalcium phosphate composite scaffolds fabricated by low-temperature deposition[J]. J Biomed Mater Res A，2007，82A(3)：618-629.

[64] ONSES M S，SUTANTO E，FERREIRA P M，et al. Mechanisms，capabilities，and applications of High-resolution electrohydrodynamic jet printing[J]. Small，2015，11(34)：4237-4266.

[65] SERRA P. Laser-induced forward transfer：a direct-writing technique for biosensors preparation [J]. J Laser Micro/Nanoengin，2006，1(3)：236-242.

[66] BARRON J A，KRIZMAN D B，RINGEISEN B R. Laser Printing of Single Cells：Statistical Analysis，Cell Viability，and Stress[J]. Ann Biomed Engin，2005，33(2)：121-130.

[67] ODDE D J，RENN M J. Laser-guided direct writing of living cells[J]. Biotechnol Bioeng，2000，67(3)：312-318.

[68] GUILLEMOT F，SOUQUET A，CATROS S，et al. Laser-assisted cell printing：principle，physical parameters versus cell fate and perspectives in tissue engineering[J]. Nanomedicine，2010，5(3)：507-515.

[69] GUILLEMOT F，SOUQUET A，CATROS S，et al. High-throughput laser printing of cells and biomaterials for tissue engineering[J]. Acta Biomater，2010，6(7)：2494-500.

[70] ZHAO L，YAN K R C，YAO R，et al. Alternating force based drop-on-demand microdroplet formation and three-dimensional deposition[J]. J Manuf Sci Eng，2015，137(3)：031009.

[71] DHARIWALA B，HUNT E，BOLAND T. Rapid prototyping of tissue-engineering constructs，using photopolymerizable hydrogels and stereolithography[J]. Tissue Eng，2004，10(9-10)：1316-1322.

[72] BEYCA O F，HANCERLIOGULLARI G，YAZICI I. Additive manufacturing technologies and applications[M]//USTUNDAG A，CEVIKCAN E. Industry 4.0：Managing the Digital Transformation. Cham：Springer，2018：217-234.

[73] LU Y，CHEN S. Projection printing of 3-dimensional tissue scaffolds[M]. Clifton：Humana Press，2012：289-302.

[74] SHESHADRI P，SHIRWAIKER R A. Characterization of material-process-structure interactions in the 3D bioplotting of polycaprolactone[J]. 3D Print Addit Manuf，2015，2(1)：20-31.

[75] WILSON W C，BOLAND T. Cell and organ printing 1：Protein and cell printers[J]. Anat Rec A Discov Mol Cell Evol Biol，2003，272(2)：491-496.

[76] GU Z M，FU J Z，LIN H，et al. Development of 3D bioprinting：from printing methods to biomedical applications[J]. Asian J Pharm Sci，2020，15(5)：529-557.

[77] MOLDOVAN N I，HIBINO N，NAKAYAMA K. Principles of the kenzan method for robotic cell spheroid-based three-dimensional bioprinting[J]. Tissue Eng Part B Rev，2017，23(3)：237.

［78］DALY A C，DAVIDSON M D，BURDICK J A．3D bioprinting of high cell-density heterogeneous tissue models through spheroid fusion within self-healing hydrogels［J］．Nat Commun，2021，12(1)：753.

［79］DE COPPI P，BARTSCH G，SIDDIQUI M M，et al．Isolation of amniotic stem cell lines with potential for therapy［J］．Nat Biotechnol，2007，25(1)：100-106.

［80］KERIQUEL V，GUILLEMOT F，ARNAULT I，et al．In vivo bioprinting for computer- and robotic-assisted medical intervention：preliminary study in mice［J］．Biofabrication，2010，2(1)：014101.

［81］张腊全，张婷，贾帅军，等.定向结构组织工程软骨支架的构建［J］.航天医学与医学工程，2012，25(3)：212-216.

［82］MARKSTEDT K，MANTAS A，TOURNIER I，et al．3D Bioprinting human chondrocytes with nanocellulose-alginate bioink for cartilage tissue engineering applications［J］．Biomacromolecules，2015，16(5)：1489-1496.

［83］YAO Q Q，WEI B，GUO Y，et al．Design，construction and mechanical testing of digital 3D anatomical data-based PCL-HA bone tissue engineering scaffold［J］．J Mater Sci Mater Med，2015，26(1)：5360.

［84］PATI F，SONG T H，RIJAL G，et al．Ornamenting 3D printed scaffolds with cell-laid extracellular matrix for bone tissue regeneration［J］．Biomaterials，2015，37：230-241.

［85］DALY A C，CUNNIFFE G M，SATHY B N，et al．3D Bioprinting of developmentally inspired templates for whole bone organ engineering［J］．Adv Healthc Mater，2016，5(18)：2353-2362.

［86］KEROUREDAN O，HAKOBYAN D，REMY M，et al．In situ prevascularization designed by laser-assisted bioprinting：effect on bone regeneration［J］．Biofabrication，2019，11(4)：045002.

［87］ROMANAZZO S，MOLLEY T G，NEMEC S，et al．Synthetic bone-like structures through omnidirectional ceramic bioprinting in cell suspensions［J］．Adv Funct Mater，2021，31(13)：2008216.

［88］LEE W，DEBASITIS J C，LEE V K，et al．Multi-layered culture of human skin fibroblasts and keratinocytes through three-dimensional freeform fabrication［J］．Biomaterials，2009，30(8)：1587-1595.

［89］LEE V，SINGH G，TRASATTI J P，et al．Design and fabrication of human skin by three-dimensional bioprinting［J］．Tissue Eng Part C Methods，2014，20(6)：473-484.

［90］KIM G，AHN S，YOON H，et al．A cryogenic direct-plotting system for fabrication of 3D collagen scaffolds for tissue engineering［J］．J Mater Chem，2009，19(46)：8817.

［91］KIM G，AHN S，KIM Y，et al．Coaxial structured collagen-alginate scaffolds：fabrication，physical properties，and biomedical application for skin tissue regeneration［J］．J Mater Chem，2011，21(17)：6165.

［92］MICHAEL S，SORG H，PECK C T，et al．Tissue engineered skin substitutes created by laser-assisted bioprinting form skin-like structures in the dorsal skin fold chamber in mice［J］．PLoS One，2013，8(3)：e57741.

［93］ALBANNA M，BINDER K W，MURPHY S V，et al．In situ bioprinting of autologous skin cells accelerates wound healing of extensive excisional full-thickness wounds［J］．Sci Rep，2019，9(1)：1856.

［94］ZHAO W X，XU T．Preliminary engineering for in situ in vivo bioprinting：a novel micro bioprinting platform for in situ in vivo bioprinting at a gastric wound site［J］．Biofabrication，2020，

12(4)：045020.

[95] EAGLES P A，QURESHI A N，JAYASINGHE S N. Electrohydrodynamic jetting of mouse neuronal cells[J]. Biochem J，2006，394(2)：375-378.

[96] OWENS C M，MARGA F，FORGACS G，et al. Biofabrication and testing of a fully cellular nerve graft[J]. Biofabrication，2013，5(4)：045007.

[97] SONG Y，SU X L，FIROUZIAN K F，et al. Engineering of brain-like tissue constructs via 3D Cell-printing technology[J]. Biofabrication，2020，12(3)：035016.

[98] FIROUZIAN K F，SONG Y，LIN F，et al. Fabrication of a biomimetic spinal cord tissue construct with heterogenous mechanical properties using intrascaffold cell assembly[J]. Biotechnol Bioeng，2020，117(10)：3094-3107.

[99] FIROUZIAN K F，ZHANG T，ZHANG H F，et al. An Image-Guided Intrascaffold Cell Assembly Technique for Accurate Printing of Heterogeneous Tissue Constructs[J]. ACS Biomater Sci Eng，2019，5(7)：3499-3510.

[100] XIONG R T，ZHANG Z Y，CHAI W X，et al. Freeform drop-on-demand laser printing of 3D alginate and cellular constructs[J]. Biofabrication，2015，7(4)：045011.

[101] FREEMAN S，RAMOS R，CHANDO P A，et al. A bioink blend for rotary 3D bioprinting tissue engineered small-diameter vascular constructs[J]. Acta Biomater，2019，95：152-164.

[102] JANG E H，KIM J H，LEE J H，et al. Enhanced biocompatibility of multi-layered，3D bioprinted artificial vessels composed of autologous mesenchymal stem cells[J]. Polymers，2020，12(3)：538.

[103] GAEBEL R，MA N，LIU J，et al. Patterning human stem cells and endothelial cells with laser printing for cardiac regeneration[J]. Biomaterials，2011，32(35)：9218-9230.

[104] MERCERON T K，BURT M，SEOL Y J，et al. A 3D bioprinted complex structure for engineering the muscle-tendon unit[J]. Biofabrication，2015，7(3)：035003.

[105] LEE J W，CHOI Y J，YONG W J，et al. Development of a 3D cell printed construct considering angiogenesis for liver tissue engineering[J]. Biofabrication，2016，8(1)：015007.

[106] FANG Y，ZHANG T，ZHANG L，et al. Biomimetic design and fabrication of scaffolds integrating oriented micro-pores with branched channel networks for myocardial tissue engineering [J]. Biofabrication，2019，11(3)：035004.

[107] LU B C A，LI M F，FANG Y C，et al. Rapid fabrication of cell-laden microfibers for construction of aligned biomimetic tissue[J]. Front Bioeng Biotechnol，2021，8：610249.

[108] NOOR N，SHAPIRA A，EDRI R，et al. 3D printing of personalized thick and perfusable cardiac patches and hearts[J]. Adv Sci，2019，6(11)：1900344.

[109] YANG H Y，SUN L J，PANG Y，et al. Three-dimensional bioprinted hepatorganoids prolong survival of mice with liver failure[J]. Gut，2021，70(3)：567-574.

[110] MAO Q J，WANG Y F，LI Y，et al. Fabrication of liver microtissue with liver decellularized extracellular matrix (dECM) bioink by digital light processing (DLP) bioprinting[J]. Mater Sci Eng C，2020，109：110625.

6 组织工程的评价原则及监管趋势

组织工程与再生医学相关技术已逐步实现临床转化。为进一步推动其规模化、标准化应用，彻底取代传统"拆东墙、补西墙"的缺损修复模式，必然要进行产品开发和注册申报。组织工程与再生医学是 21 世纪初才兴起的生物医药前沿科技，原有的监管体系主要针对常规产品，目前亟须通过不断探索和改进，建立符合组织工程产品特性和应用场景的科学监管路径，以确保组织工程产品得以安全、有效、稳定地用于大范围患者群体。

6.1 组织工程支架材料的质量控制和安全性评价

6.1.1 概述

组织工程支架材料是组织工程医疗产品的基础。因此，组织工程支架材料的质量要求是生产合格组织工程医疗产品的关键，材料的质量控制包括物理、化学和生物学方面的技术要求。材料质量控制的理化性能要求有：① 物理性能，包括硬度、表面特性、颜色、透明度或浊度、强度、黏度、熔点、折射率等指标；② 化学性能，包括材料的化学组成、材料的各种提取物或萃取物、红外分析鉴别、色谱表征、分子量及分子量分布、添加剂和/或提取物分析、重金属分析、比重、含水量等技术指标。

用于组织工程的支架材料和机体接触发生相互作用，不仅引起机体的局部和全身生物学反应，机体也会对生物材料产生作用导致材料降解，降解会导致材料物理和化学性能的改变，引起材料降解的途径有以下几种方式：水解（酸、碱、中性液体介质）、氧化（腐蚀、链断裂）、热解、光氧化、特异性酶催化的水解或氧化、复杂介质的作用（培养基、血清、血液、胃酸、尿液等）。由于机械作用导致的链断裂，材料的毒性和生物相容性问题的化学基础和这些降解过程有密切的关系。从理论上来讲，材料的生物相容性可以通过对化学组成的分析进行评价，但事实上由于知识产权的保密和未知因素很难确定其化学组成。正如大家所知道的那样没有一种材料是纯的高分子，几乎所有的材料都因为无意的污染和有意的添加进行了改性。来自纺织产业的纤维含有各种表面修饰剂,天然材料通常都不是纯品并且不同批次间差异较大,合成材料通常含有有机残留物,合金含有可滤出的微量元素。

由于这些变化因素,通常采用不同的试验方法确定材料的生物相容性。材料和活体组织的相互作用通过体内试验评价:如果材料对机体的作用很小或几乎没有不良作用,则认为材料具有生物相容性;如果有明显的反应则认为材料不具有生物相容性。以下三个因素非常重要:一是添加剂或污染物从材料中滤出的速度;二是添加剂丢失对材料的影响;三是添加剂或污染物的毒性。当出现阳性反应时,应进行化学分析确定其原因,并通过一定的加工过程或改变配方消除这种不良反应。医疗器械材料中可能的毒性物质有:残留单体、残留溶剂、降解产物、辐射产物、灭菌残留物、配方添加剂、无意污染物和细菌内毒素。

组织工程支架的生物学评价应选择合适的试验进行评价,在试验选择时应考虑材料的化学特性以及人体接触的性质、程度、频次和时间。一般来说这些试验包括:体外细胞毒性,急性、亚慢性和慢性毒性,刺激,致敏,血液相容性,植入,遗传毒性,致癌性,生殖发育毒性。然而,根据特殊器械或材料特性、器械的预期用途、目标人群和人体接触的特性,这些试验可能不足以证明特殊器械的安全性,因此有必要对某些器械针对特殊的目标器官进行附加试验,如神经毒性和免疫毒性试验。直接和脑组织、脑脊液接触的神经医疗器械需要进行动物植入试验,评价其对脑组织、癫痫易感性、脉络丛和蛛网膜颗粒分泌和吸收脑脊液的影响。

6.1.2　组织工程支架材料的理化性能评价

6.1.2.1　物理性能的评价

组织工程支架材料的最终使用是制成生物体内可接受的器官和器件,这样的生物医学材料必须与生物结构的力学性能相容。生物医学材料应具备适当的力学性能:有一定的静载强度(包括抗拉、压缩、弯曲和剪切强度),有适当的弹性模量和硬度,有良好的空隙结构和表面结构等以适应组织细胞的生长和支持结构。

要有效地使用材料,首先必须要了解材料的力学性能以及影响材料力学性能的各种因素。每种材料的失效形式均与其相关的力学性能有关。结合材料的失效形式,人们可以通过设计实验来了解材料各方面的力学性能。以下主要介绍几种常见的生物材料力学性能试验,包括拉伸试验、压缩试验、硬度试验、颗粒物质分析、表面结构分析和孔隙率等物理指标。

1) 拉伸强度

力学性能的试验方法是检测和评定材料质量的重要手段之一,其中拉伸试验则是应用最广泛的力学性能试验方法。拉伸性能指标是生物材料的研制、生产和验收最主要的测试项目之一，拉伸试验过程中的各项强度和塑性性能指标是反映材料力学性能的重要参数。影响拉伸试验结果准确度的因素很多，主要包括试样、试验设备和仪器、拉伸性能测试技术和试验结果处理几大类。为获得准确可靠的试验室间可比较的试验数据，必须将这些因素加以限定，使其影响减至最小。

2）压缩性能

压缩试验主要用于测定材料的压缩屈服极限以抗拉强度，并通过实验观察材料在压缩过程中的各种现象（主要是变形和破坏形式），以此来比较各种材料的压缩机械性能的特点。

3）硬度

硬度试验按受力方式可分为压入法、刻划法两种，一般来说普遍采用压入法；按加力速度可分为静力试验法和动力试验法两种，其中静力试验法最为普遍，常用的布、洛、维氏硬度等均属静力压入试验法。

4）材料的颗粒物质分析

组织工程支架材料和可降解材料在降解过程中可产生颗粒物质，这些颗粒对其生物相容性有一定的影响，因此对颗粒分析非常必要。粒度分析是研究碎屑沉积物中各种粒度的百分含量及粒度分布的一种方法。对于纳米材料，其颗粒大小和形状对材料的性能起着决定性的作用。因此，对纳米材料的颗粒大小和形状的表征和控制具有重要的意义。

一般固体材料颗粒大小可以用颗粒粒度概念来描述。但由于颗粒形状的复杂性，一般很难直接用一个尺度来描述一个颗粒大小。因此，在粒度大小的描述过程中广泛采用等效粒度的概念。对于不同原理的粒度分析仪器，所依据的测量原理不同，其颗粒特性也不相同，只能进行等效对比，不能进行横向直接对比。

颗粒的大小和形状也是粉体材料最重要的物理特性表征量。颗粒大小的表征方法主要有三种。① 三轴径：三轴算术平均值、三轴调和平均值、三轴几何平均值；② 定向径：定方向径、定方向等分径、定向最大径；③ 当量径：等体积球当量径、等表面积球当量径、比表面积球当量径、投影圆当量径、等周长圆当量径。

科学地描述颗粒的形状对粉体的应用有很大的帮助。同颗粒大小相比，描述颗粒形状更加困难。为方便和归一化起见，人们规定了某种方法，使形状的描述量化，并且是无量纲的量。这些形状表征量统称为形状因子，主要有以下几种：球形度、扁平度、延伸度、形状系数等。

5）材料的表面性能分析

固体的表面状态对于材料的性能有着极其重要的影响。例如，材料的氧化和腐蚀、强韧性和断裂行为、半导体的外延生长等等，都与表面层或几个原子层以内原子尺度上的化学成分和结构有着密切的关系。因此，要求从微观的，甚至是原子和分子的尺度去认识表面现象。

表面分析技术是对材料表面进行原子数量级的信息探测的一种实验技术。其原理是利用电子束、离子束、光子束或中性粒子束作为激发源作用于被分析试样，再以被试样所反射、散射或辐射释放出来的电子、离子、光子作为信号源，然后用各种检测器（探头）并配合一系列精密的电子仪器来收集、处理和分析这些信号源，就可以获得有关试样表面特征的信息。表面分析仪器分类由显微镜类通过放大成像以观察表面形貌，分子谱仪则通过表面不同的发射谱以分析表面成分和结构。

6）材料孔隙率测试

（1）平面孔隙。

该试验旨在通过测量扫描电子显微照片或光学显微照片确定缝隙的面积和/或样本上的材料面积。如果内表面和外表面之间存在差异，应描述两者特征，除非提供对表面进行测量的合理性判断。

使用的材料包括：① 扫描电子显微设备，或激活直视检查的设备和/或通过光学显微镜获得的试样或试样节段的照片；② 能够测量缝隙面积和/或材料面积的测量设备。

试验程序是对于每个样本：① 准备扫描电子显微照片；② 准备用于样本表面直视检查的照片或数字图像。

采用测量仪器检查电子显微照片，并测定缝隙的大小、每平方毫米的缝隙数量以及材料的面积。应记录所检查的表面（内表面或外表面）。

通过以下等式计算并记录每个试样的孔隙（P）：

$$P = 100 \times \frac{缝隙总面积}{缝隙总面积 + 材料总面积}$$

计算并记录孔隙的均值和标准差。

（2）质量孔隙。

该试验旨在比较人工血管样本的每单位面积的测得质量与样本的产品密度和壁厚。

使用的材料包括：① 能够称量准确度为±0.1％的平均样本质量的天平；② 准确度为±5％的测定样本体积的设备；③ 测定无孔材料密度的设备。

试验程序是每个样本的长度应不小于 100 mm。测定以下各项：① 总质量（m），单位为 g；② 总材料体积（V），单位是 cm^3；③ 通过适用密度（ρ）梯度方法测得的每个试样中纤维或聚合材料的密度，单位为 g/cm^3。

通过以下等式计算并记录每个样本的孔隙(P)：

$$P = 100 \times \left(1 - \frac{m}{V_\rho}\right)$$

计算并记录孔隙的均值和标准差。

（3）微观孔隙（节点间距离）。

该试验旨在通过扫描电子显微照片或微观图像上的测量来测定拉伸或加压聚合物中的主要节点间距离。如果内表面和外表面之间存在差异，应描述两者特征，除非提供对表面进行测量的合理性判断。

使用的材料包括：① 扫描电子显微设备，或激活微观检查的设备和/或通过光学显微镜获得的试样或试样节段的照片；② 能够测量节点间距离的器械。

试验程序是准备试样段的扫描电子显微照片或对样本进行放大观察（成像）。测定纤丝或纤维方向的邻近节点内缘之间的距离。每个图像中至少6个位置需要进行这一测定。

6.1.2.2 化学性能和降解的评价

1）化学性能评价

生物材料化学组成的表征对于器械及材料的生物学评价是很重要的，它决定了材料的生物相容性。根据国标 GB/T16886.1—2022《医疗器械生物学评价 第1部分：风险管理过程中的评价与试验》的评定程序框架，第一步就要对医疗器械材料进行表征。在 GB/T16886.18—2022《医疗器械生物学评价 第18部分：风险管理过程中医疗器械材料的化学表征》和 GB/T16886.19—2022《医疗器械生物学评价 第19部分：材料物理化学、形态学和表面特性表征》中分别给出了材料鉴别及其化学成分的定性与定量框架、判定与评价的各种参数和试验方法。材料的化学表征主要包括对材料的鉴别和对存在于材料或成品医疗器械中的化学物进行定性与定量。通过对材料的化学成分分析，可以确定材料所组成的器械是否与上市器械的等同性；可以确定材料的毒性，为毒理学风险分析者提供足够数据，用以风险分析评价器械是否安全。也可以作为质量控制，对入厂原料进行把控。

2）生物材料降解与代谢动力学评价技术

生物降解指由生物环境引起的材料的解体，可以理解为材料在生物体内经水解、酶解、细胞吞噬等多种方式逐渐解体，其降解产物在体内能被机体吸收、被机体代谢而排出体外或能参加体内正常新陈代谢而消失。生物降解反应的评价是对有潜在可吸收和/或降解特性的生物材料及其降解产物，或者具有释放潜在毒性化合物的材料，评价其在发生生物降解反应过程中的降解性能及其对生物体局部或全身可能产生的危害。

生物可降解材料在体内发生降解反应的同时伴有降解产物的生成,降解产物既可以是因生物降解而从材料表面释放出来的自由离子,或与主体材料化学结构不完全相同的低分子有机化合物以及无机化合物,也可以是主体材料的裂解产物,对于材料生物降解的评价应关注降解产物的毒物代谢动力学(以下简称毒代动力学)及其对生物体的影响。

生物材料降解评价程序首先应考虑在体外模拟体液的环境下对材料潜在的降解产物进行定性和定量分析,然后将材料浸泡在不同的介质中(如细胞培养液、生理盐水、人工唾液或体液等)一定时间后取浸泡液(降解液)或浸提/蒸馏的试验样本残渣,酌情进行细胞毒性、刺激性、致敏性、遗传毒性、血液相容性、免疫毒性等生物学评价试验,相比动物实验而言,在体外模拟的环境下进行材料的降解行为研究可以大大缩短实验周期,降低实验费用,并可进行降解机制和规律的分析,预测其在使用期间的降解速率。在体外试验基础上,根据研究结果考虑是否进行体内降解和毒代动力学研究。体内生物降解反应指将材料植入动物体内,全面评估在生物体内降解材料发生降解过程中对局部组织和全身各脏器产生的影响,尤其应评价降解产物在体内吸收、分布和代谢过程,以及由此可能涉及的组织或器官功能的反应,这一过程涵盖了降解产物的毒代动力学研究。

降解产物的毒代动力学即研究降解产物在体内的吸收、分布、生物转化和排泄过程中随时间发生的量变规律,其目的是要了解降解产物:① 被吸收的速度和程度;② 随血液循环在体内各脏器、组织和体液间的分布特征;③ 消除或排泄的途径、速度和能力;④ 在体内蓄积的可能性、蓄积部位与程度、持续时间等。毒代动力学研究作为医疗器械生物学评价的一部分,其必要性应结合器械的预期使用并考虑最终产品及其化学组成成分、预期和非预期的可沥滤物及降解产物,还应考虑活性组分与可沥滤物和/或降解产物之间可能的毒代动力学相互作用。根据 GB/T 16886.16—2021 在下列情况下应考虑毒代动力学研究:① 器械设计为生物可吸收的;② 器械是永久接触植入物,并已知或很可能有明显的腐蚀(金属材料)或生物降解,和(或)可沥滤物从器械中迁移出;③ 在临床使用中,很可能或已知从医疗器械中释放出大量具有潜在毒性的降解产物和可沥滤物进入人体;④ 很可能或已知从医疗器械中释放出大量活性成分/组分;⑤ 很可能或已知在临床使用时,从医疗器械中释放出大量纳米物质并进入机体。在下列情况下不需要进行毒代动力学研究:① 已经有与降解产物和可沥滤物相关的充分的毒理学数据或毒代动力学数据;② 已经有与活性组分相关的充分的毒理学数据或毒代动力学数据;③ 某一特定器械降解产物和可沥滤物达到的或期望的释放速率已经被评估(见 ISO 10993-17)为临床接触安全水平;④ 根据历史经验,证明降解产物和可沥滤物的临床接触是安全的。如果材料很复杂且含有的产物是内源性或类似于内源性的,两者不能通过分析加以区别时,则毒代动力学研究一般不可行。

6.1.2.3 常用组织工程支架材料质量控制技术要求

1) 胶原蛋白

胶原蛋白是生物高分子、动物结缔组织中的主要成分,包括Ⅰ、Ⅱ、Ⅲ型胶原蛋白分子,Ⅰ型胶原蛋白主要来源于皮肤、肌腱等组织,由于其良好的生物相容性,是组织工程的常用材料。作为组织工程支架材料一般应符合以下质量要求:① 外观,白色或肉色海绵状固体,无肉眼可见的杂物和变质、变色。② 结构分析,三螺旋结构的数量应不小于90%。③ 变性分析,胰酶敏感率不大于5%。④ 氨基酸分析,应不含有半胱氨酸(含硫氨基酸)和色氨酸。⑤ 羟脯氨酸的质量分数(ω),应不小于总蛋白质量分数的9%。⑥ 碳水化合物小于 6 μg/mg。⑦ 纯度的体积分数不小于 90%。⑧ 质量不小于 7 mg/cm^2。⑨ 水分不大于10%。⑩ 吸水量应不小于胶原蛋白海绵自身质量的 10 倍。⑪ pH 值 6.0±1.0。⑫ 重金属的质量不大于 10 μg/g。⑬ 灰分的质量分数不大于1%。⑭ 无菌试验应无菌,无菌有效期应不少于 2 年。⑮ 热原试验应无热原反应。

2) 海藻酸钠

海藻酸钠是从褐藻类的海带或马尾藻中提取的产物,其分子由 β-D-甘露糖醛酸(β-D-mannuronic,M)和 α-L-古洛糖醛酸(α-L-guluronic,G)按(1→4)键连接而成,是一种天然多糖,具有良好的生物相容性。海藻酸钠已经在组织工程领域也有广泛应用。其主要技术指标如下:① 性状,白色或淡黄色粉末状固体。② 鉴别。通过傅里叶变换红外光谱(FI-IR)检测,其特征峰(cm^{-1})为 3 375~3 390(b)、1 613(s)、1 416(s)、1 320(w)、1 125、1 089、1 031(s)、948(m)、903(m)和 811(m)。其中,s 为强带,m 为中级带,w 为弱带,b 为宽带。③ 平均分子量应符合产品标示值。④ 分子量分布。一般情况下,商用藻酸盐的多分散性数值在 1.5~3.0 之间。⑤ 干燥失重。干燥失重是指将其在 105 ℃下干燥 4 小时后称重,标准规定其质量分数应不大于 15.0%。⑥ 总灰分。标准规定其质量分数应为 18.0%~27.0%。⑦ 重金属的质量分数,应不大于 0.004%,其中砷的质量分数应不大于 0.000 15%,铅的质量分数应不大于 0.001%。⑧ 蛋白质含量,应符合产品标示值。⑨ 细菌内毒素含量,应符合产品标示值。⑩ 微生物限量。原料的细菌总量不大于 200 CFU/g,成品应为无菌。

3) 壳聚糖

壳聚糖(chitosan)甲壳素 N-脱乙酰基的产物,甲壳素、壳聚糖、纤维素三者具有相近的化学结构,纤维素在 C$_2$ 位上是羟基,甲壳素、壳聚糖在 C$_2$ 位上分别被一个乙酰氨基和氨基所代替,甲壳素和壳聚糖具有生物降解性、细胞亲和性和生物效应等许多独特的性质,尤其是含有游离氨基的壳聚糖,是天然多糖中唯一的碱性多糖。壳聚糖为天然多糖甲壳素脱除部分乙酰基的产物,具有生物降解性、生物相容性、无毒性、抑菌等多种生理功能,广泛应用于医用纤维、医用敷料、人造组织材料、药物缓释材料、基因转导载体、生物医用领域、医用可吸收材料、组织工程载体材料、医疗以及药物开发等众多领域。作为组织工程支架材料的主要技术要求如下:① 外观(性状)。羧甲基壳聚糖应为白色或浅黄色,应无可见异物。② 傅里叶变换红外光谱(FT-IR)。在 3 400 cm^{-1}(宽峰)、2 910 cm^{-1}、1 600 cm^{-1}(或 1 654 cm^{-1} 和 1 550 cm^{-1})、1 380 cm^{-1}(或 1 410 cm^{-1} 和 1 324 cm^{-1})有羧甲基壳聚糖特征吸收峰。供需各方应确定原料验收的对照光谱图,并确保一致性。③ 脱乙酰度。羧甲基壳聚糖的脱乙酰度应不小于 85%,或者在标示量的 85%～115% 之间。④ 取代度(羧化度)。羧甲基壳聚糖的取代度应大于 80%。⑤ 等电点。羧甲基壳聚糖的等电点应在 3.5～5.0 范围内。⑥ 含水量(干燥失重)。羧甲基壳聚糖的含水量应在 10% 以下。⑦ pH 值(酸碱度)。羧甲基壳聚糖,其检验液的 pH 值应在 6.0～8.0 之间。⑧ 透光率。羧甲基壳聚糖,其检验液在波长 660 nm 处透光率应不小于 98.0%。⑨ 重均分子量及分子量分布。羧甲基壳聚糖重均分子量应在 80 万以上,分子量分散系数应为 1.0～3.0。⑩ 紫外吸光度。羧甲基壳聚糖,其检验液在 280 nm 和 570 nm 波长处的吸光度均不大于 1.0。⑪ 质量分数。羧甲基壳聚糖的质量分数应不小于 85%。⑫ 蛋白质残留。羧甲基壳聚糖蛋白质残留量的质量分数应不大于 0.2%。⑬ 微量元素。羧甲基壳聚糖重金属的质量分数(以 Pb 计)应不大于 10 μg/g。其中,砷的质量分数不大于 0.5 mg/kg,汞的质量分数不大于 0.5 mg/kg,铅含量不大于 5 mg/kg,铜、铁、镉、镍、铬的总质量分数不大于 50 mg/kg。⑭ 灰分。羧甲基壳聚糖灰分的质量分数应不大于 15%。⑮ 不溶物。羧甲基壳聚糖中不溶物的质量分数应不大于 0.5%。⑯ 残留物。羧甲基壳聚糖中乙醇残留量的质量分数应不大于 0.5%,羧甲基壳聚糖中二甘醇酸残留量的质量分数应不大于 0.1%。若产品含有《中华人民共和国药典》2020 年版四部通则 0861 残留溶剂测定法附表 1 中一、二类溶剂,以及经确证含有的其他有害残留物,应按 GB/T 16886.17—2005《医疗器械生物学评价　第 17 部分:可沥滤物允许限量的建立》要求给出的许可限量。⑰ 微生物限度。细菌总数应不大于 100 CFU/50 mg,真菌总数应不大于 10 CFU/50 mg,大肠杆菌应不得检出。⑱ 细菌内毒素或热原检查。细菌内毒素应小于 20 EU/件。

4) 透明质酸钠

透明质酸钠是人体内一种固有的成分,是一种葡聚糖醛酸,没有种属特异性,它广泛存在于胎盘、晶状体、关节软骨、皮肤真皮层等组织。早先是从鸡冠中提取,目前采用生物发酵法制备,在生物医药领域广泛使用,作为组织工程支架材料的主要技术指标如下:① 外观,白色或淡黄色粉末状或丝状固体,无任何肉眼可见的异物。② 傅里叶变换红外光谱(FT-IR)透明质酸(钠盐)典型的 FT-IR 频率(cm^{-1})有 3 275～3 390(b)、1 615(s)、1 405(m)、1 377(m)、1 150、1 077、1 045(s)、946(m) 和 893(w),其中 s 为强的,m 为中等的,w 为弱的,b 为宽的。③ 葡萄糖醛酸的质量分数,40%～55%(按透明质酸标称质量浓度值%计算)。④ pH 值。0.5%质量浓度溶液的 pH 值为 7.0～7.4。⑤ 特性黏数(分子量)。不同产品的特性黏数(分子量)应不低于其自身规定值。⑥ 动力黏度,不小于 10 000 mPa·S[在剪切速率≥0.25 Hz,(25±2) ℃条件下]。⑦ 蛋白质的质量分数,不大于 0.1%(按透明质酸测定质量浓度值%计算)。⑧ 重金属的质量分数,不大于 10 μg/g。⑨ 乙醇残余的体积分数,不大于 400 μg/mL。⑩ 干物质的质量分数,不小于 90%。⑪ 灰分的质量分数,不大于 1%。⑫ 紫外吸收,$OD_{280\,nm}$ 不大于 1.0;$OD_{260\,nm}$ 不大于 1.0。⑬ 无菌试验,应无菌。⑭ 细菌内毒素限量,不大于 0.5 EU/mg(按透明质酸测定质量浓度值%计算)。⑮ 原材料安全性。生物发酵法制备的透明质酸应进行溶血性链球菌溶血素试验,结果应无溶血环。组织提取法制备的透明质酸应进行相关的检验检疫,结果应合格。

6.1.3　组织工程支架材料的生物学评价

6.1.3.1　生物学评价的一般要求

生物相容性评价是针对直接和人体接触或体内使用的生物医用材料,提供一套系统完整的生物学评价程序和方法。通过体外试验和体内试验评价生物医用材料对细胞和动物体可能潜在的有害作用,并通过试验综合评价预期在临床使用的安全性,将风险降低到最低程度。

对于器械研制过程中采用的生物材料,为了确保在临床使用的安全性,在完成物理和化学性能、加工性能和灭菌性能等有效性满足要求后,必须进行生物学评价试验。生物学评价是建立在试验基础上,并结合医疗器械风险管理过程进行评价和试验。

6.1.3.2　生物学评价方法

1) 细胞毒性试验

通过细胞培养技术,测定生物材料和医疗器械或浸提液(37 ℃,24 小时)潜在的细胞毒性作用。采用的细胞一般为 L929 小鼠结缔组织成纤维细胞株,常用琼脂扩散方法、滤过扩散方法、MTT 法、克隆形成等试验方法。对于初次用于医疗器械制造全新材料建议采用直接接触法和浸提液两种方法进行检测评价。目前国内最常用的方法是具有可定量化测定细胞增殖度的 MTT 法。一般材料可接受的细胞毒性为细胞增殖率不低于 70%。

2) 刺激试验

刺激试验包括一系列的试验,有皮肤刺激试验、皮内反应试验、眼刺激试验、口腔刺激试验、阴茎刺激试验、直肠刺激试验、阴道刺激试验。在试验选择上一般是皮肤表面外用的材料和器械选择皮肤刺激试验,而体内植入的材料和器械采用皮内反应试验,对于其他试验方法可根据材料和器械的用途选择相应的试验方法。例如眼科用材料和器械可选择眼刺激试验；口腔用材料选择口腔刺激试验，其他相应部位使用的材料选择相应的试验方法。

3）致敏试验

致敏试验有最大剂量法（magnusson-kligman method or maximization method）和封闭斑贴法（Buehler），其基本原理是根据Ⅳ型迟发性超敏反应的基本过程，是最常用的免疫学评价检测方法，其包括两个阶段。① 诱导阶段：进入体内的抗原经 APC 加工处理，并提交给 T 细胞，使 T 细胞活化，产生效应 T 细胞，部分 T 细胞静止为记忆 T 细胞，该过程为致敏阶段，需 1～2 周。② 效应阶段（激发阶段）：抗原致敏的 T 细胞或抗原特异性记忆 T 细胞再次接触相同抗原，迅速分化成效应 T 细胞，在 48～72 小时出现炎症反应。诱导阶段与试验过程中的皮内诱导（皮内注射）阶段和局部诱导（局部斑贴）阶段相对应，在皮内诱导阶段后再进行局部诱导是为了加强诱导的效果。效应阶段与试验过程中的激发阶段相对应。

和封闭斑贴法相比，最大剂量法是最敏感和首选的方法，该方法的主要目的是评价医疗器械和生物材料在试验条件下对豚鼠潜在的皮肤致敏反应。适用于固体、液体材料和试验材料浸提液，对所有的医疗器械包括和体表接触的器械以及体内长期植入的器械基本上都应该进行致敏试验，以评价其是否具有潜在的致敏反应。

4）全身毒性试验

全身毒性试验是将生物材料和医疗器械的浸提液一次或重复通过动物静脉或腹腔或其他给药途径注射到动物体内，观察动物的生物学反应，以判断生物材料和医疗器械对动物潜在的不良反应。这种不良反应可以是生物材料和医疗器械的浸提液直接对机体组织和器官的作用，也可以是通过吸收、分布和代谢所产生的物质对机体组织和器官的间接作用。由于医疗器械产品的范围很广，其用途也各不相同，因此对于每一种具体的生物材料和医疗器械，在进行全身毒性试验时，应和器械材料的特性和临床用途相适应。某些全身毒性试验也可以和其他生物学试验结合进行，例如和长期植入试验结合可以进行慢性毒性和局部反应的评价，也可以对致癌性或生殖毒性进行检测。全身毒性试验包括急性全身毒性、亚急性、亚慢性和慢性全身毒性试验。

急性全身毒性：将试验样品在 24 小时内一次、多次或连续给予后所引起的不良反应。

亚急性全身毒性：在 24 小时到 28 天内多次或连续给予所发生的不良反应。这一概念从语义上讲是不准确的。发生在规定时间范围内的不良反应都可以认为是短期重复给药全身毒性试验，在 14～28 天选择试验周期是符合国际规范原则的，也应该认为是合理的试验方法。应该注意的是亚急性静脉试验通常规定处理时间是大于 24 小时且小于 14 天。

亚慢性全身毒性：在动物寿命期的一段时间内(一般啮齿动物是 90 天,但其他种的动物不超过寿命期的 10%)将试验样品重复或连续给药后引起的不良反应。应注意的是亚慢性静脉试验通常规定处理时间是 14～28 天。

慢性全身毒性：在动物寿命期的大部分时间内(通常 6～12 个月)将试验样品重复或连续给药后引起的不良作用。

5) 植入试验

植入试验是用外科手术法,将材料或最终产品的样品植入或放入预定植入部位或组织内,在肉眼观察和显微镜检查下,评价对活体组织的局部病理作用。试验建议与接触途径和作用时间相适应。皮下组织和肌肉内的短期试验,一般选择小鼠、大鼠或家兔中的一种。皮下组织、肌肉和骨内的长期试验,一般可选择大鼠、家兔等动物中的一种。试验样品与对照样品应以相同条件植入同一年龄、性别、同一品系同种动物的相同解剖部位。

(1) 皮下植入试验。

适用于通常预期与皮下组织植入,如整形外科或肿瘤外科中的植入物;或通常与皮下组织、筋膜、肌腱等软组织接触的试验材料,如骨折治疗中胫骨、手部的植入物;也可用于引流管、导线等短期植入物。

对各种金属和聚合物的皮下植入试验表明,相容和不相容的材料引起的反应差异是明显的,可表现为植入后动物组织坏死、炎症、不同的材料组织界面或组织包囊。植入物周围的组织包囊厚度及细胞群组成在不同材料间变化明显。

对照材料采用在相应用途上,已知具有相容性并被标准化的植入用金属材料(不锈钢、钴铬合金、钛和钛合金)可用作金属对照材料;UHMWPE 可用作聚合物的对照材料。在研究不良反应时,非相容的材料,例如铜可用作阳性对照材料。对照样品的表面可具有与其临床应用时相同的表面条件,或具有与试验样品最相似的表面条件。

背部皮下植入：用钝器解剖法在一皮肤切口部位制备一个和几个皮下囊,囊的底部距皮肤切口应为 10 mm 以上,每个囊内植入一个植入物,植入物间不能相互接触。也可采用套管针将植入物推入囊内。

片状材料制成直径 10～12 mm,厚度 0.3～1.0 mm 的样品。块状材料制成直径为 1.5 mm、厚度为 5.0 mm、两端为球面的试验样品。

每种材料和每一植入期至少采用 3 只动物,植入 10 个试验样品和 10 个对照样品。一个植入试验中的小鼠或大鼠年龄和性别应匹配相同。

术后动物观察：如果植入部位发生感染或损伤,则该试验结果无效,应替换该只动物以使动物数量和样品植入量符合要求。如果动物在预定的时间段内死亡,应进行活检并确定原因。如果死因与植入样品无关，可替换该只动物；如果死因与植入样品有关，则应纳入最后结果。

（2）肌肉植入试验。

该试验方法适用于评价肌肉组织对植入材料的生物学反应。该方法系将植入物植入试验动物的肌肉组织，对试验材料植入物与准许临床使用的对照材料植入物的生物学反应进行比较。

试验动物可选择兔或大鼠。一般选择建康成年兔，雌雄不限，体重大于 2.5 kg，其脊柱旁肌肉足以容纳植入物。某些试验也选择大鼠的臀肌或兔的大腿肌肉。植入物尺寸根据选用的肌肉群大小来决定，采用兔脊柱旁肌试验时，植入物宽 1～3 mm，长 10 mm，样品应制成圆滑边缘，两端为光滑球面。

对照材料采用临床用途与试验材料相似；合金，作为金属类对照材料，可引起最低程度的组织反应；符合已有材料规格标准的陶瓷或聚乙烯也可作为相应材料的对照。如果确定的对照材料引起的组织反应大于合金或聚乙烯等阴性对照材料的反应，那么后者这些阴性对照材料可用作检验外科技术的对照植入物。在植入时，引起大于最低程度组织反应的对照材料植入 2 个，引起最低程度组织反应的阴性对照材料植入 2 个。在评价时，后者阴性对照材料引起的反应应不大于前一种对照材料。

多孔的植入材料与致密植入材料明显不同。目前尚没有多孔的阴性对照材料，因此，需要将多孔试验植入样品的组织反应与类似合适对照材料以及致密阴性对照材料的反应相比。对某些引起超过致密阴性对照材料组织反应的聚合物材料，也可将其与类似的临床使用材料以及阴性对照材料相比。

麻醉应有足够深度，以防止肌肉运动，如抽搐，可用针刺剃毛的皮肤来测试。可行时，推荐采用皮下针或套管针植入。对于较大的植入物，可采用其他使用的植入技术。使用止血钳钝性分离肌肉组织，形成肌肉内植入部位，然后放入植入样品。

采用兔脊柱旁肌时，植入物平行于脊柱，离中线 2.5 cm，各植入物间隔约 2.5 cm，每侧可植入 4 个试验样品或对照样品。每一植入期至少采用 3 只动物，在充足的植入部位植入 8 个试验样品和 8 个对照样品。

（3）骨植入试验。

该试验方法适用于评价骨组织对植入材料的生物学反应。该方法系将植入物植入试验动物的骨组织内，对试验材料植入物与准许临床使用的对照材料植入物的生物学反应进行比较。

植入物为圆柱形，末端为半球面。多孔的植入样品应具有临床使用的多孔植入材料的孔隙大小、孔隙体积、孔隙连通性等方面的特征性。使用固体核心、表面孔隙层的植入物，还是使用完全多孔结构的植入体，可以由试验者选择。

多孔的试验植入物应考虑使用多孔结构的对照样品,也可使用非孔隙的对照样品。

试验样品的尺寸根据所选用的试验动物及其骨组织的大小来决定。骨植入样品的直径应近似等于骨皮质的厚度。植入物的长度应能使其位于一侧骨皮质和骨髓中而不过多突出骨皮质、骨膜。兔子一般使用直径 2 mm、长 6 mm 的圆柱状植入物。

每一植入期至少采用 4 只兔,每只兔最多植入 6 个植入物、3 个试验样品和 3 个对照样品。

手术在无菌状态下进行。暴露股骨下外侧,切开皮肤、深筋膜后,从肌间隙进入,剥离股骨下段骨膜,在骨上钻孔,每侧股骨外侧面垂直钻 3 孔,每孔穿透一侧骨皮质达骨髓腔,孔径可较植入物直径小约 0.1 mm。其中左侧股骨指压植入对照样品,右侧股骨植入试验样品。样品植入后,在与样品植入孔对应的股骨后缘处以不吸收丝线在骨膜上缝合一针,作为样品植入部位的标记。逐层缝合深筋膜、皮下组织和皮肤。

植入试验将生物材料医疗器械和阴性对照植入动物的合适部位(如皮下、肌肉或骨组织)在观察一定时期后(如短期为 7、15、30、60、90 天后,长期为 180、360 天后)评价对活体组织的局部毒性作用。主要是通过病理切片,观察组织的变化。结果判断标准:材料周围局部组织的炎症反应和纤维包囊程度应不严重于阴性对照材料,包囊或反应区记分之差应不超过 1.0,显微记分之差不超过 2.9,认为材料符合要求。

6) 遗传毒性和致癌试验

遗传毒性试验的目的是通过一系列试验来检测医疗器械/材料或其浸提液对基因突变、染色体结构、数量改变以及对 DNA 或基因的其他毒性作用,控制和消除具有潜在遗传毒性的医疗器械对人类的危害性。在降低临床试验受试品上市后使用人群的用械风险方面发挥重要作用。

遗传毒性试验方法有多种,但没有任何单一试验方法能检测出所有的遗传毒性物质,因此,通常采用反映不同遗传终点遗传毒性试验组合的方法,这些试验相互补充以减少遗传毒性物质的假阴性结果。

建议采用标准试验组合并不意味着其他遗传毒性试验(如 DNA 加合物检测,DNA 链断裂、DNA 修复或重组试验)不合适,这些试验可作为标准试验组合以外的供选试验,以进一步验证或补充标准试验组合得到的遗传毒性试验结果。

细菌突变试验常规应用鼠伤寒沙门氏菌、大肠杆菌进行。鼠伤寒沙门氏菌试验通常称为 Ames 试验,Ames 试验的工作原理是利用几种组氨酸营养缺陷型鼠伤寒沙门氏菌突变体菌体作为指示生物,该菌体在缺乏外源组氨酸时不能生长;但是,在诱变剂作用下,可使该菌株恢复突变,重新获得组氨酸生物合成能力,能够在缺乏组氨酸条件下生长。此外,也常用色氨酸营养缺陷型埃希氏大肠杆菌 WP2 uvrA 或大肠埃希杆菌 WP2 uvrA(pKM101)作为指示生物,检测诱变剂,使该菌株恢复突变的能力。

小鼠淋巴瘤 $L5178TK$ 基因正向突变试验,能够检测多种遗传毒性作用终点,已成为首选哺乳动物细胞突变试验。该系统能用于检测点突变、缺失、移位、重组等,也能够检测诱导染色体结构和数量损伤的化学物;此外,在进一步机制研究中,可用于评价染色体断裂剂和非整倍体诱导引起细胞遗传化学性质的变化。

体外染色体畸变试验可作为标准组合的一部分。染色体畸变是指染色体结构和数量的改变,染色体畸变试验可分为体外试验及体内试验,包括对体细胞和生殖细胞的分析。体外染色体试验是检测受试物引起染色体损害的能力,最常见被检测的畸变是染色体改变如染色体断裂、染色体裂隙,但是,更复杂的染色体改变如易位、核内再复制和多倍体也可以作为评价指标,在标本中有丝分裂指数升高及多倍体细胞比例增加,可以提示有可能引起非整倍体改变。试验系统常用的细胞是 CHL、CHO、V79 和人外周血淋巴细胞。

啮齿类骨髓细胞微核试验是染色体断片或从微管分离的整个染色体或无着丝点环,因无着丝点或虽有纺锤体结构或功能受损,而在有丝分裂时,行动滞后,不能进入细胞核中的一个或数个小核。小鼠微核试验是评价受试物对小鼠嗜多染红细胞染色体断裂作用。微核试验可以作为断裂剂的快速筛选试验,受试物干扰正常有丝分裂细胞的分裂。

为了预防出现假阳性或假阴性,一般要求同时进行 Ames 试验、微核试验和染色体畸变试验三组试验。根据最新版标准 GB/T 16886.3—2019《医疗器械生物学评价 第3部分:遗传毒性、致癌性和生殖毒性试验》的规定也可以进行 Ames 试验、小鼠淋巴瘤基因突变试验两项试验。

致癌试验由单一途径或多种途径,在试验动物整个寿命期(例如大鼠为 2 年),测定生物材料和医疗器械的潜在致癌作用,通常和慢性毒性实验合并进行。

7)生殖发育毒性试验

评价生物材料和医疗器械或其浸提液对生育、生殖功能、胎儿和早期发育的潜在有害作用。试验包括一般生殖毒性试验、致畸胎试验和围产期毒性试验。

8)血液相容性试验

和循环血液接触的医疗器械应进行血液相容性试验,将试验体系分成 5 类(凝血、血小板、血液学、补体系统、血栓形成),不同的医疗器械选择不同的试验体系。

在进行血液相容性试验时应采用阴性和阳性对照,体内植入器械尽量进行动物模型体内试验;体外或与体内相连的器械可进行离体试验(体外、半体内);试验所用设备应确保不会对试验发生干扰,试验中尽量不采用抗凝剂。评价血液相容性的试验有:溶血试验;血浆复钙试验、凝血酶原时间、部分凝血活酶时间、凝血酶时间;血液成分指标试验[白细胞（WBC）、红细胞（RBC）、血细胞压积（HCT）、血红蛋白（HGB）、血小板（PLT）]；补体活化试验；血栓形成试验；血小板黏附、聚集和释放试验。

6.1.4 动物源或同种异体材料的安全性评价

6.1.4.1 免疫原性评价

组织工程支架材料常选用同种异体或动物源性材料，这些材料需要对其免疫原性进行评价。免疫原性评价可以参考 GB/T16886.20—2015《医疗器械生物学评价 第20部分：医疗器械免疫毒理学试验原则和方法》，并根据具体同种异体骨或动物源性医疗器械的产品特性和免疫学风险分析与管理报告，选择合理的免疫学评价方法，设计科学合理的试验方案。

可采用体内和体外法进行免疫毒性试验。与体内免疫毒性试验相比，体外法由于无法模拟整个免疫系统的复杂情况，试验有一定的局限性。因为体外法还未能充分研究并标准化，体外方法在动物数据外推至人（通过阐明毒性机制）方面的价值进一步受限。然而，体外法可用作机制方面的研究。免疫毒理学的重要意义在于通过啮齿动物试验方式检测和评价物质的不良作用。在考虑进行动物试验时，宜按照 GB/T16886.2—2011《医疗器械生物学评价 第2部分：动物福利要求》的规定，确认并实施所有合理有效的替代、减少和优化的替代方法。虽然已有确认过的实验室试验，但在很多情况下还需慎重考虑免疫毒性试验的生物学意义和预测价值。淋巴器官质量或组织学方面的改变、外周白细胞总数或分类计数方面的变化、淋巴组织细胞构成低于正常水平、对机会性致病性微生物或肿瘤的易感性增强，这些变化可预示对免疫系统方面的潜在影响。因此免疫毒理学领域内首要任务是识别这种变化并评定其对于人体健康的重要意义。

免疫毒性检验可分为非功能性和功能性检验两种类型。非功能性检验在测定中具有描述特性：形态学方面和/或定量的术语、淋巴组织变化程度、淋巴细胞数目和免疫球蛋白水平或其他免疫功能标志物。相比而言，功能性检验则测定细胞和/或器官活性，例如淋巴细胞对有丝分裂原或特异性抗原的增殖反应、细胞毒活性和特异性抗体形成。这一领域中的新发展是"组学"应用于涉及免疫功能的基因表达改变的检测。

虽然有特定材料是已知的或疑似具有免疫毒性，但与免疫抑制或免疫刺激有关的免疫毒性试验最初应限制在一般毒性试验阶段的检验中，只对那些有迹象表明可导致免疫抑制或免疫刺激的作用物才应考虑进一步研究。亚急性试验对于获取潜在的免疫抑制或免疫刺激的一般指征是适用的，如进行这类试验，应按照 GB/T16886.11—2021《医疗器械生物学评价 第11部分：全身毒性试验》进行。

在进行试验方案设计之前，首先依据风险分析和管理报告资料，如材料的来源（种属、部位)、理化性质(结构、纯度、杂质含量、pH 等)、预期用途(接触部位、时间、剂量以及接触频次等)、加工工艺(关注与工艺过程相关的免疫原性/免疫毒性改变),进行免疫原性预测、试验动物的选择、生物化学特征性指标的选择。同时,注意收集文字资料,如查阅文献报道(注意不良事件)、企业提供信息(产品标准、说明书等)、实验室检测(理化性能测试结果),分析是否有与免疫学相关的信息。注意结构变化可能导致免疫原性或免疫毒性变化,如甲壳素安全≠壳聚糖安全≠羧甲基壳聚糖安全;明胶安全性≠胶原安全性。预期用途变化可能导致免疫学风险的变化,如壳聚糖作为黏弹剂和防粘连剂(使用部位变化、用量变化)。受试物质量浓度的变化导致免疫学风险的变化。

样品处理原则:尽可能保证全成分,且不导致蛋白变性。首选匀浆(便于注射,减少创伤的影响),浸提方式的有效性需要验证(可溶出成分的种类,有效成分的溶出量等),其次可尽量剪碎。

免疫介入方式:首选注射,其次皮下植入。同时设阳性/阴性对照组。

实验动物:免疫学研究常用,遗传背景清楚、价廉等。宜考虑动物敏感性、饲养空间等。同时,因免疫学试剂来源有一定限制,宜考虑试剂来源。

剂量选择:综合考虑临床拟用最大剂量和实验动物最大承受能力(动物耐受量、植入操作的可行性),设定高、中、低三个剂量。

免疫学参数:体重及脏器系数(脾脏)(应注意植入物自身质量的影响)、血液学(RBC、HGB、PLT、WBC+分类)、血清抗体(总 IgG/IgM/Ⅰ型胶原抗体)、淋巴细胞表型分析($CD3^+$、$CD4^+$、$CD8^+$、$CD4^+/CD8^+$、$CD19^+$)、淋巴细胞增殖试验。

数据统计及分析:应注意统计学方法的适用性,综合考虑统计学意义和生物学意义。

6.1.4.2　病毒灭活要求

为了提高动物源医疗器械的安全性,除生产过程中需有特定的灭活和去除病毒和/或传染性病原体工艺之外。需要对这些工艺的去除/灭活病毒的有效性进行验证。本部分参考《同种异体植入性医疗器械病毒灭活工艺验证》《血液制品去除/灭活病毒技术方法及验证指导原则》介绍病毒灭活验证的方法。

1) 基本原理

病毒灭活验证是采用模拟生产工艺(缩小的工艺)对病毒灭活方法的有效性进行验证的方法,即将已知量的指示用活病毒加入模拟的生产工艺阶段的中间产品中,然后定量测定经特定工艺步骤或者技术方法处理后病毒滴度下降的幅度,由此评价工艺的去除/灭活病毒效果。

2) 去除/灭活病毒方法验证

去除/灭活指示病毒的选择方法如下:① 一个典型的验证研究所选择的病毒,至少应包括单链和双链的 RNA 和 DNA、脂包膜和非脂包膜、强和弱抵抗力、大和小颗粒等病毒。例如 SD 法可选用脂包膜病毒,膜过滤法可选用粒径小的病毒,加热法可选用脂包膜和非脂包膜病毒,低 pH 孵放法可选用对理化因素比较耐受的指示病毒等。② 首先应选择来源动物的相关病毒,特别是人畜共患病病毒,不能用相关病毒的,要选择与其理化性质尽可能相似的指示病毒。③ 应注意选择的指示病毒可能对操作人员造成的健康危害,并采取必要的防护措施,遵守国家有关的管理规定,属于烈性传染病毒不能使用。④ 指示病毒的滴度应该尽可能高(不小于 $10^6 \lg TCID50/0.1 \text{ mL}$)。⑤ 加入的病毒与待验证样品体积比不能高于 1:9。

应根据产品的特性及所采用的病毒灭活工艺,参照表 6-1 选择适宜的指示病毒,至少应包括人类免疫缺陷病毒(HIV)、乙型肝炎病毒(HBV)和丙型肝炎病毒(HCV)的指示病毒以及非包膜病毒。

表 6-1 和表 6-2 列举了已用于病毒清除研究的病毒。这些病毒根据生产工艺研究情况,对物理和/或化学处理具有不同的耐受性。病毒的耐受性与特定的处理方式有关,只有在了解病毒生物特性和生产工艺特定情况下才能使用这些病毒,而且实际结果会随着处理情况的变化而变化。

表 6-1　已用于病毒清除研究的病毒举例

病毒	科	属	天然宿主	基因组	囊膜	大小/nm	形状	耐受性
小囊状口腔炎病毒	弹状病毒	水疱性喉病毒	马、牛	RNA	有	70×175	子弹状	低
副流感病毒	副黏病毒	副黏病毒	多种	RNA	有	100~200	多面体/球形	低
鼠白血病病毒(MulV)	逆转录病毒	C 型逆转录病毒	小鼠	RNA	有	80~110	球形	低
辛德比斯病毒	披膜病毒	甲病毒	人	RNA	有	60~70	球形	低
牛病毒性腹泻病毒(BVDV)	黄病毒	疫瘟病毒	牛	RNA	有	50~70	多面体/球形	低
伪狂犬病毒	疱疹病毒	水痘病毒	猪	DNA	有	120~200	球形	中
脊髓灰质炎萨宾 1 型病毒	微小 RNA 病毒	肠道病毒	人	RNA	无	25~30	二十面体	中
脑心肌炎病毒(EMC)	微小 RNA 病毒	心病毒	小鼠	RNA	无	25~30	二十面体	中

病毒	科	属	天然宿主	基因组	囊膜	大小/nm	形状	耐受性
呼肠病毒 3	呼肠病毒	呼肠病毒	各种	RNA	无	60~80	球形	中
猿猴空泡病毒 40(SV40)	乳多瘤病毒	多瘤病毒	猴	DNA	无	40~50	二十面体	很高
人类免疫缺陷病毒	逆转录病毒	慢病毒	人	RNA	有	80~100	球形	低
甲型肝炎病毒	微小 RNA 病毒	嗜肝 RNA 病毒	人	RNA	无	25~30	二十面体	高
细小病毒(犬、猪)	细小病毒	细小病毒	犬、猪	DNA	无	18~24	二十面体	很高

[表中数据来自《动物源性医疗器械产品注册申报资料指导原则》(食药监办械函[2009]519 号)]

表 6-2　可经同种异体植入性医疗器械传播疾病的相关病毒及可选用的指示病毒

病　毒	基因组	包　膜	大小/nm	指示病毒举例
HIV	RNA	有	80~100	HIV
HBV	DNA	有	45	DHBV、PRV
HCV	RNA	有	40~60	BVDV、Sindbis 病毒
B19	DNA	无	20	CPV、PPV

注：DHBV,鸭乙型肝炎病毒；CPV,犬细小病毒,HIV,人免疫缺陷病毒；HBV,乙型肝炎病毒；HCV,丙型肝炎病毒；B19,人类微小病毒；PRV,伪狂犬病毒；BVDV,牛病毒性腹泻病毒；PPV,猪细小病毒。
(表中数据来自《同种异体植入性医疗器械病毒灭活工艺验证》)

3) 验证方法

(1) 染毒方法。

由于同种异体植入性医疗器械是固体,经清洗处理后不含游离蛋白及细胞成分,建议采用浸泡法染毒。病毒灭活零时的滴度应至少≥10^6/mL,可根据产品和病毒的特点,选择合适的浸泡温度、时间及其他条件。

(2) 试验分组。

应进行合理分组,注意设置全面的对照组,以确保结果的科学性。建议至少包括细胞空白对照组、病毒对照组、病毒灭活方法细胞毒性对照组、病毒灭活方法终止效果验证组及试验组。其中,病毒对照组的滴度是计算灭活量的基础,应证实其病毒的零时滴度$\geq 10^6$/mL。病毒灭活方法终止效果验证组需采用稀释、中和或其他适宜方法终止病毒灭活方法的作用,其病毒滴度应与病毒对照组相当,以证实病毒灭活方法能够在设定的时间终止作用。试验组至少应有适宜的时间点(包括零时),以阐明病毒灭活的动力学,包括病毒灭活速率和灭活曲线。

(3) 验证方法。

① 在待验证样品中按不高于1:9的比例加入指示病毒,留取零点对照。② 模拟验证工艺对病毒-样品进行处理,设立合理的取样时间,通过在不同的时间多次取样,绘制出病毒灭活过程的动态变化图。选择的取样点应包括能够完全去除/灭活病毒的最小处理时间点以及在最小处理时间点以外的其他代表性时间点。③ 应考虑其他因素对病毒去除/灭活效果的影响,如模拟工艺处理时的温度等,设立充分的平行对照试验。④ 验证过程中每步取出的样品应尽快直接进行病毒滴定,不做进一步处理。如果样品必须作进一步处理,或不同时间处理的样品要在同一时间进行测定,应考虑这些处理方法对病毒检测结果的影响。⑤ 每一个取样点应取双份样品平行测定以保证结果的准确性。⑥ 如果制品的生产工艺中包含了两步或两步以上病毒去除/灭活方法,应分别进行病毒去除/灭活效果验证。⑦ 用 karber 法滴定各取样点样品的TCID50。

(4) 观察指标。

① 灭活病毒的滴度:采用细胞病变或其他适宜的指标。② 病毒灭活速率和灭活曲线:以列表和作图的形式报告验证结果。

4) 效果的评价

指示病毒与样品按1:9的质量比混匀后零点取样的病毒滴度与经去除/灭活病毒后测定的实际病毒残留量进行比较,作为该病毒去除/灭活方法(步骤)实际的灭活病毒的量。主要考虑病毒载量下降的程度和动态过程两个方面。

(1) 病毒载量下降的程度。

病毒降低量(log10)$\geq$4logs,表示该步骤去除/灭活病毒有效。如因检测方法造成病毒降低量<4logs 时,应盲传三代,如无病毒检出,可认定是有效的灭活病毒方法。病毒感染量的降低可以从病毒颗粒去除或者被灭活的情况两方面来评价。对于有效的具体工艺步骤,应注意区别灭活作用与去除作用。当在多个层析步骤中均使用了相同的缓冲液时,由于该缓冲液在洗脱过程中很可能对病毒发挥了直接的灭活作用,显然不能将这一作用归结于每个层析步骤起到了各自的去除作用。

(2) 病毒去除/灭活动态分析。

病毒的去除/灭活过程不是简单的一级动力学反应过程,病毒感染活性一般先经过快速下降期,然后转入缓慢下降期的双时相特征。如果病毒逃逸了第一个灭活步骤,则在随后的步骤中可能会增加抵抗力。如果病毒逃逸是由于形成了聚集颗粒,则在后续步骤中,很可能对许多理化处理因素或者加热过程不再敏感。病毒的灭活具有时间依赖性,因此加入了指示病毒的中间产品,应在特定的缓冲液或层析柱中保留足够的时间,以充分模拟将来的实际工艺过程及条件。在去除/灭活研究中应设立合理的取样时间,通过在不同的适宜时间多次取样,绘制出病毒去除/灭活过程的动态变化图。选择的取样点应包括能够完全去除/灭活病毒的最小处理时间点以及在最小处理时间点以外的其他代表性时间点。

如果病毒灭活速率随时间明显降低,表示该方法可能无效或者残留的指示病毒对该方法有抵抗力,说明该病毒灭活方法无效。

应综合判断病毒灭活的有效性,除了考虑病毒灭活的量以外,还必须考虑所选择的病毒是否适宜,验证的设计是否合理,审慎评价每次验证结果。如果生产过程中包含了灭活原理不同的两种或两种以上的病毒灭活工艺,应该分别进行病毒灭活效果验证。

(3) 其他需考虑的问题。

① 病毒灭活验证研究应在具有相应资质的单位完成。② 如果样品必须做进一步处理,或不同时间取出的样品要在同一时间进行测定,应考虑这些处理方法对病毒检测结果的影响。③ 模拟的生产工艺参数应尽可能与实际的生产工艺相一致,如 pH、温度、反应时间等。应分析生产工艺中各种参数的偏差对病毒灭活效果的影响。④ 病毒灭活工艺对不同类型病毒灭活的选择性。

5) 病毒灭活工艺的再验证

生产过程发生改变且可能影响特定病毒灭活工艺的效果时;被灭活前产品的组成或 pH 值发生改变时,均需对病毒灭活工艺的效果进行再验证。

6) 含有牛、羊源性生物材料的病毒灭活工艺验证

由于目前尚无朊蛋白(如疯牛病因子)的指示病毒/因子,而且对去除朊蛋白的工艺还很难验证,因此对牛、羊源性材料制品的安全性还主要是对源头进行控制。基于目前对朊蛋白灭活工艺验证的认知程度,对于牛、羊源性医疗器械,可以接受按照上述规定的原则所进行的病毒灭活有效性验证资料。随着对朊蛋白研究水平的不断提高,相应的要求也将随时调整。

6.1.5　组织工程支架材料的灭菌

6.1.5.1　常用的灭菌方法

组织工程支架材料要求进行灭菌。灭菌是指杀灭产品中一切微生物的过程。在灭

菌过程中,微生物的死亡规律是用指数函数表示的。因此任何单位产品上微生物的存在可用概率表示,概率可以减少到很低,但不可能为零。该概率可用无菌保障水平(SAL)表示,通常无菌概念是指无菌保障水平达到 10^{-6}(即对 100 万件灭菌后,只允许有 1 件以下有活的微生物存在),这就是医疗器械公认的无菌保证水平。无菌产品是指不含有活的微生物的产品,当提供无菌产品时,应将微生物污染都减少到最低限度。灭菌过程作为无菌医疗器械生产的特殊过程,是医疗器械生产过程中需要定期验证和重点控制的过程。灭菌过程中,杀灭微生物的速率通常与微生物的浓度或单位体积内的微生物数目成正比,因此,医疗器械的最终产品的细菌污染程度对灭菌条件的选择有重要意义。由于医疗器械产品以及采用制造器械产品的医用材料不同,采用的灭菌方式也不同。医疗器械产品经过灭菌后,对产品的理化性能和生物学性能应无明显影响。常用的灭菌方法基本上有以下几种:环氧乙烷灭菌、辐射灭菌、压力蒸汽灭菌、干热灭菌、紫外线灭菌、等离子体灭菌、臭氧灭菌等方法。目前使用最广泛的环氧乙烷灭菌、辐射灭菌和压力蒸汽灭菌法。从杀灭微生物角度看,它们的杀菌谱广、灭菌可靠。

6.1.5.2　灭菌的确认和无菌要求

无菌产品是指产品上无存活微生物的产品。与药品输注相似,直接应用于人体的医疗器械,如不能保证一定的无菌水平,将大大增加临床使用时出现各种不良反应的风险,情况严重时,甚至导致难于控制的后果。医疗器械灭菌的国家标准要求,当需要提供无菌产品时,要用各种措施使医疗器械各种来源的外来污染减至最少。产品在灭菌前,即使是在标准化生产条件下按照标准的医疗器械质量管理体系进行生产,也可能带有微生物污染,尽管数量很少,这种产品也是非无菌的。

灭菌过程的目的是对产品上污染的微生物进行杀灭从而使非无菌产品成为无菌产品。而用于对医疗器械灭菌的物理的和/或化学的方法对微生物的纯培养的灭活,常近似于一个指数关系;这就意味着无论灭菌处理程度如何,微生物总是难免以一个有限的概率残存下来。对于一个特定的灭菌过程,这种残存的概率由微生物的数量和抗性以及杀灭微生物所处的环境来确定。自然,经受灭菌过程的项目总体中的任何一个项目都不能保证其无菌。对灭菌过的项目总体的无菌性只能用总体中非无菌项目存在的概率这样一个术语来表述。而灭菌后的材料和器械的无菌性评判,也只能通过无菌检验来加以确认。

目前,我国生物材料的无菌检测方法仍主要依据《中华人民共和国药典》2020 年版及特定医疗器械标准(如 GB/T 14233.2—2005)的要求。常用的无菌检测法主要为薄膜过滤法及直接接种法。薄膜过滤法通过将规定量的供试品或供试液通过薄膜过滤处理,使产品中可能存在的微生物过滤时被阻留、富集在微孔滤膜上,然后接种适宜的培养基,使滤膜上阻留的微生物得以生长繁殖到肉眼能观察到的状态而被检出;有抑菌性的供试品通过薄膜过滤后,用适当的冲洗液冲洗滤膜、滤器充分消除残留的抑菌成分,可使滤膜上阻留的微生物得以生长繁殖到肉眼能观察到的状态而被检出。而直接接种法则是将规定量的供试品直接接种到适宜的培养基中培养,使供试品中可能存在的微生物得以生长繁殖到肉眼能观察到的状态而被检出。

6.1.5.3　热原检测

直接或间接接触心血管系统、淋巴系统、脑脊髓液、标示无热原的产品需要进行热原试验。热原试验有家兔法和细菌内毒素法。家兔法是采用家兔来检测材料或检测其浸提液中是否有致热原物质。将材料或其浸提液由静脉注入兔体内(10 mL/kg),在一定时间内观察兔体温变化,以判断在材料或浸提液中所含热原量是否符合人体应用要求。细菌内毒素检查法是应用试样与细菌内毒素产生凝集反应的机制,以判断材料或其浸提液中细菌内毒素的限量是否符合标准要求。美国 FDA 建议热原试验采用兔法和内毒素法都要做。

6.1.6　组织工程支架材料评价方法的研究趋势

6.1.6.1　组织工程支架材料和细胞结合的体外评价方法

1) 体外细胞增殖试验

细胞增殖试验是评价生物材料对细胞增殖和活性状态的评价方法,可以评价材料接触不同时间细胞增殖的情况,具体试验方法是取对数生长期细胞,将其浓度调整为 2.0×10^4 个/mL,接种于 96 孔板,每孔 100 μL,置于 37 ℃、饱和湿度、体积分数为 5% 的 CO_2 无菌培养箱培养 24 小时后更换培养液,实验组分别加入浸提液各 200 μL,空白组为 10% 胎牛血清(FBS)的改良杜氏依格尔培养基(DMEM),溶剂空白组为相对应的培养液,每组设 6 个平行复孔,培养 24 小时、48 小时、72 小时后,加新型甲臜化合物(MTS)溶液 20 μL,继续培养 4 小时,测吸光度(A492),计算细胞增殖率。细胞增殖率＝(A实验－A溶剂空白)/(A对照组－A溶剂空白)×100%。

2) 体外创面愈合试验(细胞划痕法)

细胞划痕实验是研究细胞迁移能力的体外试验。其原理是,当细胞长到融合成单层状态时,在融合的单层细胞上人为制造一个空白区域,即为"划痕",划痕边缘的细胞会逐渐进入空白区域使"划痕"愈合。通过对不同时期划痕区域细胞状态的观察,对细胞的迁移能力进行判断。创伤愈合实验是一种简单、廉价的方法,也是最早发展起来的研究定向细胞在体外迁移的方法之一。该方法模拟了细胞在体内愈合过程中的迁移过程。基本步骤包括在细胞单层中创建一个"伤口",在细胞迁移过程中再开始并定期捕获图像以关闭伤口,以及比较图像以确定细胞迁移速率。细胞迁移是指细胞在接收到迁移信号或感受到某些物质的梯度后而产生的移动。免疫反应、炎症反应、癌症转移等过程中都涉及细胞迁移。

实验步骤：① 培养板接种细胞之前先用 marker 笔在 12 孔板背面画横线标记。② 细胞消化后接入 12 孔板，数量以贴壁后铺满板底为宜。③ 细胞铺满板底后，用 1 mL 枪头垂直于孔板制造细胞划痕，尽量保证各个划痕宽度一致。④ 吸去细胞培养液，用 PBS 冲洗孔板三次，洗去划痕产生的细胞碎片。⑤ 加入无血清培养基，拍照记录。⑥ 将培养板放入培养箱培养，每隔 4～6 小时取出拍照。⑦ 根据收集图片数据分析实验结果。

该实验在一定程度上模拟了体内细胞迁移的过程。非常适合研究细胞与胞外基质（ECM）、细胞与细胞之间相互作用引起的细胞迁移。与包括活细胞成像在内的显微镜系统兼容，可用于分析细胞间的相互作用，是研究细胞迁移的体外实验中最简单的方法。

需要注意的是划痕法测量适用的细胞范围较小，一般只适用于上皮细胞、纤维样细胞。虽然无血清培养可以忽略细胞增殖的影响，但是由于细胞内信号转导系统整体性的下调，细胞迁移的速度也会慢很多。

细胞划痕实验可用于人或动物的表皮细胞、成纤维细胞、口腔黏膜细胞、食管上皮细胞、胃黏膜细胞、肠道黏膜细胞、间皮细胞和角膜细胞等细胞增殖和迁移在创伤愈合中的作用及机制研究，评价组织工程支架材料对创面愈合的效果和机制。

6.1.6.2　组织工程支架材料和细胞结合的体内评价方法

应通过评价来证明组织工程医疗产品达到了预期性能，确定达到预期性能的程度并形成证明文件。安全性应通过临床前和临床评价证实，实行合适的风险分析程序。应按如下所述进行临床前评价：① 相关科学文献的汇编和评论分析；② 试验数据分析。临床前测试应模拟预期使用的条件。不同的产品采用不同的动物模型对组织工程产品进行评价，例如组织工程皮肤采用小型猪和无胸腺小鼠的皮肤烧伤模型移植组织工程皮肤，评价产品和宿主的整合性和有效性。组织工程血管采用试验动物大鼠和狗，将血管移植到腹主动脉和下腔静脉，可以采用血管造影评价血管的通畅性，采用组织学检查评价血管的组织结构，采用组织化学和电生理学方法评价血管的功能，采用力学测试评价血管的力学强度。

6.2　组织工程产品的监管评价原则及未来监管趋势

组织工程医疗产品是指用组织工程技术和工艺制备用于修复、改善、再生组织或器官结构与功能的医用产品（不包括传统的组织和器官移植以及体细胞及基因治疗产品）[1]。本节从国际监管概况、我国的监管情况及存在问题、对我国监管发展建议及展望三个方面进行论述。

6.2.1 全球对组织工程与再生医学领域医疗产品的监管概况

6.2.1.1 美国的监管概况

美国材料和试验协会(American Society for Testing and Materials,ASTM)F04 委员会负责各种组织工程医疗产品标准的制定。ASTM 在其标准"组织工程医疗产品分类原则"(F04.40.02)中提出"组织工程医疗产品"名词(tissue engineering medical products,TEMP),并将其定义为用于修复、改善或重建细胞、组织、器官和/或其结构和功能的医疗产品。TEMP 组分包括生物产品(如细胞、器官、组织,衍生和加工的生物制剂)、生物材料(如基质和支架)、生物分子、装置和药物等[2]。

由于组织工程医疗产品的结构、功能更加接近天然组织器官,能为组织缺损或器官衰竭的患者提供更好的治疗,因此从 20 世纪 80 年代末期开始研究组织工程以来,各国政府、学术界和产业界都非常重视,特别是美国投入了大量人力和财力。目前,组织工程研究已涉及软骨、皮肤、胰腺、肝脏、肾脏、膀胱、输尿管、骨髓、神经、骨骼肌、肌腱、心脏瓣膜、血管、肠、乳房等组织器官,其中皮肤和软骨产品已获批上市[3]。

1) 管理模式

美国食品药品监督管理局(U.S. Food and Drug Administration,FDA)最早注意到组织工程医疗产品的安全性评价和监督管理。在 1994 年,FDA 组建了组织工程工作组(Tissue Engineering Working Group,TEWG)[4],该工作组由来自生物制品审评与研究中心(FDA Center for Biologics Evaluation,CBER)、药物审评与研究中心(FDA Center for Drug Evaluation and Research,CDER)、放射健康和设备中心(FDA Center for Devices and Radiological Health,CDRH)、食品安全和实用营养中心(FDA Center for Food Safety and Applied Nutrition,CFSAN)与兽医学中心(FDA Center for Veterinary Medicine,CVM)5 个中心的研究和评审人员以及 FDA 办公室官员组成[5]。目的是加强对组织工程医疗产品的研究、审评和管理人员之间的交流与合作,通过网络机制促进 FDA 内部对组织工程产品管理的协调一致。当前组织工程医疗产品主要由 CBER 和 CDRH 共同管理,两个中心均参与这类产品的审评工作。FDA 认识到组织工程医疗产品的复杂性涉及器械、药物、生物制品等的评价,因此需要跨部门的合作审查,以保证产品的安全性。

FDA 根据 1997 年 2 月发布的《基于细胞和组织的产品的推荐管理方法》(*Proposed Approach to the Regulation of Cellular and Tissue-based Products*,Docket Number 97N-0068),成立了组织产品指导组(Tissue Reference Group,TRG)[6],其目的是为产品的具体问题提供唯一的指导意见。这些问题由 FDA 接收[通过各个中心或组合产品

办公室(Office of Combination Product，OCP)][7]，涉及人细胞、组织与基于细胞和组织的产品(human cells，tissues and cellular and tissue-based product，HCT/P)的审评和适用法规。

TRG 由 CBER 和 CDRH 各派 3 名代表组成，其中包括各自中心的产品审评员。根据需要，CBER 的符合和生物制剂质量办公室(Office of Compliance and Biologics Quality，OCBQ)，CDRH 的产品评价和质量办公室(Office of Product Evaluation and Quality，OPEQ)和首席法律顾问办公室(Office of the Chief Counsel，OCC)派出联络员协助处理咨询，并起草回复。当工作需要时，一名 OCP 的联络员可以参加 TRG，并提供之前认定申请的信息。一名执行秘书负责行政工作。一名 OCP 和 OCC 的联系人参与所有会议。其他 FDA 工作人员根据需要出席会议，发表建议。TRG 将指导意见提供给中心，由中心交到 OCP，最后传达给申请人。这些意见是基于当时已知的信息，会视情况而进行改变。

对于药品/器械/生物制品的组合产品或管理属性有争议的产品，由 FDA 的 OCP 根据产品"主要作用机理"指定产品上市前负主要责任的审评机构(CDER/CDRH/CBER)[8]、企业向 OCP 提交"设计文件"(Request for Designation，R&D)用以说明产品的"主要作用机理"，OCP 界定时限——60 天[9]。当 OCP 界定仍存争议时，由属性界定委员会(两管理机构派一名代表组成)进行仲裁[9]。

FDA 根据《医疗器械使用者费用和现代化法案(2002)》(*Medical Device Users Fee and Modernization Act of 2002*)第 204 条的要求，组建了 OCP。法律赋予了 OCP 非常广泛的职责，涵盖了组合产品的全部监管过程。具体来说，OCP 的主要职责是：① 作为处理组合产品问题的核心机构，为 FDA 工作人员和工业界服务；② 制定指导原则、法规章程和标准操作规程，以明确组合产品的管理；③ 将产品按照药品、器械、生物制品或组合产品进行分类界定，并在管辖不明或有争议时，指定一家 FDA 中心承担上市前审评和上市后监管的主要职责；④ 监督审评的时效，协调涉及多个中心的审评，以确保组合产品上市前审评的及时有效；⑤ 确保组合产品上市后监管的一致性和适当性；⑥ 促进有关组合产品上市前审评时效性争议的解决；⑦ 更新针对组合产品工作的协议文件、指导原则或操作规程；⑧ 向国会提供关于办公室活动和影响力的年度报告；⑨ 为 FDA 工作人员和管理工作界提供有关组合产品监管的培训。

2) 产品批准情况

自 1996 年开始 FDA 批准 1 个组织工程皮肤后，又相继批准另外 5 个组织工程皮肤和 1 个自体组织工程软骨上市，并于 2016 年再次批准 1 个组织工程软骨，具体信息见表 6-3。迄今，FDA 共批准 8 个含活细胞的组织工程医疗产品上市，未再进一步了解到产品审批信息。

表 6-3　FDA 批准组织工程医疗产品

产品类型	商品名	生 产 企 业	批准编号	批准时间	批准机构
组织工程皮肤	Integra[10]	Integra LifeSciences Corp.	P900033	1996	放射健康和设备中心（CDRH）
	Transcyte[10]	Advanced BioIIcaling，Inc.	P960007	1997	
	Apligraf[10]	Organofenesis Inc.	P950032	1998	
	Dermagraft[10]	Advanced Tissue Sciences，Inc.	P000036	2001	
	Composite Cultured Skin[11]	Ortec International，Inc.	H990013	2001	
	Orcel[10]	Ortec International，Inc.	P010016	2001	
自体组织工程软骨	Carticel[10]	Genzyme Biosurgery	960372	1997	生物制品审评与研究中心（CBER）
	MACI[12]	Vericel Corporation	BL125603	2016	

6.2.1.2　欧盟的监管概况

2007 年之前，欧盟缺少对组织工程医疗产品特定的法规。各成员国主要参照欧盟指南中监管药品的 2001/83/EC、监管医疗器械设备的 93/42/EEC 以及各成员国关于组织移植法规管理。2007 年，欧盟颁布 1394/2007/EC，将组织工程医疗产品、细胞治疗产品、基因治疗产品纳入先进技术医疗产品（Advanced Therapy Medical Products，ATMP）管理，并成立了先进技术医疗委员会（Committee for Advanced Therapeutics，CAT）作为监管和咨询机构。它由涉及多学科的各个技术领域的专家参加，也包括临床医生和相关患者参加。

欧洲药品管理局（European Medicines Agency，EMA）将 ATMPS 分为三类，即组织工程医疗产品、细胞治疗产品、基因治疗产品。EMA 会根据企业提交的资料，对先进技术医疗产品进行分类界定。通过对 EMA 先进技术医疗产品的分类结果（时间范围：2009 年 6 月至 2021 年 4 月）进行检索，共搜索到十几种符合我国组织工程医疗产品定义的产品。目前欧洲已有一些自体细胞或组织产品批准上市，如自体软骨细胞制品和自体外周血单核细胞制品等[13]。

6.2.1.3　日本的监管概况

2013 年日本修订了药事法，将其更名为《药物、医疗器械与其他产品法》，出台了关于细胞制品等再生医学产品（regenerative medicine）的管理规范，将细胞治疗、基因治疗、组织工程产品作为独立于药物和医疗器械的再生医学产品单独监管。

日本对于再生医学研究成果按照医疗产品和医疗技术双轨制管理,前者为工厂生产的商业化再生治疗产品,由厚生劳动省下辖的药品和医疗器械管理局(Pharmaceuticals and Medical Devices Agency——PMDA)依据《药品和医疗器械法》进行监管;后者为医疗机构执行的临床研究及医疗技术应用,由厚生劳动省按照《再生医学安全法》进行监管[14]。

PMDA 成立了再生医疗制品审查部门负责再生医学产品的审评、审批事务。对于适应证为危及生命的疾病,治疗方法为满足需求的创新性再生医学产品,当临床研究证实再生医学产品的初步的有效性与安全性且符合相关监管法规政策,将予以条件性/限制性准入许可,在经过患者知情同意后进入市场。该条件性审批程序大大加快了再生医学产品临床应用的进程。条件性限制性准入许可时间最长为 7 年,企业在许可时间内需要获得更充分的临床应用数据以证明作为医疗产品的安全性和有效性,申请正式上市或者退出市场[15]。

再生医学产品特别是干细胞产品为非标准化治疗产品,其治疗效果取决于患者和产品的契合度,需长时间收集数据评估治疗有效性,日本采取"条件性限制性准入许可",将再生医学产品的一部分评价工作从上市前转移到了上市后,一方面促进了研究数据的积累,另一方面在确保安全的基础上加快了上市进程,提升了日本再生医学领域企业的积极性。2015 年 9 月条件性限制性批准了 TEMCELL 和 Heartsheet 两款产品,前者用于治疗基因骨髓间充质干细胞治疗移植物抗宿主病(Graft-versus-host disease,GVHD),后者为一种用于缺血性心脏病严重心衰的骨骼肌细胞产品。

此外,日本厚生省 MHLW 于 2015 年 4 月设立了 SAKIGAKE(意为日语的先驱者或先行者)创新药物监管程序。2015 年 7 月,MHLW 另外启动了医疗器械、体外诊断和再生医学产品的 SAKIGAKE 创新产品监管程序。该程序要求产品具有创新性,适应证针对严重的疾病,产品预期临床效果显著,产品在日本开发且率先在日本申请上市许可。符合 SAKIGAKE 程序的创新产品可得到 PMDA 提供的优先咨询机会,在预申请时就可以进行咨询沟通,产品申报后优先进行审评审批,指派 PMDA 管理人员进行对接。

6.2.2 我国对组织工程与再生医学领域医疗产品的监管现状及存在的问题

6.2.2.1 我国的监管现状

1) 管理模式

根据我国现行法规,仅由组织工程支架构成的产品按照医疗器械进行审评和审批以及上市后监管。而含活细胞或生物活性物质的组织工程产品则属于组合产品,其活细胞或生物活性物质属于生物制品部分,其组织工程支架属于医疗器械部分。但目前该类产品以生物制品为主还是以医疗器械为主进行管理的判定原则尚未明确。目前已有少数几个产品采用以医疗器械为主,医疗器械审评机构同生物制品审评机构联合进行审评的方式批准上市,如组织工程皮肤、自固化磷酸钙人工骨、骨修复材料。更多的组织工程相关产品是仅由组织工程支架构成的产品。另外,一些采用患者自体细胞经培养、扩增、处理后移植的组织工程技术作为医疗技术也已在国内进行临床应用。

2) 相关指导性文件

目前我国针对组织工程产品已发布的指导性文件有国食药监械〔2007〕762 号文件《关于发布组织工程医疗产品研究及申报相关要求的通告》。该文件对于含活细胞组织工程医疗产品的研究要求和申报资料要求做了原则性的规定。2017 年原国家食品药品监督管理总局发布了《细胞治疗产品研究与评价技术指导原则(试行)》。该文件对于按照药品管理的人体来源活细胞产品的风险控制、药学研究、药理毒理研究、临床研究等提供了指导性意见。

3) 产品批准情况

(1) 含活细胞产品。

该类产品的主要原理是从人体提取少量细胞,经过体外扩增后种植到支架材料上,经过体外培养形成工程化组织后再植入体内,修复相关组织缺损并恢复原有功能。

2007 年 11 月,原国家食品药品监督管理局批准中国第一个含活细胞的组织工程产品上市,该产品是一种双层人工皮肤替代物:表皮层由人表皮细胞构成,真皮层由人成纤维细胞和牛胶原蛋白构成,适用于深 Ⅱ 度烧伤创面和不超过 20 cm^2 的 Ⅲ 度烧伤创面(直径小于 5 cm)。该产品由医疗器械技术审评中心和药品审评中心联合进行审评,按照医疗器械进行批准[16]。

(2) 含生物活性因子产品。

对于含有生物活性物质(因子)的组织工程产品,原国家食品药品监督管理总局先后批准了两个产品,均按照以医疗器械为主的药械组合产品进行审评审批。一个是 2016 年 10 月批准上市的自固化磷酸钙人工骨。该产品分为磷酸钙盐(粉末)和固化液(可溶性磷酸盐水溶液)两部分组成的磷酸钙人工骨,以及预先用磷酸钙盐(粉末)和固化液调和而成的磷酸钙人工骨糊状物或固化体,其中磷酸钙人工骨活性产品(Ⅱ 型)含 rhBMP-2。产品用于修复非负重或低负重部位的骨缺损,以及牙根管填充。另一个产品是 2017 年 9 月批准上市的骨修复材料。该产品以重组人骨形态发生蛋白-2(rhBMP-2)为原料,以药用明胶、大豆卵磷脂及羟基磷灰石为载体材料复合而成,用于骨缺损、骨不连、骨延迟愈合或不愈合的填充修复,以及脊柱融合、关节融合及矫形植骨修复。

（3）脱细胞支架产品。

该类产品的主要原理是从人体或哺乳动物组织进行取材，经过脱细胞处理后，降低其免疫原性，再经过灭菌等其他一系列处理过程后形成医疗器械，植入人体后引导人体组织的修复和重建，以及恢复部分功能[17]。

我国目前审评审批的脱细胞组织工程产品包括脱细胞异体真皮疝补片、脱细胞生物羊膜、脱细胞肛瘘修复基质、脱细胞角膜植片、脱细胞异体真皮基质口腔组织补片、去细胞同种异体神经修复材料、异体真皮基质耳鼓膜及外耳皮肤修复材料等。

4）安全性有效性评价概述

组织工程产品中包含以下三个要素成分：组织工程支架材料、生物活性因子和细胞，三种成分互相协调发生作用，能够充分发挥组织工程医疗产品修复、改善、再生组织或器官结构与功能的作用。对于组织工程产品的安全性、有效性评价进行以下综述。

（1）含活细胞、生长因子组织工程产品的安全性有效性评价考虑。

组织工程医疗产品不同于传统意义上的医疗器械或生物制品，具有特殊的复杂性。为保证对该类产品全面和科学评价，对含有活细胞、生物活性成分等组织工程医疗产品，建议考虑[18]：

① 对产品中的生物技术部分（包括活细胞、生物活性成分等）参照《药品注册管理办法》中对生物制品的相关要求进行系统研究，参照《中华人民共和国药典》（第三部）制定并执行相应的质检规程。

② 对治疗用生物制品的药学研究资料建议包括：药学研究资料综述；生产用动物、生物组织或细胞、原料血浆的来源、收集及质量控制等研究资料；生产用细胞的来源、构建（或筛选）过程及鉴定等研究资料；种子库的建立、检定、保存及传代稳定性资料；生产用其他原材料的来源及质量标准。

③ 原液或原料生产工艺的研究资料，确定的理论和实验依据及验证资料。

④ 制剂处方及工艺的研究资料，辅料的来源和质量标准及有关文献资料。

⑤ 质量研究资料及有关文献，包括参考品或者对照品的制备及标定，以及与国内外已上市销售的同类产品比较的资料。

⑥ 样品的制造和检定记录及三批产品的自检报告。

⑦ 制造和检定规程草案，附起草说明及检定方法验证资料。

⑧ 稳定性研究资料。

⑨ 直接接触制品的包装材料和容器的选择依据及质量标准。

⑩ 安全性非临床研究评价，建议关注安全药理学试验、单次及重复给药毒性试验、免疫原性及免疫毒性试验、致癌性试验、生殖及遗传毒性试验、组织兼容性等特殊安全性试验等。由于该类产品大都含有动物源性和/或同种异体材料，因此申报资料中应包

括与病毒和/或传染性病原体传播、免疫原性相关风险的分析、控制措施及其相应的验证性资料、证明性文件、控制标准及检验报告等。

⑪ 其他非临床研究，建议关注药效学研究、药代动力学研究。

⑫ 因组织工程类医疗产品的作用原理和制造工艺尚未成熟，应对其进行系统的临床试验。临床试验的病例数应当符合统计学要求，并且最低病例数（试验组）不低于300例。对于含有创新性生物制品的产品，其临床试验应包含Ⅰ期、Ⅱ期和Ⅲ期。在临床研究中关注药效学、药代动力学、剂量探索、临床安全性及有效性，需要关注细胞的生物学活性、伴发恶性疾病、供体传染性疾病的传播等问题。

（2）组织工程支架的安全性有效性评价考虑。

这里所说的组织工程支架是指仅由组织工程医疗产品中的组织工程支架部分，或者单独作为细胞外基质修复材料的组织工程医疗器械。组织工程支架材料具有为细胞提供三维仿生结构、促进组织重塑的作用。目前研发的支架材料包括人工合成支架材料、天然生物衍生物材料、异种或同种脱细胞基质支架等。

常见的人工合成支架材料为以聚乳酸（PLA）为代表的高分子聚合物材料，除此之外还包括聚乙烯醇、聚乙醇酸、聚氨基乳酸及乳酸-乙醇酸共聚物（PLGA）等。人工合成支架材料具有较好的生物相容性和加工性能。此外，机械性能、强度和降解速率皆可随设计改变。但是合成材料由于缺少天然生物信号、细胞亲和力弱，细胞黏附易受到阻碍，间接影响组织结构功能重建。

天然生物衍生物材料包括胶原、壳聚糖、海藻酸钠、透明质酸钠、蚕丝、纤维素、硫酸软骨素、藻酸盐及天然珊瑚等[19-21]。这一类材料生物相容性好，具有细胞识别信号，利于细胞在支架上黏附、增殖和分化。已经在临床上广为应用的胶原材料来源非常广泛，可由哺乳动物体内提取，且其免疫抗原性小，植入人体内不易产生炎症反应及免疫排斥反应。缺点在于机械性能及加工性能较差，缺乏足够的强度来支撑细胞生长所需的三维结构。

脱细胞基质为生物体内天然存在的结构组织去除原组织中实质活细胞后得到。脱细胞基质支架由于取自于天然组织，除了含有各种胶原蛋白、糖蛋白和蛋白多糖，还含有各种生物因子和细胞因子，可以极大限度地模拟还原天然细胞生长环境，对细胞在支架上生长、黏附、增殖、分化起到良好的促进作用。

针对组织工程支架基本性能的审评关注点，主要但不限于包括以下方面。

① 物理性能：根据产品预期用途，应确定合理的机械强度以及与人体环境的生物力学匹配等物理性能要求，包括材料硬度、抗压强度、拉伸模量等。由于组织工程支架材料大都具有生物降解性能，因此还需考虑降解过程中支架材料力学性能的变化。对于有些支架材料，物理性能不仅要考虑材料的力学性能，还要考虑材料表面的微观结

构、亲疏水性等表面物理性能。

② 化学性能：需分析支架材料中金属离子、有害小分子及大分子物质的影响并制定相应的控制手段。对于人工合成高分子材料制备的支架，应明确并控制材料组分、分子量及分子量分布、结构单元比例、残留小分子物质（单体、溶剂、催化剂等）。需按照材料的预期使用环境设计合理的降解性能试验，研究材料的降解动力学与组织修复再生动力学的匹配以及降解产物分布、代谢对人体的影响。

③ 生物相容性：根据产品预期与人体的接触方式及接触时间，按照 GB/T 16886 系列标准确定生物相容性的评价项目进行评价，例如细胞毒性试验、迟发与超敏反应试验、刺激试验、急性全身毒性、亚慢性全身毒性、慢性全身毒性、遗传毒性、植入后局部反应等。

④ 生物安全性：由于组织工程支架可能会含有动物源性或同种异体材料，需要对其生物安全性进行评价。首先要严格控制材料来源，需要说明组织、细胞、材料的获取方式，提供相关的风险分析及控制资料。对于同种异体材料，申请人需提供与组织供应单位签署的长期协议及供体志愿捐赠书。提供供者可能感染的病毒和/或传染性病原体（如艾滋病、乙肝、丙肝、梅毒等）的检验资料，包括供者血清学检测报告、检测所用的具体方法及依据等。其次应提供对生产过程中灭活和去除病毒和/或传染性病原体工艺过程（简称病毒灭活工艺）的描述及有效性验证数据及相关依据；提供对降低动物源性材料免疫原性的方法和/或工艺过程的描述、质量控制指标与验证性实验数据或相关资料[22]。

⑤ 临床前动物实验评价：在进行产品临床试验之前往往要通过动物试验预判产品的安全性和有效性。为探究组织工程支架的生物相容性、生物安全性、组织再生重塑有效性，需要选择合适的动物模型、合理的对照方法及研究指标。对于组织工程支架产品的动物试验可以关注但不限于以下几个方面：第一，原位植入后材料周围细胞浸润程度及细胞类型（中性粒细胞、淋巴细胞、巨噬细胞等[23]），观察组织中是否发生炎症反应，是否宿主自体细胞增殖再生；第二，宿主细胞外基质沉积情况，观察组织与支架材料周围是否出现钙化或骨化；第三，新生血管化程度，理想的组织工程材料应该有利于组织新生血管的生长；第四，瘢痕化组织程度；第五，产品及组织整体的机械性能等功能是否满足预期临床需求。

⑥ 临床评价：组织工程支架主要临床预期用途是对人体缺损组织及器官的修复替代，临床评价的主要疗效指标应与预期用途相对应。组织愈合的机制包括瘢痕化修复和重塑再生修复，临床试验设计时应考虑评价产品重塑再生的效果。当临床研究缺乏直观的评价指标时宜结合动物试验的组织学观察结果进行综合分析。临床研究随访时间应考虑支架材料完全降解，此时组织达到稳定状态，再生重塑过程完成。

6.2.2.2 存在问题

我国组织工程医疗产品管理属性尚未明确,曾采用以医疗器械为主、药审中心参加审评的模式开展工作,已批准一项组织工程皮肤上市,目前组织工程角膜内皮修复材料获批进入临床试验阶段。

不同于传统意义上的医疗器械、生物制品或药品。组织工程医疗产品可含有细胞、生物材料和生长因子等,目前的药品或医疗器械的管理法规都不足以完全覆盖。对于含活细胞的组织工程医疗产品,细胞库的管理以及细胞加工处理规范的质量管理体系是人体细胞产品安全应用、防止传染性疾病传播和防止污染等的必要前提,也是保证组织工程医疗产品安全有效的必要条件。由于医疗器械与生物制品或药品的管理存在明显的差异,结合该类产品组成的特殊性与风险性,在当前的法规中,尚未针对该类产品建立特殊的注册管理模式,以及产品上市后的质量监督管理模式;目前尚未形成对组织工程医疗产品的系统化管理规定。因此,对于组织工程医疗产品来说,如果其研发与成果转化缺乏方向性的指导,则其产业的发展将会受到影响。

6.2.3 对我国组织工程与再生医学领域医疗产品监管发展的建议及展望

6.2.3.1 大力发展该领域的监管科学研究

"监管科学"是一门服务于监管的科学,通过开发及应用新工具、标准、方法来评估医疗产品全生命周期中的安全性、有效性、质量及性能,以此确保医疗产品有关监管决策有理有据并且对公众健康影响获得预期的良好效果。相关监管决策包括上市前审评、上市后监督、公众信息公布等方面。监管科学包含了多个学科,涉及工程学、材料学、医学、毒理学、流行病学、统计学、社会科学等。

组织工程及再生医学领域的医疗产品技术含量较高,涉及材料学、工程学、生物学、细胞生物学等多学科的交叉研究及应用。相关产品的安全性有效性评价涉及多个层级的复杂问题。组织工程及再生医学技术的创新发展、公众对组织缺损重建的临床需求及医疗产业高质量发展的需要,亟待开展该类产品的监管科学研究。

中国国家药品监督管理局于 2019 年 4 月启动了首批医疗产品监管科学行动计划,其中医疗器械新材料监管科学研究项目中涉及生物陶瓷骨再生材料的研究。通过制定一批监管政策、审评技术规范指南、技术标准等,监管科学研究有望有效解决影响和制约组织工程及再生医学的安全性有效性评价的突出性问题,加快实现监管体系和审评审批能力现代化。对于生物陶瓷骨再生材料,该研究将建立一种生物相容性评价新方法,包括再生材料、病原相关分子及免疫细胞、诱导成骨的相关体内外实验研究。

2021 年第二批监管科学行动计划完成立项,"组织工程类医疗器械的创新监管模式及其安全性有效性评价技术研究"作为重点项目之一。本项目拟研究并提出适合我国国情的活细胞/生物活性物质(药品)与组织工程支架(医疗器械)组合的组织工程医疗产品创新监管模式建议,制定该类产品属性界定原则的文件。研究该类产品的安全性有效性评价的关键共性技术并建立综合评价体系。以软组织缺损修复材料、组织工程神经、组织工程软骨及组织工程皮肤为例,研究和开发科学评价支架材料、种子细胞、生物活性物质及组合成品的新工具、新标准和新方法,包括支架材料原位组织工程化后再生组织的评价方法,种子细胞在体内转归的跟踪方法,支架材料对细胞安全性和细胞功能影响的关键因素和评价方法,以及宿主细胞所需微环境的特性参数和表征方法。项目将完成细胞/生物活性物质(药品)与组织工程支架(医疗器械)组合的组织工程医疗产品的管理模式研究报告、创新监管模式的规范性文件建议;制订该类产品属性界定原则的指南文件;结合组织工程医疗器械类产品安全性有效性评价中的关键问题,制订相关产品和通用技术的指导原则,开发并建立该类产品体内外评价技术新标准或新工具、建立该类产品非临床研究体外替代及动物模型研究;建立该类产品非临床性能及动物试验研究数据库。为组织诱导性支架材料及组织工程类产品的科学监管提供新技术、新方法和新工具,助力该领域创新产品的产业化发展。

6.2.3.2　开拓该领域产、学、研、医、管相结合的发展新模式

目前该类产品转化较为困难,不仅是因为相关技术的研究有待进一步成熟,还包括以下几个方面:

一是部分产品的监管模式有待进一步清晰。目前关于含活细胞或生物活性物质的组织工程医疗产品的管理模式虽然明确按照组合产品的管理模式,但判定其主要管理属性的具体原则尚无指导性文件发布。还有一些运用组织工程原理由自体细胞和组织加工制造的材料是否属于医疗产品也尚未明确。因此,企业的研发方向具有很大的不确定性。

二是关于该类产品安全性有效性评价的技术性文件体系有待建立。对于含有活细胞或生物活性物质的组织工程医疗产品或具有组织诱导功能的植入器械,现有的指导原则或标准体系无法全面覆盖其安全性和有效性。虽然已有一些针对组织工程涉及的具体材料和具体方法的标准,但仍缺乏系统性,有待于建立一个完整而成熟的评价体系。

三是该类产品生产企业在研发中的主导作用需要进一步发挥。我国的组织工程技术大都掌握在高校、院所等科研机构,这些科研机构往往以发表论文作为科研的成果,此种导向可能会造成部分科技成果应用较难。而生产企业则相对于科研机构研发力量较弱,在产学研深度融合中也不能充分发挥主导作用,从而导致科研和产业化脱节。

四是该学科属于交叉学科,专业人才的培养有待于进一步重视。组织工程学科涉

及材料学、工程学、医学等多个专业领域。高校一般没有专门的培养方案进行相关复合人才的培养,大多是相关专业出身的人员在后期的研究工作中不断学习交流获得其他领域专业知识才可具备相应的研究和产品开发能力,人才成长较为不易。因此,需要注重对该领域专门人才的培养。

综上所述,组织工程领域只有形成一个产、学、研、医、管紧密结合的新发展模式,才能不断快速推进该领域的创新发展和产业发展,从而为人类的生命安全和健康带来福祉。

6.2.3.3　继续探索该领域全生命周期科学监管系统

加强顶层设计及规划,赋予并理顺监管部门职责,进一步完善相关法律法规,在加强机构和队伍建设的同时,加大资金投入。建立国家药品监督管理局、国家发展和改革委员会、国家卫生健康委员会、国家科学技术部与国家工业和信息化部统一协调机制,以促进组织工程医疗产品的研究与成果产业化。

在自主创新项目研发过程中,大力推进产、学、研、医、管相结合的协同创新机制,相关监管部门应提前介入,提高成果转化率,确保成果转化过程中少走弯路。

由于组织工程医疗产品具有特殊的复杂性,随着相应工作的进一步开展,建议我国尽快建立一套符合我国组织工程医疗产品的监督管理体系。监管体系的建设任重道远,需要进行周密的设计,因此将促进产品研发的近期目标与监管体系建立长期目标进行有机结合,制定针对组织工程医疗产品不同阶段的发展规划和目标。

首先需要根据影响组织工程医疗产品生物活性的核心技术及其风险和监管风险对组织工程医疗产品进行属性界定。明确产品属性界定原则和医疗器械产品分类原则,确定该类产品监督管理模式,从而进一步建立和完善组织工程医疗产品监管法规体系。

同时,需要建立、补充、完善相关产品全生命周期中不同阶段的监管要求。明确对组织工程医疗产品所用细胞、支架材料、细胞外基质等在产品研发早期、临床前研究和临床研究以及上市后等不同阶段的质量要求,规定在整个研发路径中相关产品形态(如细胞库细胞、终末细胞制剂等)的质量要求,综合分析产品研发中所存在的挑战因素和监管要求,制订有针对性的产品通用指南和专用指南,以及注册申报相关指导性文件等。

其次,需要抓住当前国家深化药品及医疗器械审评审批制度改革,鼓励药品医疗器械创新的契机,充分利用法规上已有的服务与药品、医疗器械的各项加速审评审批的政策,如:创新医疗器械特别审查程序、医疗器械优先审批程序(试行),2021版《医疗器械监督管理条例》[24]赋予的批准条件、用于罕见病防治和拓展性临床试验等鼓励创新、满足临床急需等政策,协调不同部门间的管理要求,研究建立适合我国国情的组织工程医疗产品审评审批机制,创新性地建立一系列适合该类产品特点的新工具、新标准和新方法,以在充分保障产品的质量、安全性和有效性的同时,推动组织工程医疗产品的产业化发展。

参考文献

［1］原国家食品药品监督管理局.关于发布组织工程医疗产品研究及申报相关要求的通告(国食药监械［2007］762 号)［EB/OL］.http://www.nmpa.gov.cn/WS04/CL2138/299852.html.

［2］奚廷斐.组织工程医疗产品的安全性评价和标准化研究［C］//中国科学技术协会.中国科协 2001 年学术年会,2001,长春.

［3］奚廷斐.组织工程医疗产品的安全性评价［J］.现代康复,2001,5(6):13-15.

［4］HELLMAN K B, KNIGHT E, DURFOR C. Fundamentals and methods of tissue engineering ［M］. Piscataway: IEEE Press Inc, 1999:341-367.

［5］U. S. Food and Drug Administration. Tissue & Tissue Products［EB/OL］. https://www.fda.gov/vaccines-blood-biologics/tissue-tissue-products.

［6］U. S. Food and Drug Administration. Proposed Approach to Regulation of Cellular and Tissue-Based Products［EB/OL］. https://www.fda.gov/regulatory-information/search-fda-guidance-documents/proposed-approach-regulation-cellular-and-tissue-based-products.

［7］U. S. Food and Drug Administration. Office of Combination Products［EB/OL］. https://www.fda.gov/about-fda/office-clinical-policy-and-programs/office-combination-products.

［8］国家药品监督管理局医疗器械技术审评中心.组织工程医疗产品审评审批情况介绍［EB/OL］. https://www.cmde.org.cn//splt/ltwz/ltqt/20171103084700778.html.

［9］U. S. Food and Drug Administration. RFD Process［EB/OL］. https://www.fda.gov/combination-products/rfd-process.

［10］胡帼颖,张志雄,温叶飞,等.组织工程技术系列专题(一)——组织工程技术的产业化现状［J］.透析与人工器官,2009,20(1):30-36.

［11］U. S. Food and Drug Administration. COMPOSITE CULTURED SKIN［EB/OL］. https://www.accessdata.fda.gov/scripts/cdrh/cfdocs/cfhde/hde.cfm?id=H990013.

［12］U. S. Food and Drug Administration. BIOBRANE［EB/OL］. https://www.fda.gov/vaccines-blood-biologics/cellular-gene-therapy-products/maci-autologous-cultured-chondrocytes-porcine-collagen-membrane.

［13］YANO K, WATANABE N, TSUYUKI K, et al. Regulatory approval for autologous human cells and tissue products in the United States, the European Union, and Japan［J］. Regen Ther, 2014, 1:45-56.

［14］聂永星,陈艳萍,赵凯,等.日本干细胞双轨制监管对中国的经验借鉴［J］.云南大学学报(自然科学版),2020,42(S2):92-96.

［15］虞淦军,万涛,王闻雅,等.国际细胞和基因治疗成品监管对照及对我国的启迪［J］.中国食品药品监管,2019,8(187):4-19.

［16］国家药品监督管理局医疗器械技术审评中心.组织工程医疗产品审评审批情况介绍［EB/OL］. https://www.cmde.org.cn//splt/ltwz/ltqt/20171103084700778.html.

［17］国家药品监督管理局医疗器械技术审评中心.组织工程医疗产品审评审批情况介绍［EB/OL］. https://www.cmde.org.cn//splt/ltwz/ltqt/20171103084700778.html.

[18] 国家药品监督管理局. 关于公布医疗器械注册申报资料要求和批准证明文件格式的公告(2021 年第 121 号)[EB/OL]. https：//www. nmpa. gov. cn/ylqx/ylqxggtg/20210930155134148. html.

[19] VALARMATHI M T. The influence of proepicardial cells on the osteogenic potential of marrow stromal cells in a three-dimensional tubular scaffold[J]. Biomaterials，2008，29(14)：2203-2216.

[20] GEORGE J. Biodegradable honeycomb collagen scaffold for dermal tissue engineering[J]. J Biomed Mater Res A，2008，87(4)：1103-1111.

[21] LINNES M P. A fibrinogen-based precision microporous scaffold for tissue engineering[J]. Biomaterials，2007，28(35)：5298-5306.

[22] 原食品药品监督管理总局. 动物源性医疗器械注册技术审查指导原则(2017 年修订版)(原食品药品监督管理总局)[EB/OL]. https：//www. nmpa. gov. cn/xxgk/ggtg/ylqxggtg/ylqxqtggtg/20180105112501619. html.

[23] U. S. Food and Drug Administration. General Considerations for Animal Studies for Cardiovascular Devices[EB/OL]. https：//www. fda. gov/regulatory-information/search-fda-guidance-documents/general-considerations-animal-studies-cardiovascular-devices-guidance-industry-and-fda-staff.

[24] 中华人民共和国国务院. 医疗器械监督管理条例(中华人民共和国国务院令第 739 号)[EB/OL]. https://www. gov. cn/gongbao/content/2021/content_5595920. htm.

索　引